入門組織学

改訂第2版

新潟大学長
牛木辰男［著］

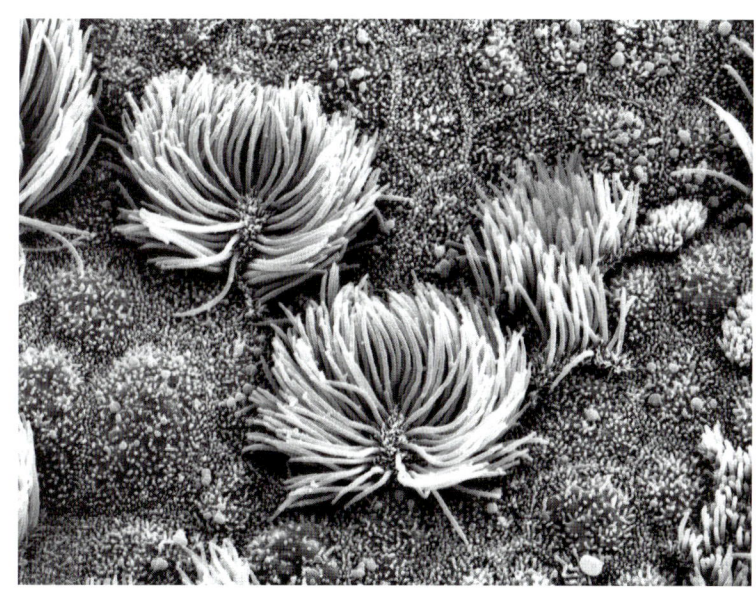

南江堂

改訂第2版の序

　本書の初版が1989年に出版されてから，幸いなことに多くの方々に本書を活用していただいてきた．執筆当初の目的は，医学の基礎としての組織学を，おもにコメディカル領域の学生に紹介することにあったが，予想をはるかに超えて，医学生，歯学生の知識の整理のためのコアテキストとして，さらにバイオテクノロジー分野における人体組織学の入門書として，幅広い分野に受け入れられてきたことは，大変うれしいことだった．また，もともと本書の内容が組織学の基礎を解説することにあったために，年月がたってもそれほど古臭さを感じさせずに，これまで改訂することもなく長く利用していただけたことも，ありがたいことである．

　とはいえ，10年ほど前より，著者としては本書を改訂したい気持ちが強く頭をもたげてきていた．また，出版元の南江堂からもそのような依頼があり，何度かその試みをしてきた．しかし，もとのコンサイスな体裁を留めたまま，多様な分野からの要望を上手に集約し，より広く受け入れられるようにするための改訂の方針が定まらず，いたずらに月日が過ぎてしまった．ようやく懸案の改訂第2版の出版までたどり着くことができ，ほっと胸をなでおろしている．

　このように時間がかかってしまったが，最終的には，初版の簡明さをそのまま踏襲しながら，医学の基礎としての組織学の入門書として，医学，歯学，薬学，コメディカルなど医療系の各分野の初学者に役立つことを念頭に，全面的な改訂をおこなうことができたのではないかと思う．その改訂の骨子を整理すると以下のようになる．

　まず，本文を全面的に見直し，簡潔さを保ちながらもアップデートな内容に改めた．とくに細胞についての記述は，近年の細胞生物学の進歩を加味しながら，新たな知見を必要に応じて追加し，組織学の総論にあたる部分もこれに関連して大きく加筆した．また，各章において，関連する疾患や，アドバンスな話題を小さい活字で盛り込むことで，本書の内容にふくらみを持たせるようにした．さらに，巻末に組織標本の作り方と，顕微鏡の基礎知識に触れた章を追加した．

　つぎに，内容をより理解しやすくするために，新たに150枚ほどの図を追加した．これらは，写真を除けば，初版と同様にすべて私の手描きによる模式図とスケッチか

らなる．とくにこの版では，組織の構造を三次元的に理解することを主眼にし，実際の光学顕微鏡標本や電子顕微鏡写真を参考にしながら，私なりに再構築した模式図を多く盛り込んだ．組織切片は二次元的でとかく初学者にはわかりにくいものだが，こうした模式図を加えることで，各組織の構造の理解が容易になったのではないかと思う．また，組織学の各論にあたる各章においては，取り扱う器官系の肉眼解剖（マクロ）的な模式図を追加し，からだのどのような部位の構造を学んでいるのかがすぐに実感できるような工夫をほどこした．

このような作業の結果，初版に比べると全体で100ページほど厚みが増したが，おそらく実際にご覧いただくと，内容は初版よりもずっと明快になっていることが，おわかりいただけるのではないかと思う．

最後に，私の恩師であった藤田恒夫先生（新潟大学名誉教授）が，初版の序に書いてくださった次の言葉を，あえて引用したい．

　　──「一匹の細胞」を飼う人も，細胞の「部品」をしらべる人も，それがどのような
　　生体の組織から由来しているかを，折にふれて勉強することを忘れてはならない──

本書の作成にあたっては，南江堂の教科書編集部の皆様，とくに藤原健人さんと松本　岳さんにご苦労をおかけした．また，私の研究室の甲賀大輔助教には写真のチェックを，中島真人助教には本文のチェックをお願いした．そのほかにも貴重な意見や写真をいただいた方々がおいでだが，これらの皆様にここで改めてお礼を申し上げる．

最後になったが，この本を手にしてくださった人たち，とりわけ未来の医学やバイオを担う若い世代の方々が，医学の基礎としての組織学の面白さをこの本より感じ取ってくださり，また，本書が組織学の入門書としてさらに多様な分野で広く活用されることを願う．

平成25年1月　新潟にて

牛　木　辰　男

初版の序

　この本は，新潟大学 藤田恒夫教授の著書『入門人体解剖学』の姉妹書である．『入門人体解剖学』が，おもに肉眼で観察可能なからだの構造をあつかっているのにたいし，この本では，顕微鏡によってはじめて観察できるようなからだの微細構造を中心にとりあつかった．したがって，両者は姉妹書ではあるが，内容も図もまったく独立した書物としてできあがっている．

　私たちのからだは，じつに巧妙精緻につくられている．顕微鏡を用いてからだのなかを覗いてみると，いたる所に秩序にみちた美しい世界が広がっている．人体の構造を初めて学ぶ人たちが，まずこの美しさに気づいてくれたら，そのあとの理解もどんなにか高まるだろうと，私はいつも考える．そのためには，どのようにしたらよいかと私なりに考えながらつくったのがこの本である．具体的にこの本の中で私が試みたことは，だいたい次のようなことになる．

　まず第一に，からだの構造を身近なことがらと結びつけて，最小限の専門用語で記述することを心がけた．一般に教科書や参考書の記述は，専門用語に満ちていて，無味乾燥なものが多い．大切なのは，たとえミクロの世界をあつかっていても，からだのしくみの基本構造を理解することにあるということを銘記して，不必要な専門用語の羅列や，単なる学問的な興味の記載はできるだけ避けるようにした．また，単に正常の構造のみをとりあげるのではなく，そのはたらきや関連のある疾患についても言及し，理解が深まるように心がけた．

　第二に，電子顕微鏡の写真や光学顕微鏡の図を豊富に取り入れた．入門書はとかく簡単な模型図のみで済まされることが多いが，それでは読者の興味を薄れさせてしまうのではないだろうか．美しい一枚の絵が，一人の少年の心をとりこにすることもあるわけで，このような入門書にこそ，新鮮で良質な写真が載せられていなければならないと信じる．電子顕微鏡の写真は，幸いにして，私が日々敬愛する先輩，同輩の方がたからご協力いただくことができた．こうした写真は初学の者には難解で不向きと考える人もいるが，私はそうとばかりは思わない．走査電子顕微鏡の立体的な写真をはじめ，こちらの方がずっとわかりやすいものもあるし，実物がもつ迫力もある．

初版の序

　光学顕微鏡の標本像については，すべて手描きの図とすることを試みた．最近の写真技術の進歩によって，多くの組織学書が写真に頼ってきている時代に，このような試みは時代錯誤と思われるかもしれない．しかし，私は次のように考えるのである．

　実際に光学顕微鏡の標本を観察するさいに，私たちは顕微鏡の微動つまみを動かしながら，異なる焦点で得られた像を頭のなかで再構成している．そのため一枚の写真では，適切な情報が得られないことも多い．さらに限られた紙面のなかで効率よく作者の意図を伝えるためには，作者の眼と手をとおして再構成された図が最も適切であると思うのである．このような信念で，私自身が実際に顕微鏡を覗きながら一枚ずつ描いたのが，この光学顕微鏡図である（第10章の5葉のみ，新潟大学医学生―当時―の長谷川和宏君の手による．しかし，この図も私と肩を並べて顕微鏡を覗きながら描かれたものである）．光学顕微鏡の標本は，一般に赤い色素や青い色素で染色されており，その染まり方はそれぞれの細胞や組織の重要な特徴でもあるので，図にはすべて色を付けた．

　最後に模型図についてであるが，これもできる限り理解しやすいものとなるよう願って，全て私自身の手で描いた．

　この本の執筆をはじめてから，あっという間に5年が過ぎ去ってしまった．その間に多くの方がたから激励や助言，ご協力を賜わった．まず何よりも先に，この本の執筆の機会をあたえてくださった藤田恒夫教授に御礼を申し上げなければならない．先生には，構想の段階から終始，叱咤激励をいただき，校正に至るまで細大漏らさぬご助言を賜わった．そのうえ光栄にも巻頭の序文をいただくこともできた．また，岩手医科大学の井出千束教授にも終始あたたかく見まもっていただいた．先生には原稿の通読もしていただき，貴重なご助言を頂戴した．このほか，実に多くの先輩や同僚のみなさんから有形無形のご協力をいただいた．これらの方がたに，ここで心から御礼を申し上げたい．

　おわりに，からだの構造を初めて学ぼうとする少しでも多くの人たちに，この本が読まれ親しまれることを切に願っている．そして，多くのご意見，ご批判をお待ちしている．それによって，この本と私自身をより良いものにしたいと思っている．

平成元年2月　盛岡にて

牛 木 辰 男

目　次

第1章　細胞学と組織学　　1

第2章　細　胞　　3

1 細胞の構造 …………………… 4
　A. 細胞膜 ……………………… 4
　B. 細胞小器官 ………………… 8
　　1. ミトコンドリア …………… 8
　　2. リボゾーム ……………… 10
　　3. 小胞体 …………………… 12
　　4. ゴルジ装置 ……………… 13
　　5. ライソゾーム(リソゾーム) …… 15
　　6. ペルオキシゾーム ……… 16
　　7. 細胞内の線維成分―細胞骨格 …… 17
　C. 核 …………………………… 19

2 細胞の活動 …………………… 21
　A. 取り込み―食作用と飲作用 …… 21
　B. 分泌活動 …………………… 22
　C. 運動 ………………………… 22

3 細胞の一生 …………………… 22
　A. 細胞の分裂 ………………… 23
　　1. 体細胞にみられる有糸分裂 …… 24
　　2. 減数分裂 ………………… 25
　B. 細胞の寿命 ………………… 27
　C. 細胞死 ……………………… 28

第3章　上皮組織　　29

1 上皮組織の一般的な特徴 …… 29
　　1. 細胞間の接着装置 ……… 30
　　2. 基底膜 …………………… 33
　　3. 細胞頂上部の特殊な構造 …… 34

2 上皮組織の分類 ……………… 36
　　1. 扁平上皮 ………………… 36
　　2. 円柱上皮 ………………… 38
　　3. 移行上皮 ………………… 39

3 腺 ……………………………… 39
　A. 外分泌腺の一般構造 ……… 40
　　1. 終末部の構造 …………… 41
　　2. 腺細胞の構造 …………… 42
　　3. 分泌の様式 ……………… 43
　B. 内分泌腺の一般構造 ……… 44

第4章　支持組織　45

- 1 結合組織　45
  - A. 結合組織の構成要素　46
    - 1. 細胞要素　46
    - 2. 細胞間質　51
  - B. 結合組織の種類　54
    - 1. 線維性結合組織　55
    - 2. 脂肪組織　56
    - 3. 弾性組織　57
    - 4. 細網組織　57
    - 5. 膠様組織　57
- 2 軟骨組織　58
  - 1. ガラス軟骨　58
  - 2. 線維軟骨　59
  - 3. 弾性軟骨　61
- 3 骨組織　61
  - A. 器官としての骨の構造　62
    - 1. 緻密骨の構造　63
    - 2. 海綿骨の構造　63
  - B. 骨組織の微細構造　63
    - 1. 骨細胞と骨基質　64
    - 2. 骨芽細胞　64
    - 3. 破骨細胞　65
  - C. 骨の改築　66
  - D. 骨の発生　66
    - 1. 膜性骨化　66
    - 2. 軟骨性骨化　67

第5章　筋組織　69

- 1 骨格筋組織　69
  - A. 骨格筋線維の構造　70
  - B. 器官としての骨格筋の構造　74
  - C. 骨格筋の神経支配　75
- 2 心筋組織　77
  - A. 心筋線維の構造　77
- 3 平滑筋組織　80
  - A. 平滑筋線維の構造　80

第6章　神経組織　83

- 1 神経細胞　83
  - A. 神経細胞の分類　83
  - B. 神経細胞の構造　85
- 2 神経線維の構造　88
  - A. 有髄神経線維　88
  - B. 無髄神経線維　91
  - C. 末梢の神経線維の生理学的な分類　91
- 3 シナプス　92
- 4 中枢神経系の支持細胞―神経膠細胞　94
  - 1. 星状膠細胞（アストログリア）　94
  - 2. 希突起膠細胞（オリゴデンドログリア）　96
  - 3. 小膠細胞（ミクログリア）　96
  - 4. 上衣細胞　97
- 5 末梢神経系の支持細胞　98
  - 1. 外套細胞　98
  - 2. シュワン細胞　98
- 6 末梢神経の構造　98
- 7 末梢神経の終末装置　99

1. 遠心性神経終末⋯⋯⋯⋯⋯⋯⋯99
2. 求心性神経終末⋯⋯⋯⋯⋯⋯⋯99
8 神経の変性と再生⋯⋯⋯⋯⋯⋯⋯⋯100

第7章　脈管系　103

1 血　管⋯⋯⋯⋯⋯⋯⋯⋯⋯⋯⋯⋯104
 1. 動　脈⋯⋯⋯⋯⋯⋯⋯⋯⋯⋯104
 2. 毛細血管⋯⋯⋯⋯⋯⋯⋯⋯⋯106
 3. 静　脈⋯⋯⋯⋯⋯⋯⋯⋯⋯⋯109
 4. 動脈と静脈の吻合⋯⋯⋯⋯⋯110
2 心　臓⋯⋯⋯⋯⋯⋯⋯⋯⋯⋯⋯⋯111
 A. 心臓の壁の構造⋯⋯⋯⋯⋯⋯111
  1. 心内膜⋯⋯⋯⋯⋯⋯⋯⋯⋯111
  2. 心筋層⋯⋯⋯⋯⋯⋯⋯⋯⋯112
  3. 心外膜⋯⋯⋯⋯⋯⋯⋯⋯⋯113
 B. 刺激伝導系—特殊な心筋組織⋯⋯⋯113
  1. 洞房結節(キース-フラックの結節)⋯⋯⋯⋯⋯⋯⋯⋯⋯⋯⋯⋯114
  2. 房室結節(田原の結節)⋯⋯⋯115
  3. ヒス束とプルキンエ線維⋯⋯115
 C. 心　膜⋯⋯⋯⋯⋯⋯⋯⋯⋯⋯115
3 リンパ管系⋯⋯⋯⋯⋯⋯⋯⋯⋯⋯117

第8章　血液と骨髄　119

1 血　液⋯⋯⋯⋯⋯⋯⋯⋯⋯⋯⋯⋯119
 A. 赤血球⋯⋯⋯⋯⋯⋯⋯⋯⋯⋯120
 B. 白血球⋯⋯⋯⋯⋯⋯⋯⋯⋯⋯121
  1. 好中球⋯⋯⋯⋯⋯⋯⋯⋯⋯122
  2. 好酸球⋯⋯⋯⋯⋯⋯⋯⋯⋯123
  3. 好塩基球⋯⋯⋯⋯⋯⋯⋯⋯124
  4. リンパ球⋯⋯⋯⋯⋯⋯⋯⋯124
  5. 単　球⋯⋯⋯⋯⋯⋯⋯⋯⋯125
 C. 血小板⋯⋯⋯⋯⋯⋯⋯⋯⋯⋯125
 D. 血　漿⋯⋯⋯⋯⋯⋯⋯⋯⋯⋯126
2 骨　髄⋯⋯⋯⋯⋯⋯⋯⋯⋯⋯⋯⋯126
 A. 赤血球の生成⋯⋯⋯⋯⋯⋯⋯129
 B. 果粒白血球の生成⋯⋯⋯⋯⋯130
 C. 血小板の形成⋯⋯⋯⋯⋯⋯⋯131
 D. リンパ球の形成⋯⋯⋯⋯⋯⋯131
 E. 単球の形成⋯⋯⋯⋯⋯⋯⋯⋯131

第9章　リンパ性器官　133

1 中枢リンパ性器官⋯⋯⋯⋯⋯⋯⋯134
 A. 胸　腺⋯⋯⋯⋯⋯⋯⋯⋯⋯⋯134
2 末梢リンパ性器官⋯⋯⋯⋯⋯⋯⋯137
 A. リンパ節⋯⋯⋯⋯⋯⋯⋯⋯⋯138
 B. 扁　桃⋯⋯⋯⋯⋯⋯⋯⋯⋯⋯142
 C. 脾　臓⋯⋯⋯⋯⋯⋯⋯⋯⋯⋯142
  1. 脾臓の血管系⋯⋯⋯⋯⋯⋯144

第10章　消化器系　　147

- **1** 消化管の一般的な構造·················148
- **2** 口　腔·································149
  - A. 口　唇·····························149
  - B. 舌·································151
  - C. 唾液腺·····························154
    1. 耳下腺·························155
    2. 顎下腺·························156
    3. 舌下腺·························157
- **3** 歯と歯周組織··························158
  - A. 象牙質·····························159
  - B. エナメル質························160
  - C. セメント質························161
  - D. 歯の発生··························161
- **4** 咽　頭·································164
- **5** 食　道·································164
- **6** 胃·····································166
  - A. 胃の粘膜··························167
    1. 胃底腺·························169
    2. 幽門腺·························172
    3. 噴門腺·························172
  - B. 胃の筋層と漿膜···················172
- **7** 小　腸·································172
  - A. 粘　膜·····························173
    1. 腸絨毛·························174
    2. 腸陰窩または腸腺············177
  - 3. リンパ小節····················177
  - 4. 粘膜下組織と十二指腸腺···177
  - B. 筋層と漿膜························179
  - C. 小腸からの栄養の吸収··········179
- **8** 大　腸·································179
  - A. 粘　膜·····························181
  - B. 筋　層·····························181
  - C. 漿　膜·····························183
  - D. 虫　垂·····························183
  - E. 直腸と肛門の移行部············183
- **9** 肝臓と胆路·····························183
  - A. 肝小葉·····························184
  - B. 洞様毛細血管とディッセ腔···186
  - C. 肝細胞とその機能···············187
    1. 代謝機能······················188
    2. 胆汁の分泌···················189
    3. 解毒機能······················190
  - D. 胆道系と胆嚢·····················192
- **10** 膵　臓·································192
  - A. 外分泌部···························194
    1. 腺房と腺房細胞··············194
    2. 介在部と導管·················196
    3. 膵外分泌の調節··············196
  - B. ランゲルハンス島················196

第11章　呼吸器系　　199

- **1** 鼻腔と副鼻腔··························199
- **2** 咽　頭·································201
- **3** 喉　頭·································201
- **4** 気管と主気管支······················202
- **5** 肺·····································203
  - A. 葉気管支から区域気管支の枝まで···204
  - B. 細気管支とその枝···············205
  - C. 肺胞の構造························207
  - D. 肺の血管系························210

第12章　泌尿器系　211

- **1 腎臓** ……………………………… 211
  - A. 腎小体 ……………………………… 213
  - B. 尿細管 ……………………………… 218
    1. 近位尿細管 ……………………… 218
    2. 中間尿細管とヘンレのループ …… 220
    3. 遠位尿細管 ……………………… 221
  - C. 集合管 ……………………………… 222
  - D. 糸球体傍装置 ……………………… 222
  - E. 腎臓の血管系 ……………………… 224
- **2 腎杯，腎盤，尿管，膀胱** ………… 225
  - A. 尿管 ………………………………… 225
  - B. 膀胱 ………………………………… 226
- **3 尿道** ………………………………… 226

第13章　男性生殖器　227

- **1 精巣** ………………………………… 227
  - A. 曲精細管 …………………………… 229
    1. セルトリ細胞 …………………… 230
    2. 精子発生細胞と精子発生 ……… 231
    3. 精子形成 ………………………… 232
    4. 精子とその構造 ………………… 234
    5. 精上皮の周期的変化 …………… 235
  - B. 間質とライディッヒ細胞 ………… 235
- **2 精巣上体と精管** …………………… 237
  - A. 精巣上体 …………………………… 237
  - B. 精管 ………………………………… 239
- **3 付属性腺と精液** …………………… 240
  - A. 精嚢 ………………………………… 240
  - B. 前立腺 ……………………………… 241
  - C. 尿道球腺 …………………………… 242
  - D. 精液 ………………………………… 242
- **4 陰茎** ………………………………… 242

第14章　女性生殖器　245

- **1 卵巣** ………………………………… 245
  - A. 卵胞とその発育 …………………… 246
  - B. 排卵と卵子の成熟 ………………… 248
  - C. 黄体 ………………………………… 249
    1. 月経黄体 ………………………… 251
    2. 妊娠黄体 ………………………… 251
  - D. 卵胞の閉鎖 ………………………… 251
  - E. 卵巣の周期的変化 ………………… 252
- **2 卵管** ………………………………… 252
  - A. 卵管の構造 ………………………… 253
  - B. 卵子の輸送 ………………………… 254
- **3 子宮** ………………………………… 255
  - A. 子宮体の構造 ……………………… 255
  - B. 月経と子宮内膜の周期的変化 …… 256
    1. 増殖期 …………………………… 257
    2. 分泌期 …………………………… 258
    3. 月経期 …………………………… 258
  - C. 子宮頸の構造 ……………………… 258
- **4 腟** …………………………………… 259
- **5 外陰部** ……………………………… 260
- **6 胎盤** ………………………………… 260
  - A. 絨毛の構造 ………………………… 261
  - B. 脱落膜の構造 ……………………… 265

第15章 内分泌系 ... 267

- 1 内分泌腺の一般的な構造 ... 268
  - A. ペプチド-アミン分泌系 ... 268
  - B. ステロイド分泌系 ... 269
- 2 下垂体 ... 269
  - A. 腺性下垂体 ... 270
    1. 前葉ホルモンと前葉細胞 ... 270
    2. 下垂体門脈系と調節ホルモン ... 274
  - B. 神経性下垂体 ... 274
- 3 松果体 ... 277
- 4 甲状腺 ... 278
  - A. 濾胞上皮細胞と甲状腺ホルモン ... 279
  - B. 傍濾胞細胞とカルシトニン ... 282
- 5 上皮小体（副甲状腺） ... 283
- 6 副腎 ... 284
  - A. 副腎皮質 ... 284
  - B. 副腎髄質 ... 287
- 7 消化管の内分泌と胃腸膵内分泌系 ... 289
  1. EC細胞 ... 290
  2. ガストリン分泌細胞（G細胞） ... 291
  3. ソマトスタチン分泌細胞（D細胞） ... 292
  4. セクレチン分泌細胞（S細胞） ... 292
  5. コレシストキニン-パンクレオザイミン（CCK-PZ）分泌細胞 ... 293

第16章 皮膚 ... 295

- 1 表皮 ... 296
  - A. 表皮の一般的な構造 ... 296
    1. 基底層 ... 296
    2. 有棘層 ... 296
    3. 果粒層 ... 297
    4. 淡明層 ... 297
    5. 角質層 ... 298
  - B. 表皮を構成する細胞 ... 299
    1. ケラチノサイト ... 299
    2. メラノサイト ... 299
    3. ランゲルハンス細胞 ... 301
    4. メルケル細胞 ... 302
- 2 真皮 ... 302
- 3 皮下組織 ... 304
- 4 角質器—毛と爪 ... 304
  - A. 毛 ... 304
    1. 毛の構造 ... 306
    2. 毛包の構造 ... 306
    3. 毛の成長と生えかわり ... 306
    4. 毛の付属器官 ... 308
  - B. 爪 ... 308
- 5 皮膚腺 ... 309
  - A. 脂腺（皮脂腺） ... 309
  - B. 汗腺 ... 310
    1. エックリン汗腺 ... 310
    2. アポクリン汗腺 ... 311
  - C. 乳腺 ... 312
- 6 皮膚の知覚装置 ... 315
  - A. マイスナーの触覚小体 ... 315
  - B. ファーター-パチニの層板小体 ... 315
  - C. メルケル細胞 ... 316
  - D. 毛の柵状神経終末 ... 317

第17章　感覚器系　　319

1 視覚器 ································319
  A. 眼球とその壁 ·······················319
    1. 眼球線維膜 ······················319
    2. 眼球血管膜 ······················322
    3. 眼球内膜（網膜） ················325
    〈網膜視部の特殊な部位〉············330
  B. 眼球の内容物 ·······················331
    1. 眼房水 ··························331
    2. 水晶体 ··························332
    3. 硝子体 ··························333
  C. 眼球の付属器 ·······················334
    1. 眼瞼と結膜 ······················334
    2. 涙器 ····························334

2 平衡聴覚器 ·······························336
  A. 外耳 ·······························336
  B. 中耳 ·······························337
    1. 鼓膜 ····························337
    2. 鼓室 ····························338
    3. 耳管 ····························338
  C. 内耳 ·······························338
    1. 前庭と卵形嚢・球形嚢 ············340
    2. 骨半規管と半規管 ················342
    3. 蝸牛と蝸牛管 ····················343
  D. 音の伝達と感受のまとめ··············347
3 味覚器 ·································347
4 嗅覚器 ·································349

付1　光学顕微鏡のための組織標本の作り方　　351

1 一般染色標本 ····························351
  1. 固定 ····························351
  2. 薄切 ····························351
  3. 染色 ····························352
  4. 永久標本と封入 ··················353

2 組織化学と免疫組織化学 ·················354
  1. 組織化学 ························354
  2. 免疫組織化学 ····················354
3 *in situ* ハイブリダイゼーション法 ·······355

付2　組織学に利用される顕微鏡の種類と特徴　　357

1 光学顕微鏡 ·····························357
  1. 試料とレンズの位置による分類 ····357
  2. 照明法や光学系の違いによる分類
     ·································358

2 共焦点レーザー顕微鏡 ····················361
3 電子顕微鏡 ·····························362

索引　　365

和文 ··································365　　欧文 ··································375

第 1 章　細胞学と組織学

　私たちのからだは**細胞**という単位から成り立っている（図1-1）．細胞はからだの中で無秩序に存在するのではなく，集まって一定の配列や形態をとっている．こうした細胞の集団を**組織**という．組織は細胞以外の特殊な物質（細胞間質）によって補われることもある．組織によってはこの細胞間質が多量にあり，細胞がその中に点在するものもある．

　組織はそれを構成する細胞や細胞間質の種類から何種類かに分けることができる．その分類は研究者により多少異なるが，一般に，**上皮組織**，**支持組織**，**筋組織**，**神経組織の４種類**に分けるのが理解しやすい．こうした４種類の組織がさらに一定の法則に従って配列し，一定の形態と機能をもつようになったものが**器官**である．胃，肝臓，心臓，肺のようなものから，骨，筋，皮膚のようなものまでが器官にあたる．器官は，また一定の法則に従って集まり，目的にあった一連の機能を営むようになる．これを**器官系**とよぶ．たとえば，口や

細胞 cell.

組織 tissue.

器官 organ.

器官系 organ system.

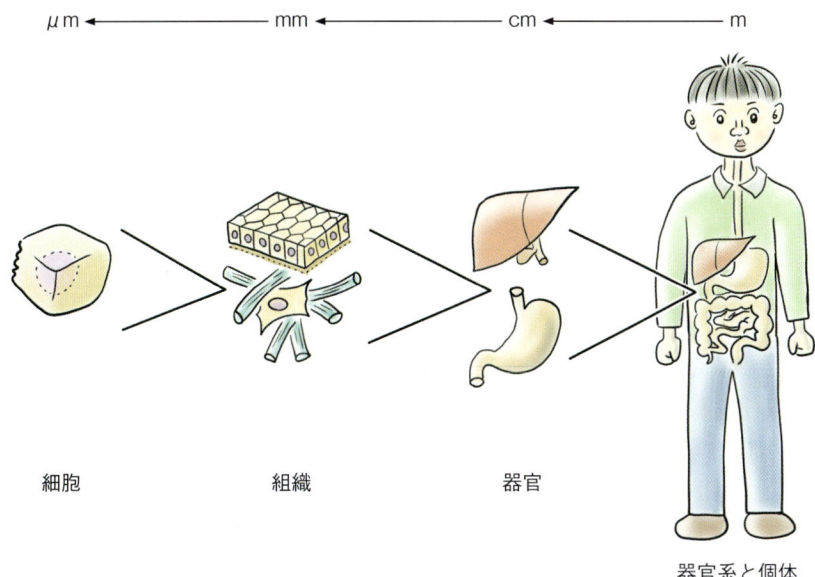

図 1-1　個体から細胞まで

胃，小腸，大腸，肝臓，膵臓というような器官は食物の消化に関係して秩序ある配列をしており，消化器系としてまとめてよぶことができる．このような器官系が調和よく配置されて，私たちの"からだ"（**個体**）ができあがっているのである．

　細胞の形態（かたち）や機能（はたらき）を研究する学問を**細胞学**または**細胞生物学**とよび，さらにさまざまな組織の形態や機能を研究する学問を**組織学**という．星の観察に望遠鏡が必要であるように，細胞や組織を観察し研究するためには顕微鏡を用いる必要がある．この点からみるならば，細胞学も組織学も**顕微解剖学**とまとめてよぶことができ，肉眼の観察を主とした**肉眼解剖学**と区別することができるだろう．しかし，もともと肉眼と虫めがね，顕微鏡の観察はひとつづきのものであり，どこに境界があるというものでもない．このような区別や分類が，単に記述と考察の都合によるものであることを理解したうえで，細胞学や組織学を学ぶことが大切である．

　　組織学でよく用いられる単位として，1 μm（マイクロメートル，ミクロンともいう）=1/1,000 mm，1 nm（ナノメートル）=1/1,000 μm がある．

細胞学 cytology.
細胞生物学 cell biology.
組織学 histology.

顕微解剖学 microscopic anatomy.
肉眼解剖学 macroscopic anatomy，または gross anatomy.

第2章 細　　　胞

　細胞は，私たちのからだの中で独立した生命現象を営むことができる最小の単位である．つまり，細胞はそれ自身で分裂・増殖することができ，呼吸や分泌・吸収という生命活動をおこないながら，老化や死を迎える（図2-1）．人体を構成する細胞の数は，新生児で約数兆，成人では60兆個ほどである．

細胞 cell.

　私たちの細胞は，**真核細胞**に属し，細胞の中に核をもつのが特徴である．なお，真核細胞より古い細胞は核をもたないので原核細胞といわれる．これには細菌類（真正細菌と古細菌）が含まれる．

真核細胞 eukaryote.

　細胞の形はさまざまである（図2-2）．卵子（卵細胞）のように球形のもの，精子のように鞭毛をもつもの，白血球のように環境によって形を自由に変えるものなどがある．一般に，多数の細胞が集まって組織をつくっているような場所では，細胞は互いに隣り合った細胞の影響をうけて多面体をとることが多い．また，細胞が高度に分化してくると特殊な形をとるものが多くなる．たとえば，神経細胞は非常に複雑な突起をたくさん伸ばしている．

　細胞の大きさもさまざまである．生物界ではダチョウの卵（卵細胞）のように，直径20 cmにも及ぶものから，直径0.2 μmほどの微生物まで知られている．ヒトの細胞はたいてい直径5〜30 μmだが，卵子のように直径0.2 mmに達するものや，血小板のように3 μmに満たないものもある．また，神経細胞のように1 mを超える長い突起をもつものもある．

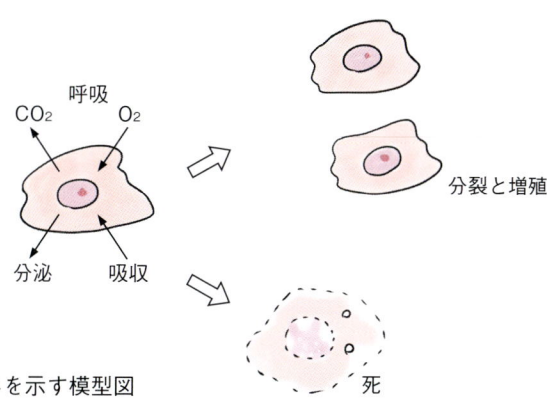

図2-1　細胞の基本的な営みを示す模型図

4　第2章　細　胞

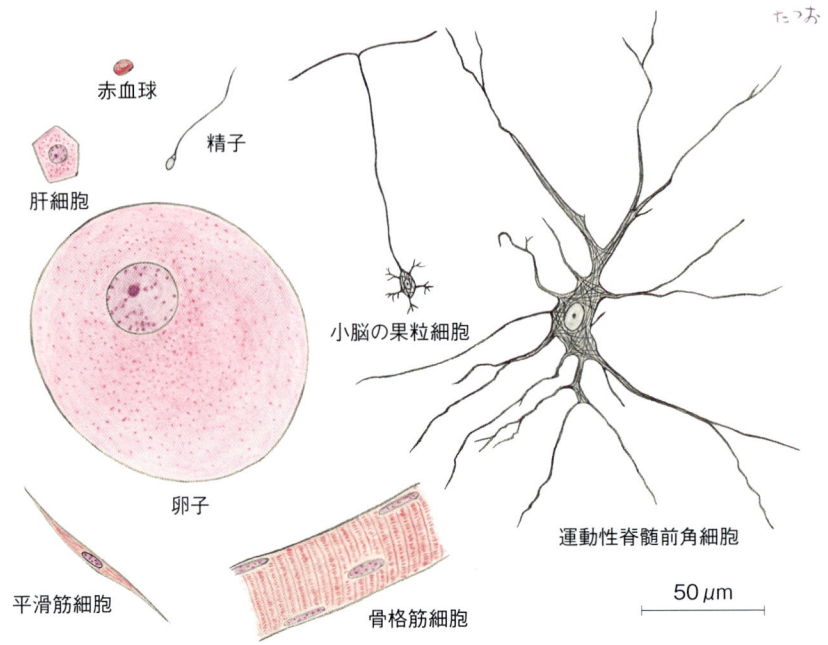

図 2-2　いろいろな大きさと形をした細胞（模型図）

1 細胞の構造

　動物の細胞（図 2-3）は，**細胞膜**という薄い膜につつまれた小さい袋のようなもので，その中には**原形質**というコロイド物質がつまっている．細胞は**核**と，その周囲の**細胞体**とに区別することができる．そのさい，核に含まれる原形質を**核質**，細胞体に含まれる原形質を**細胞質**とよぶ．

原形質 protoplasm.
核 nucleus.
細胞体 cell body.
核質 karyoplasm.
細胞質 cytoplasm.
細胞壁 cell wall.

　　　植物の細胞では，細胞膜の外側にさらに**細胞壁**というセルロースからなる囲いがある．

　細胞質の中を顕微鏡で観察してみると，ある一定の形（と機能）をもった成分をみとめることができる．細胞質内のこのような有形成分をまとめて**細胞小器官**という．細胞小器官には，ゴルジ装置やミトコンドリア，中心小体のように光学顕微鏡でも特別な染色をするとみることができるもののほかに，リボゾーム，小胞体，水解小体など，電子顕微鏡によってはじめて観察できるようになったものもある．

細胞小器官 cell organelles.

■ A．細　胞　膜

　細胞膜は細胞の内と外とを仕切る厚さ 9 nm ほどの膜状の構造で，その実体

細胞膜 cell membrane，または形質膜 plasma membrane ともいう．

1 細胞の構造   5

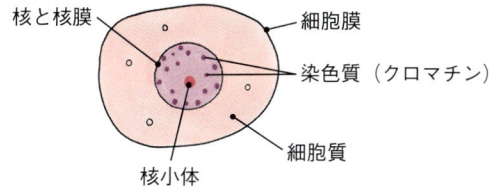
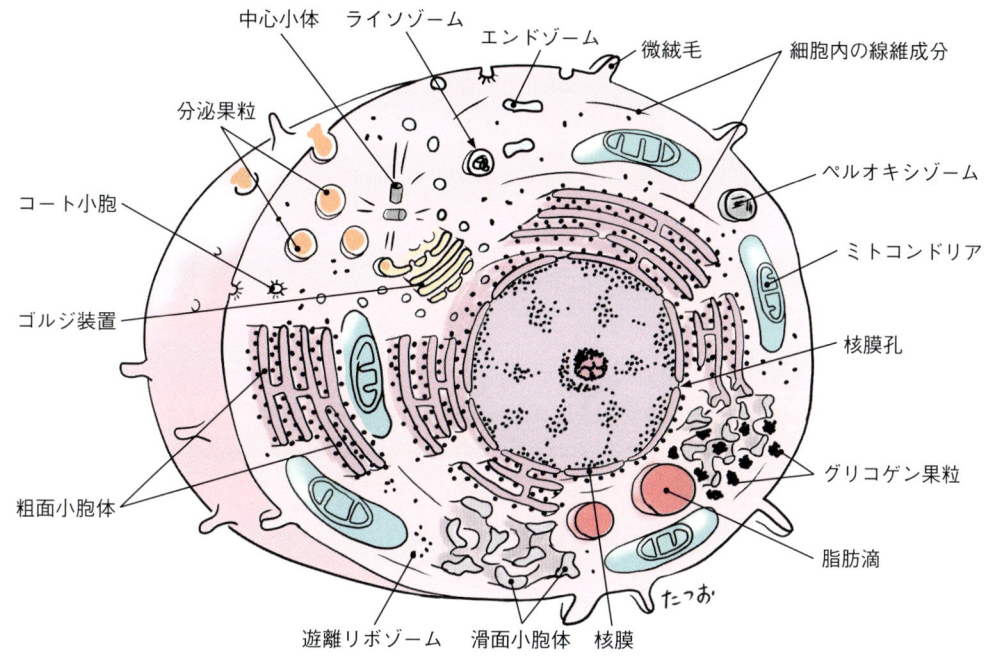

図2-3　細胞の模型図
　光学顕微鏡でみた構造（左上）と電子顕微鏡でわかった構造（下）．

は電子顕微鏡ではじめてとらえられた．この膜の断面を高倍率の透過電子顕微鏡で観察すると，暗い2層とそのあいだに挟まれた明るい1層からなる3層になるようにみえる（図2-4）．このような3層構造は，ミトコンドリアやゴルジ装置などの細胞小器官をつくる膜とも共通しており，すべてをまとめて**単位膜**とよぶこともある．

　細胞膜を化学的に調べてみると，主成分は脂質と蛋白質で，そのほかに少量の多糖類が含まれている．こうした成分がどのように配列して細胞膜がつくられているのかについては，**流動モザイクモデル**により説明されている（図2-5）．つまり，細胞膜が基本的には脂質（おもにリン脂質）の2分子層からなり，その層の中に蛋白質の粒子がモザイク状にはめ込まれているという考えである．蛋白質は膜全体を貫いていることもあるし，部分的に脂質の2分子層に埋もれているものもある．さらに脂質の2分子層に流動性があるので，蛋白質

単位膜 unit membrane.

流動モザイクモデル
fluid mosaic model.
1972年にS. J. Singerと
G. L. Nicolsonが，提唱
した．

6　第2章　細　胞

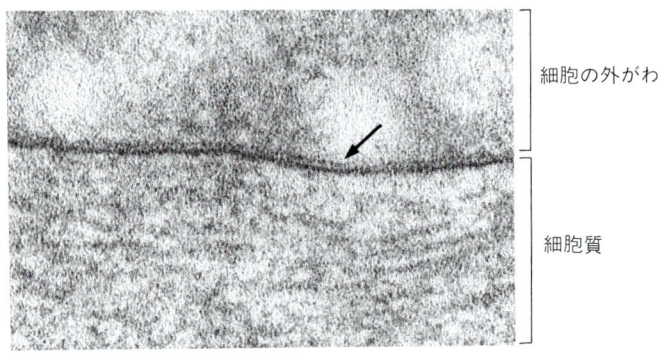

図2-4　細胞膜の透過電子顕微鏡写真（×20,000）
　　細胞膜（矢印）は，暗・明・暗の3層構造をしている．
　　　　　　　　　　　　（岩手医科大学 吉田康夫氏撮影，1989）

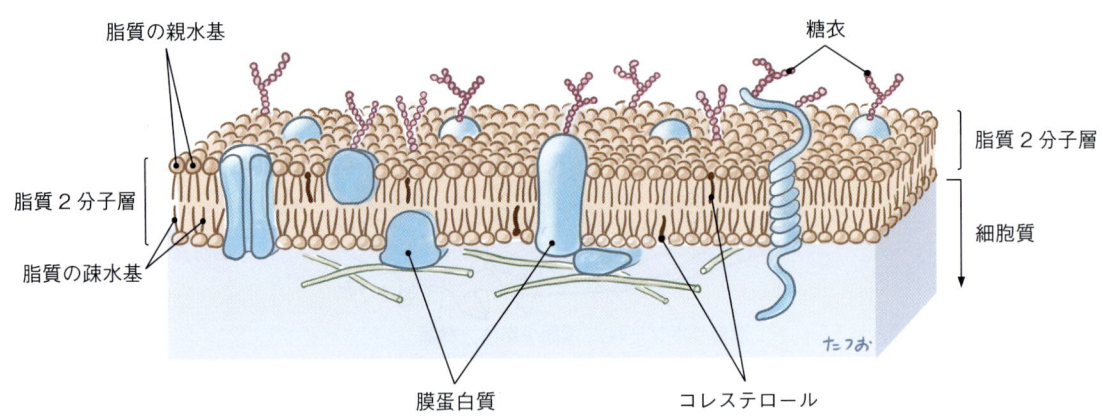

図2-5　細胞膜の流動モザイク構造の模型図
　　細胞膜をつくるリン脂質分子は，水に親和性をもつ部分（親水基）ともたない部分（疎水基）に分極しており，疎水基どうしが向き合った形で脂質分子の2重層をつくっている．細胞膜の外側の蛋白質や脂質には糖衣が付いていることもある．脂質2分子層には一部コレステロールも存在する．

粒子はかなり自由に動くことができる．透過電子顕微鏡で細胞膜の断面が3層構造にみえるのは，脂質2分子層の各表面の親水性部分にオスミウム酸（標本作製時に用いる固定液）が結合するためだと考えられる．

> 凍結割断レプリカ法という特殊な方法を用いて細胞膜を透過電子顕微鏡で観察すると，脂質2分子層の中央で割れたような像が得られる．その膜面に観察される微細な粒子が，細胞膜の中の蛋白質であると考えられる（図2-6）．

細胞膜は，単に細胞の内容物が細胞外に流出してしまうのを防ぐだけでなく，さまざまな役割をになっている．たとえば，細胞は内部環境を維持したり

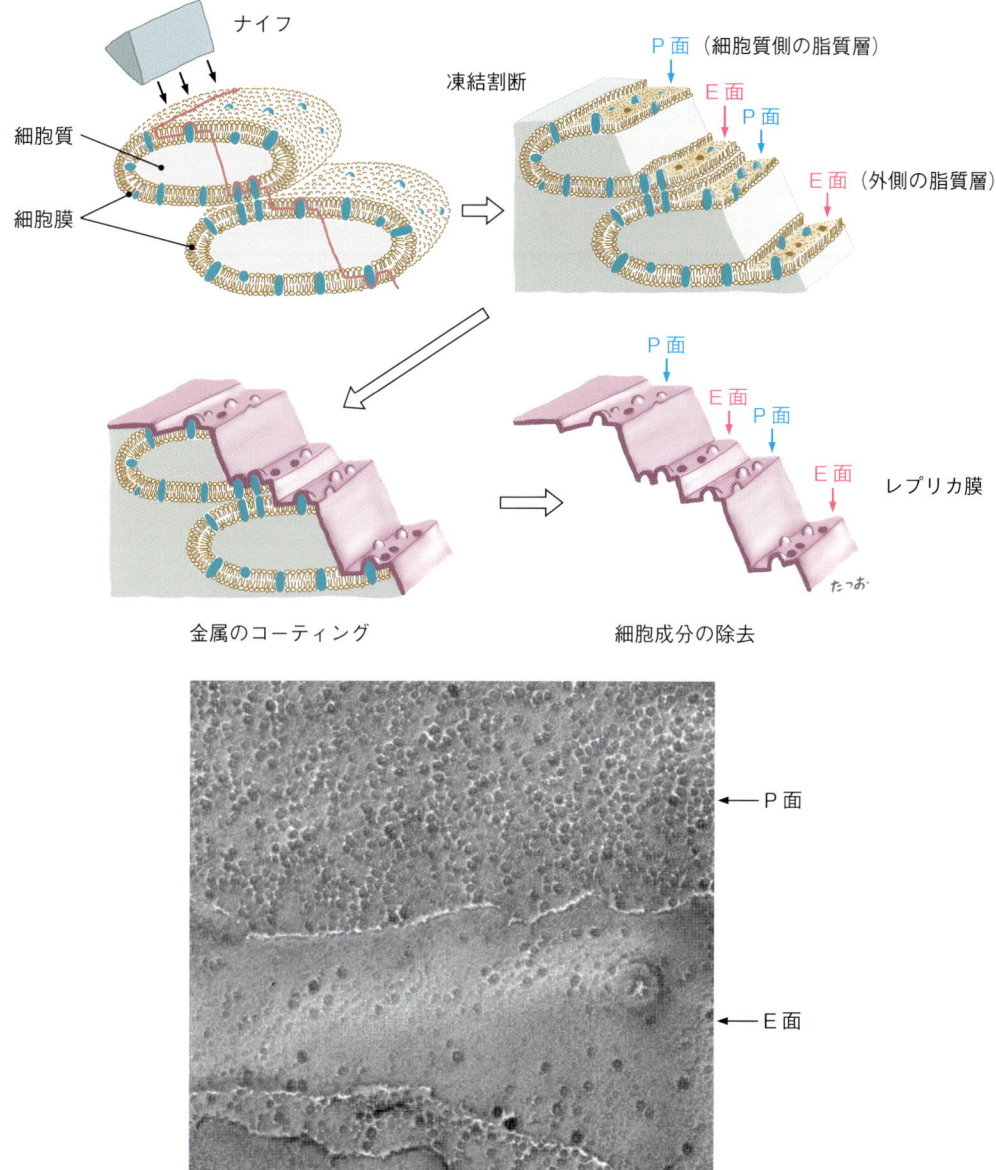

図2-6 凍結割断レプリカ法の原理（上）とその方法で観察した細胞膜（下）
（×100,000）

　生命活動を営むために必要な物質を外から取り入れ，不要な物質を外に出す必要があるが，細胞膜はこのような物質透過の関門としてはたらく．また，外界の情報を細胞内に伝えるためのセンサーとして細胞膜が役立ったり，周囲の構造と接着するための足場となったりしている．

> 脂溶性の物質や低分子は細胞膜を単純な拡散によって通過することができるが，多くの物質はそのままでは細胞膜を通過できない．しかし，細胞膜には**チャンネル**や**ポンプ**とよばれる蛋白質が埋まっているので，この助けを借りて特定の物質を細胞の内や外へ積極的（能動的）に輸送することができる．さらに細胞膜には**レセプター（受容体）蛋白質**や**リンカー蛋白質**も存在し，外界の情報の受容や接着の足場として役立っている．一方，細胞膜を構成する脂質や蛋白質は糖と結合していることが多く，その糖鎖は細胞膜の表面に薄い被層（**糖衣**）をつくる．この糖衣は，細胞どうしの識別や接着に重要な役割をはたしている．

■ B. 細胞小器官

1. ミトコンドリア

ミトコンドリアは，細胞質の中にみとめられる糸状ないし粒状の構造物である．光学顕微鏡では，固定した細胞を特別な色素（鉄ヘマトキシリンやルクソールファーストブルーなど）で染色すると染まってみえる（図2-7）．また，生きた細胞を位相差顕微鏡（359頁）という特殊な光学顕微鏡でみると，細胞内を動きまわる糸や粒として観察できる．

> 細胞や組織は生のままでは微細な構造がわかりにくいので，殺して染料で染めてみるのがふつうである．そのさいの殺す処理を，**固定**（351頁）とよぶ．

ミトコンドリアの形は細胞の種類によってさまざまで，球形のものから棍棒状のもの，さらには樹枝状に伸びているものもある．大きさもさまざまで，ふつうは直径0.2〜0.5μm，長さ2〜5μm程度であるが，細長いものでは長さが10μmを超える．1個の細胞に含まれているミトコンドリアの数も細胞の種類により異なり，十数個から千個を超えるものまである．たとえば精子のミトコンドリアは数十個だが，肝細胞では数百から千個のミトコンドリアが1個の細胞に含まれている．一般に分泌細胞や吸収細胞など，エネルギーの消費の激しい細胞にミトコンドリアの数が多い．

電子顕微鏡でミトコンドリアをみると，内外2枚の膜によってつつまれた袋状の構造物であることがわかる（図2-7，図2-8）．内がわの膜（内膜）は内方に向かって多数のひだ状の折れ込みをつくっている．この折れ込みをミトコンドリアの**クリスタ**という．大部分のミトコンドリアのクリスタは層板状をしているが，細胞の種類によっては管状や小胞状にみえるものもある．

ミトコンドリアの内膜には電子伝達系や酸化的リン酸化に必要な酵素が埋

（欄外）
ミトコンドリア mitochondria（複数），単数形は mitochondrion. mitos はギリシア語で糸，chondros は粒を意味する．

クリスタ crista, 櫛の意味のラテン語．複数形は cristae.

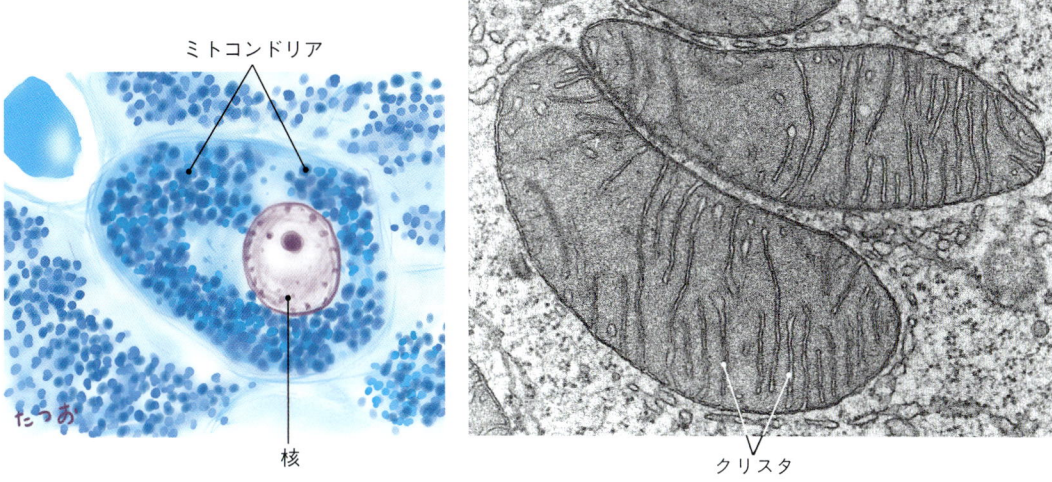

図2-7 ミトコンドリアの光学顕微鏡像（ラット，肝細胞）（クリューヴァー-バレラ染色，×2,500）と透過電子顕微鏡写真（×30,000）
左：ミトコンドリアがルクソールファーストブルーという色素によって青い粒として染まってみえている．一方，核はクレシルバイオレットにより紫に染まっている．
右：マウス腎臓の近位尿細管上皮細胞．

（電子顕微鏡写真は岩手医科大学 吉田康夫氏撮影，1989）

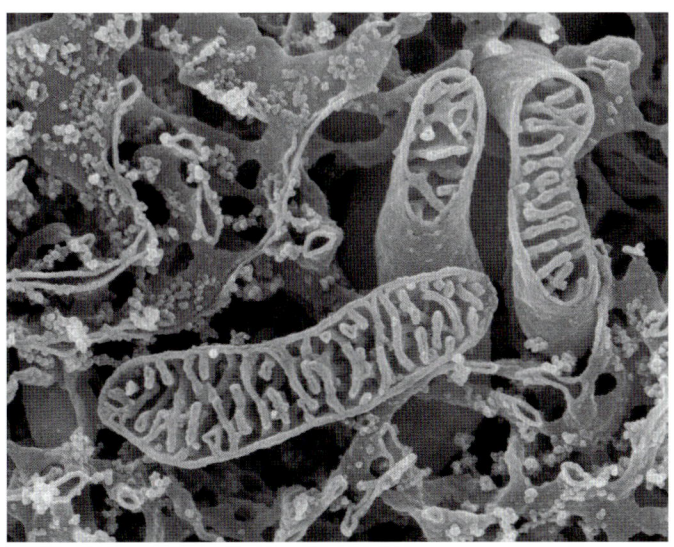

図2-8 ミトコンドリアの走査電子顕微鏡写真（ラット脊髄神経節）（×40,000）
（新潟大学 甲賀大輔助教撮影，2013）

まっており，基質（内膜に囲まれた内がわの部分）にはクエン酸回路の酵素が含まれている（図2-9）．ミトコンドリアはこうした酵素により栄養物を酸化し，細胞活動のエネルギー源であるATP（アデノシン三リン酸）を産生して

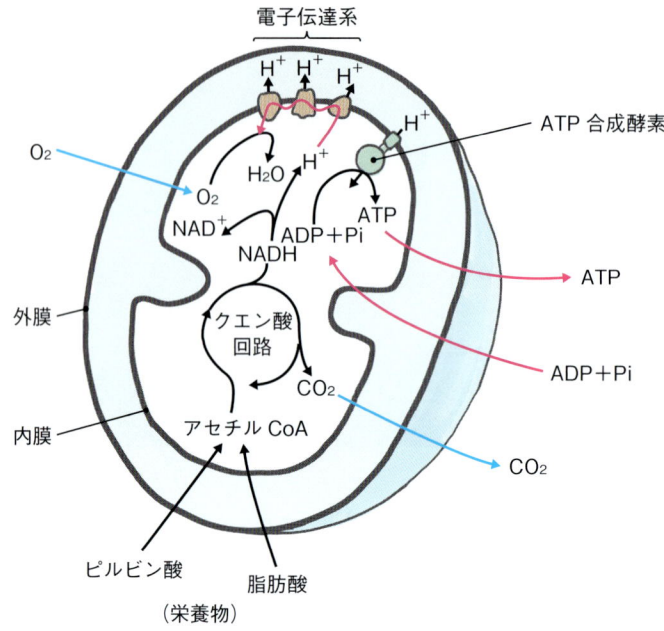

図2-9　ミトコンドリアの機能を示す模型図

いる．細胞内のATPのうち90％以上がミトコンドリアの中でつくられるといわれている．したがって，ミトコンドリアは，細胞内の**エネルギーの産生工場**であるということができる．

> ミトコンドリアは自身のDNAをもち，自己増殖能がある．現在では，20億年ほど前に酸素呼吸ができる細菌が真核細胞に住みついてミトコンドリアになったのだという，ミトコンドリア共生説が有力である．

2．リボゾーム

細胞質を電子顕微鏡で観察すると，砂をまいたような粒子がみとめられる．この直径約15 nmの粒子を**リボゾーム**という（図2-10，図2-11）．リボゾームには細胞質に散在するものと小胞体（後述）に付着するものがあり，前者を**遊離リボゾーム**（または**自由リボゾーム**），後者を**付着リボゾーム**とよんで区別することもある．

リボゾーム ribosomes.
遊離リボゾーム free ribosomes.
付着リボゾーム attached ribosomes.

> リボゾームは，塩基性色素（353頁）に強い親和性がある．したがってリボゾームを多く含む細胞を塩基性色素（トルイジンブルー，チオニンなど）で染めると，細胞質が青く濃く染まってみえる．ヘマトキシリンも塩基性色素の性質をもっているので，リボゾームの多い部分はヘマトキシリンで青紫に染まる．

リボゾームを高倍率の電子顕微鏡でみると，大小2個の亜粒子が雪だるまのように重なった形をしている．いずれの亜粒子もリボ核酸（RNA）と蛋白質が組み合わさってできている．

リボゾームは，核から運ばれてきたメッセンジャー RNA（mRNA）と結合し，その情報を翻訳しながらアミノ酸をつないで蛋白質（ポリペプチド鎖）を合成する．いわば**細胞内の蛋白質合成工場**にあたる．一本の mRNA には何個ものリボゾームが数珠状に連なって結合することが多く，これをポリゾームとよんでいる．一般に，遊離リボゾームはその細胞自身が使用する蛋白質を合成し，付着リボゾームは細胞外に放出する蛋白質を合成している．

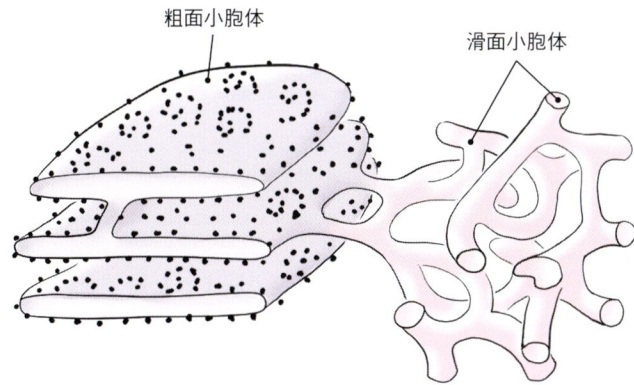

図2-10　小胞体の模型図
　左側に粗面小胞体が，右側には滑面小胞体がみられる．粗面小胞体にはリボゾームが付着している．

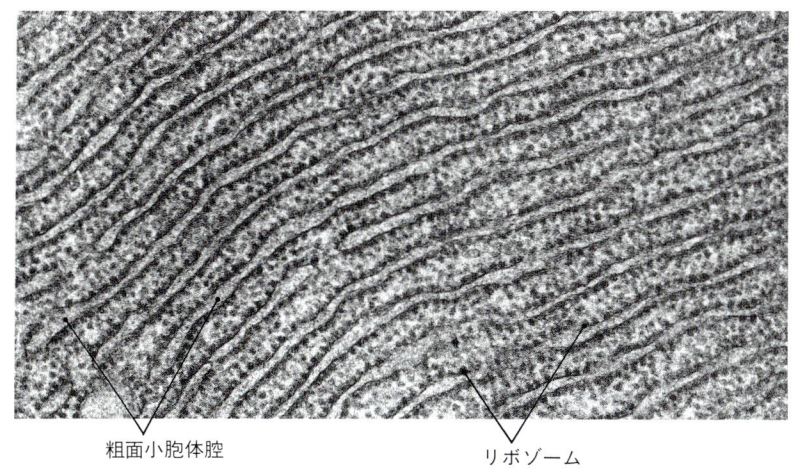

図2-11　粗面小胞体の透過電子顕微鏡写真（ラット，膵外分泌細胞）（×40,000）
　小胞体の膜の外表面にリボゾームが付着している．

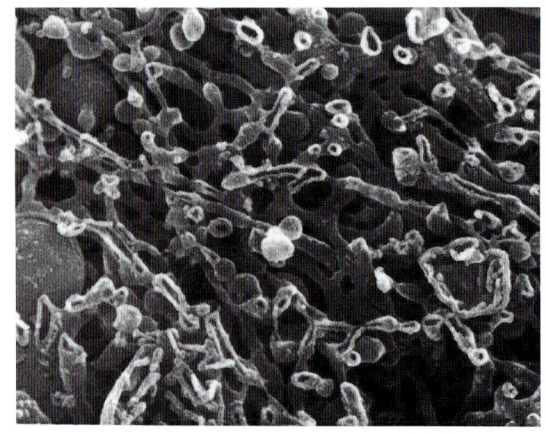

図2-12　滑面小胞体の立体像（走査電子顕微鏡写真）（×22,700）
滑面小胞体が分岐吻合した管状の網目構造をしている．ラット精巣上体上皮細胞．
　　　　　　　　　　　　　　　　　　（鳥取大学 福留初子講師撮影，1989）

3. 小胞体

　細胞をさらに電子顕微鏡で観察すると，細胞質の中に膜で囲まれた扁平ないし管状の袋がみとめられる．こうした袋状の構造物を**小胞体**という（図2-10）．

> 英語の endoplasmic reticulum という名称は，核周囲の細胞質（内形質 endoplasm）に発達した網状構造（reticulum）という意味をもつ．しかし，和名ではこの英語の訳（内形質網）を用いず"小胞体"という．

小胞体 endoplasmic reticulum.

　小胞体をつくる膜（厚さは約7.5 nm）の外表面に，リボゾームが付着しているものと付着していないものがある．前者を粗面小胞体，後者を滑面小胞体といって区別する．

　粗面小胞体は，扁平な袋が層状に並んでいることが多い（図2-11）．粗面小胞体は，付着リボゾームによりさまざまな蛋白質を合成し，その蛋白質を小胞体の袋の中に貯えたり，膜の一部に組み込む．こうして細胞外に輸送される分泌性の蛋白質や，膜の中で使う蛋白質が合成される．したがって，分泌の盛んな細胞には粗面小胞体がよく発達している．膵臓の外分泌細胞や，免疫グロブリンを産生する形質細胞などがそのよい例で，とくに蛋白質の合成が活発におこなわれているときには，粗面小胞体の袋が大きく拡張する．

粗面小胞体 rough surfaced（または granular）endoplasmic reticulum.

　滑面小胞体は，複雑に分岐吻合した管状構造をしていることが多い（図2-12）．また，その機能は細胞の種類によって異なっている．ステロイドホルモンを合成する細胞（精巣のライディッヒ細胞や副腎皮質の細胞など）では，滑面小胞体にこのホルモンの合成に関わる酵素が存在している．また，肝細胞で

滑面小胞体 smooth-surfaced（または agranular）endoplasmic reticulum.

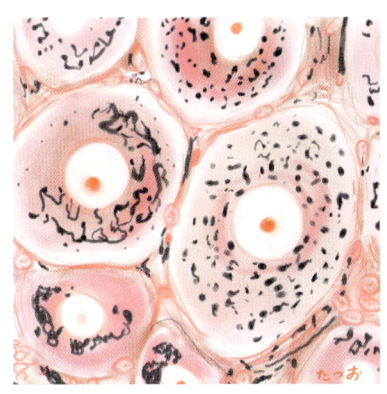
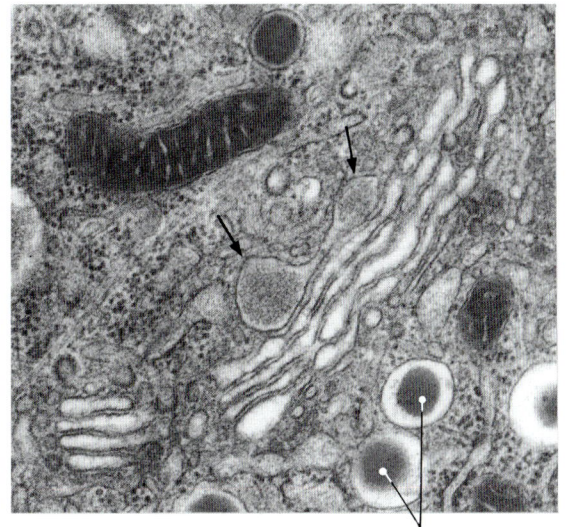

図2-13 ゴルジ装置の光学顕微鏡像（ウサギの脊髄神経節）（鍍銀染色，青山法）と透過電子顕微鏡写真（ラット，膵島B細胞）（×30,000）
左：ゴルジ装置が銀で黒く染まってみえる．
右：分泌果粒がゴルジ装置でつくられている様子（矢印）に注意．
（電子顕微鏡写真は筑波大学 渡辺雅彦氏撮影，1989）

は，滑面小胞体に薬物代謝に関わる酵素が存在し，解毒に役立っている．さらに骨格筋細胞や心筋細胞では，カルシウムイオンの貯蔵に使われる．したがって，こうした細胞では，滑面小胞体が発達している．

4. ゴルジ装置

　ゴルジ装置は，19世紀のイタリアの組織学者カミロ・ゴルジが鍍銀法を用いて，細胞質内の網状構造として発見したことにちなんでこの名が付いている．光学顕微鏡の普通の染色では染まらないので，ゴルジ装置を観察するためには硝酸銀やオスミウムを用いた特殊な染色や免疫染色が必要である（図2-13）．

　電子顕微鏡でゴルジ装置を観察すると，平たい袋が層板状に重なった部分（ゴルジ層板）と，その周囲の小胞（ゴルジ小胞）からなることがわかる（図2-13，図2-14）．

　ゴルジ装置には，粗面小胞体で合成された蛋白質が，小胞を介して運ばれてくる（図2-15）．ゴルジ装置は，この蛋白質を加工したり修飾したりする．すなわち，ゴルジ装置の中で，蛋白質に糖が付加されたり，適当の長さに切断されたりする．このようにゴルジ装置には，細胞内の**蛋白質の加工工場**としての役割がある．さらにゴルジ装置は，これらの蛋白質を最終的な目的に応じて選

ゴルジ装置 Golgi apparatus. 発見者のCamillo Golgi（1844-1926）は，1906年にノーベル医学生理学賞をうけた．

14　第2章　細　胞

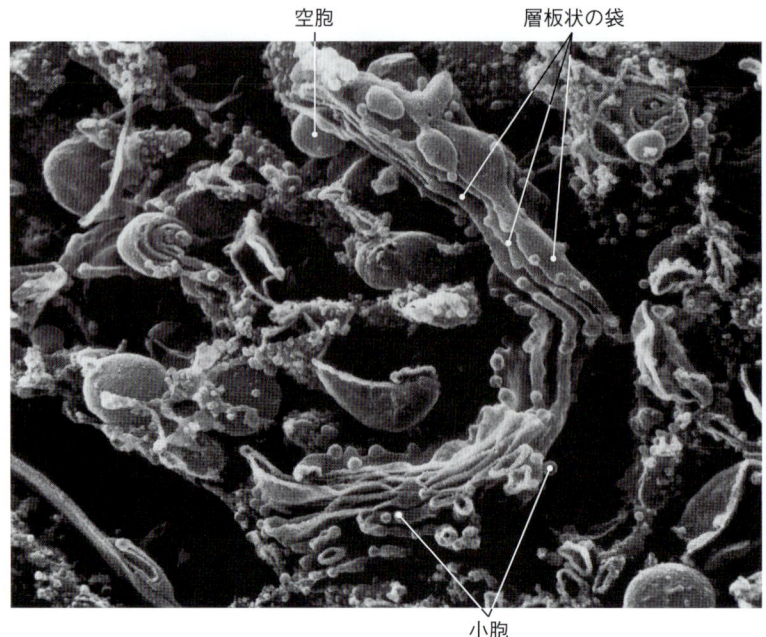

図2-14　ゴルジ装置の立体像（走査電子顕微鏡写真）（×30,000）
　ゴルジ装置は層板，小胞，空胞からできている．ラット涙腺の腺房細胞．
（鳥取大学　福留初子講師撮影，1989）

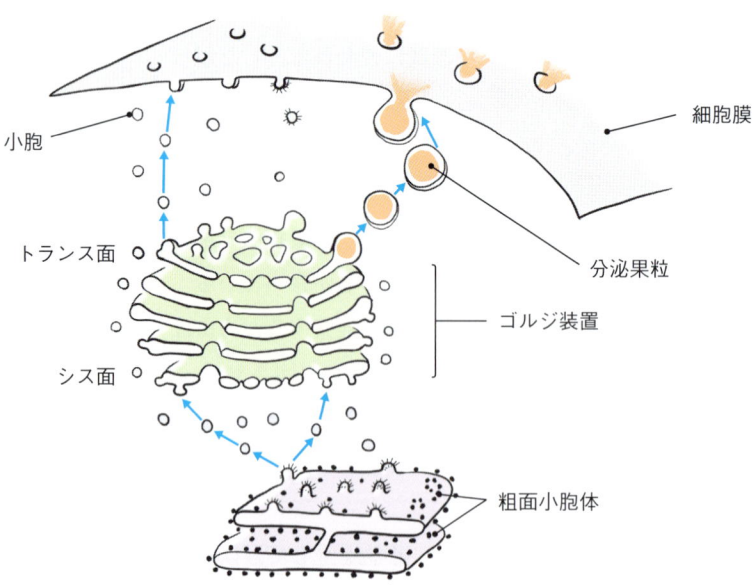

図2-15　ゴルジ装置と物質輸送を示す模型図

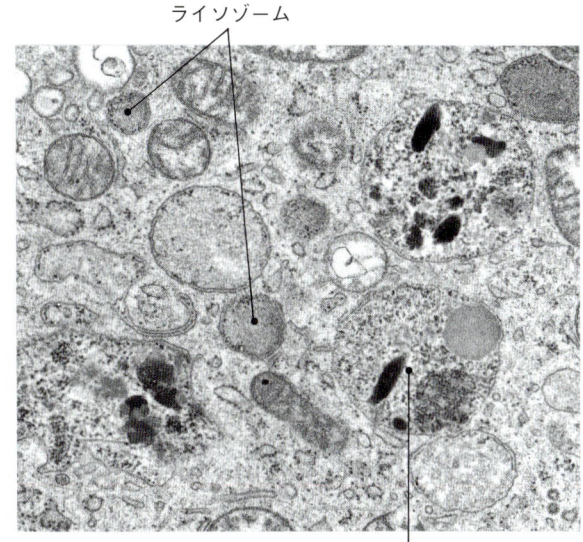

図 2-16　ライソゾームの透過電子顕微鏡写真（×20,000）
（岩手医科大学 髙塩　稔氏撮影，1989）

別して梱包する能力ももっている．つまり，ゴルジ装置の中で蛋白質は，膜蛋白質を運ぶ小胞，ライソゾーム系の小胞，分泌果粒に選り分けられる．その点で，ゴルジ装置は細胞内の**物質輸送の中継基地**ともいうことができる．

　ゴルジ装置には極性がある．粗面小胞体からゴルジ装置に運ばれた蛋白質は，ゴルジ層板の片側から反対側へと移動しながら，加工・修飾・選別・梱包の過程が進行する（図 2-15）．一般に，粗面小胞体から蛋白質を受けとる側を**シス面**（形成面），反対側を**トランス面**（成熟面）とよんでいる．

シス面 cis face.
トランス面 trans face.

5．ライソゾーム（リソゾーム）

　ライソゾームは 1 枚の膜で囲まれた直径約 0.5 μm の球状の袋である（図 2-16）．中には，酸性ホスファターゼなどの複数の**加水分解酵素（ライソゾーム酵素）**が含まれている．いずれも酸性領域ではたらく酵素で，袋の中は酸性（pH 約 4.8）になっている．ライソゾームはこれらの酵素により，**細胞内での物質の分解**をおこなう．たとえば，細胞の外から食作用や飲作用により取り込まれた物質は，**ファゴゾーム**や**初期エンドゾーム**という袋状の構造をつくる．これらがライソゾーム酵素を含んだ輸送小胞と癒合することで**ファゴライソゾーム**や**後期エンドゾーム**となり，その中で消化がおこなわれる（図 2-17）．一方，細胞自身の老朽化した小器官も，小胞体の膜で包まれてからライ

ライソゾーム lysosome. 加水分解酵素（水解酵素 lytic enzymes）をもつ小体 (-some) という意味で命名された"水解小体"という和名もある．

ファゴゾーム phagosome.
エンドゾーム endosome.

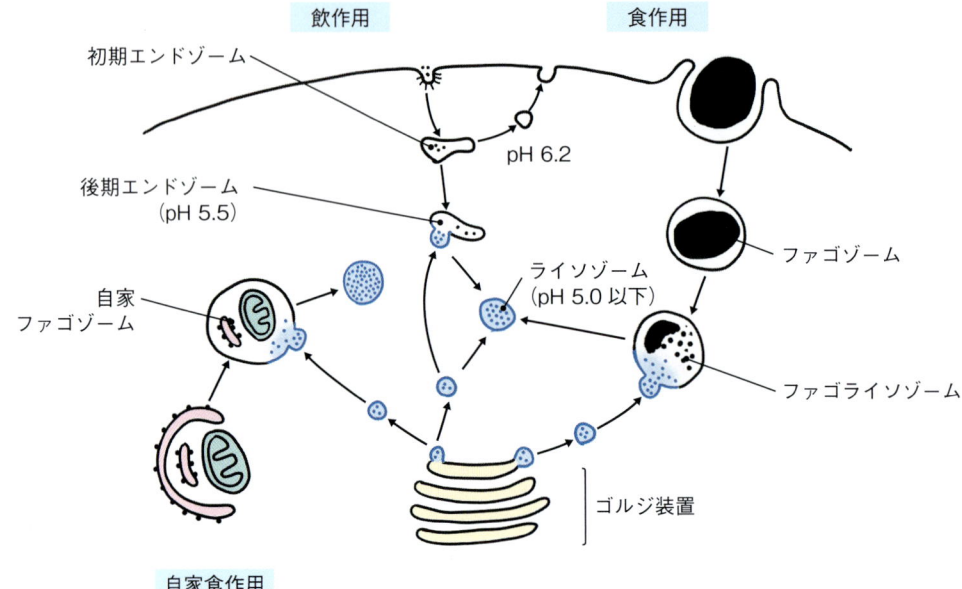

図 2-17 ライソゾームとその機能を示す模型図
図の左側には細胞自身の老化物の消化（自家食作用）の過程を，図の右側には細胞外の異物の消化（他家食作用）の過程を示した．

ソゾーム酵素を含んだ小胞が癒合し，**自家ファゴゾーム**（オートファゴゾーム）となって消化が始まる（自家食作用）．ライソゾームとよばれる構造は，ライソゾーム酵素を含むこうした一連の袋状構造をさしている．

> 以前は消化活動をおこなっているライソゾームを二次ライソゾーム，待機の状態にあるものを一次ライソゾームとよんだが，最近はこうした区別をしないことが多い．

ライソゾームはいろいろな細胞にみとめられるが，とくにマクロファージ（48頁）や好中球のように異物を食べることを専門にしている細胞でよく発達している．

ライソゾームがもっている酵素では処理しきれないような物質は，**残渣小体**として細胞内に蓄積する．このうち光学顕微鏡下で黄褐色の果粒にみえるものは，リポフスチン果粒とよばれる．

残渣小体 residual body.

6．ペルオキシゾーム

ライソゾームと外見はよく似た小体であるが，袋の中にオキシダーゼ酵素や，カタラーゼを含むものが知られている．このような細胞小器官を**ペルオキシゾーム**という（図2-3）．電子顕微鏡でよくみると，内容物に結晶状の構造

ペルオキシゾーム peroxisome.

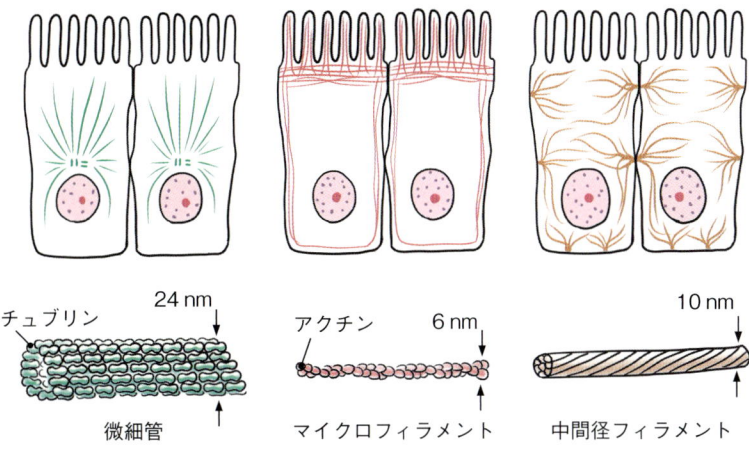

図 2-18　線維成分の特徴
　細胞内の線維成分には微細管，マイクロフィラメント，中間径フィラメントがある．図の上方には，小腸の吸収上皮細胞を例として，それぞれの線維成分の細胞内分布を示してある．

物が含まれているが，正しい同定には，組織化学的または免疫組織化学的にペルオキシダーゼの存在を証明する必要がある．

　ペルオキシゾームは，オキシダーゼ酵素により過酸化水素を産生する．一方，カタラーゼは，過酸化水素を還元して水にすることができる．この過程を通して，ペルオキシゾームは脂質代謝や解毒（アルコールの分解など）に役立っている．

7. 細胞内の線維成分—細胞骨格

　細胞質の中には，これまで述べた細胞小器官のほかに蛋白質でつくられた線維成分が存在する．これらは，細胞質内で立体網をつくり，細胞の形の保持に役立っているので，**細胞骨格**ともよばれる．しかし，細胞骨格は単に静的なものではなく，細胞の運動，細胞内のさまざまな物質輸送，細胞分裂などに関与しており，細胞内の重要な成分といえる．細胞骨格は，微細管とマイクロフィラメント，中間径フィラメントで構成される（図 2-18）．

細胞骨格 cytoskeleton.

1）微 細 管

　微細管は直径 24 nm ほどの中空性の細管で，チュブリンとよばれる球状の蛋白質が規則正しく配列（重合）してできたものである（図 2-18）．多くの細胞では，細胞の中心部に**中心小体**が存在し，ここから微細管が細胞の周辺に放射状に伸び出している．微細管には方向性があり，中心小体に近い側がマイナ

微細管 microtubules.

中心小体 centrosome.

18　第2章　細　胞

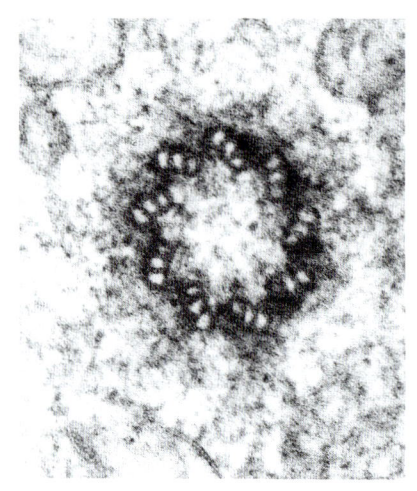

図2-19　中心子の透過電子顕微鏡写真
（×125,000）中心子の横断像がみとめられる．
（筑波大学 渡辺雅彦氏撮影，1989）

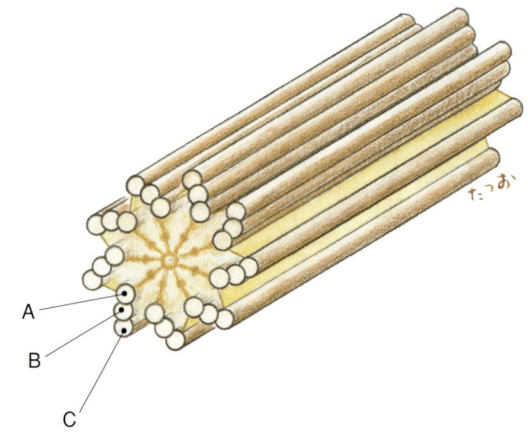

図2-20　中心子の立体模型図
中心子は3本1組の微細管が9組集まってできた円筒状構造物である．各組の微細管は円筒の中心に近いものから，A，B，Cと名付けられている．

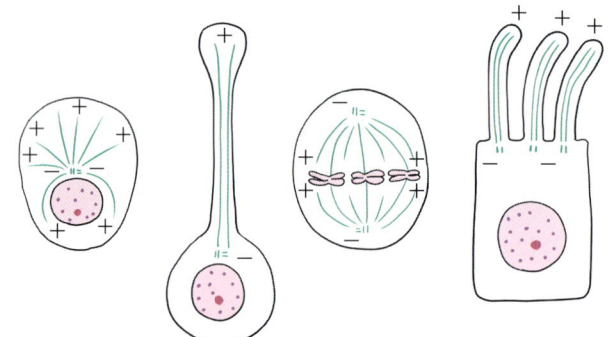

図2-21　微細管の細胞内分布を示す模型図

ス端で，細胞の周辺に伸び出した先がプラス端となる（図2-21）．微細管は一見静的な構造物にみえるが，実はつねにチュブリンの重合と脱重合をくり返して，長くなったり短くなったりしている．

　　中心小体は，1対の**中心子**でできている．中心子は直径約0.2μm，長さ約0.4μmの円筒状の構造物で，3本ずつ組になった微細管が9組集まってできている（図2-19，図2-20）．すでに述べたように，中心小体から伸び出すように微細管が配置されており，微細管のまとめ役となっている．また，細胞の有糸分裂にさいし大切な役割をはたしている．

中心子 centriole.

　微細管は，細胞の機械的支持のほかに，分泌果粒や細胞小器官などの輸送にも重要な役割を演じている．これは微細管にモーター蛋白質（キネシンやダイニン）が結合し，その上を滑べることができるからで，ちょうど微細管はモー

ター蛋白質が走るためのレールを提供していることになる（86頁）．また，細胞分裂時には，微細管は紡錘体をつくり，染色体の移動に関係する（24頁）．そのほか，**鞭毛**や**線毛**とよばれる運動性をもった突起も微細管でできている．

鞭毛と線毛は2本1組の微細管が9対円形に配列し，その中央にさらに2本の微細管が配列してできており，細胞の表面から長く伸び出して，細胞の運動をつかさどっている（35頁）．

鞭毛 flagellum.
線毛 cilia（複数）．単数形は cilium.

2）マイクロフィラメント

マイクロフィラメントは太さ約6 nm の微細な線維で，アクチンという蛋白質を主成分としている（図2-18）．このため，**アクチンフィラメント**ともよばれる．マイクロフィラメントはとくに筋細胞に多く存在し，ミオシンという蛋白質とともに筋の収縮に大きな役割を担っている（第5章参照）．しかし，筋細胞以外でもいろいろな細胞に存在し，アメーバ様の運動に関与したり，細胞膜の裏うちに役立ったり，細胞接着の機械的支持に使われたりする．また微絨毛（35頁）の芯にもなる．

マイクロフィラメント microfilaments.
アクチンフィラメント actin filaments.

3）中間径フィラメント

中間径フィラメントは太さ約10 nm の線維の総称で，10 nm フィラメントともよばれる（図2-18）．ちょうど微細管とマイクロフィラメントの中間の太さにあたる．中間径フィラメントは上皮細胞，神経細胞，神経膠細胞などに存在するが，それぞれ構成する蛋白質が異なるので，張フィラメント，ニューロフィラメント，グリオフィラメントなどの名前が付けられている．しかし，いずれの蛋白質も糸状の分子で，これが束ねられて中間径フィラメントを構成している．このフィラメントは主として細胞を機械的に支持することに役立っている．また，細胞間の接着装置（デスモゾーム）の補強にも利用されている．

中間径フィラメント intermediate filaments.

■ C. 核

動物の細胞では，1個の細胞の中に1個の**核**があるのがふつうだが，核のないもの，あるいは核が多数みとめられる細胞も知られている．哺乳類の成熟した赤血球は無核であるし，逆に肝細胞などは核を2個もつことがある．破骨細胞（66頁）や骨格筋細胞（69頁）などにいたっては，数十から数百の核をもつのがふつうである．

核の形は，球形ないし楕円体のことが多いが，細胞の種類によっては，いびつな形をとることもあり，それが細胞の特徴ともなる．核の大きさも，さまざ

核 nucleus.

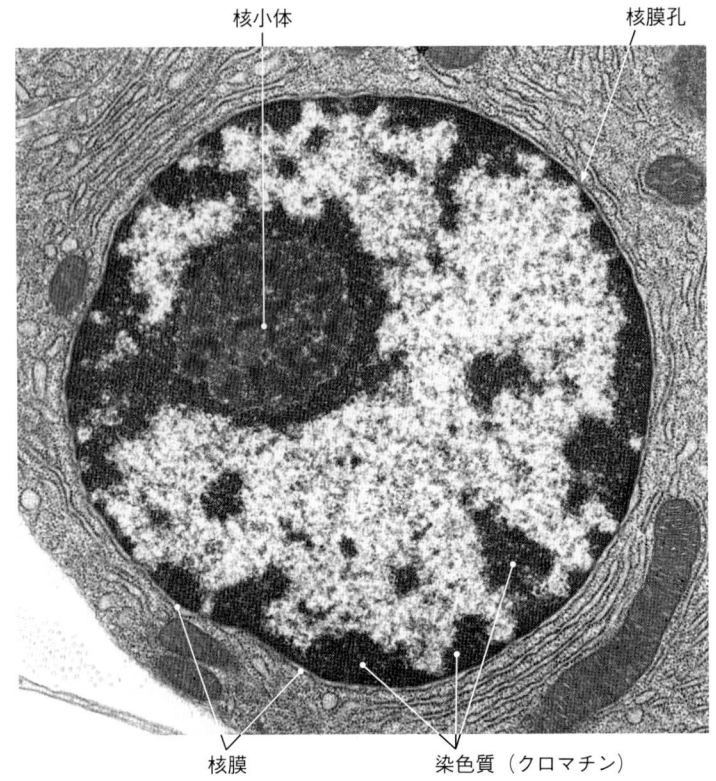

図 2-22　核の透過電子顕微鏡写真（ラット，膵外分泌細胞）（×16,000）

まである．

　電子顕微鏡で観察すると，核の表面は二重の膜でつつまれている（図 2-3，図 2-22）．この内外 2 枚の膜を，**核膜**という．外がわの膜は，しばしば小胞体の膜と連続している．また，核膜にはところどころに**核膜孔**とよばれる小さな孔があいている．この孔は，核質と細胞質とのあいだで物質が交流するさいの重要な交通路をなしている．

　核の中（核質）には，**核小体**（仁ともいう）と**染色質**という構造物がみとめられる．

　核小体は 1 個の核の中に 1 個ないし数個あり，リボゾームの素材となるリボ核酸（RNA）を合成している．そのためリボゾームのよく発達した細胞（蛋白質の分泌物をさかんにつくる細胞）では，核小体が大きい．外分泌細胞，内分泌細胞，抗体産生細胞，神経細胞などが，その例である．

　染色質（クロマチン）は，デオキシリボ核酸（DNA）と蛋白質の複合体でできている．このうち DNA は，**遺伝情報のみなもと**，いわば細胞の設計図に

核膜 nuclear membrane.
核膜孔 nuclear pores.

核小体（仁）nucleolus.

染色質（クロマチン）chromatin.

あたる重要な物質である．染色体を構成する DNA と蛋白質の複合体は，実際はクロマチン線維という糸状の構造をつくっている（24頁）．これが折りたたまれて強く凝縮している部分は電子顕微鏡で黒いかたまりとしてみえ，ほぐれて分散している部分は明るく砂をまいたようにみえる．前者の凝縮した部分を**異染色質（ヘテロクロマチン）**，後者の分割した部分を**正染色質（ユークロマチン）**とよんで区別する．一般に遺伝子が活発にはたらいている領域は，ほどけて分散するのでユークロマチンとなる．したがって，転写が活発におこなわれている細胞は，ユークロマチンが豊富である．一方，ヘテロクロマチンは不活性な領域といえる．

> 女性では，核膜に接して大きな染色質のかたまりをみることがある．**性染色質（セックスクロマチン）**とよばれるこのかたまりは，女性がもつ2個のX染色体（25頁）のうち，1個が不活性化したものと考えられている．女性では体細胞（からだを構成している細胞）の50〜80％に性染色質がみとめられるが，男性にはみとめられないので，口腔粘膜細胞を用いたセックスチェックや，羊水細胞による胎児の性別判定のひとつに用いられてきた．

染色質は細胞分裂のさいに集まり，さらに凝縮して染色体というひも状の構造物になる．その数は動物によって決まっており，正常なヒトでは46本ある（25頁）．

異染色質（ヘテロクロマチン）heterochromatin.
正染色質（ユークロマチン）euchromatin.
性染色質（セックスクロマチン）sex chromatin. 発見者の M. L. Barr にちなんでバー小体ともいう．

2 細胞の活動

細胞が生きるためには，絶えず外部から必要な物質を取り込んで，細胞内で新しい物質に合成し，一方で不要になった物質を細胞外に放出する必要がある．このような細胞の営みを，**代謝**という．生きている細胞は，このほかにいろいろな活動をしている．おもなものをここで述べる．

代謝 metabolism.

■ A．取り込み—食作用と飲作用

細胞によっては，細胞外の物質を細胞膜でつつみ込んで，細胞内に取り入れるものがある．一般にこのような**取り込み（エンドサイトーシス）**の現象は，大きな物質を取り込む**食作用（たべこみ）**と，小さな物質や液体を取り込む**飲作用（のみこみ）**に区別される（16頁，図2-17）．

食作用は細胞から突起を伸ばし，つつみ込むように大きな物質を取り込む現象で，生体に不要ないし有害な物質や異物を処理するために特殊化した細胞

取り込み（エンドサイトーシス）endocytosis.
食作用（たべこみ）phagocytosis.
飲作用（のみこみ）pinocytosis.

(後述するマクロファージがその典型）でみとめられる．食べ込んだ物質はライソゾームによって消化分解されるが，これについてはすでに述べた（15頁）．

飲作用は細胞膜の微細な（電子顕微鏡でしかみえない）落ち込みとして始まり，これが細胞膜からちぎれてごく小さな（直径約100 nmの）袋となって細胞内に取り込まれる．このような小胞を，**のみこみ小胞**（飲小胞）という．

> のみこみ小胞 pinocytotic vesicle.

> のみこみ小胞のまわりには，黒くもやもやした物質がおおっていることが多い．これは，とくに**コート小胞**（被覆小胞）とよばれる．この小胞をおおう物質は，クラスリンという蛋白質であることが知られている．このクラスリン分子が細胞膜に結合し，バスケット状の構造をつくることでコート小胞がつくられる．

> コート小胞（被覆小胞）coated vesicle.

■ B. 分泌活動

細胞によっては，細胞内で合成した特定の物質を細胞外に放出するものがある．このような放出現象を**分泌**といい，それを専門にしている細胞を**分泌細胞**ないし**腺細胞**という．これについては，あとで詳しく述べる（第3章参照）．

> 分泌 secretion.
> 腺細胞 glandular cell.

■ C. 運　動

生きている細胞では，たえず原形質が流動している．こうした細胞内の運動のほかに，白血球のように細胞自身が突起を出して，はいまわるものがある（アメーバ様運動）．また，筋細胞のように規則的で強力な収縮運動をするものもある．さらに，細胞の表面の線毛や鞭毛という特殊な装置を動かす細胞（線毛上皮細胞や精子など）も知られている．

> すでに述べたように，アメーバ様運動には，アクチンフィラメント（19頁）が関与している．また，筋細胞の収縮運動は，アクチンフィラメントとミオシンフィラメントのはたらきによるものである（73頁）．一方，線毛や鞭毛の運動には，微細管とモーター蛋白質とが関与する（35頁）．

3 細胞の一生

細胞は**分裂**によって増殖する．私たちのからだを構成する約60兆個の細胞も，もとをただせば1個の受精卵が分裂してできたものである．また，からだの大部分の組織では，たえまない細胞の分裂と死がくり返されている．

> 分裂 cell division.

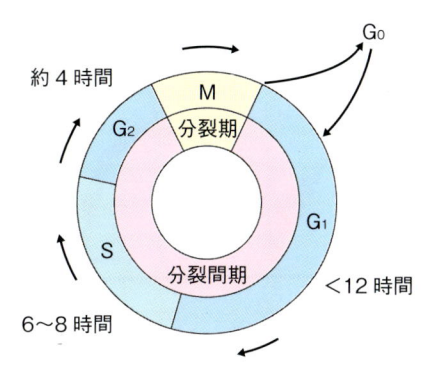

図 2-23 細胞周期を示す図
分裂間期は DNA 合成前期（G_1），DNA 合成期（S），DNA 合成後期（G_2）に分けられる．細胞周期から脱したものは G_0 期という．

　細胞が分裂を始めてから，次の分裂を始めるまでの1サイクルを，**細胞周期**（ないしは**分裂周期**）とよぶ．細胞周期は，大きく**分裂期（M 期）**と**分裂間期**に分けることができる（図2-23）．分裂間期は，顕微鏡下で分裂の徴候をみとめない時期をいう．この時期は放射性同位元素による実験などから，さらにDNA を合成する時期（DNA 合成期）とその前後（DNA 合成前期と後期）の3期に分けることができることがわかっている．つまり，分裂間期という一見何も起こっていないような時期にも，核の中の DNA が合成されて2倍になり，さらに細胞の分裂にそなえている時期があるわけである．また，RNA や蛋白質の合成も分裂間期でおこなわれている．

細胞周期（分裂周期）cell cycle.
分裂期 mitotic stage.
分裂間期 interphase.

　　細胞周期は一方向性であり，逆回転することはない．これは，細胞周期の進行順序を崩さないようなチェック機構が細胞内に存在することを示している．がん細胞では，これらのチェック機構が破綻し，細胞が異常な分裂を示すようになる．
　　分裂を終えた細胞で成熟に向かうものは，細胞周期からはなれ，細胞に固有の特徴や機能がそなわっていく（G_0 期）．このような現象を**分化**という．一般に分化は細胞にとって不可逆的であるが，特殊な環境や遺伝子導入などにより，もとの未分化の細胞に戻ることがある．これを**脱分化**という．

分化 differentiation

A．細胞の分裂

　ふつう，ヒトや哺乳類の細胞は，**有糸分裂**とよばれる方法で分裂をおこなっている．この方法では分裂中に**染色体**という構造をつくることで，親細胞から娘細胞に遺伝情報を正確に分配することができる．有糸分裂には，体細胞にみられる分裂と，生殖細胞にみられる分裂（とくに減数分裂という）があり，両者には少し違いがある．

有糸分裂 mitosis.
染色体 chromosomes.

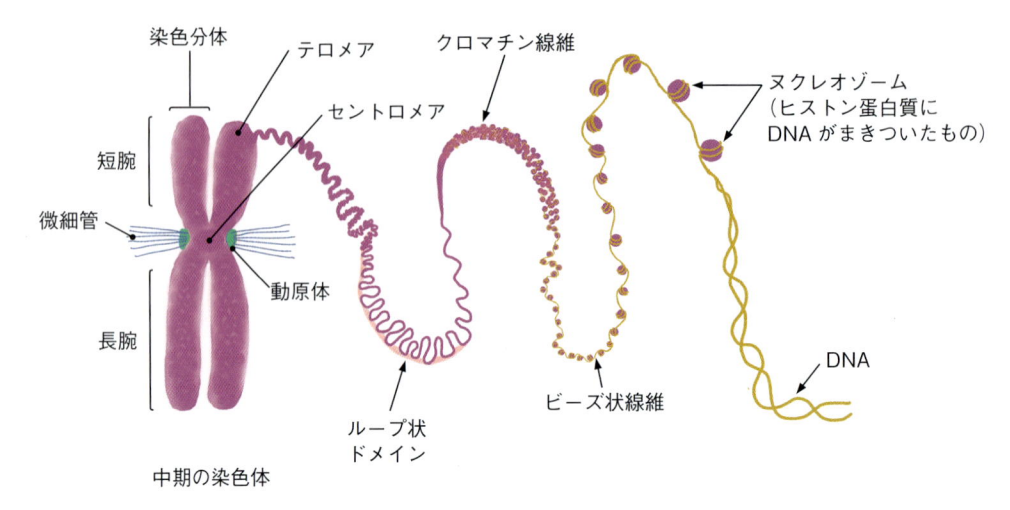

図 2-24 染色体の高次構造を示す模型図

　染色体は分裂間期の核の中に格納されている染色質が分裂期に凝縮することによりつくられる．すなわち，分裂間期ではDNAと蛋白質の複合体がつくるクロマチン線維が，染色質（クロマチン）をつくっているが，分裂期になると，このクロマチン線維がさらに強くからまって太い紐状の構造となる（図2-24）．

1. 体細胞にみられる有糸分裂

　体細胞の有糸分裂の経過は，前期，中期，後期，終期の4期に分けることができる（図2-25）．

　分裂前期では，核の中の染色質がしだいに集まって光学顕微鏡で糸状にみえる構造になり，さらに太く短くなって染色体になる．核膜も核小体もはっきりしなくなる．染色体の出現とともに，細胞は球形になってくる．さらに中心子が複製されて，1対ずつ細胞の両極に移動しはじめる．両極の中心子間には，微細管からなる**紡錘糸**がつくられるようになる．　　　分裂前期 prophase.

紡錘糸 spindle fibers.

　分裂中期になると，染色体は細胞の中央（赤道面）に集まって並んで赤道板を形成する．このとき，それぞれの染色体は動原体とよばれる部分で紡錘糸と付着している．　　　分裂中期 metaphase.

　分裂後期になると，おのおのの染色体が縦に裂けて二分され（これを娘染色体という），それぞれ両極に引かれてゆく．　　　分裂後期 anaphase.

　分裂終期では，両極に集まった娘染色体がもつれて，しだいに染色質のかたまりとなり，核膜も核小体もはっきりしてくる．同時に，細胞質が赤道部でくびれて，最後には2つの細胞になるのである．分裂前の細胞と分裂後に二分さ　　　分裂終期 telophase.

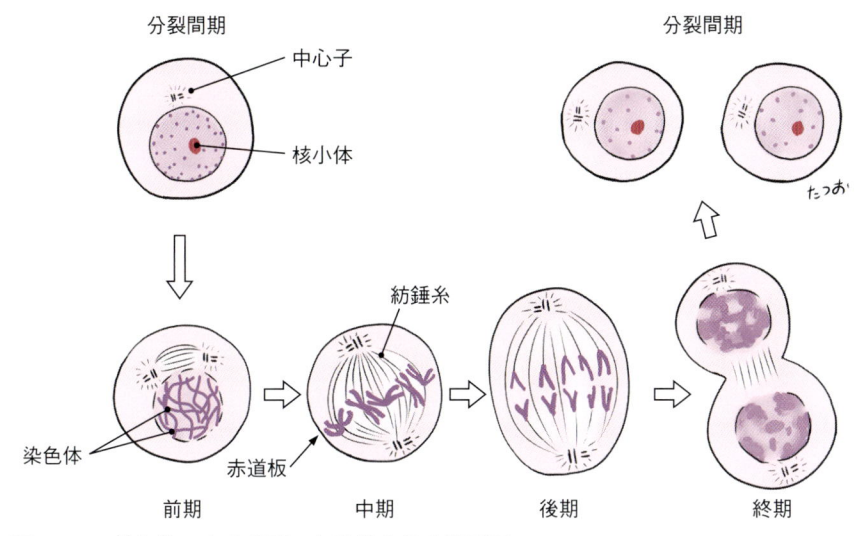

分裂間期 中心子 核小体
紡錘糸
染色体 赤道板
前期　中期　後期　終期
分裂間期

図 2-25　体細胞の有糸分裂の各段階を示す模型図

れた細胞は親と子の関係にたとえられ，分裂前を親細胞，分裂後を娘細胞とよぶ．娘細胞は，このようにして親細胞と同じ数と形の染色体をゆずり受けることができる．

　染色体は，動物によってその数が決まっている．たとえば，イモリは12本，ニワトリが78本，ネコは38本である．ヒトは46本の染色体をもっている．

> 　体細胞には，同じ大きさと形をした染色体が2本ずつペアで存在している（**相同染色体**）．それぞれ対をなす一方は父親由来で，もう一方は母親由来のものである．このように体細胞は2セットの染色体（2n）をもっているので，**2倍体細胞**といわれる．
> 　数対ある染色体の中には，性の決定に関係する**性染色体**が1対存在する．性染色体は雌雄で形が異なることが多い．残りの染色体は**常染色体**とよばれ，雌雄差はない．たとえば，ヒトでは体細胞は22対の常染色体と2個の性染色体（男ではX染色体とY染色体，女では2個のX染色体）からなっている（図2-26）．
> 　染色体の数や構造の異常による先天的な疾患が，いろいろと知られている．主なものにターナー症候群（性染色体がX1本のみのもの），クラインフェルター症候群（性染色体がXXYのもの），ダウン症候群（No.21染色体が3本あるもの）がある．

相同染色体 homologous chromosome.

性染色体 sex chromosome.
常染色体 autosome.

2. 減数分裂

　減数分裂は，生殖細胞（卵細胞と精細胞）が成熟するときにだけ起こる分裂様式で，2倍体の細胞を1倍体にかえるための特殊な分裂である．すなわち，

減数分裂 meiosis.
成熟分裂 maturation division ともいう．

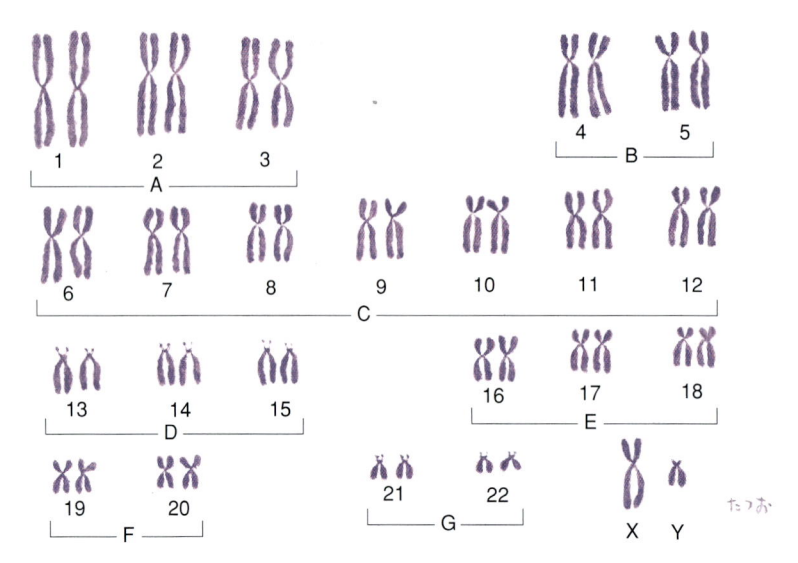

図2-26 ヒト（正常男子）の染色体（ギムザ染色）
ヒトの染色体は22対の常染色体と2本の性染色体（男ではXとY、女では2本のX）からなる．22対の常染色体は、その長さの順によって1〜22番の番号が付けられ、さらに動原体（くびれた部分）の位置によって、AからGまでの7群に分けられる．より詳しい分類には、バンド染色という特殊な染色が用いられる．

この分裂により、体細胞の半分の数の染色体しかもたない細胞ができあがる．

減数分裂はひきつづいて起こる2回の細胞分裂（第一分裂と第二分裂）からなり、そのあいだにごく短い中間期がある（図2-27）．

減数分裂の**第一分裂**は長く複雑な経過を示す特異な分裂で、これにより相同染色体の分離がおこなわれて、染色体数が半減した2個の娘細胞ができあがる．

> この第一分裂の途中で相同染色体どうしが平行に並び、その一部が接着（対合という）する．このときに、染色体どうしがその一部を交換しあっている．染色体の**交叉**とよばれるこの現象により、相同染色体間での遺伝子の組み換えがおこなわれる．

ひきつづく**第二分裂**は、ふつうの有糸分裂に似た分裂で、染色体数を変えずにそれぞれの細胞がさらに分裂をおこなう．したがって減数分裂では、2回の分裂の結果として1個の親細胞から4個の娘細胞ができあがるが、染色体数においてもDNA量においても半減した細胞になっている．つまり、ヒトであれば、男性では22個の常染色体と1個のX染色体ないしY染色体をもつ精子が、女性では22個の常染色体と1個のX染色体をもつ卵子ができるわけである．この精子と卵子が受精して合体すると、父方と母方の染色体（遺伝子）が半分ずつまざり合った新しい個体ができることになる．

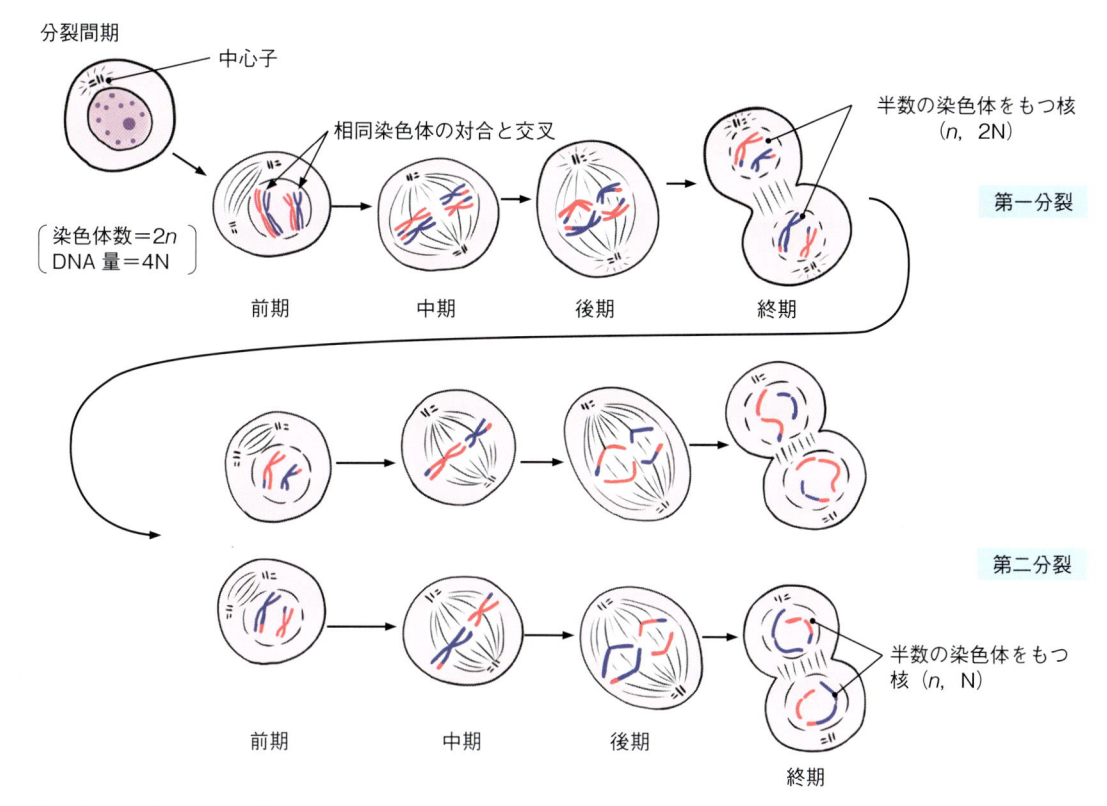

図 2-27　減数分裂の模型図

■ B. 細胞の寿命

　からだを構成するすべての細胞が，前記のような分裂をくり返しているのではない．たとえば皮膚であれば，表皮の基底部（いちばん深い層）にある細胞だけが分裂をくり返しており，そこからはなれて表面のほうへ押しやられた細胞は，もはや分裂を行わず，成熟して数十日で死んで"あか（垢）"となってしまう（37頁）．このように細胞が代替わりをすることを，**細胞の更新**という．

　細胞の更新のスピードは，その細胞の種類によってさまざまである．たとえば消化管の上皮細胞は分裂後数日で死んでしまうので，たえず陰窩上部の細胞が有糸分裂をして細胞の更新がくり返されている（177頁）．それに対し，神経細胞は胎生期に分裂を終えてしまい，生後は分裂能力を失ったまま，生涯，つまり70年も80年も生きつづけ，更新されることはない．

　　　上で述べたように，表皮の基底部の細胞や消化管の陰窩上部の細胞
　　は，生涯，分裂能力を保ち，新しい細胞を供給している．また，骨髄に
　　は多様な血球をつくりつづける細胞が存在する．このように他の細胞の

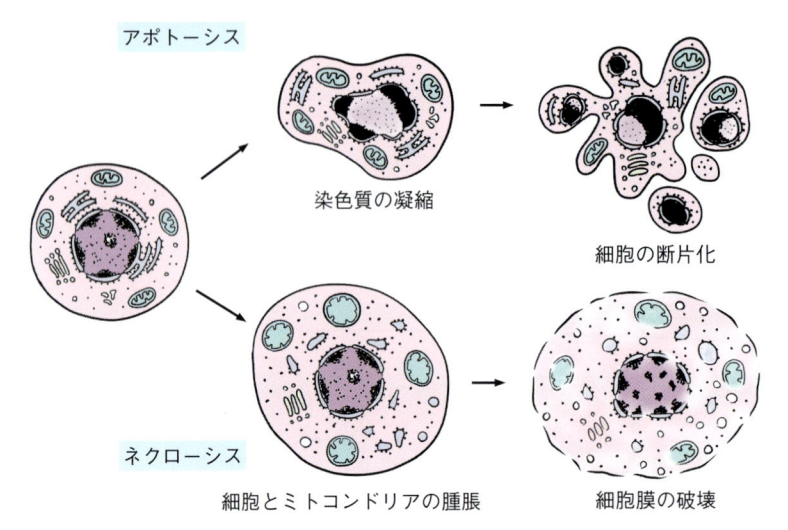

図 2-28　アポトーシスとネクローシスの模型図

もとになって，自身が分裂しつづけることができる細胞を**幹細胞**とよんでいる．

最近の再生医療では**胚性幹細胞（ES 細胞）**や**人工多能性幹細胞（iPS 細胞）**の研究が盛んである．ES 細胞は受精卵から採取した多能性幹細胞（万能細胞）であるのに対し，iPS 細胞はおとなの細胞に人工的にある種の遺伝子を導入して多能性をもつようにした細胞である．

幹細胞 stem cell.

胚性幹細胞（ES 細胞）embryonic stem cell.

人工多能性幹細胞（iPS 細胞）induced pluripotent stem cell.

■ C. 細 胞 死

細胞が死ぬ場合は，たいていアポトーシスかネクローシスかのいずれかの様式をとると考えられている（図 2-28）．

アポトーシス（枯死）では細胞の変化は核から始まり，特徴的な染色質の凝縮をひき起こす．そのさい，DNA はヌクレオゾームのサイズに断片化される．その後，細胞自体も断片化していく．この様式は，細胞が"自らの命を絶つ"ともいうべきもので，あらかじめ遺伝的にプログラムされた細胞死である．アポトーシスは胎生期に頻繁にみとめられるが，生後や成人になってもさまざまな場面で細胞の寿命に関係してみとめられる現象である．

一方，**ネクローシス（壊死）**の場合は，外部の環境の変化や特定の物質の影響を受けて，細胞質と細胞小器官がふくれあがり，細胞が破裂して死にいたる．いわば，細胞の事故死ともいうべき様式である．ネクローシスは，急性炎症や虚血（酸素不足），腫瘍などの病的状況においてみとめられる．

アポトーシス（枯死）apoptosis.

ネクローシス（壊死）necrosis.

第3章 上皮組織

　からだの自由表面をおおう膜状の細胞集団を，**上皮**ないし**上皮組織**とよぶ．ここでいう自由表面とは，からだの外表面（皮膚など）のほかに，消化管や気道のような管状の器官の内面，体腔（胸膜腔や腹膜腔）の内面なども含んでいる．上皮組織の基本的なはたらきは，からだの表面をおおって保護することにあるが，場所によってさまざまな機能をかねそなえることもある．たとえば消化管の上皮は物質の分泌や吸収をおこない，気管や卵管の上皮は線毛で物質を輸送する．さらに，外界の刺激を感じる上皮（感覚上皮）も存在する．

上皮 epithelium.
上皮組織 epithelial tissue.

1 上皮組織の一般的な特徴

　上皮組織は，細胞がブロックを積んだようにぎっしり並んだもので，細胞のあいだを満たす物質（細胞間質）をほとんどもたない（図3-1）．細胞どうしは特殊な接着装置によって，しっかりとつなぎ合わされている．一般に上皮組織の下には結合組織があり，両者のさかいには基底膜とよばれる構造がみられる．したがって，上皮細胞には極性があり，自由表面に接する側を頂上部，基底膜に接する側を基底部とよんで区別することがある．

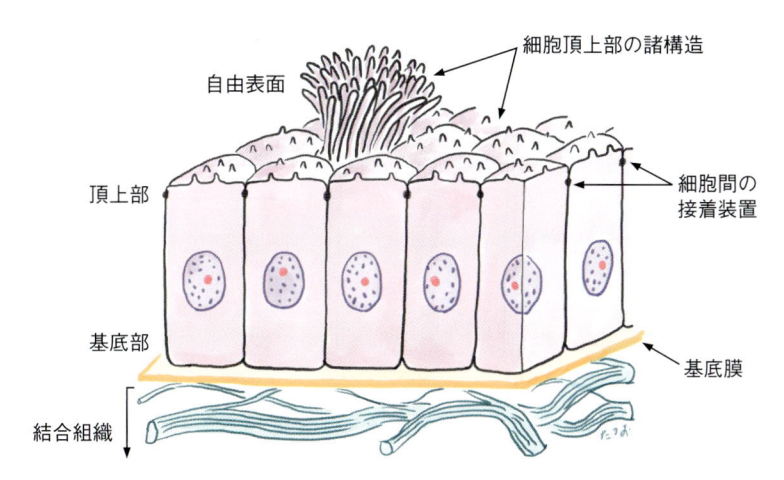

図 3-1　上皮組織の模型図

1. 細胞間の接着装置

上皮細胞どうしをつなぎ合わせている接着装置は，光学顕微鏡では特殊な染色をしないとはっきりしないが，電子顕微鏡で観察すると数種類が区別できる（図3-2）．これらはその機能から，閉鎖のための結合，補強のための結合，交通のための結合に大別することができる．

1）閉鎖のための結合

隣りあう細胞の細胞膜どうしを密着させ，細胞間隙を閉鎖する接着装置には**タイト結合**がある．多くの上皮細胞では，頂上部近くの細胞側面をぐるりと帯状にタイト結合がとりまいているので，**閉鎖帯**という名でよばれることも多い．この結合は，細胞間のバリアとしてはたらき，自由表面の物質が細胞間隙を通り抜けて基底部に移動することができないようにしている．また，細胞膜の中の蛋白質もこの結合を越えて移動することができない．

タイト結合 tight junction，または**閉鎖帯** zonula occludens.

> タイト結合をつくる部分の細胞膜には，特殊な蛋白質（クローディンとオクルディン）が数本の線条をつくるように埋め込まれている．このような構造は，向かいあう細胞の細胞膜で同様に存在し，向かいあう蛋白質が互いに重合することで，ジッパーのようにしっかりと細胞膜どうしをつなぎとめている．

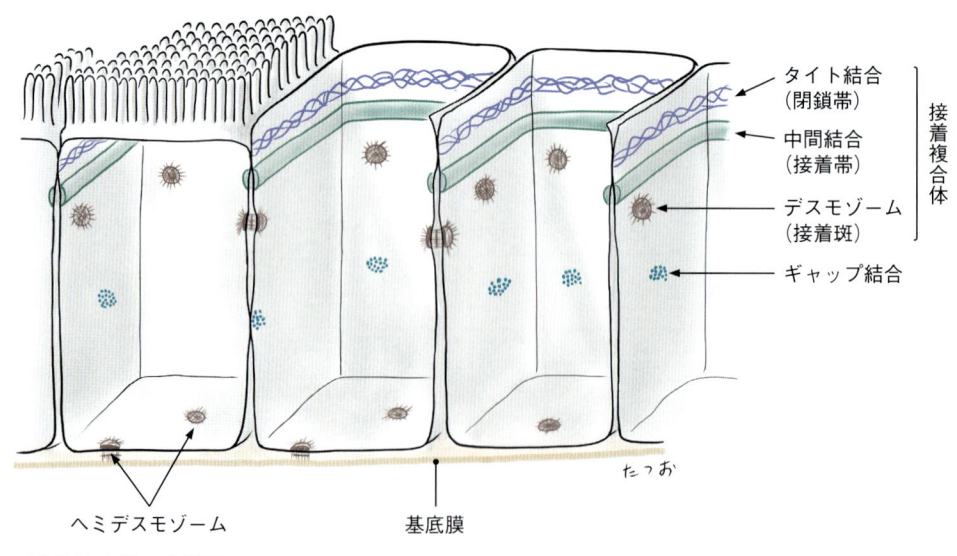

図 3-2 接着複合体の模型図

2) 補強のための結合

　細胞どうしをつなぎとめて，機械的な補強の役割をはたす接着装置として，中間結合（接着帯）とデスモゾーム（接着斑）が知られている．

　中間結合は，一般にタイト結合の下（基底がわ）にあり，タイト結合と同様に細胞の全周を帯状にとりまいているので**接着帯**とよばれることもある．この

中間結合 intermediate junction，または接着帯 zonula adherens.

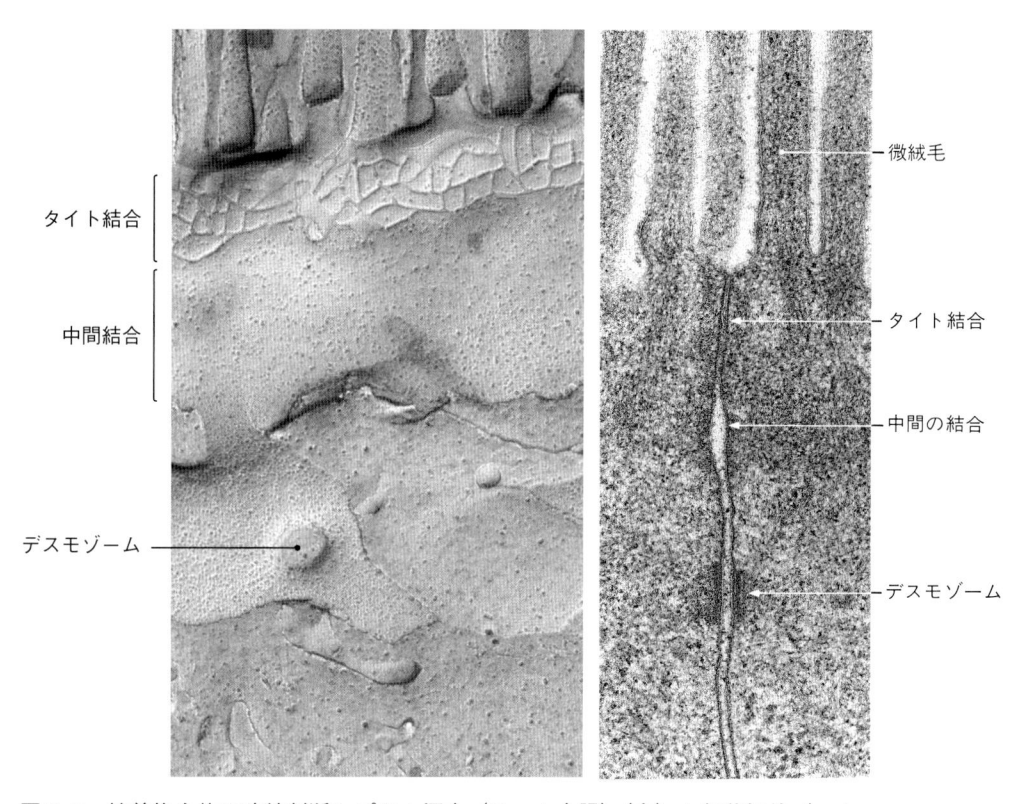

図 3-3　接着複合体の凍結割断レプリカ標本（ラット小腸）（左）と超薄切片（マウス小腸上皮細胞）（右）の透過電子顕微鏡写真（左：×52,000，右：×52,000）
（凍結割断レプリカ標本は新潟大学学生　海發　茜撮影，2013）
（超薄切片は岩手医科大学　石田欣二氏撮影，1989）

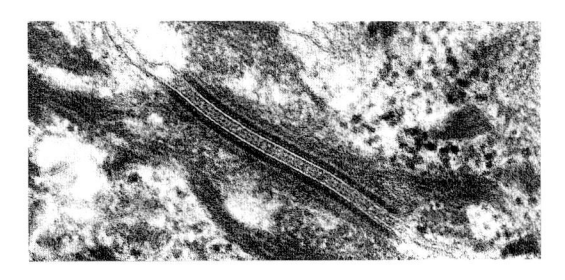

図 3-4　デスモゾームの透過電子顕微鏡写真（×60,000）
（岩手医科大学　林　秀一郎氏撮影，1989）

図3-5　凍結割断レプリカ法でみたギャップ結合（ラット，肝細胞）（×150,000）
（新潟大学学生　海發　茜撮影，2013）

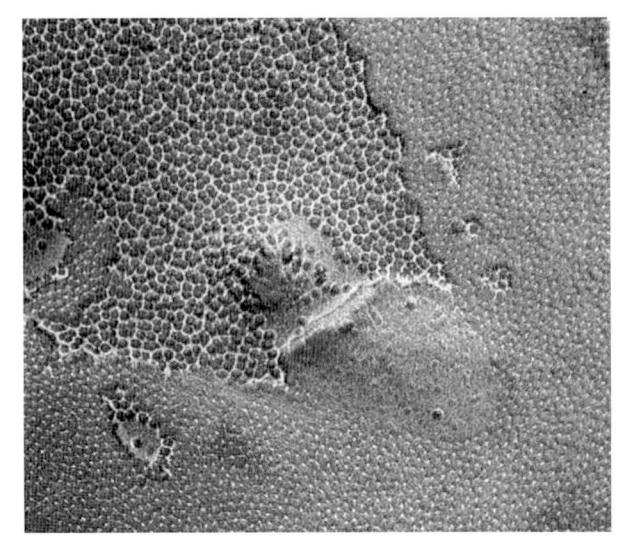

部分では向かいあう細胞膜が約20 nmの細胞間隙をたもち，その細胞膜の細胞質がわにはアクチンフィラメントが付着しているため，少し電子密度が高くなっているのが特徴である．

デスモゾームは，円盤状の接着装置で細胞どうしをつなぎとめるボタンのような形をしているので，**接着斑**ともよばれる．この部分では，隣りあった細胞の細胞膜が35 nmほどの間隔で向かいあって，そのあいだに薄い円盤状の構造が挟まっている（図3-3）．また，デスモゾームをつくる細胞膜の細胞質がわには電子密度の高い部分があり，そこに多数の中間径フィラメント（張フィラメント）がヘアピン状にはいり込んで細胞膜の裏うちをしている．

デスモゾーム desmosome，または接着斑 macula adherens．

3）交通のための結合

接着装置の中には，隣りあう細胞間の情報伝達に使われるものもある．**ギャップ結合（ネクサス）**とよばれるこの構造は，細胞の種類によって発達の度合いが異なるが，一般に円盤状の構造をしていることが多い（図3-5）．この部分では隣りあう細胞膜は非常に狭い（約2 nm）間隔で向かいあっている．現在では，この部分に両細胞の細胞膜を貫通する蛋白質（コネクソン）が密集していることが知られている．コネクソンには細胞間を交通するトンネルのような役割があり，細胞間での低分子の移動を可能にしている．その結果，ギャップ結合のある細胞では，細胞間でのイオンの交換がおこなわれ，同調的（シンクロナイズされた）活動ができる．

ギャップ結合 gap junction，またはネクサス nexus．

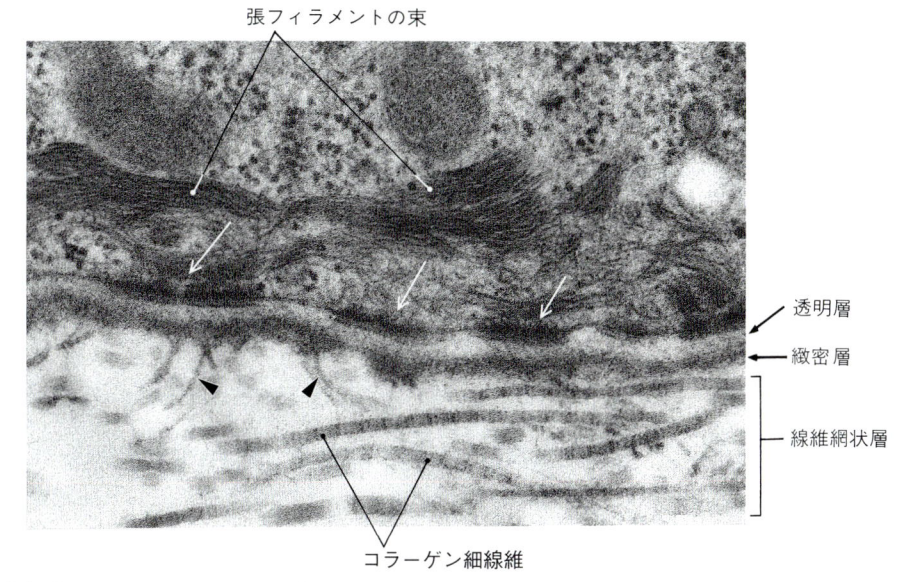

図 3-6 基底膜の透過電子顕微鏡写真（マウス，指腹）（×50,000）
矢印はヘミデスモゾーム．また係留細線維（▶）もみえている．
（岩手医科大学 吉田康夫氏撮影，1989）

構造と機能の異なるこれらの接着装置は，立方ないし円柱上皮では組み合わさって存在することが多い．そのさい細胞の側面で上（自由表面に近いがわ）から順に，タイト結合，接着帯，デスモゾームの順に並んでみとめられるので，まとめて**接着複合体**とよぶこともある（図 3-2）．

接着複合体 junctional complex.

なお，前述の接着装置は必ずしも上皮組織だけのものではなく，支持組織，筋組織，神経組織にも出現することがあるが，これについては，それぞれの項目でふれる．

2. 基底膜

ほとんどすべての上皮組織には，結合組織と接する面（上皮細胞の基底面）に**基底膜**とよばれる薄い膜が存在する（図 3-1）．基底膜は，ふつうの染色標本でははっきりしないが，鍍銀染色かPAS（過ヨウ素酸-シッフ）反応をほどこすと，はっきりみえるようになる．透過電子顕微鏡で観察すると，上皮組織の基底膜は一般に①透明層，②緻密層（基底板），③線維網状層という3層から成り立っている（図 3-6）．基底膜は上皮を結合組織に結び付けるとともに，物質の透過に対するフィルターの役割もしている．この構造も必ずしも上皮組織だけのものではなく，神経組織の支持細胞（星状膠細胞やシュワン細胞）や，筋細胞，脂肪細胞の表面などにもみとめられる．

基底膜 basement membrane. 電子顕微鏡学者は，緻密層（基底板 basal lamina）をさして，"基底膜"とよぶことが多い．

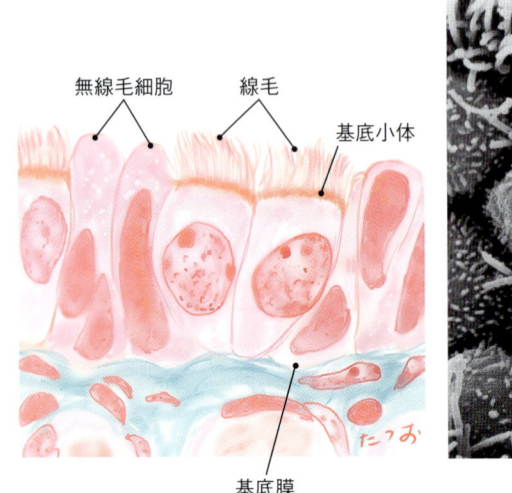

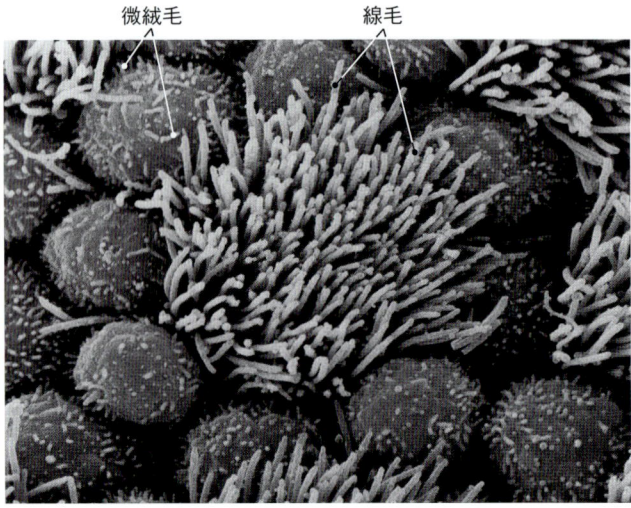

figure上ラベル: 無線毛細胞　線毛　基底小体　基底膜／微絨毛　線毛

図3-7　線毛と線毛細胞の光学顕微鏡像（左）（マッソン-ゴールドナー染色）と走査電子顕微鏡写真（右）（×4,200）（いずれもウサギ卵管）

　基底膜の主体はIV型コラーゲン（53頁）で，これにラミニンやプロテオグリカンがからまってフェルト状の構造ができあがる．このうち，上皮細胞の細胞膜との接着にはラミニンが関与している．

　皮膚の表皮のように機械的刺激の強い場所では，上皮細胞と基底膜との接着をより強固にするために，**ヘミデスモゾーム**という構造が出現する．ヘミデスモゾームは，ちょうどデスモゾームの半分が基底膜に接したような形をしている（図3-2, 図3-6）．また，こうした場所では基底膜とその下の結合組織線維成分とも強く結びつけるために，係留細線維という構造（VII型コラーゲンからなる）もみられる（図3-6）．

ヘミデスモゾーム hemidesmosome.

3. 細胞頂上部の特殊な構造

　上皮細胞では，その頂上部に線毛と微絨毛のような特徴的な構造が出現することが知られている．

1）線　　毛

　上皮細胞は，運動能力のある細長い（長さ5〜10μm，直径0.2μm）毛のような突起をもつことがある（図3-7）．これを**線毛**という．線毛は，特殊な細胞質突起で，表面は細胞膜につつまれ，内部に1対の中心微細管と9対の周

線毛 cilia.

辺微細管をいれている（図3-8，図3-9）．線毛の根もと（基底部）は，中心小体とよく似た構造をしている．すなわち，3本ずつ対になった9対の微細管でできており，**基底小体**とよばれる（図3-9）．線毛は気道や卵管の上皮細胞にとくによく発達している．このような細胞を線毛細胞とよぶ．

基底小体 basal body.

線毛はふつう1個の細胞の頂上部に密生しているが，細胞によっては1本しかはえていないものもある．このような1本の線毛（単一線毛，ないし**鞭毛**）は，上皮以外の，神経組織や結合組織に属する細胞にもみられることがある．

鞭毛 flagellum.

> 線毛の運動は，周辺微細管のずれ合いによっておこなわれる．これは，周辺微細管に腕突起として付着するモーター蛋白質（ダイニン）が，となりの微細管の上をすべることにより生じる運動である．

2）微絨毛

上皮細胞の表面を電子顕微鏡で観察すると，しばしば微細な指状の突起をみとめることがある（図3-10）．この突起を**微絨毛**という．微絨毛の中にはアクチンフィラメントの束が存在するが，この構造には運動能はない．微絨毛は

微絨毛 microvilli.

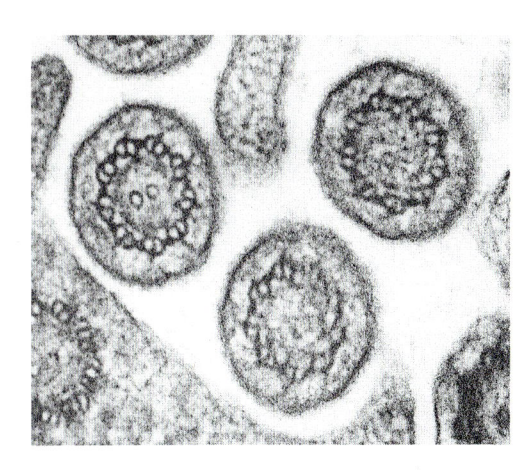

図3-8 線毛の透過電子顕微鏡写真（ラット気管の線毛細胞）（×90,000）
線毛の横断像がみられる．
（岩手医科大学 吉田康夫氏撮影，1989）

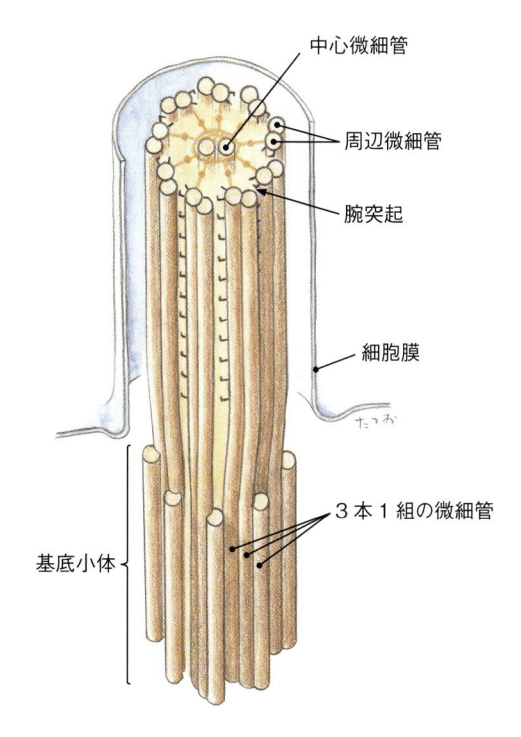

図3-9 1本の線毛の立体模型図
線毛は1対の中心微細管とそのまわりの9対の微細管（周辺微細管）からできている．一方，基底小体は，中心小体と同様の構造をもつ．

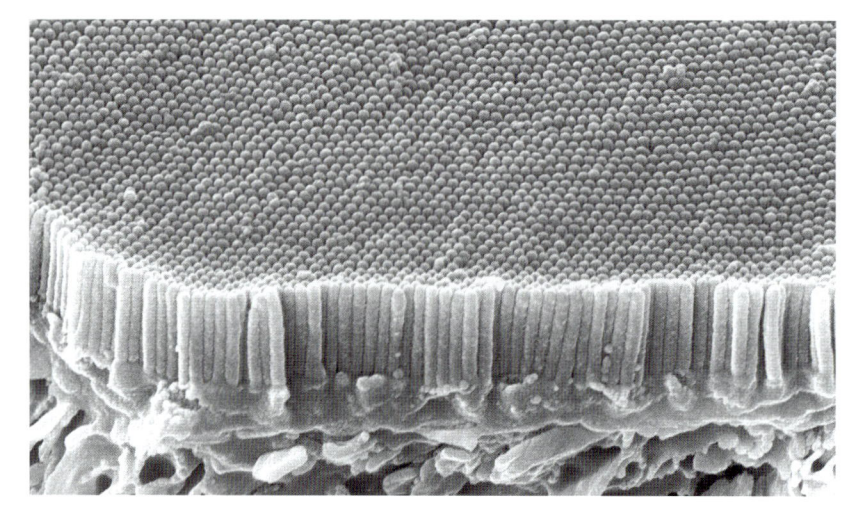

図 3-10　微絨毛の走査電子顕微鏡写真（ラット小腸の吸収上皮細胞）（×12,000）

（新潟大学　甲賀大輔助教撮影，2013）

腸の吸収上皮や腎臓の尿細管の上皮のように，物質の吸収のさかんなところで，とくによく発達している．小腸の吸収上皮では，1個の細胞に約1,000本の微絨毛をみとめる．このような吸収上皮細胞は，たくさんの微絨毛をもつことで細胞の表面積を何百倍にも拡げて，吸収の効率をよくしている（167頁）．

> 1本1本の微絨毛は，光学顕微鏡ではみえないが，微絨毛のよく発達した腸の吸収上皮細胞や腎臓の尿細管上皮細胞では，**小皮縁**や**刷子縁**とよばれる構造として観察することができる．

小皮縁 cuticular layer.
刷子縁 brush border.

2 上皮組織の分類

上皮組織は上皮細胞の形と配列のしかたから，以下のように分類することができる（図3-11）．

1．扁平上皮

薄い板のような細胞からなる上皮を**扁平上皮**という．扁平上皮が1層に並んでいる場合を単層扁平上皮，何層にも重なっている場合を重層扁平上皮という．

扁平上皮 squamous epithelium.

1）単層扁平上皮

多角形をした扁平の細胞が，1層に並んでできている上皮を**単層扁平上皮**という．単層扁平上皮は，体腔（胸膜腔や腹膜腔など）の表面，血管やリンパ管の内面などにみられる．

単層扁平上皮 simple squamous epithelium.

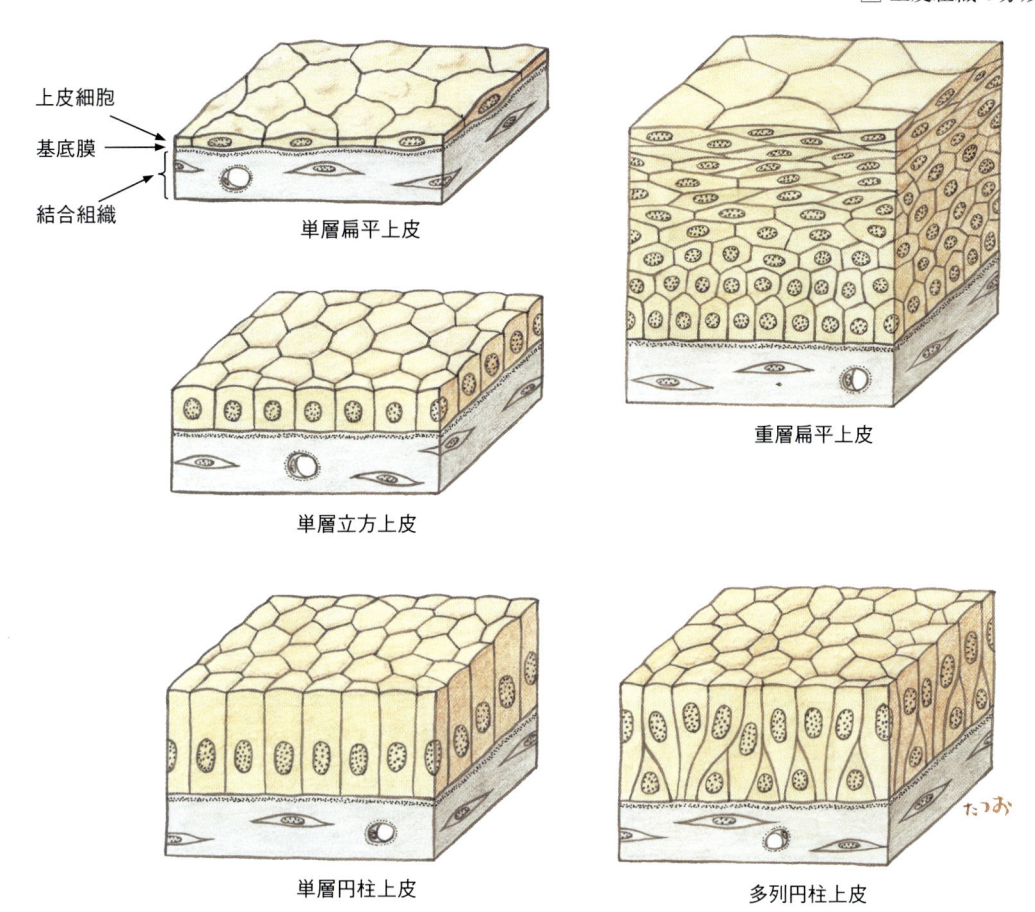

図3-11 いろいろな上皮組織（模型図）

　病理学の分野では，上皮を発生学的な見地から分類することが多い．この場合，同じ扁平上皮でも中胚葉から発生する体腔表面の上皮（漿膜上皮）は**中皮**とよび，脈管系（血管，心臓，リンパ管）の内面をおおう上皮を**内皮**とよんで，外胚葉や内胚葉から発生する通常の扁平上皮と区別する．

中皮 mesothelium.
内皮 endothelium.

2）重層扁平上皮

　皮膚の上皮（とくに表皮という），口腔・食道・直腸下端部の上皮，腟上皮，角膜上皮などがこれにあたる．**重層扁平上皮**といっても，実際には扁平な細胞は上皮の数層のみで，下層の細胞は背の高い多面体をしている．こうした上皮では，最下層（結合組織にいちばん近い層）の多面体の細胞が有糸分裂によってたえず増殖をしている．増殖した細胞はしだいに表層へ押しあげられながら

重層扁平上皮 stratified squamous epithelium.

38　第3章　上皮組織

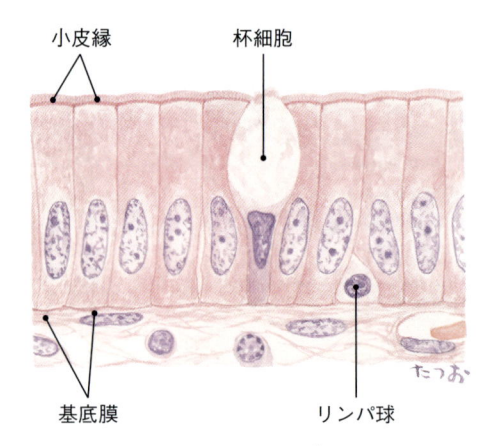

図3-12　単層円柱上皮（ヒト，小腸）（ヘマトキシリン-エオジン染色）（×800）
　小腸の吸収上皮細胞は，その表面に微絨毛がよく発達しており，光学顕微鏡的に小皮縁としてみえる．図の中央部には，単細胞腺である杯細胞がみられる．

老朽化し，扁平になって，最後は剝げ落ちる（27頁）．
　上皮表面が乾燥している皮膚などでは，表層の扁平な細胞が角質（ケラチン）という物質を多量にたくわえて，かたくなっている．このような変化を，**角化**という（298頁）．

2. 円柱上皮

　背の高い円柱状（正確には，五角柱状ないし六角柱状）の細胞が，1層に並んでできた上皮を**円柱上皮**という（図3-11）．このうち，配列する細胞がいずれも自由表面に面していて，核も同じ高さにそろっているものを**単層円柱上皮**という．単層円柱上皮は，胃や腸，胆囊，子宮などの内面や，腺の導管の多くの部分にみられる（図3-12）．

　一方，細胞が1層に配列していても，背の高い細胞と低い細胞があるために，両者の核の高さも異なり，あたかも2層ないしそれ以上であるようにみえるものがある．これを**多列円柱上皮**とよぶ．鼻腔や気管の上皮，精管や精巣上体管の上皮などが，その典型である．

　円柱上皮の中で，背の低い立方体の細胞からなるものをとくに**立方上皮**とよぶ．甲状腺の濾胞上皮，腎臓の尿細管上皮などにその例をみる．

　　円柱上皮を構成する細胞に，線毛細胞が含まれている場合を**線毛上皮**という（図3-7）．線毛は一定の方向に運動することで，上皮の表面にある分泌物や異物を運んだり，特定の物体の輸送にあずかる．気管や気管支，精管や卵管などの内面が，このような上皮におおわれている．

円柱上皮 columnar epithelium.
単層円柱上皮 simple columnar epithelium.

多列円柱上皮 pseudo-stratified columnar epithelium.
立方上皮 cuboidal epithelium.

線毛上皮 ciliated epithelium.

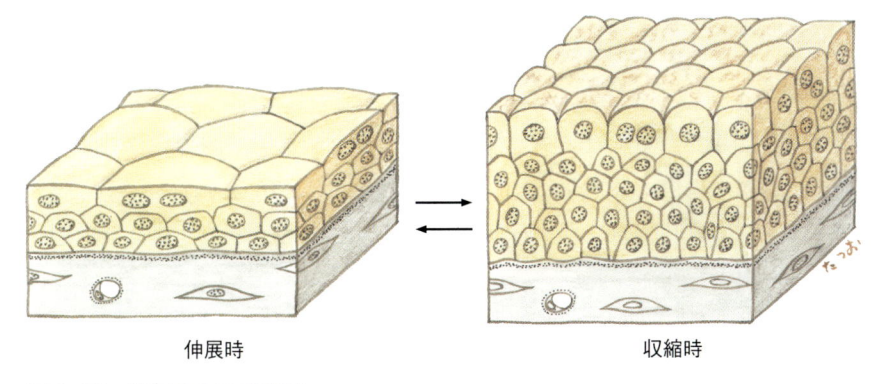

図 3-13　移行上皮の模型図

3. 移行上皮

　膀胱や尿管の内壁をつくる上皮は，尿が充満して壁がひき伸ばされたときには平たい 2～3 層の上皮であるが，尿が排出されて収縮したときには細胞の厚さも層の数も増してしまう．このように，機能に応じて上皮の形態が移り変わるものを**移行上皮**という（図 3-13）．

移行上皮 transitional epithelium.

> 　移行上皮を電子顕微鏡で詳しく観察すると，移行上皮の表層の細胞も下層の細胞も，すべて細胞質突起を下方に伸ばし，基底膜に足を付けているという報告もある．この点からすると，移行上皮は特殊な多列円柱上皮ということもできる．

3 腺

　上皮がつくる特殊な構造に，**腺**がある．腺は，分泌を専門におこなう上皮細胞（腺細胞）が集まってできた器官のことである．

腺 glands.

　腺には，膵臓，肝臓，乳腺のように莫大な数の腺細胞が集まった大きなものから，脂腺や汗腺のようにせいぜい数十個の腺細胞の集団からなるもの，さらに上皮の中に単独に孤立して腺細胞が散在するもの（いわゆる単細胞腺）まで，さまざまな形がある．

　腺は，分泌物をからだの外あるいは体内の腔所（消化管や気管など）へ放出する**外分泌腺**と，分泌物を結合組織中へ放出する**内分泌腺**に大別することができる（図 3-14）．

外分泌腺 exocrine glands.
内分泌腺 endocrine glands.

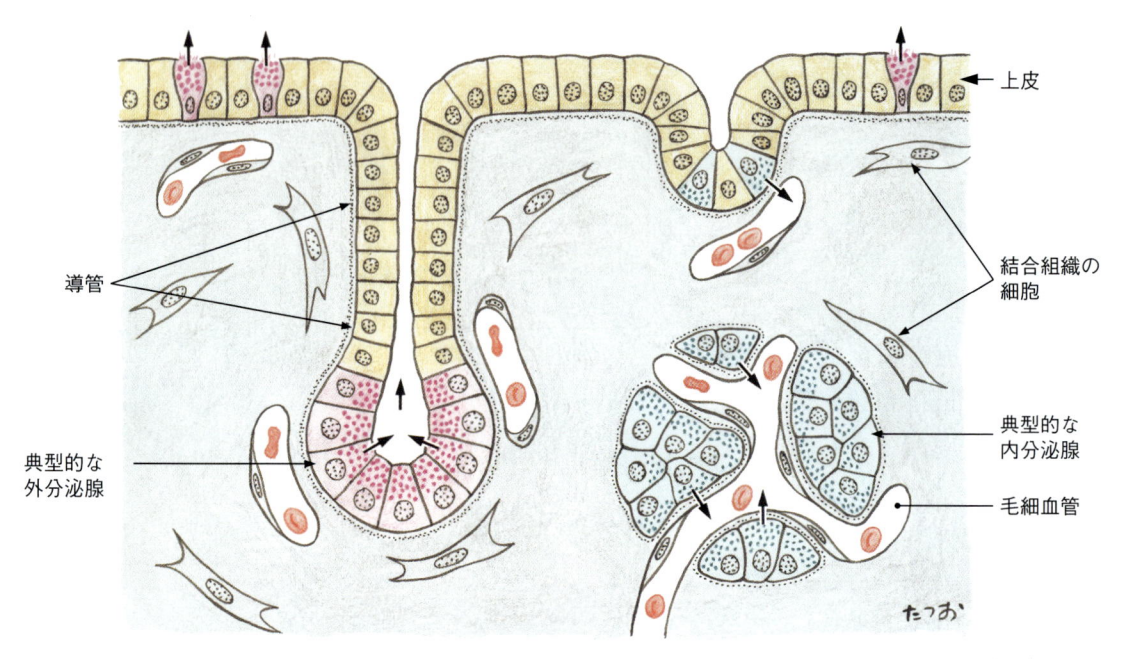

図 3-14 外分泌腺と内分泌腺の基本構造（模型図）
　外分泌腺はピンク色に，内分泌腺は青色で示してある．上皮内にも 1 個の細胞からなる外分泌腺や内分泌腺（いわゆる単細胞腺）が存在することにも注意．矢印は分泌の方向を示している．

■ A．外分泌腺の一般構造

　一般に，外分泌腺は，腺細胞が集団をなして分泌物を産生している部分と，できた分泌物を運ぶ部分とからなっている．前者を**終末部**（あるいは**腺房**）とよび，後者を**導管**とよぶ．ときに終末部と導管のあいだに，非常に細い特別な管状部をみとめることがある．これは導管の一部が分化したものであるが，普通の導管と区別して**介在部**という（194 頁）．さらに介在部と導管のあいだに，**線条部**という特殊な部分をもつ腺もある（154 頁）．

　外分泌腺は終末部の形と導管の枝分かれのしかたから，いくつかの型に分けることができる（図 3-15）．まず終末部の形が管状である場合を**管状腺**，袋状である場合を**胞状腺**，ふくらんだ管状である場合を**管状胞状腺**という．また，終末部が分枝するものを**分枝腺**，しないものを**不分枝腺**とよぶ．さらに導管が枝分かれするものを**複合腺**，しないものを**単一腺**という．腺の形を示す場合には，こうしたことばを組み合わせて説明する．たとえば，膵臓は複合管状胞状腺，腸腺は不分枝単一管状腺である．ただし，こうした分類ですべての腺の形をわりきれるものではなく，中間型も多い．

終末部 terminal portion，あるいは腺房 acinus.

導管 excretory duct.

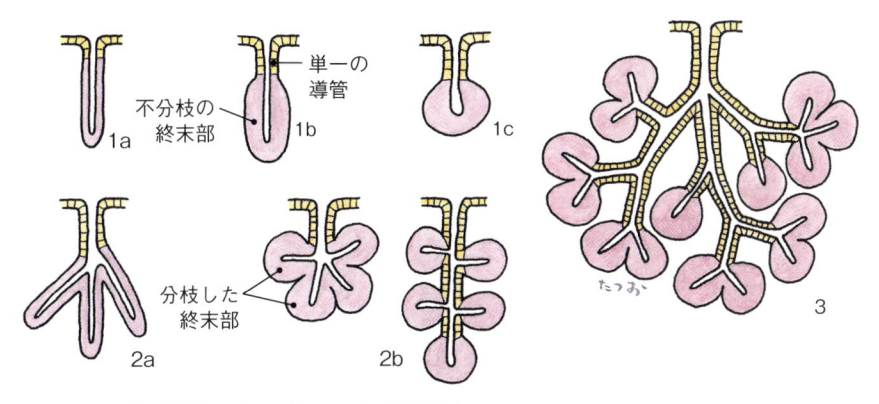

図 3-15 外分泌腺のさまざまな形（模型図）
1a. 不分枝単一管状腺，1b. 不分枝単一管状胞状腺，1c. 不分枝単一胞状腺，2a. 分枝単一管状腺，2b. 分枝単一胞状腺，3. 複合胞状腺．

1．終末部の構造

　すでに述べたように，腺細胞が腺腔を囲んで配列した部分を**終末部**という．腺によっては，終末部の腺細胞の外がわを網かごのように囲む細胞がある．この細胞は**筋上皮細胞**とよばれ，汗腺や唾液腺，乳腺，涙腺などにみとめられる．筋上皮細胞は一種の平滑筋細胞で，自律神経の興奮やホルモンの作用によって収縮し，終末部を外がわからしめつけて，分泌物をしぼり出す．つまり急速な分泌物の放出に役立っている．

　終末部の周囲は，基底膜をへだてて豊富な毛細血管がとりまいている．分泌物の材料になる物質は，この毛細血管から腺細胞に取り込まれる．

　終末部を構成する腺細胞は，分泌物の性状から大きく2種類に分類できる．1つは，蛋白性の分泌物をつくる細胞で**漿液細胞**とよび，もう1つは，粘液性の分泌物（ムチンという糖蛋白質）をつくる細胞で**粘液細胞**とよぶ．両者は，

筋上皮細胞 myoepithelial cells. 篭細胞ともいう．

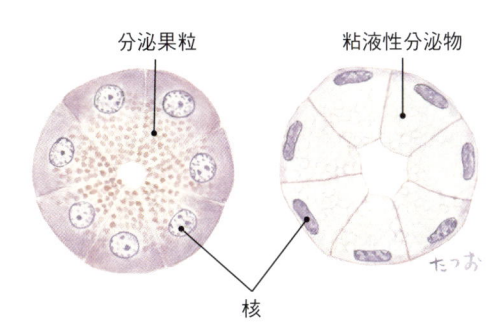

図 3-16　漿液腺（左）と粘液腺（右）の終末部の半模型図
（ヘマトキシリン-エオジン染色）

42　第3章　上皮組織

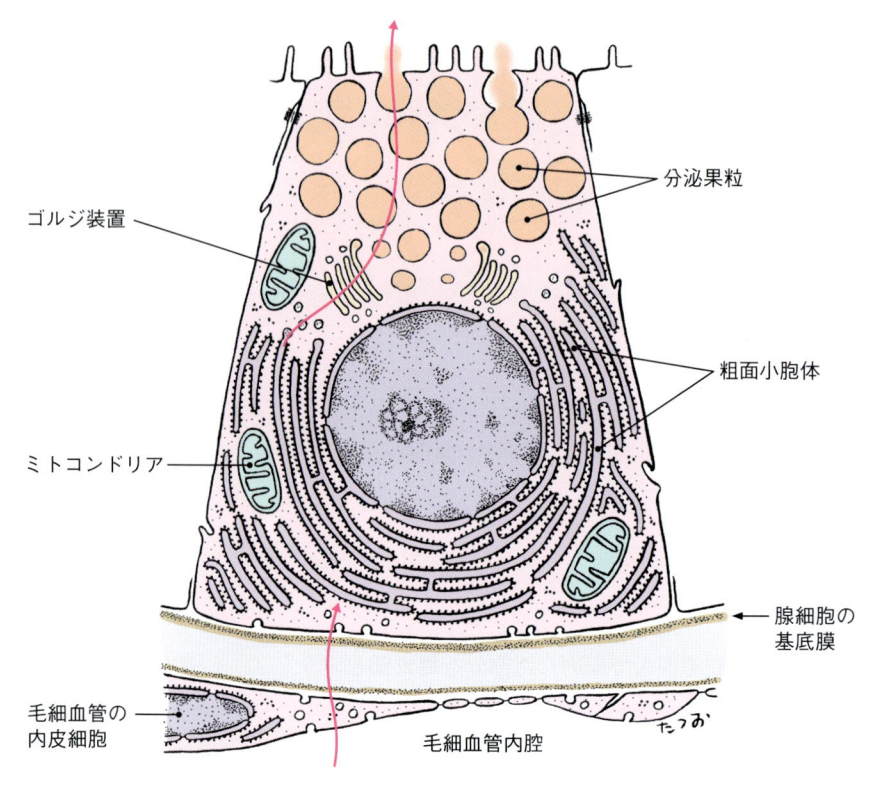

図3-17　外分泌腺の腺細胞の構造を示す模型図
　毛細血管から腺細胞に取り込まれた素材は粗面小胞体で蛋白質に合成されて，ゴルジ装置に運ばれ，分泌果粒となったのちに細胞外に放出される．

　光学顕微鏡でも比較的容易に区別がつく．すなわち，漿液細胞は球形の核をもち，細胞質の中に明瞭な分泌果粒をみとめるのに対し，粘液細胞は細胞質が明るく泡沫状（泡状）で，核が細胞の基底側に圧排されて扁平になっている．
　一般に，終末部が漿液細胞のみからなるものを**漿液腺**，粘液細胞のみからなるものを**粘液腺**という（図3-16）．この両者が混在するものは**混合腺**とよばれる．漿液腺には，耳下腺，膵臓の外分泌腺，涙腺などが知られている．また，粘液腺としては咽頭や食道の腺，混合腺としては舌下腺や顎下腺などがある．

漿液腺 serous glands.
粘液腺 mucous glands.
混合腺 mixed glands.

2．腺細胞の構造

　外分泌腺の腺細胞は，たいてい腺腔に面して1列に並んでいる．そのさい，細胞の頂上部は腺腔に，基底部は基底膜を介して結合組織に面するのがふつうである．一般に，細胞の基底側には粗面小胞体がよく発達しているのに対し，腺腔側には分泌果粒が集積してみられる（図3-17）．このような細胞の構造に

漏出分泌　　　　　離出分泌　　　　　　全分泌
（エックリン分泌）　（アポクリン分泌）　　（ホロクリン分泌）

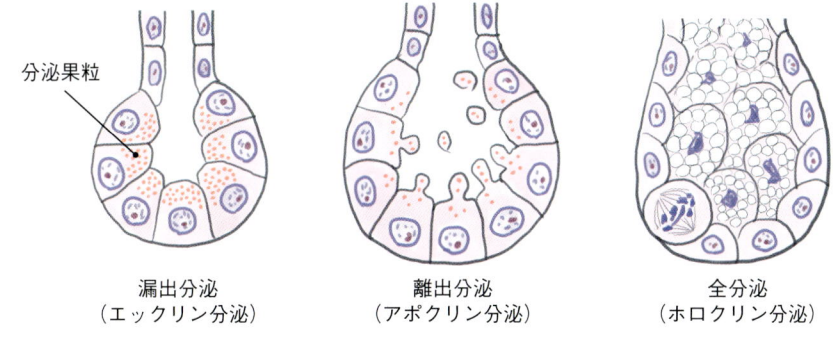

図3-18　3つの分泌様式の模型図

みられる方向性を**極性**（きょくせい）という．外分泌細胞は，基底面より素材を取り入れ，粗面小胞体で分泌物の蛋白性の成分を合成する．この蛋白質がゴルジ装置に運ばれ，**分泌果粒**に梱包されたのちに腺腔に放出されるのである．

分泌果粒 secretory granules.「果粒」は「顆粒」とも書く.

3. 分泌の様式

外分泌腺から分泌物が導管へ放出される様式として，漏出分泌，離出分泌，全分泌の3つが知られている（図3-18）．

1）漏出分泌（エックリン分泌）

光学顕微鏡でみて，分泌物が細胞体を傷つけずに放出されるものを**漏出分泌**（ろうしゅつ）**（エックリン分泌）**という．これがもっとも一般的な分泌様式である．しかし電子顕微鏡で調べた結果から，最近はこの分泌がさらに開口分泌と透出分泌に区別できることがわかっている．

漏出分泌（エックリン分泌）eccrine secretion.

開口分泌（開口放出）は，蛋白質性，粘液性の分泌物が放出される場合の一般的な形式である．まず膜でつつまれた分泌果粒が，細胞膜に近づき，膜どうしが接着癒合し，癒合部が開口して果粒内容物が放出される．膵臓や唾液腺などの腺細胞の分泌がそのよい例である．

開口分泌（開口放出）exocytosis.

一方，**透出分泌**は，エックリン汗腺（ふつうの汗腺）の腺細胞にみられる分泌様式で，分泌物が細胞膜を実際に透過するものである．したがって，分泌時に明瞭な形態変化はみられない．

透出分泌 diacrine secretion.

2）離出分泌（アポクリン分泌）

分泌物が細胞の頂上部にたまってきて，その部分が餅（もち）がふくれるように腺腔にとび出し（これをアポクリン突起という），ついには細胞体からちぎれてし

まう．したがって，この様式では細胞質の一部が分泌物とともに放出される．このような分泌のしかたを，**離出分泌**という．乳腺（312頁）や，耳道腺（337頁）などが，この分泌様式をとる．

離出分泌（アポクリン分泌）apocrine secretion.

3）全 分 泌（ホロクリン分泌）

細胞の中に分泌物が充満するにつれて核が萎縮し，ついには細胞自身が死んで剝げ落ちて分泌物となってしまう．このように細胞がまるごと分泌されるものを，**全分泌**という．皮脂腺やまぶたの瞼板腺（マイボーム腺）が，これにあたる．

全分泌（ホロクリン分泌）holocrine secretion.

■ B．内分泌腺の一般構造

すでに述べたように，分泌物を結合組織の中へ放出し，血管（一部はリンパ管）を介して，特定の組織や細胞に作用を及ぼすような腺を**内分泌腺**という．したがって内分泌腺には導管はない．内分泌腺から分泌されて特定の作用をおこなう物質は，**ホルモン**とよばれる．下垂体，甲状腺，膵島，副腎，精巣，卵巣などが，代表的な内分泌腺である．内分泌腺は，蛋白質とアミンを合成分泌する細胞系と，ステロイドを合成分泌する系に二大別される．詳細については，第15章にゆずる．

第4章 支持組織

からだのいろいろな組織や器官のあいだを埋めて，それらを結びつけたり，支えたりしているものを**支持組織**（または，結合・支持組織）とよぶ．支持組織は，さらに**結合組織**，**軟骨組織**，**骨組織**の3つに分けることができる．これらの組織はいずれも細胞の占める部分が少なく，大部分が細胞間質からできている．細胞間質は，さらに線維とそのあいだを埋める無形基質からなる．

支持組織 supporting tissue.

> 「支持組織」という言葉は，軟骨組織と骨組織の総称として用いられることも多い．その点では，結合・支持組織（connective and supporting tissue）という名称も便利である．

1 結合組織

結合組織は体内に広く分布し，他の組織や器官の中にはいり込んで，それをつなぎ合わせたり，あいだを埋めたりしている．また，脈管（血管とリンパ管）や神経を導き，栄養の補給などにも関与している．さらに，細菌などの侵入に対する生体防御の場ともなる（図4-1，図4-2）．

結合組織 connective tissue.

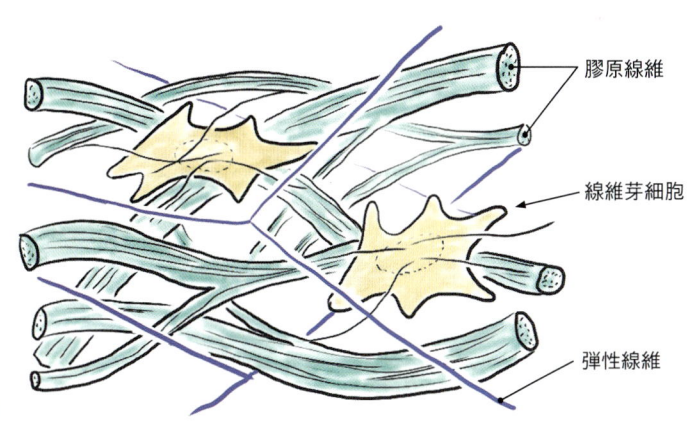

図4-1 結合組織の模型図

― 膠原線維
― 線維芽細胞
― 弾性線維

46　第4章　支持組織

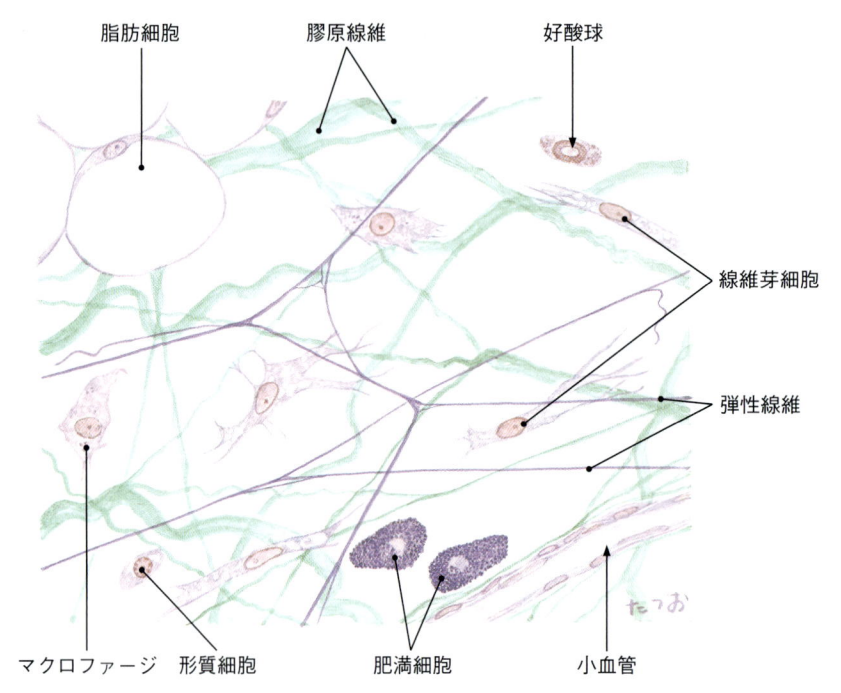

図4-2　疎性結合組織（ラットの皮下組織の伸展標本）
（アルデヒドフクシン-マッソン-ゴールドナー染色）（×450）

■ A. 結合組織の構成要素

結合組織は，前述のように細胞と豊富な細胞間質でできている．

1．細胞要素

結合組織において，もっとも普遍的で一般的な細胞は線維芽細胞であるが，結合組織の種類によっては，その他に特殊化した何種類かの細胞をみとめることができる（図4-1, 図4-2）.

1）線維芽細胞

線維芽細胞は卵円形の細長い核をもった扁平ないし紡錘形の細胞で，両端や側面に細胞質突起をたくさんもっている．光学顕微鏡のふつうの切片では細胞質はかなり薄く，はっきりしないことも多いが，電子顕微鏡で観察すると，細胞質にかなりよく発達した粗面小胞体がみとめられる（図4-3）.

線維芽細胞はその名のとおり，細胞間質の線維成分（すなわち，膠原線維，細網線維および弾性線維）の形成に関与し，こうした成分の素材となる物質（プロコラーゲンやトロポエラスチン）をつくりだしている（51頁）．また，

線維芽細胞 fibroblasts.

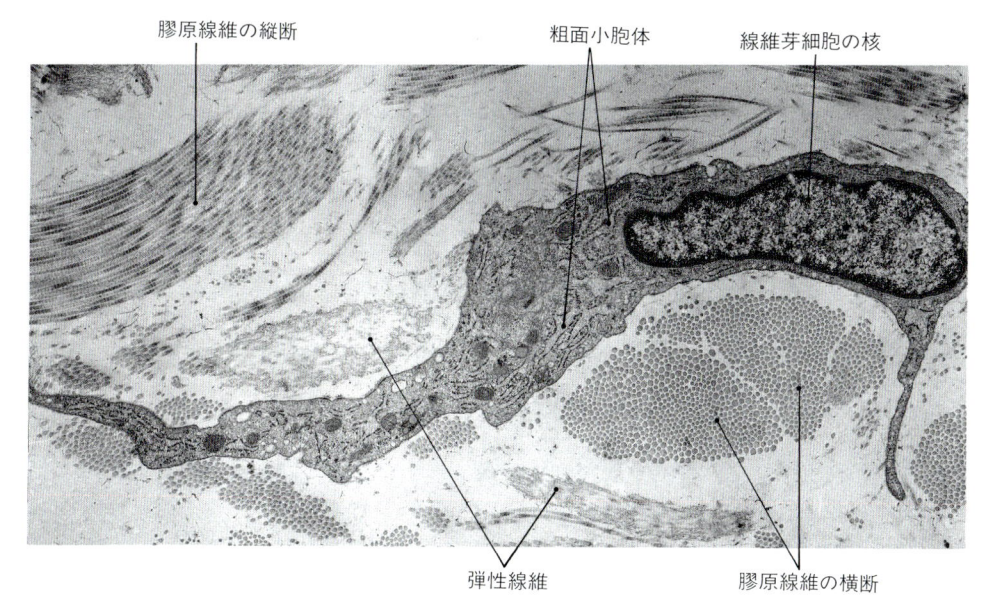

図4-3　線維芽細胞の透過電子顕微鏡写真（ヒト，皮膚の真皮）（×7,200）

（膠原線維の縦断／粗面小胞体／線維芽細胞の核／弾性線維／膠原線維の横断）

無形基質（グリコサミノグリカンなど）の合成にもあずかる．これらは，線維芽細胞の粗面小胞体とゴルジ装置によってつくられている．

2）脂肪細胞

　脂肪の合成と貯蔵を専門にする細胞を，**脂肪細胞**という．この細胞は直径が100 μmにも及ぶ巨大な球形の細胞で，細胞体のほとんどすべてが1個の大きな脂肪滴（中性脂肪）によって占められている．そのため，核は脂肪滴に押しつぶされ，円板状になって細胞の辺縁に押しつけられている．光学顕微鏡のふつうの標本（パラフィン切片標本）では，標本の作製過程でアルコールを用いることから，脂肪がすっかりアルコールに溶け出して，脂肪細胞は薄い細胞質のへりと扁平な核で大きな空洞を囲んでいるようにみえる（図4-2）．実際に脂肪を同定したい場合は，特殊な方法（凍結切片や膜片切片のスダン染色など）が必要である．

　脂肪細胞は，しばしば集まって集団をつくる．これを**脂肪組織**という．脂肪組織については，またあとで述べる（56頁）．

　　　脂肪細胞は血中の脂肪酸とグリセロールを取り込んだのちに，トリグリセリドに合成し，脂肪滴として貯えている．脂肪細胞はホルモンや神経の影響を受けながら，必要に応じてこのトリグリセリドを脂肪酸とグリセロールに分解して，血中に放出している．
　　　近年，脂肪細胞が**レプチン**というホルモンを産生していることがわ

脂肪細胞 fat cells. または adipocytes.

脂肪組織 adipose tissue.

レプチン leptin.

48　第4章　支持組織

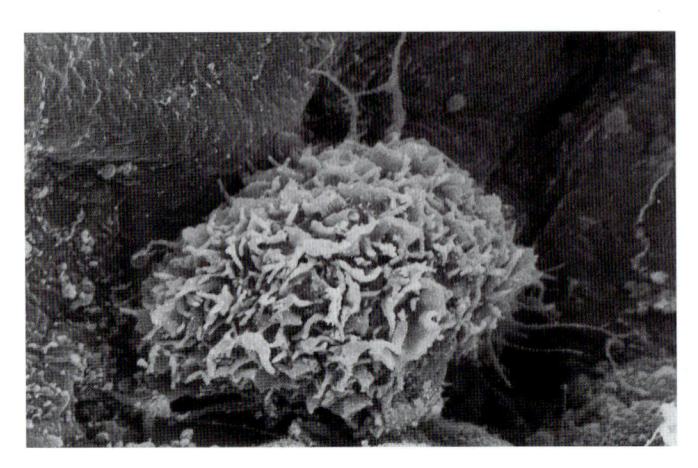

図4-4　マクロファージの走査電子顕微鏡写真（ラット肺胞の中にみられたもの）（×3,100）

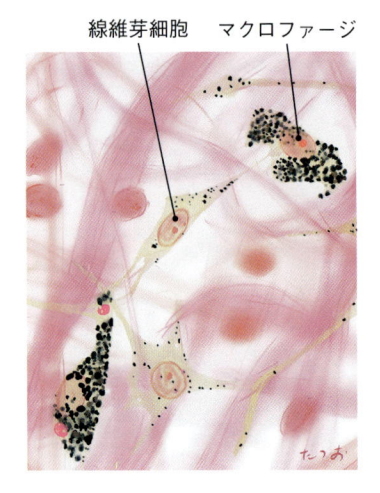

図4-5　墨汁を取り込んだマクロファージ（カルミン染色）

かった．このホルモンは食欲を抑制したり，エネルギー代謝を増大させる役割をもち，注目を集めている．

3）マクロファージ（大食細胞）

　細胞や線維のあいだをはいまわりながら，老化した自己の細胞や死んだ細胞，さらに外からはいった細菌や異物を食べることを生業としている細胞がある．このような細胞を，**マクロファージ（大食細胞）**という．マクロファージは動きまわっているので，ときにまるく，ときに細長く，形が一定していない（図4-4）．核は一般に球形で，線維芽細胞よりやや小さくクロマチンも凝縮しているが，そのままでは線維芽細胞と区別しづらいことも多い．しかし，墨汁や染料（トリパンブルーなど）を動物の体内に注入すると，マクロファージはそれらをパクパクと食べて大量に細胞内に取り込むので，光学顕微鏡で容易に識別できるようになる（図4-5）．

　また，最近は，マクロファージを同定するためのさまざまなマーカー物質が知られており，免疫組織化学により識別することが多い．

　透過電子顕微鏡でマクロファージを観察すると，細胞質内に**ライソゾーム**（水解小体）と，**ファゴゾーム，ファゴライソゾーム**を多数みとめる（15頁）．細胞内に取り込まれた物質は，ライソゾームに含まれる加水分解酵素によって，可能な限り消化される．また細菌や異物を取り込んだマクロファージは，その情報をリンパ球に伝える能力をもつ（抗原提示能）．さらに，炎症時などに，サイトカインと総称される物質を分泌することもわかってきている．

マクロファージ macrophage. その意味は大きな（macro）食細胞（phage）であるため大食細胞ともいう．

分泌果粒　微絨毛

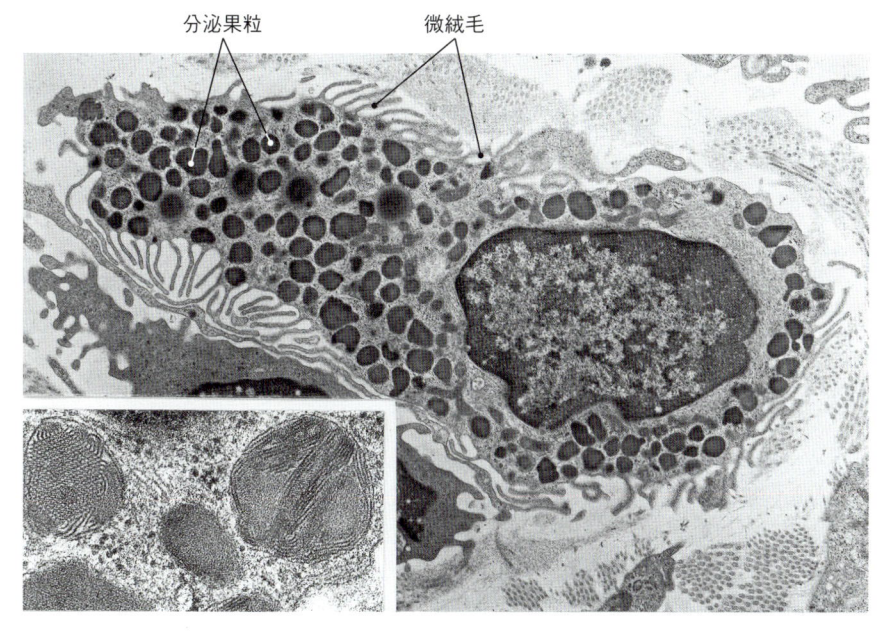

図4-6　ヒトの肥満細胞の透過電子顕微鏡写真（皮膚の真皮にみられたもの）
（×6,700，挿図：×41,000）
肥満細胞には分泌果粒がたくさんつまっている．ヒトの肥満細胞の果粒には独特な縞膜様がみられるのが特徴である（挿図）．　　　　　　　　　　　　　（岩手医科大学　石田欣二氏撮影，1989）

　マクロファージは骨髄でつくられた単球（白血球の一種，121頁）に由来する．すなわち血液中の単球が，必要に応じて結合組織に出てマクロファージになる．近年，マクロファージの親戚筋にあたる細胞として，**樹状細胞**という細胞の存在が明らかになってきた．この細胞はその名のとおり樹枝状の突起をもっているのが特徴である．そのはたらきは，マクロファージに似ているが，たべこみ能はむしろ弱く，抗原提示能を強くもっている（140頁）．皮膚の表皮にみられるランゲルハンス細胞（301頁）も樹状細胞の一種である．

樹状細胞 dendritic cell.

4）肥満細胞（マスト細胞）

　肥満細胞（マスト細胞）は，結合組織中に広く分布する細胞である．一般に，血管の周囲に多くみとめられる．肥満細胞の形や大きさは動物によって多少異なるが，ヒトでは直径約10μmの楕円体の細胞である．細胞質には，青い塩基性アニリン色素（トルイジンブルーやメチレンブルーなど）に赤紫に染まる粗大な果粒が充満している．このように色素の本来の色と異なった色に染まることを，**メタクロマジー**（異染性または異調染色性）とよぶ．肥満細胞の

肥満細胞 mast cells. P. Ehrlich（1877）の命名による．"mast"はドイツ語の"Mästung"（家畜を飼料で肥満させる）からきている．当初，組織の栄養をたくわえる細胞と考えたためについた名前である．
メタクロマジー metachromasia.

果粒の中に酸性のグルコサミノグリカンが含まれているために，この現象が起こる．実際には，果粒の中には**ヒスタミン**や**ヘパリン**，そのほかいくつかの蛋白質融解酵素（プロテアーゼなど）が含まれている（図4-6）．このうちヒスタミンは，毛細血管や細静脈の壁の透過性を高め，ヘパリンは血液の凝固を防ぐ．肥満細胞の果粒は，機械的な刺激や化学的な刺激で一気に放出される（脱果粒）．とくに炎症のさいに重要な役割を演じ，**アレルギー反応**と大きな関係がある．

ヒスタミン histamine.
ヘパリン heparin.

> 肥満細胞の表面には，IgE という抗体が結合している．これは，肥満細胞の細胞膜に IgE に対する受容体があることによる．アレルギーを起こす抗原が気道や腸管などから体内にはいると，それらは肥満細胞表面の IgE と結合し，それが引き金となって**脱果粒**が起こる．放出された物質，とくにヒスタミンは血管壁の透過性を高めて組織の代謝活動を円滑にすることは述べたが，これが過剰に放出されると，組織に浮腫（むくみ）が起こったり，平滑筋が収縮したりして，アレルギー反応（喘息や，花粉症，じんま疹など）がひき起こされる．

脱果粒 degranulation.

5）形質細胞

形質細胞は球形ないし卵形の細胞で，細胞質（形質）が豊かなのでこの名が付けられている．核は細胞の一側にかたよっていて，クロマチンが時計の文字盤を思わせるような配列をしている（**車軸核**ともいう）．細胞質は強い塩基好性を示し，メチレンブルーやヘマトキシリンなどの塩基性色素で青く染まってみえる．これは，細胞質に**粗面小胞体が充満**していることによる（図4-7）．

形質細胞は，Bリンパ球（124頁）が抗原の刺激をうけて**抗体を産生する細胞**に分化したものである．豊富な粗面小胞体は，まさに抗体，すなわち免疫グロブリンという蛋白質をさかんに合成している姿の現れなのである．

形質細胞 plasma cells.

車軸核 cartwheel nucleus. 荷馬車の車輪のかたちにも似ているのでこの名がある．

抗原 antigen.
抗体 antibody.

> 抗体は抗原（外来の異物など）を認識し，特異的に結合することができる．これにより抗原が凝集し無毒化したり，多様な免疫反応をひき起こす．このような抗原と抗体による種々の反応を**抗原抗体反応**という．抗体には IgG, IgA, IgE, IgM などがある．

6）白血球

結合組織の中には，ふつうの状態でも**白血球**（とくにリンパ球と好酸球）がしばしばみとめられる．好中球は正常ではまず結合組織内に存在しないが，化膿性の炎症が起こると，局所の炎症の部位に大量に出現する．詳細については，第8章にゆずる．

白血球 leukocytes.

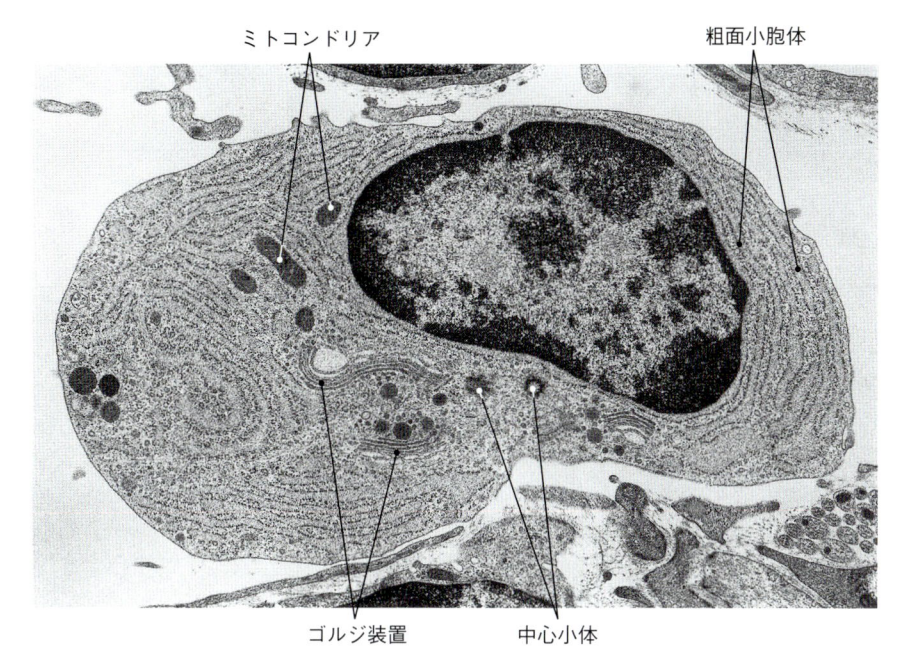

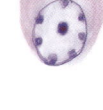

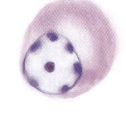

図 4-7 形質細胞の透過電子顕微鏡写真（マウス，小腸）（×10,000）と光学顕微鏡像（×1,700）
電子顕微鏡でみると細胞内に粗面小胞体が充満している．
（電子顕微鏡写真は岩手医科大学 石田欣二氏撮影，1989）

2. 細胞間質

結合組織の細胞間質は，**線維**と**無形基質**からなる．線維は一般に膠原線維，細網線維，弾性線維の3種を区別する．

1）膠原線維

膠原線維は，結合組織に広く存在する線維である．膠原線維の豊富な真皮や骨を水で煮ると，膠（煮皮）ができることからこの名がある．膠原線維は，肉眼では光沢のある白色にみえる．光学顕微鏡で観察すると，線維の太さは2〜20μmとさまざまで，長く，ゆるやかに波打ちながら走っている．酸性色素に淡染し，エオジンでは淡いピンクに染まる．アニリンブルーやライトグリーンにも美しく染まる．

電子顕微鏡で観察すると，1本の膠原線維は細い（太さ50〜100 nm の）細線維が束ねられたものであることがわかる．この細線維を，**コラーゲン細線維**という．コラーゲン細線維には，64〜67 nm 周期で規則正しく配列した横縞模様がみられる（図4-8）．

コラーゲン細線維の成分は，すでに述べたように線維芽細胞によってつくられる（図4-9）．線維芽細胞が産生したプロコラーゲンという蛋白質分子は細

膠原線維 collagen fibers. "collagen" という言葉もギリシャ語の kólla（膠）と genēs（原）からできている．

コラーゲン細線維 collagen fibrils. 英語の "collagen" はアクセントを先頭において「カラジェン」という風に発音することから和訳を「コラーゲン」とせずに「コラゲン」とすることもある．

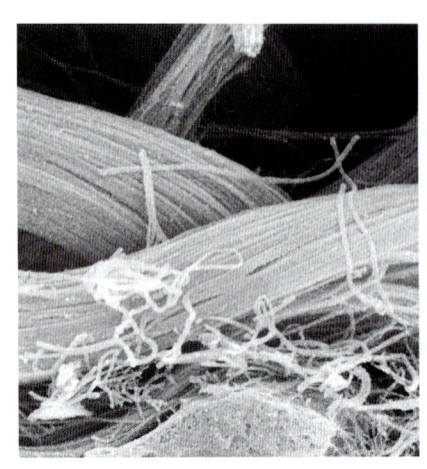

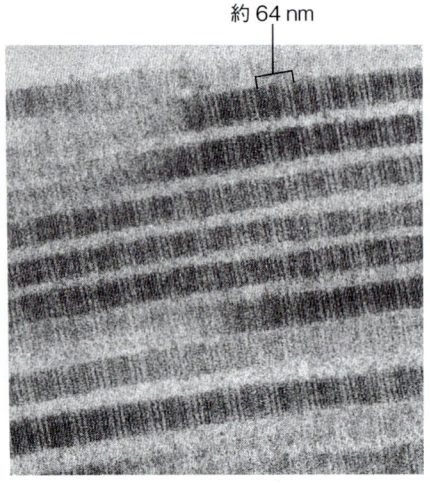

図 4-8 膠原線維の走査電子顕微鏡写真（ヒト，皮膚の真皮）（×5,300）とコラーゲン細線維の透過電子顕微鏡写真（マウス）（×82,500）
膠原線維はコラーゲン細線維の集まりからなる．コラーゲン細線維には約64nm周期の横縞模様がみられる．

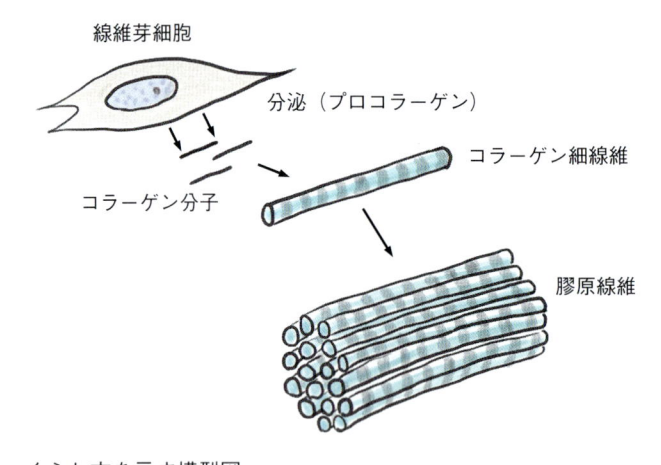

図 4-9 膠原線維のつくられ方を示す模型図

胞外に放出されると，分子の両端が切断されてトロポコラーゲン（コラーゲン分子）という太さ1.5nm，長さ約300nmの棒状の蛋白質分子になる．これが規則的に配列してできたのが，コラーゲン細線維である．細線維の横縞模様は，このトロポコラーゲンの規則的配列に関係することが知られている．**膠原線維は機械的にきわめて強靭な線維で，引っぱられても容易に切れず，またほとんど伸びることもないのが特徴である．**たとえば膠原線維が一定方向にぎっしりと並んでいる腱では，1mm^{2}あたり5kgの重さに耐えることができるという．

微細線維　　　　　エラスチン

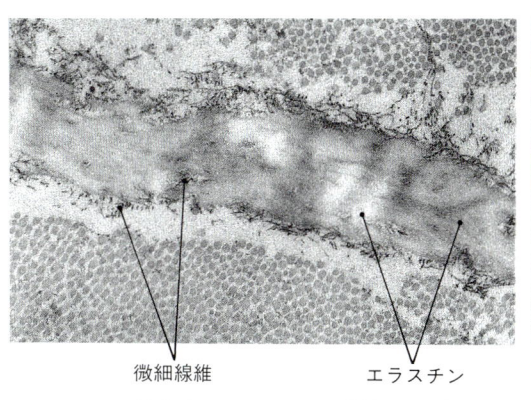

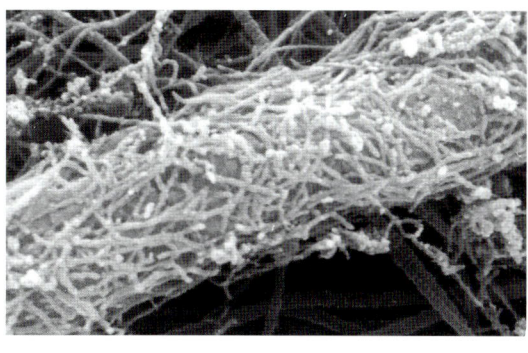

図4-10　弾性線維の透過電子顕微鏡写真（マウス，真皮）（×18,000）と走査電子顕微鏡写真（ラット，真皮）（×41,000）　（左：岩手医科大学 髙塩 稔氏撮影，1989）

2）細網線維

　上皮の基底面や細網組織（57頁），脂肪細胞・筋細胞の表面などには，光学顕微鏡の鍍銀染色によって黒く染まる微細な（太さ2μm以下の）線維が存在する．この線維はいろいろな方向に配列して，全体として繊細な網の目をなすので，**細網線維**とよばれてきた（図4-13）．銀に染まる性質から銀好性（細）線維ともいう．電子顕微鏡で調べると，細網線維は本質的にはコラーゲン細線維の小束にほかならず，その線維の表面をおおう糖質が銀に黒染してみえているのがわかる．また膠原線維への移行もところどころでみられるので，**膠原線維の一亜型**と考えられる．

細網線維 reticular fibers.

　　細網線維は基底膜の裏うちとしてその機械的な補強をしたり，膠原
　線維との結合に役立っている．ところで膠原線維と細網線維をつくるコ
　ラーゲン分子は，その構造（アミノ酸配列）が多少異なっていることが
　わかっている．ふつうの膠原線維をつくるコラーゲン分子はおもにI型
　コラーゲンとよばれるものだが，細網線維にはⅢ型コラーゲンが多く含
　まれる．また基底膜の主体をなすのはⅣ型コラーゲンで，このコラーゲ
　ンは線維をつくることができない．

3）弾性線維

　膠原線維とともに結合組織の主要な成分となるものに，**弾性線維**がある．新鮮な弾性線維は，肉眼では黄色味を帯びてみえる．光学顕微鏡で観察する場合，弾性線維はふつうの染色（ヘマトキシリン-エオジン染色など）で染まらないので，特別な染色（レゾルシンフクシン染色やアルデヒドフクシン染色など）をする必要がある．こうして染色された弾性線維は，いろいろな形や配列

弾性線維 elastic fibers.

をしている．たとえば皮膚（真皮）や肺では線維が網をなしているのに対し，太い動脈の壁では大小の孔のあいた膜をつくっている．

電子顕微鏡でみると，弾性線維は**エラスチン**とよばれる均質な構造物と，その内外を走る径 10 nm の**微細線維**からできている（図 4-10）．エラスチンはエラスチン分子（トロポエラスチン）の集合体で弾力のある素材をつくる．微細線維は，非コラーゲン性の糖蛋白質（フィブリリンなど）でできている．

弾性線維はゴムひものように弾力に富んでいる．引っぱると，長さが約 2 倍にまで伸びるが，その力をゆるめれば，またもとの形にもどる．血管に弾力があるのも肺に弾力があるのも，すべてこの弾性線維があるためである．

エラスチン elastin.
微細線維 microfibrils.

> 弾性線維の構成要素（エラスチンやフィブリリン）は，ふつうの結合組織では線維芽細胞がつくっている．しかし，血管では血管平滑筋細胞が産生する．

4）無形基質

結合組織の細胞や線維のあいだを満たしている水分に富んだ無構造（顕微鏡で均質にみえるという意味）の物質を，**無形基質**という．無形基質は粘性のある流動体で，その主な成分はグリコサミノグリカン（ヒアルロン酸やコンドロイチン硫酸）である．グリコサミノグリカンはしばしば蛋白質と結合しプロテオグリカンという大きな複合体をつくるが，この構造が大量の水を吸着する性質をもつ．このほかフィブロネクチンという糖蛋白質も存在し，細胞どうしや細胞と線維との接着にかかわっている．

無形基質 ground substance.

> 無形基質の液性成分は，**組織液**とよばれる．組織液は血漿の一部が毛細血管から外へしみ出したものであるが，その一方で再び毛細血管や毛細リンパ管の中に回収されている（117 頁）．正常の場合は，結合組織に出入りする水分の量に平衡状態が保たれているが，病的な状態では，その平衡がこわされて組織液の量が増加することがある．このような状態を，**浮腫**（むくみ）という．
>
> 一般に，この無形基質は単に**基質**とよばれる．本書では後述する軟骨基質や骨基質との混乱を避けて，無形基質ということばを用いる．

組織液 tissue fluid.

浮腫 edema.

■ B．結合組織の種類

結合組織は，線維性結合組織，脂肪組織，弾性組織，細網組織，膠様組織などに区別される．

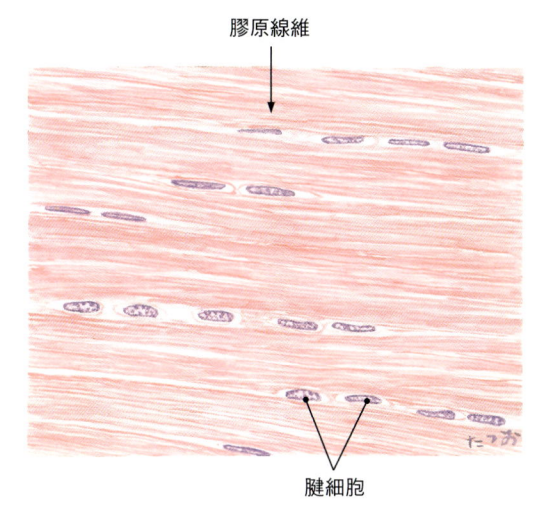

図 4-11　密性結合組織（ヒト，腱）（ヘマトキシリン-エオジン染色）（×400）

1. 線維性結合組織

膠原線維と線維芽細胞を主体とするもっとも一般的な結合組織で，体内のいたるところに分布する．膠原線維の量や密度によって，疎（線維）性結合組織と密（線維）性結合組織に分けられる．

線維性結合組織
fibrous connective tissue.

1）疎性結合組織

からだの諸構造をゆるくつなぎとめている組織を，**疎性結合組織**という．この組織は皮膚や粘膜の下（皮下組織と粘膜下組織），血管や神経の周囲，腺の周囲など，全身に広く分布している．皮膚を指でつまむと，その下の骨や筋肉から皮膚がずれて動くが，これは皮下に疎性結合組織があるためである．疎性結合組織では膠原線維とともに若干の弾性線維がまばらに不規則な方向に走っており，その中に，線維芽細胞だけでなく，脂肪細胞，リンパ球，形質細胞，マクロファージ，肥満細胞などが含まれている．

疎性結合組織 loose connective tissue.

2）密性結合組織

膠原線維の束が密に配列している組織を，**密性結合組織**という（図 4-11）．密性結合組織には，皮膚の真皮のように膠原線維がいろいろの方向に交錯しているものと，腱や靱帯のように一定方向に規則正しく並んでいるものがある．また，腱膜や筋膜，いろいろな器官をつつむ被膜のように，二次元的に拡がって膜をつくるものもある．いずれの場合にも，膠原線維の束のあいだに線維芽細胞が扁平な突起を伸ばして挟まっているのが特徴である．密性結合組織は，

密性結合組織 dense connective tissue.

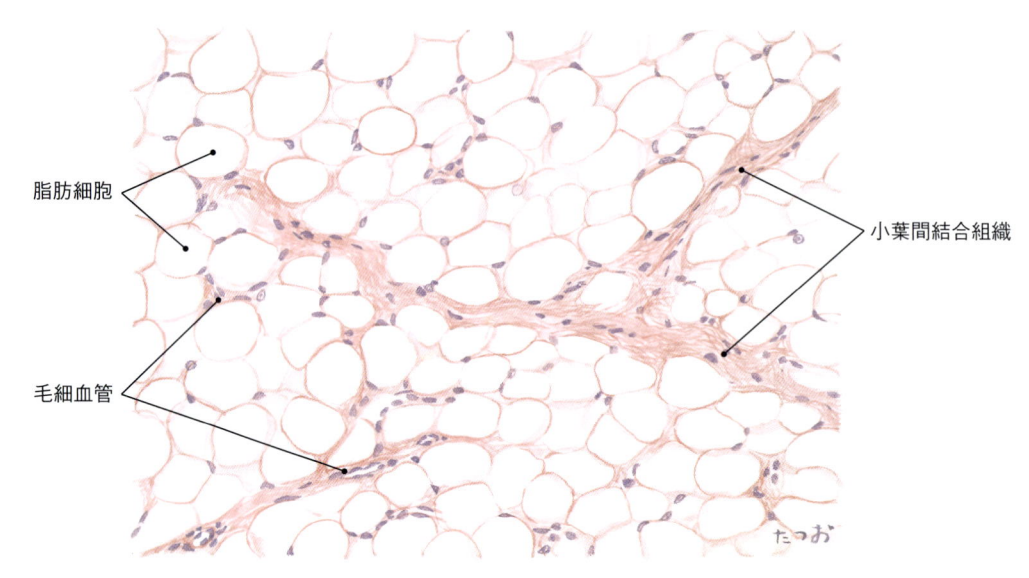

図 4-12 脂肪組織（ヒト，皮下組織）（ヘマトキシリン-エオジン染色）（×150）

（ラベル：脂肪細胞，毛細血管，小葉間結合組織）

機械的な強い牽引力に耐えることができる強靱な組織なので，強靱結合組織ともよばれる．

2．脂肪組織

　脂肪細胞が集団をなしてつくる組織を，**脂肪組織**という．脂肪組織は全身に広く分布しているが，とくに皮下，腸間膜，腹膜後隙などによく発達している（図4-12）．男性では体重の15～20％，女性では20～25％がこの組織にあたる．肉眼的には，白ないし淡黄色にみえる．脂肪組織は，余分なエネルギーを貯蔵するのに役立っている．また，脂肪組織は器官を保護するクッションとしてはたらき，熱（体温）の放散を防ぐ絶縁体の役目もしている．

脂肪組織 adipose tissue.

　　私たちのからだの脂肪組織の脂肪細胞の数は約250億個で，その数は出生後早い時期に決まってしまうといわれている．
　　前述の普通の脂肪組織（**白色脂肪組織**）のほかに，**褐色脂肪組織**という特殊な脂肪組織も存在することが知られている．これは褐色脂肪細胞という多胞性の脂肪細胞（細胞質に小さい脂肪滴をたくさんもつ）からできており，冬眠動物によく発達し，とくに熱産生にかかわる．ヒトでは胎生期や新生期に首の後ろや肩甲骨の下部，腋の下，大動脈の周囲，腎臓の脂肪被膜などに比較的多くみとめられるが，少しずつ減少し，成人では少なくなる．

白色脂肪組織 white adipose tissue.
褐色脂肪組織 brown adipose tissue.

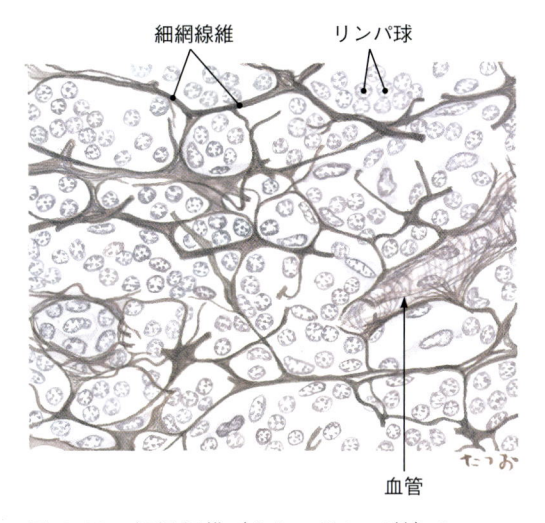

図4-13 細網組織（ウシ，リンパ節）（Gomoriの鍍銀染色）（×400）

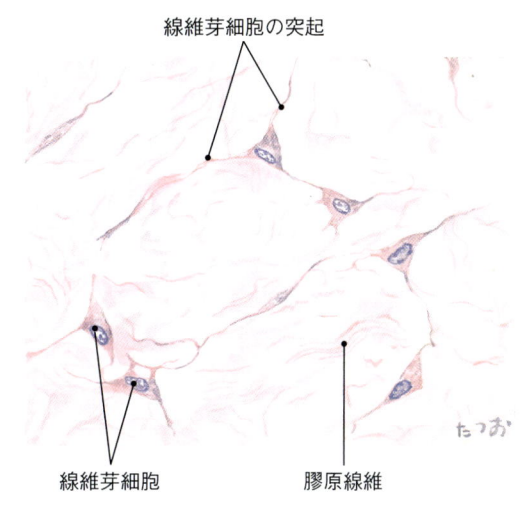

図4-14 膠様組織（ヒト，胎児臍帯）（ヘマトキシリン-エオジン染色）（×400）

3. 弾性組織

弾性線維がとくに大量に含まれる結合組織を，弾性組織とよぶ．大動脈の壁が，その典型例である．

弾性組織 elastic tissue.

4. 細網組織

リンパ節や脾臓，骨髄のようなリンパ組織（第8章，第9章参照）を構成する結合組織では，星形をした特殊な線維芽細胞が互いに細胞質突起をつなげて，細かな網をつくっている．この細胞を，**細網細胞**とよぶ．一般に，**細網細胞には細網線維**が寄り添っており，細胞がつくる網の骨格になっている．このように，細網細胞と細網線維からなる組織を**細網組織**という（図4-13）．

細網細胞 reticular cells.

細網組織 reticular tissue.

5. 膠様組織

胎児の結合組織は，透明で粘液質に富んでいる．これを**膠様組織**という．膠様組織では，星形の線維芽細胞が長い突起を伸ばし互いに連なって網目をつくり，その中を大量のゼリー状（グリコサミノグリカンのため）の無形基質が埋めている．膠原線維は，細いが豊富にみとめられる（図4-14）．臍帯の結合組織が，この典型である．

膠様組織 gelatinous tissue.

2 軟骨組織

軟骨（軟骨組織）は**軟骨細胞**という細胞と，それが産生した豊富な**細胞間質**（**軟骨基質**）からなる特別な結合組織である（図4-15）．骨よりやわらかくて，ナイフで切ることができる．軟骨細胞はまるい大型の細胞で，軟骨基質の中の**軟骨小腔**という小部屋に閉じこめられている（図4-16，図4-17）．軟骨組織の表層のほうでは，軟骨細胞がしだいに平たくなって結合組織性の膜に移行している．この膜を，**軟骨膜**という．軟骨膜には血管や神経があるが，軟骨そのものには血管も神経もはいり込まない．したがって軟骨細胞は酸素や栄養を，軟骨基質を介して軟骨膜の血管からうけとっていることになる．

軟骨 cartilage.

軟骨小腔 cartilage cavity.

軟骨膜 perichondrium.

> 軟骨の成長のしかたには，2種類あることが知られている．1つは軟骨組織の中で軟骨細胞が直接分裂する方法で，軟骨基質をつくりながら分裂するために，餅がふくれるように軟骨は中から大きさを増すことができる（**間質成長**）．一方で，軟骨膜に存在する軟骨芽細胞が分裂・増殖することで，軟骨組織を外がわから付けたしていく方法もおこなわれる（**付加成長**）．

軟骨組織は軟骨基質の性状（とくに線維の種類や量）から，以下の3種類に区別される．

1．ガラス軟骨

人体でもっとも広く分布する軟骨が，**ガラス軟骨**である（図4-16）．新鮮な状態では，青白く半透明で均質な構造にみえる．肉屋で買う鶏や豚の骨の関節の部分が青白く滑らかなのは，この軟骨が関節をおおっていることによる．ヒトのからだでは，関節軟骨，肋軟骨，鼻の軟骨，甲状軟骨（いわゆる"喉ぼと

ガラス軟骨 hyaline cartilage.

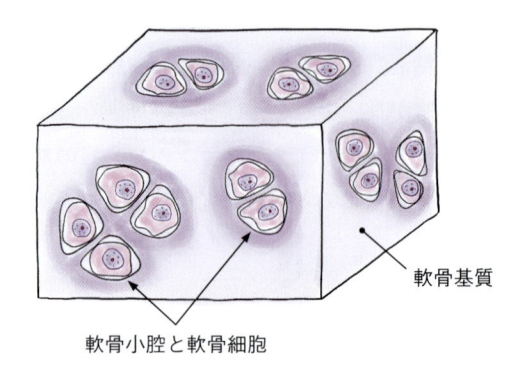

図4-15　軟骨の模型図

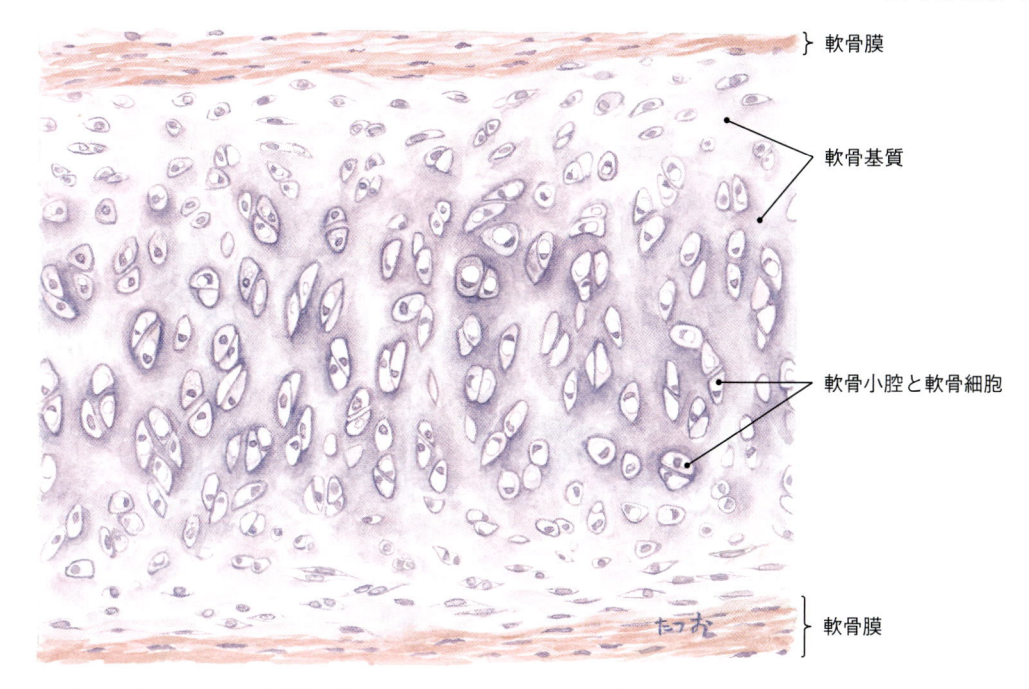

図4-16 ガラス軟骨（ヒトの気管軟骨）（ヘマトキシリン-エオジン染色）（×150）

け"），気道の軟骨などがガラス軟骨である．また胎児では，骨格の大部分がガラス軟骨でできている．これが発育の途中で骨に置き換わる（67頁）．ガラス軟骨の軟骨基質は一見ガラスのように均質にみえるが，実はコラーゲン細線維が束をつくることなく縦横に走り，豊富なプロテオグリカンがそのあいだを埋めている．

いずれも，軟骨細胞によってつくられたものである（図4-18）．

> ガラス軟骨に存在するコラーゲン細線維は，Ⅱ型コラーゲンでできているのが特徴である．一方，軟骨のプロテオグリカンは，コンドロイチン硫酸とケラタン硫酸を多く含むのが特徴である．軟骨をトルイジンブルーで染色すると，軟骨基質がメタクロマジー（49頁）を起こすが，これはコンドロイチン硫酸が豊富に含まれることによる．

2. 線維軟骨

軟骨基質に大量の膠原線維が含まれる軟骨を，**線維軟骨**という．密性結合組織に似ているが，血管やリンパ管がなく，コンドロイチン硫酸の量が多い点で異なる．しかし，軟骨膜を欠き，密性結合組織と移行しているようにみえる．線維軟骨は，椎間円板や恥骨結合などにみとめられる．

線維軟骨 fibrocartilage.

60　第4章　支持組織

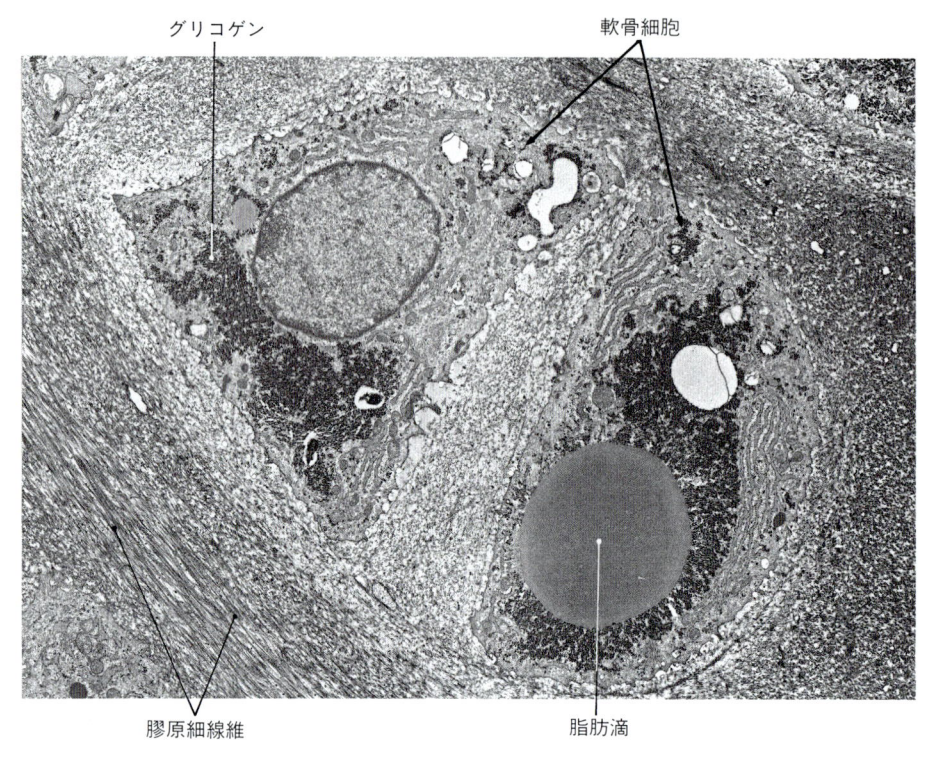

図4-17　軟骨細胞の透過電子顕微鏡写真（ラット，気管のガラス軟骨）（×5,400）

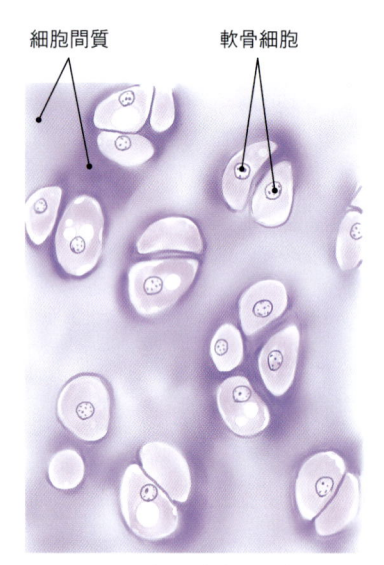

ガラス軟骨（ヒト気管軟骨）
　ヘマトキシリン-エオジン染色．

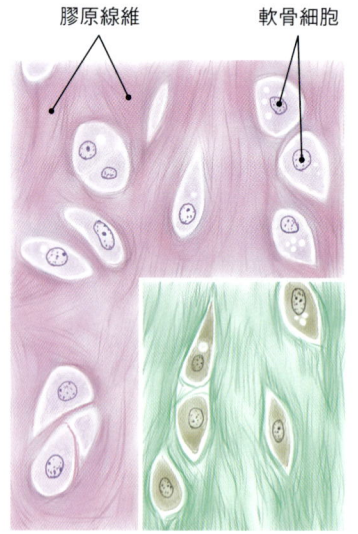

線維軟骨（ヤギ心臓の線維軟骨）
　ヘマトキシリン-エオジン染色．枠内はマッソン-ゴールドナー染色．

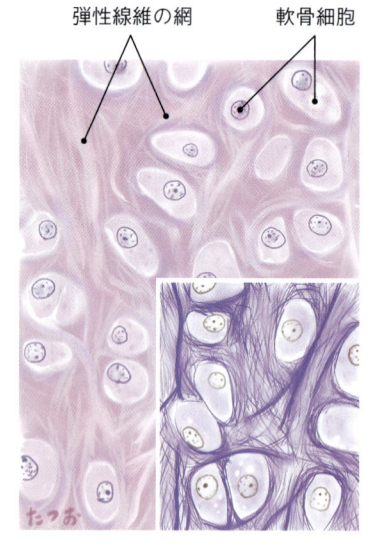

弾性軟骨（ヒト胎児の耳介）
　ヘマトキシリン-エオジン染色．枠内はアルデヒドフクシン-マッソン-ゴールドナー染色．

図4-18　いろいろな軟骨組織（×390）

3. 弾性軟骨

　軟骨基質に弾性線維を多く含むために，弾力のある軟骨を**弾性軟骨**という．耳介がそのよい例で，曲げたりねじったりすることができ，はなすとまた元にもどるのは，この軟骨があることによる．耳介のほかに，耳管の壁や喉頭蓋も，この軟骨でできている．弾性軟骨は弾性線維があるので，肉眼的には黄色味を帯びてみえる．

　ヘマトキシリン-エオジン染色でみた弾性軟骨は，ガラス軟骨とよく似ているが，よくみると，軟骨基質に少し透明にみえる弾性線維が観察できる．しかし，この軟骨を同定するには，弾性線維の特殊染色（アルデヒドフクシン染色など）が必要である（図4-18）．

弾性軟骨 elastic cartilage.

3 骨組織

　骨をつくる**骨組織**は石灰沈着を伴う特殊な結合組織で，私たちのからだの中でもっとも硬い組織の1つである．骨組織は主として，**骨細胞**とその周囲を埋める**細胞間質（骨基質）**からできている（図4-19）．後者は，さらに膠原線維と大量の無形基質（とくにカルシウム塩のような無機質）からなる．

骨組織 bone tissue.

骨細胞 osteocytes.

　　骨組織は無機質を大量に含んだ硬い組織なので，顕微鏡で観察するさいには酸などで無機質を溶かしてやわらかくした標本（脱灰標本）を用いるか，さらした骨を薄く研磨した標本（研磨標本）を用いる．細胞や膠原線維の観察には脱灰標本が有用であるが，骨小腔や骨細管の観察には研磨標本が適している．

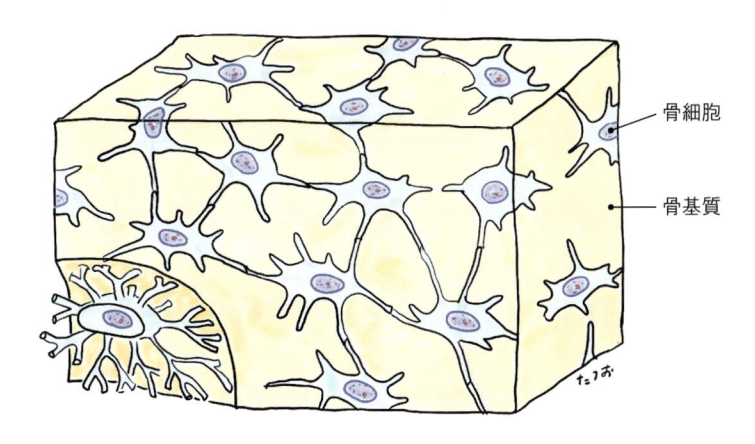

図4-19　骨組織の構造を示す模型図

A. 器官としての骨の構造

骨組織の詳しい説明をする前に，器官としての骨の構造を簡単に述べることにする．骨は肉眼的に，厚く充実した**緻密骨**と，梁をなしてスポンジのようにみえる**海綿骨**に区別される．両者とも，骨細胞と骨基質からなる点で違いはない．私たちのからだをつくる骨のそれぞれは，緻密骨と海綿骨の組み合わせでできているが，1つの骨の中の分布や割合はさまざまである．

骨のまわりは，結合組織の膜でつつまれている．このうち，骨の表面をおおう**骨膜**は，密性結合組織からなり，内面（骨髄腔に向かう表面）をおおう**骨内膜**は，薄い疎性結合組織でできている．

緻密骨 compact bone.

海綿骨 spongy bone.

骨膜 periosteum.
骨内膜 endosteum.

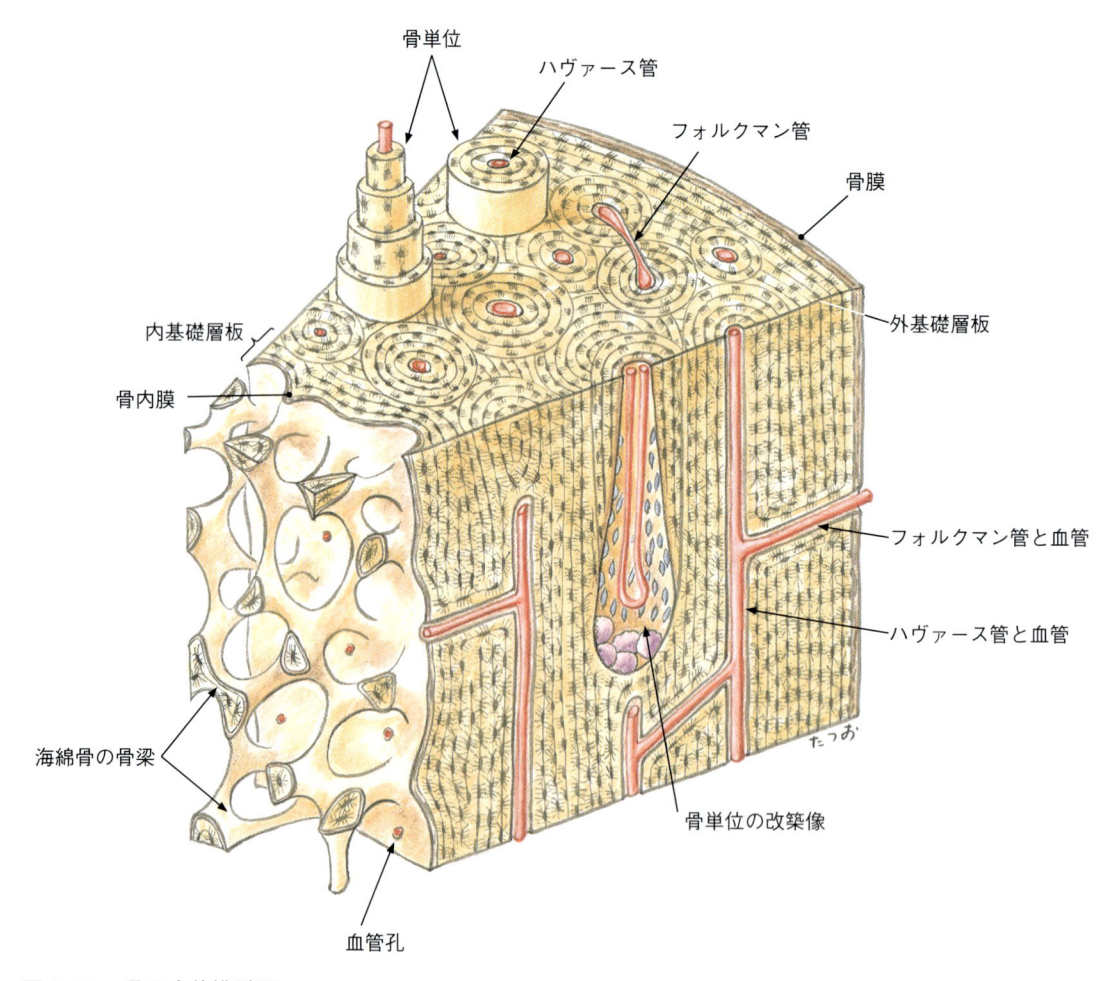

図 4-20 骨の立体模型図
骨単位の改築は，破骨細胞（紫）と骨芽細胞（青）の協同作業でおこなわれている．

骨膜も骨内膜も，骨折などのさいに骨を再生する特殊な能力をもっている．すなわち，骨折により，骨膜や骨内膜の中にある細胞が活性化し，後述する骨芽細胞（66頁）に変化して，骨組織をつくるので，骨を修復することができる．

1. 緻密骨の構造

緻密骨を顕微鏡で観察すると，特有の層板構造が観察される．骨基質のこのような層板を**骨層板**とよぶ．それぞれの骨層板の中には，膠原線維が一定方向に規則正しく配列している．さらに隣りあう層板どうしの膠原線維の配列方向が異なるために，骨は全体として力学的に非常に強固な構造となる．これは，ベニヤ合板をつくるさいに，薄い板の木目を互い違いにして貼り合わせることで合板の強度を高めるのとよく似ている（図4-20）．

緻密骨では，動脈や静脈がおもに縦（骨の直軸方向）に走り，そのまわりを5〜20枚の骨層板（厚さ約5μm）が同心円状にとり囲んでいる．中心の血管をいれている管を**ハヴァース管**，それをとりまく層板を**ハヴァース層板**という．この同心円状の構造は，立体的には直径約200μm，長さ数mmの円柱形をなしており，緻密骨の基本的な単位とみなされるので，**骨単位（オステオン）**とよばれる．骨層板のあいだや中には，**骨小腔**という紡錘形の小部屋がいくつもあいており，その中に**骨細胞**が1個ずつおさまっている（図4-21）．

骨単位と骨単位のあいだは，血管と関係しない層板が埋めており，**介在層板**とよばれる．また，緻密骨の骨膜と骨内膜の直下ではこれらの膜と平行に骨層板が配列している．このような骨層板を，それぞれ**外基礎層板**と**内基礎層板**という．

骨層板 bone lamellae.

ハヴァース管 Haversian canal.

骨単位（オステオン）osteon, ハヴァース系 Haversian system ともよぶ．
骨小腔 bone cavities, または lacunae.
介在層板 interstitial lamellae.

2. 海綿骨の構造

海綿骨をつくる骨梁は，不完全な数枚の骨層板からなり，ハヴァース管も骨単位もみとめられない．海綿骨の骨梁は，一見，不規則に配列しているようにみえるが，骨に外から加わる力に対応できる方向に，きわめて規則正しく並んでいる．

■ B. 骨組織の微細構造

すでに述べたように，骨組織の基本は骨細胞と骨基質である．このほか骨がつくられる場所には骨芽細胞という細胞が，骨が吸収される場所には破骨細胞という細胞がみられる．

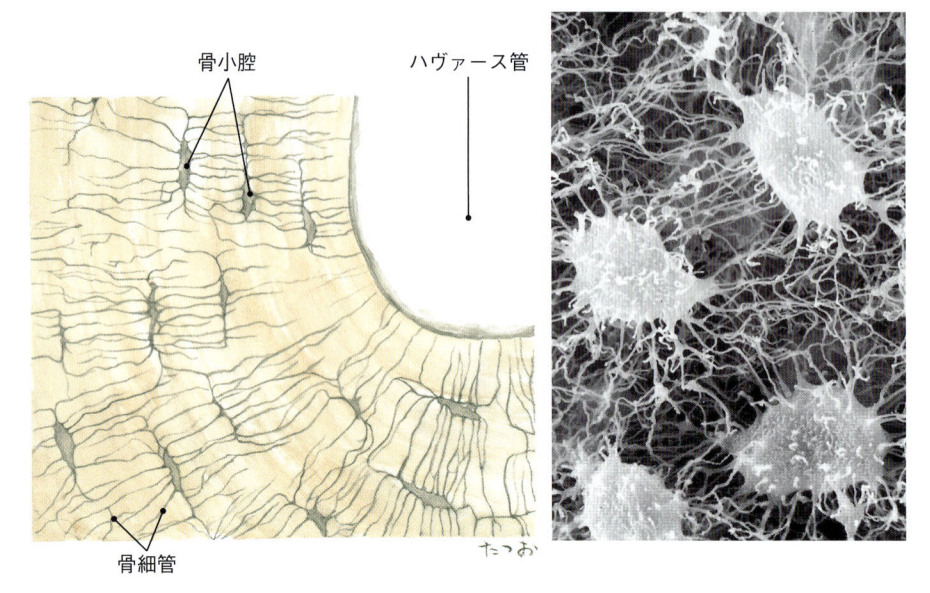

図 4-21　骨小腔と骨細管（ヒト，研磨標本）（左）（×400）と骨細胞の走査電子顕微鏡写真（ラット，脛骨）（右）（×1,500）
右：骨基質を除去して骨細胞だけがみえるようにしたもの．

1．骨細胞と骨基質

　骨細胞は，骨基質の中にある骨小腔という小部屋の中に1個ずつおさまっている．また，近くの骨小腔どうしは，**骨細管**という多数の細いトンネルにより互いに連絡し，その中に骨細胞の細い突起が伸び出して近くの骨細胞の同様の突起と接触している（図4-21）．とくに緻密骨では，骨細管は骨層板を貫いて隣りあう骨層板の中の骨小腔どうしをつなぎ，さらに骨単位の最内層にある骨小腔は，血管のはいったハヴァース管とも骨細管で連絡している．

　このように骨組織内では，骨細管が運河のようにはりめぐらされており，骨基質に深く埋まった骨細胞に酸素や栄養を浸透させる通路を提供している．また隣りあう骨細胞の細胞突起どうしは，ギャップ結合をつくり，骨細胞間の連絡を可能にしている．その結果，骨細胞は骨基質にうまりながらも全体で同調し，かなり活発な代謝活動ができる環境をつくりあげている．

　骨基質を特徴づけているのは，膠原線維の間を埋める無機質に富んだ無形基質である．この無機質はリン酸カルシウムや炭酸カルシウムでできており，小さい結晶（アパタイト結晶）として骨基質に沈着している．

2．骨芽細胞

　骨の表面で，骨組織がつくられる場所には**骨芽細胞**とよばれる細胞がみられ

骨細胞 osteocytes.
骨細管 bone canaliculi.

骨芽細胞 osteoblasts.

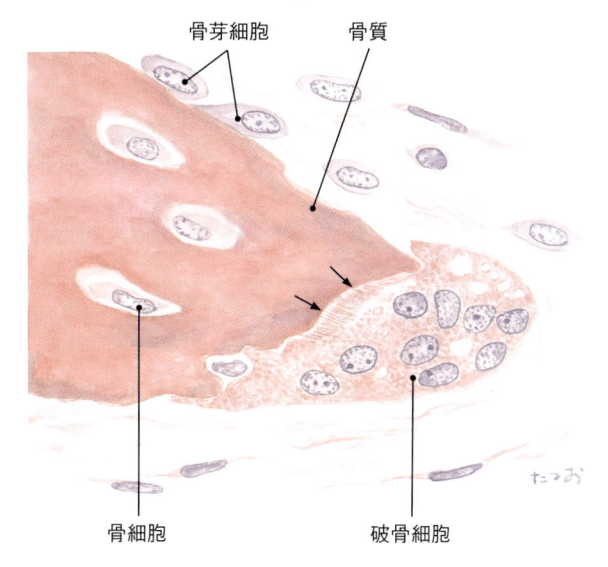

図 4-22　骨芽細胞と破骨細胞（ヒト胎児の頭蓋骨）
（ヘマトキシリン-エオジン染色）（×550）
骨芽細胞は単核の小さな細胞だが，破骨細胞は，多数の核をもつ巨大な細胞である．破骨細胞が骨と接する部分には，波状縁（矢印）とよばれる構造がみとめられる．

る（図 4-22）．この細胞の細胞質は塩基好性で，電子顕微鏡でみると粗面小胞体が非常によく発達している．

　骨芽細胞は骨表面に向かってプロコラーゲンを分泌し，骨基質の膠原線維形成に関わる．こうしてできた膠原線維の層に，石灰化（カルシウム沈着）が起きて骨基質ができあがる．実は，この過程でみずからつくる骨基質にぬり込められてしまったのが骨細胞である．

3. 破骨細胞

　骨組織には，ところどころに骨を吸収する細胞も存在している．**破骨細胞**とよばれるこの細胞は，数個から数十個の核をもつ多核の巨大な細胞で，骨の表面をナメクジのようにはいまわりながら骨基質を吸収している（図 4-22）．破骨細胞が骨を吸収する部分には，しばしばくぼみ（骨吸収窩）ができ，そこに波状縁とよばれる細胞のひだがはまり込んでいる．破骨細胞はこの部分に酸とさまざまな水解酵素を分泌し，骨基質を分解する．その一方で，骨組織はカルシウムやリンの**貯蔵場所**としての役割ももち，骨吸収と骨形成のバランスにより，**血液の中のカルシウムやリンの量の調節**がなされている．このような破骨細胞の骨吸収機能は，パラトルモン（283 頁）で促進され，カルシトニン（282 頁）で抑制される．

破骨細胞 osteoclasts.

C. 骨の改築

骨は，成長途上のときはもちろん，成人になって完成した状態でもたえず一部で破壊吸収されて，一部で新しくつくられている．これには前述の**破骨細胞**と，**骨芽細胞**が関与している．このような骨のつくり変えを**改築**（リモデリング）という（図 4-20）．

骨の改築 bone remodeling.

緻密骨では，骨の改築は**骨単位の破壊と新生**によっておこなわれている．これはハヴァース管の結合組織の中に現れた破骨細胞が，既存の骨単位を無視して新しい縦穴を掘りはじめるとともに，そのあとから骨芽細胞が穴の内壁をぬりかためるという形でおこなわれる．1個の骨単位の新生は，成人で 4〜5 週かかるといわれている．また海綿骨の骨梁でも，破骨細胞で吸収された吸収腔の表面を，骨芽細胞が層状にぬりかためている．

このように骨組織は古くなった部分を更新させながら力学的に強固な構造を保ち，また，からだの成長にあった形の変化を可能にしている．

D. 骨の発生

骨がつくられることを**骨化**という．胎生期の骨化の様式には，膜性骨化と軟骨性骨化の 2 種類がある．

骨化 ossification.

1. 膜性骨化

未分化な結合組織の膜の中に骨芽細胞が直接分化し，骨組織がつくられる様式を**膜性骨化**といい，できた骨を**膜性骨**という（図 4-23）．頭蓋骨の脳をおおう部分の骨や，多くの顔面の骨，鎖骨などがこの骨化様式をとる．

膜性骨化 membranous ossification. 膜内骨化とよばれることもある．

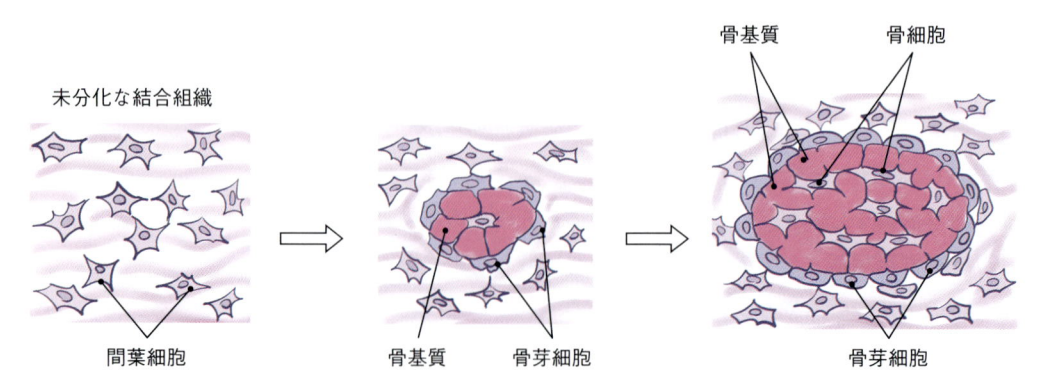

図 4-23 膜性骨化の模型図

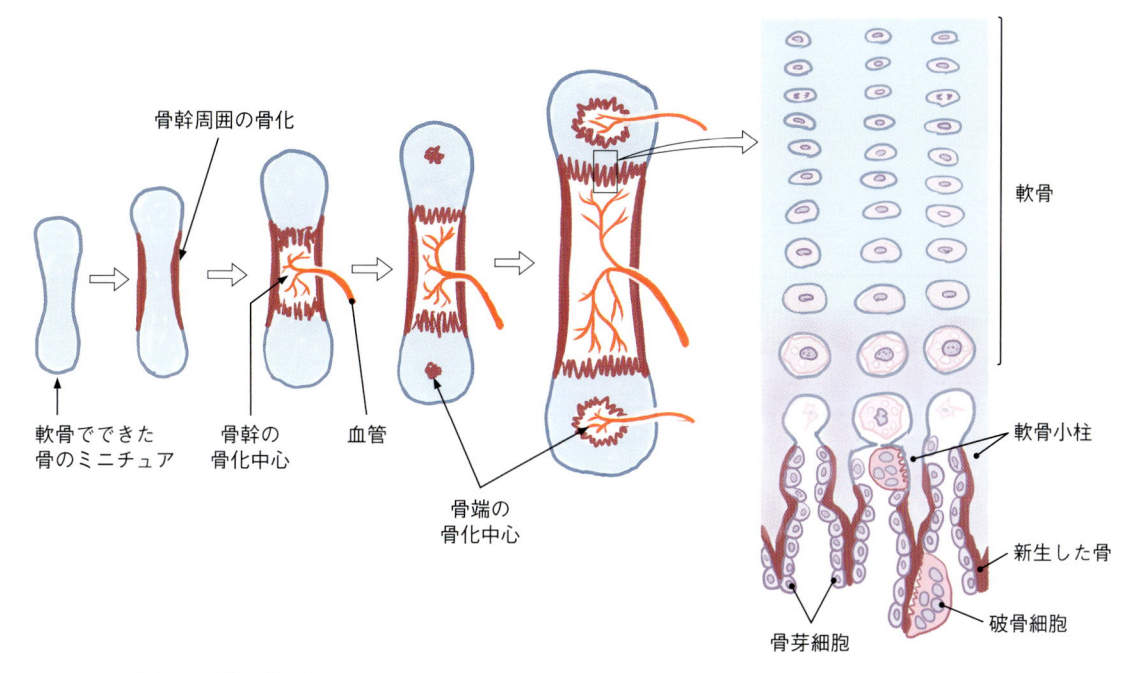

図 4-24　軟骨性骨化の模型図

2. 軟骨性骨化

　前述の膜性骨以外の骨は，まず最初に将来の骨のミニチュアがガラス軟骨によってつくられる（図 4-24）．これがやがて，破骨細胞と骨芽細胞のはたらきによって骨組織に置き換えられて骨ができあがる．このような様式を**軟骨性骨化**といい，できた骨を**置換骨**という．この様式ではまず軟骨の中に血管が侵入し，破骨細胞やマクロファージが破壊・吸収したあとに，骨芽細胞が骨をつくるのが一般的である．

軟骨性骨化 chondral ossification. 軟骨内骨化 enchondral ossification という言葉もある．

第5章 筋 組 織

　筋肉をつくっている組織を，**筋組織**という．一般に筋組織は**筋線維**とよばれる細胞が，結合組織で束ねられてできている．

　筋線維（筋細胞）の細胞質には筋原線維という収縮性の線維構造物が多量に含まれており，これによって細胞が伸び縮みすることができる．

　筋組織は筋線維の形態によって，骨格筋，心筋，平滑筋組織に区別することができる（図5-1）．骨格筋と心筋はどちらも筋原線維に横紋があるので，横紋筋としてまとめることもできる．

筋組織 muscular tissue.
筋線維 muscle fibers.

1 骨格筋組織

　骨格筋組織は主として骨格筋をつくる筋組織であるが，それ以外にも表情筋のような皮筋や食道の壁にみられる内臓筋も，骨格筋組織の構造をそなえている．骨格筋組織は，ひものように細長い骨格筋線維が集まって結合組織で束ねられたものである．

骨格筋組織 skeletal muscle tissue.

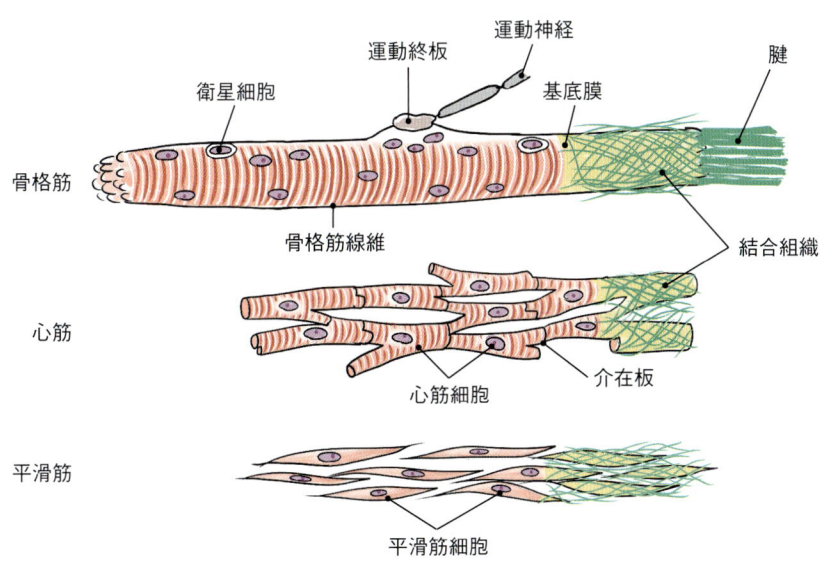

図5-1　筋組織の模型図

70　第5章　筋組織

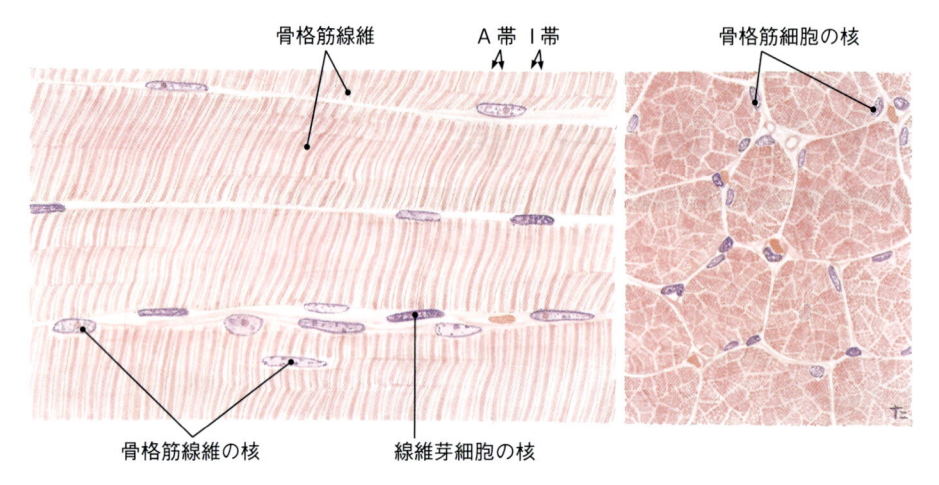

図5-2　骨格筋組織の縦断（左）と横断（右）（サル）
（ヘマトキシリン-エオジン染色）（×500）

A. 骨格筋線維の構造

　1本の**骨格筋線維**は，1個の円柱状の多核細胞である（図5-1）．その直径は10〜100 μm，長さはふつう数 cm だが，ときに10 cm を超えるものもある．1本1本の筋線維の表面は基底膜と繊細な結合組織につつまれており，その両端は，膠原線維の束としっかりかみ合って腱に移行している．筋線維の核は円板ないし楕円板状で，1つの細胞に数百個もあり，いずれも細胞膜のすぐ下にみとめられる（図5-2）．

骨格筋線維 skeletal muscle fibers.

　　骨格筋線維は単核の筋芽細胞という細胞が発生時にたくさん融合して，1つの長い円柱状の細胞になった特殊な細胞である．
　　光学顕微鏡ではわかりにくいが，電子顕微鏡で観察すると，**衛星細胞**という単核で小さい細胞が，骨格筋線維の表面のところどころにはりついている（図5-1）．この細胞は，正常時には静止状態にあるが，筋線維が損傷を受けると活性化して，分裂増殖しながら再生線維をつくるといわれている．

　骨格筋線維の細胞質には，非常に多くの**筋原線維**が線維の長軸方向に配列している（図5-6）．新鮮な骨格筋線維を偏光顕微鏡（360頁）という特殊な光学顕微鏡で観察すると，筋原線維に単屈折性の部分（**I帯**）と複屈折性の部分（**A帯**）からなる横縞（いわゆる**横紋**）のくり返しがみられる．ふつうの光学顕微鏡の染色標本（ヘマトキシリン-エオジン染色や鉄ヘマトキシリン染色）でも，I帯は淡く染まり，A帯は濃染するので区別できる（図5-2）．また，I帯の中央には**Z線**という暗い横線がみとめられる．一方，A帯の中央にはやや

筋原線維 myofibrils.
I帯 I band. I は isotropic（単屈折性）の頭文字.
A帯 A band. A は anisotropic（複屈折性）の頭文字.
Z線 Z line. Z はドイツ語の Zwischenscheibe（介在盤）の頭文字.

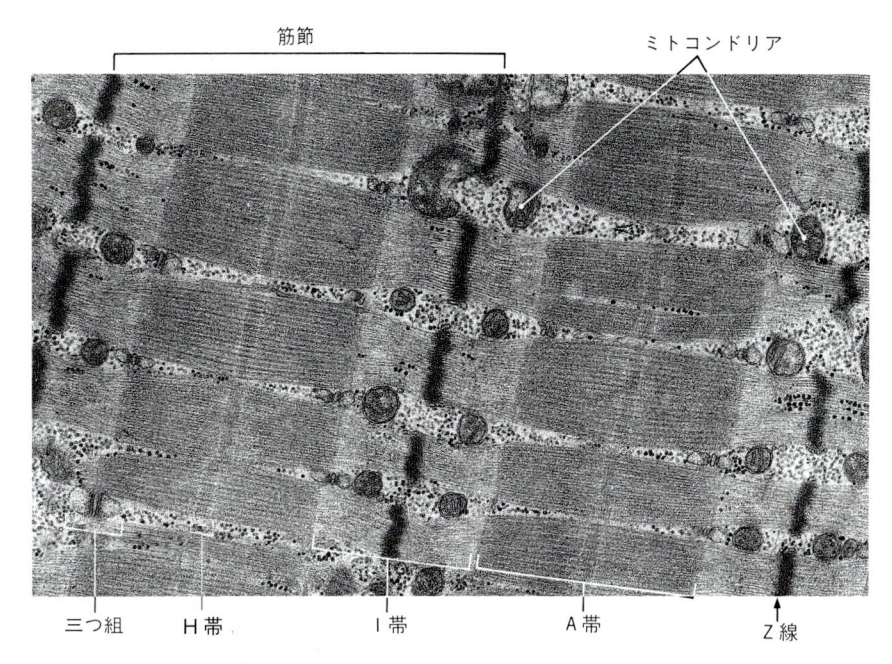

図 5-3 筋原線維の透過電子顕微鏡写真（ヒト，手の虫様筋，縦断）（×17,300）
（岩手医科大学 似鳥 徹氏撮影，1989）

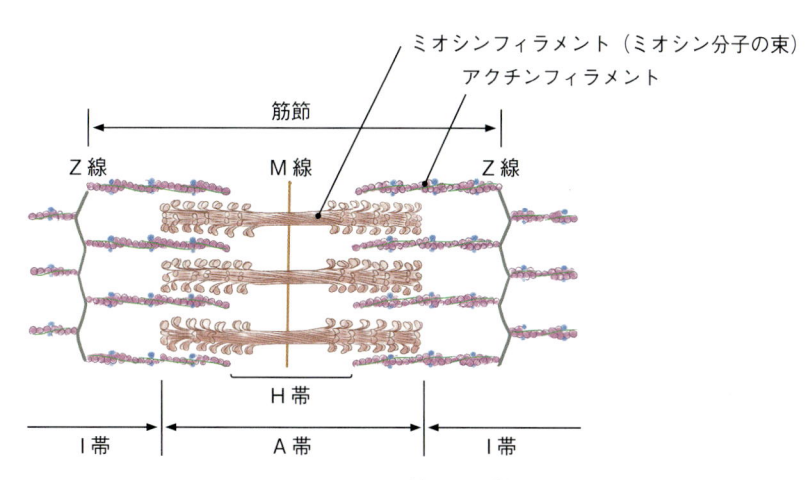

図 5-4 筋節とアクチンフィラメント，ミオシンフィラメントの関係を示す模型図

明るい H 帯がみられる．このような帯や線は電子顕微鏡写真でも区別できる（図 5-3）．このうち Z 線からとなりの Z 線までを筋原線維の形態・機能的単位とみなし，**筋節**とよぶ（図 5-7）．筋節の長さは，筋線維の収縮や弛緩の状態で変化する．弛緩時では幅 2〜3 μm の筋節は，収縮時には 1 μm 程度にまで短くなる．

筋節 sarcomere.

72　第5章　筋組織

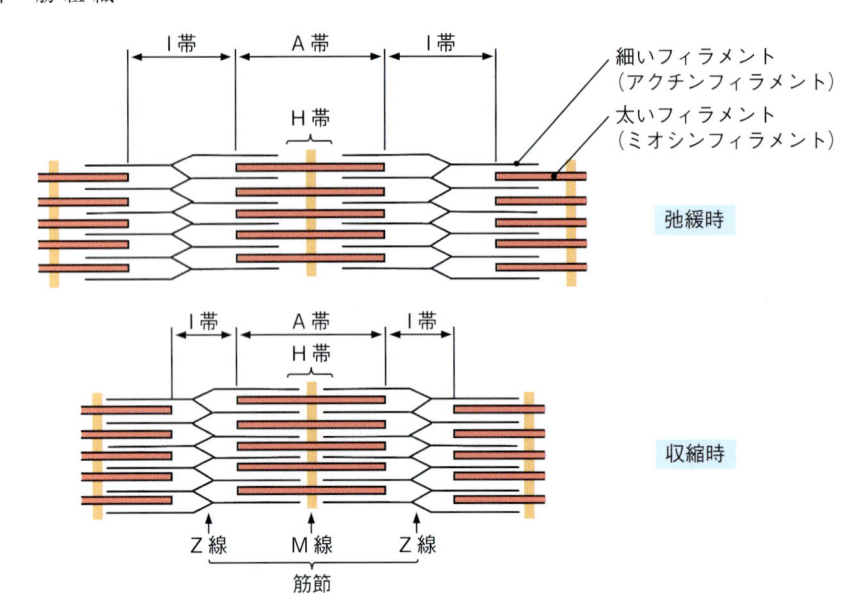

図5-5　筋の収縮と筋節の関係を示す模型図

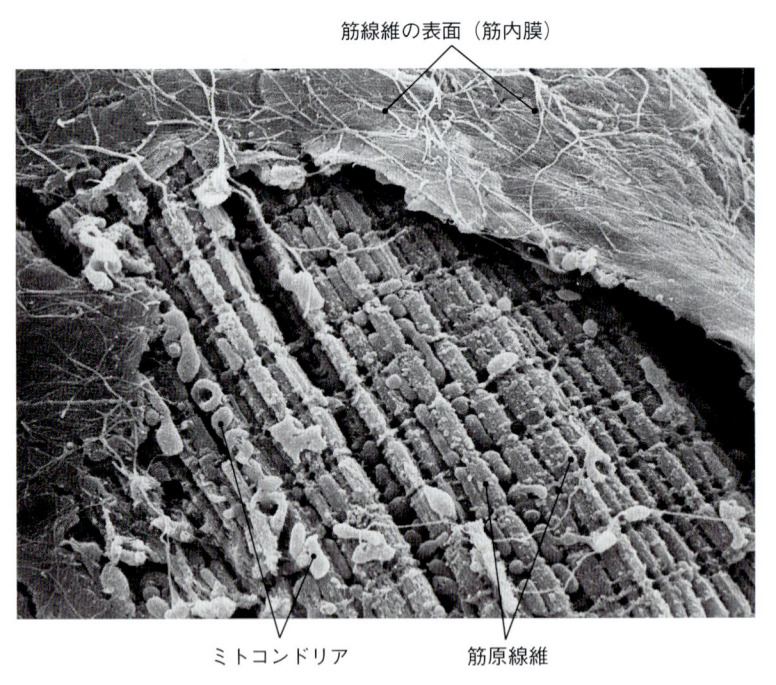

図5-6　筋線維の立体像（ラット舌筋の走査電子顕微鏡写真）（×4,200）
　この写真では，筋線維の細胞膜が下半分で剥がれている．そのため，細胞内の筋原線維とミトコンドリアがよくみえる．

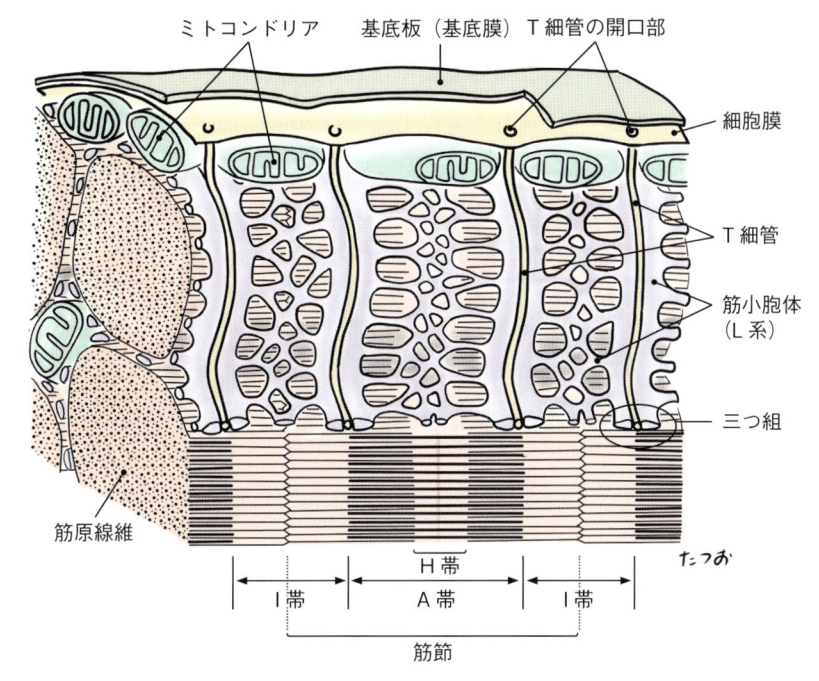

図 5-7　骨格筋線維の内部構造を示す模型図
　筋原線維と，そのまわりの筋小胞体との関係に注意しよう．T 細管は細胞膜が管状にはいり込んだもので，哺乳類では筋原線維の A 帯と I 帯の境界の位置にみとめられる．

　筋節の微細構造を電子顕微鏡でさらに詳しく調べてみると，太さの違う2種類のフィラメントが規則正しく配列してできていることがわかる（図5-3）．すなわち，I 帯では細い（直径約6 nm）フィラメントのみが，A 帯では細いフィラメントと太い（約12 nm）フィラメントの2種類がみとめられる（図5-4）．細いフィラメントはアクチンという蛋白質を主成分としているので，**アクチンフィラメント**という．一方，太いフィラメントはミオシンという細長い蛋白質が束ねられたもので，**ミオシンフィラメント**とよばれる．筋線維の収縮や弛緩は，個々の筋節のアクチンフィラメントがミオシンフィラメントのあいだに，滑り込んだり，もどったりすることによって生じる（図5-5）．

アクチンフィラメント
actin filaments.

ミオシンフィラメント
myosin filaments.

　　アクチンフィラメントは H 帯を挟んで筋節の両側に平行に整然と並び，ミオシンフィラメントは筋節の中央で A 帯の部分に平行に並んでいる．したがってアクチンフィラメントとミオシンフィラメントが重なりあうのは，H 帯をのぞいた A 帯の部分である．アクチンフィラメントとミオシンフィラメントは，収縮によって長さを変えることはないが，両者の重なりが深められるために筋節は短くなる．したがって，このときの A 帯の幅は変わらないが，I 帯と H 帯の幅は狭くなっている．

筋原線維のあいだには，多数のミトコンドリアがみとめられる（図5-6，図5-7）．さらに細胞質には，滑面小胞体が複雑な網をなして筋原線維をつつんでいる．**筋小胞体**（L系ともいう）とよばれるこの小胞体の網は，カルシウムイオン（Ca^{2+}）をたくわえる水がめとしてはたらいている．一方，A帯とI帯のさかいの位置で，筋原線維に接して横走する**T細管**というごく細い管がみとめられる．このT細管は筋線維の細胞膜が管状に落ち込んだもので，筋小胞体のふくらみによって両がわから挟み込まれ，**三つ組**というサンドウィッチ構造をつくっている（図5-3，図5-7）．

筋小胞体（L系）sarcoplasmic reticulum.

T細管 T tubule. Tはtransverse（横切る）の頭文字．

三つ組 triad.

> 神経の刺激などで，筋線維の細胞膜が電気的に興奮すると，その興奮がT細管を伝わって筋小胞体に伝えられ，小胞体の中のカルシウムイオンが細胞質内に放出される．こうしてカルシウムイオンが上昇すると，ATP（アデノシン三リン酸）の存在下で，アクチンとミオシンフィラメントが反応し，筋線維の収縮をひき起こす．刺激がやむと，カルシウムは小胞体内に再び取り込まれて収縮活動は停止する．

1）白筋と赤筋

骨格筋線維には，**白筋線維**と**赤筋線維**の2種類がある．白筋線維は筋原線維が密に配列した太い筋線維で，ミトコンドリアが少ないのが特徴である．一方，赤筋線維はミトコンドリアを豊富にもつが，筋原線維に乏しい細い筋線維である．白筋線維は急速に収縮できるが疲労しやすい線維であるのに対して，赤筋線維は収縮は緩徐であるが疲労しにくい線維であることが知られている．

白筋線維の多い筋は白くみえ，**白筋**という．一方，赤筋線維の多い筋は赤くみえ**赤筋**という．白筋は四肢の筋に多く，赤筋は姿勢の保持に関するような筋に多い．

白筋線維と赤筋線維 white and red muscle fibers.

> 赤筋が赤くみえるのは，赤筋線維の細胞質にミトコンドリアとともにミオグロビンという蛋白質が多く含まれることによる．ミオグロビンは，赤血球がもつヘモグロビンとよく似ており酸素と結合することができる．安静時の筋線維において，ミオグロビンは酸素と結合し，筋線維の収縮時に，必要に応じて酸素をミトコンドリアに供給する．これが持続的な収縮に役立っている．

■ B．器官としての骨格筋の構造

骨格筋線維は，集まって骨格筋という器官をつくる．筋線維の1本ずつは基底膜と繊細な結合組織でつつまれていることはすでに述べたが，この結合組織

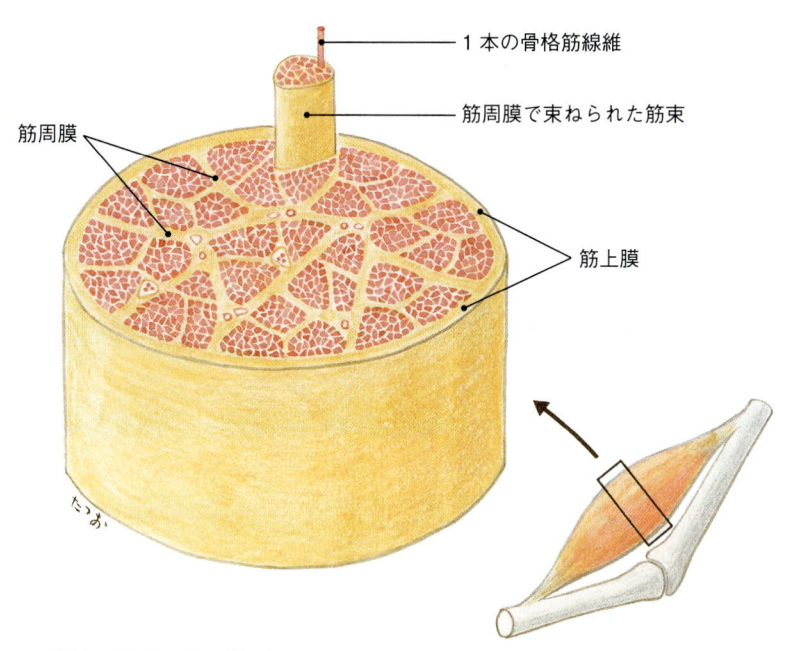

図 5-8　骨格筋の構造を示す模型図

を**筋内膜**という．筋内膜には，筋線維を養う毛細血管が豊富に分布している．筋線維は数本ないし数十本集まると，やや厚い結合組織のさやによって束ねられる．これが数束集まってさらに厚い結合組織に束ねられ，それがまた集まって束ねられる．このように，筋線維を束ねる結合組織のさやを**筋周膜**という．最後に，筋全体は厚い密性結合組織の膜によってまとめられる．これを**筋上膜**という．肉眼的に**筋膜**とよばれるものは，この筋上膜に相当する（図5-8）．

筋内膜 endomysium.
筋周膜 perimysium.
筋上膜 epimysium.

C. 骨格筋の神経支配

　骨格筋の収縮は，運動神経に支配されている．骨格筋にはいった運動神経は，枝分かれしながら筋線維に到達し，その表面に特殊な終末装置を形成する．これを**運動終板**という（図5-1）．運動終板は，ふつう各筋線維に1個ずつある．終板は運動神経と筋線維がつくるシナプス（92頁）であり，神経末端はここでアセチルコリンを分泌して筋細胞膜に興奮を伝えている（図5-9）．

　骨格筋の収縮状態は，**筋紡錘**とよばれる特別な装置によって検知されている．筋紡錘は，結合組織のさやにつつまれた数本の細い筋線維（錘内筋線維）と，それに分布する神経（主に知覚神経）からできている（図5-10）．骨格筋が伸長して筋紡錘がひき伸ばされると，錘内筋線維にまきついた知覚神経が興

運動終板
motor endplate.

筋紡錘 muscle spindle.

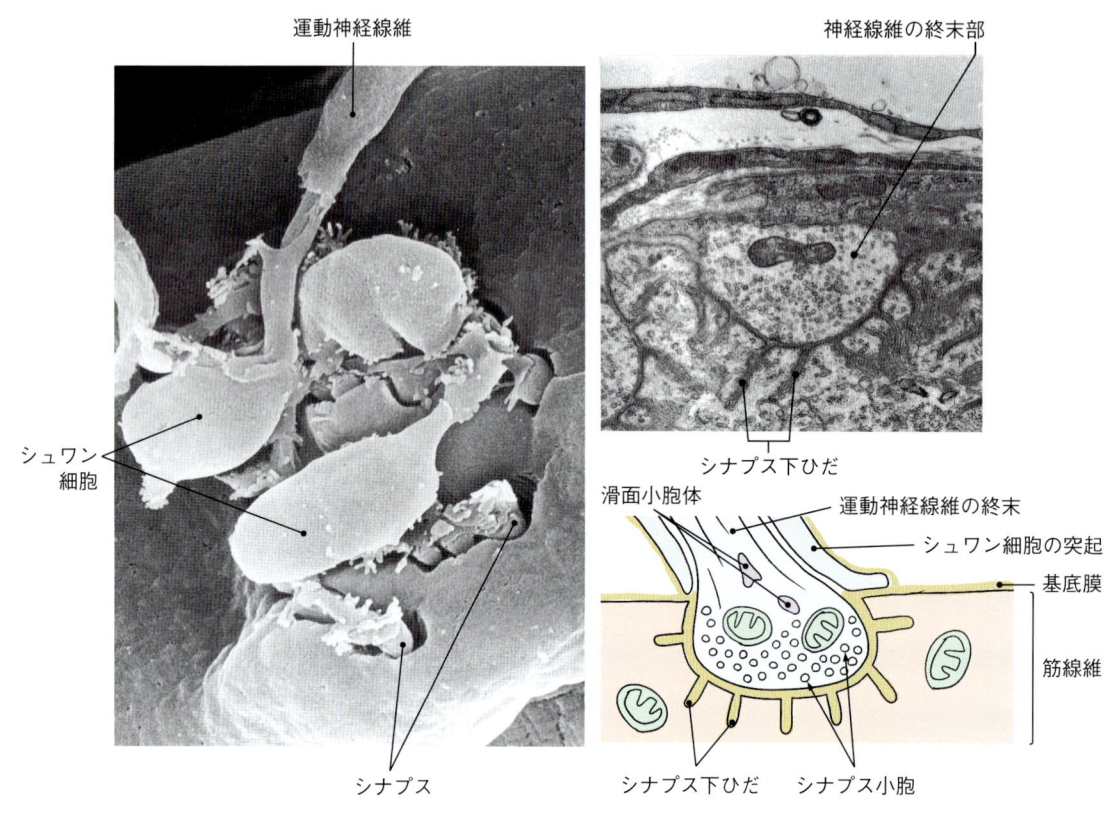

図 5-9　運動終板の電子顕微鏡写真（ラット，虫様筋）と模型図
（左：×3,000，右：×12,000）
　神経線維の終末部が筋線維に埋まるようにして，特殊な終末装置をつくっている．神経線維の中にはたくさんの小胞があるが，この中にアセチルコリンが貯蔵されている．

（右上：岩手医科大学 似鳥 徹氏撮影，1989）

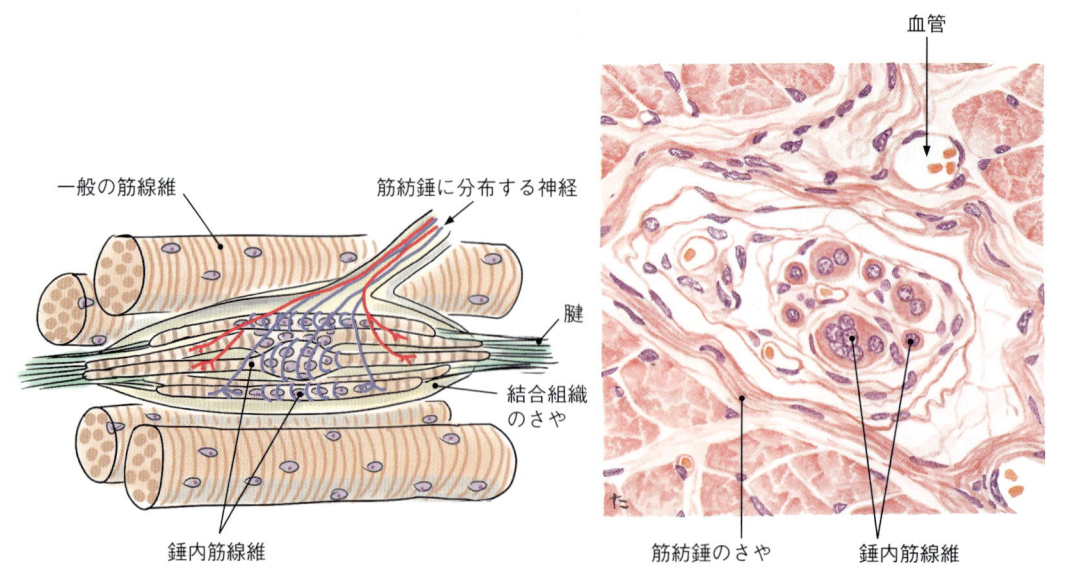

図 5-10　筋紡錘の模型図と光学顕微鏡像（横断）（ヒト，肩甲骨筋）
（ヘマトキシリン-エオジン染色）（×250）

奮する．こうして筋の緊張度の情報はつねに脊髄におくられ，これにより脊髄から運動終板に，適切な筋の緊張の指令がおくられている．

> このように筋紡錘は筋の伸張受容器としてはたらくが，このほか骨格筋には，腱に加わる張力を検知する受容装置（ゴルジの腱器官）があることも知られている．

2 心筋組織

心臓の壁をつくる筋肉を**心筋**といい，これをつくる筋組織を**心筋組織**という．心筋組織も，横紋をもった筋線維とこれをつつむ結合組織からできている．この結合組織には，毛細血管が密な網をつくっている．

心筋組織 cardiac muscle tissue.

A. 心筋線維の構造

心筋線維は骨格筋線維と異なり，線維どうしが互いに吻合(ふんごう)して全体として網状構造をなしている．また心筋線維のところどころには，竹の節のような横線がみとめられる．これを**介在板**(かいざいばん)とよぶ．介在板と介在板のあいだには，1個ないし2個の楕円体の核が中央にみとめられる（図5-11）．電子顕微鏡で観察すると，介在板が細胞の境界であることがわかる（図5-12，図5-13）．つまり心筋線維の場合は，円柱状ないしY字形，X字形をした心筋細胞が互いにつながり合って，全体として網状の心筋線維をつくっているのである（図5-1）．

心筋線維 cardiac muscle fibers.

介在板 intercalated disks. 光を強く屈折して輝いてみえるので，光輝線ともよばれる．

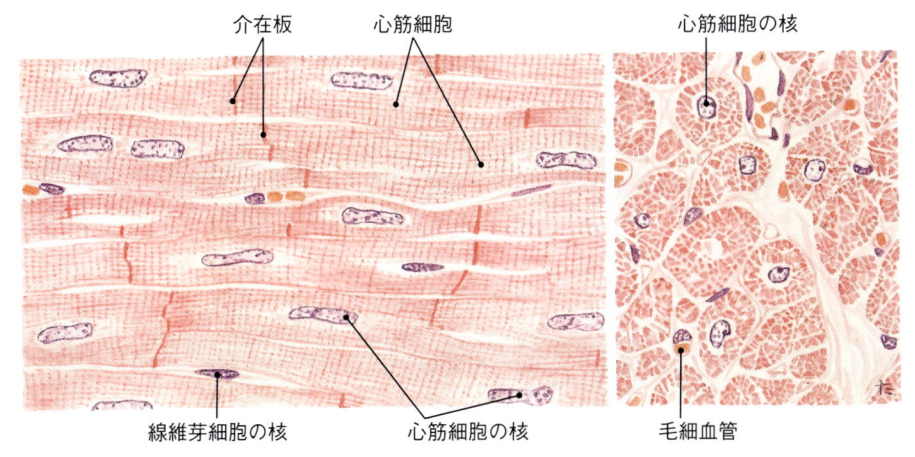

図5-11 心筋組織の縦断（左）と横断（右）（サル）
（ヘマトキシリン-エオジン染色）（×500）

78　第5章　筋組織

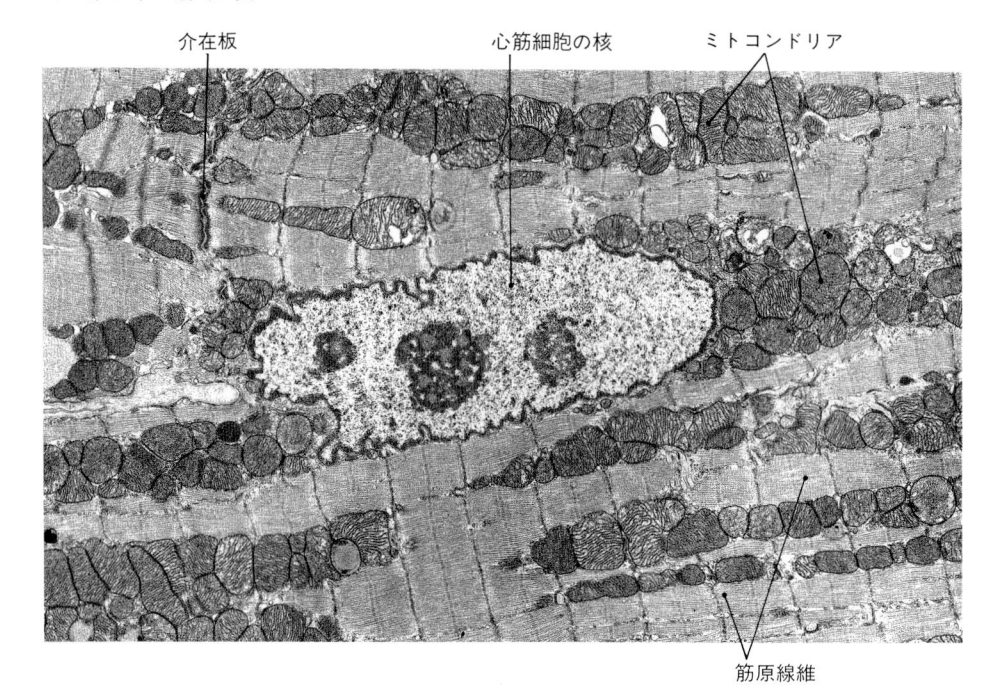

図5-12　心筋細胞の透過電子顕微鏡写真（マウス，心室筋）（×6,000）
豊富なミトコンドリアと介在板が特徴的である．
(岩手医科大学 高塩 稔氏撮影, 1989)

　心筋細胞の細胞内には，骨格筋と同様に，横紋のある筋原線維がつまっている．また細胞質にミトコンドリアが豊富なことも，筋原線維がアクチンフィラメントとミオシンフィラメントからなることも，T細管や筋小胞体が発達していることも，骨格筋とほぼ同様である．ただし，T細管はZ線に沿って存在しており，骨格筋にくらべて太く，基底板（33頁）を伴うのが特徴である（図5-13）．またT細管と2つの筋小胞体のふくらみがつくる三つ組構造は心筋細胞では不完全で，T細管が1つの筋小胞体のふくらみと接した二つ組であることが多い．

　心臓の心房と心室では，心筋線維の構造が多少異なるが，これについてはあとで述べる（112頁）．

1) 介在板の微細構造

　介在板は横紋のZ線にあたる部分を横に走り，ときに筋原線維のあいだを縦に走って，別のZ線の段に移ってまた横走する（図5-13, 図5-14）．全体的には階段状の走行を示すこの細胞間の結合は，横走部にデスモゾームが，縦走部にギャップ結合が発達している．前者は細胞の機械的な連結を強め，後者

②心筋組織　79

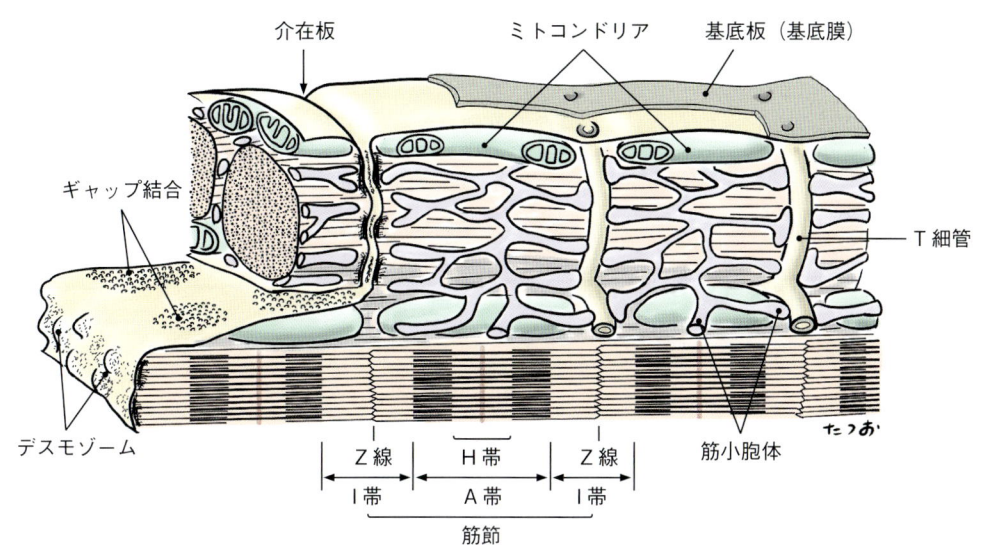

図5-13　心筋線維の模型図

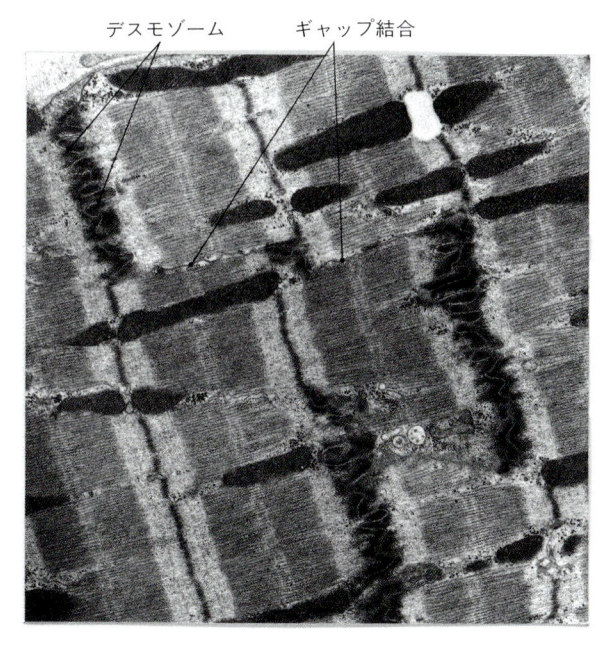

図5-14　介在板の透過電子顕微鏡写真（ウサギ，心室筋）（×10,000）
（岩手医科大学 似鳥　徹氏撮影，1989）

は細胞間の電気的興奮の伝導にあずかる．その結果，複雑に配列した心筋細胞がしっかりと結ばれながら同調して収縮することができるので，全体で1つの心筋線維として運動しているようにみえる．

2）特殊心筋線維

　心筋線維には上述したふつうの心筋線維のほかに，心房で心臓の律動的な興奮を起こし，これを心房から心室へと伝達する特殊な心筋線維が存在する．この特殊心筋線維については，第7章で述べる．

3 平滑筋組織

　平滑筋（組織）は，一般に中空性の器官の壁にある．すなわち消化器（食道・胃・腸など），呼吸器（気道），泌尿器（尿管，膀胱），生殖器（子宮，卵管，精管など）の壁，血管，リンパ管の壁などに平滑筋がみとめられる．平滑筋は，これらの壁の緊張の保持や運動に役立っている．また，皮膚の立毛筋（308頁）や眼球の瞳孔筋や毛様体筋（323頁）も平滑筋でできている．平滑筋組織は平滑筋線維（細胞）と，わずかの結合組織からなる（図5-1, 図5-15）．

平滑筋組織 smooth muscle tissue.

A. 平滑筋線維の構造

　平滑筋線維は，1個の細長い紡錘形の細胞（平滑筋細胞）でできている．その長さは20〜200μmで，平滑筋の存在する部位によって異なる．短いものは小血管の壁に，長いものは腸管の筋層などにみられる．妊娠中の子宮の平滑筋細胞にいたっては，長さ800μmに達するものもある．

　平滑筋線維の中央には，楕円体の核が1個みとめられる．細胞質はエオジン

平滑筋線維 smooth muscle fibers.

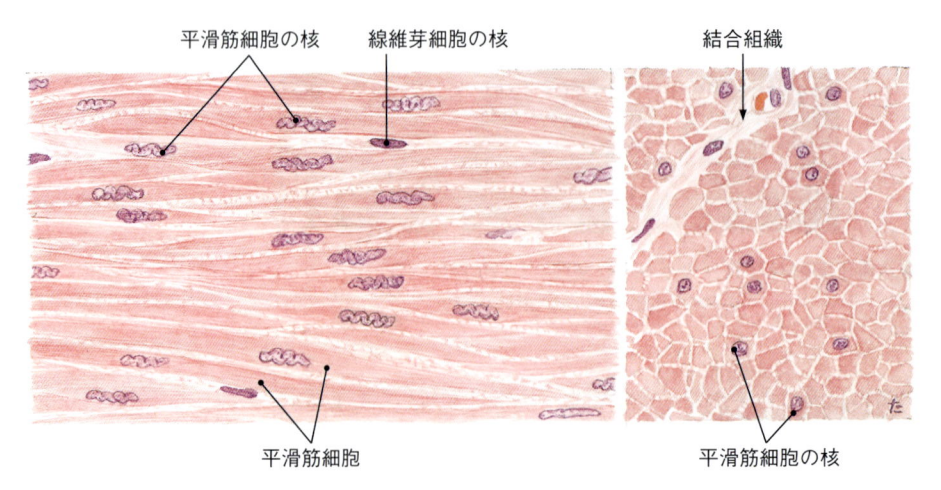

図5-15　平滑筋組織の縦断（左）と横断（右）（サル，胃底の筋層）
（ヘマトキシリン-エオジン染色）（×500）

③ 平滑筋組織　81

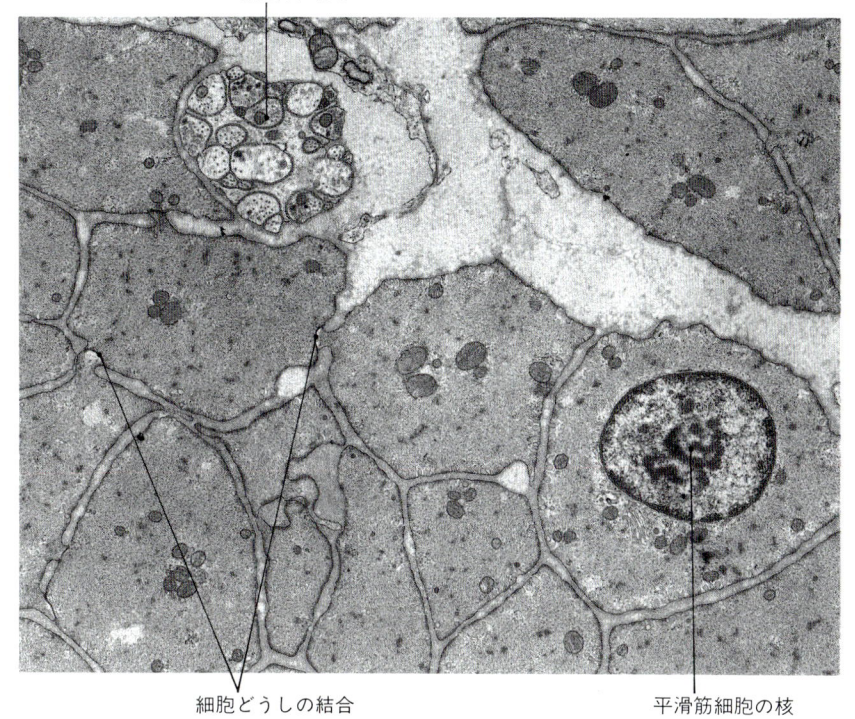

図5-16　平滑筋の横断像の透過電子顕微鏡写真（ネコ，尿管）（×9,200）
（岩手医科大学　若原　卓氏撮影，1989）

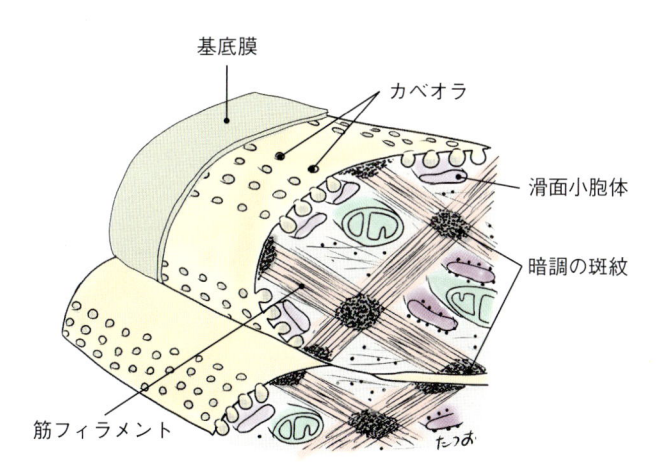

図5-17　平滑筋線維の模型図

で赤く染まるが，横紋筋（骨格筋と心筋）線維のような横紋構造はみとめられない．しかし電子顕微鏡でみると，**アクチンフィラメント**と**ミオシンフィラメント**，さらに**中間径フィラメント**が細胞質にみとめられる．これら筋フィラメ

ントの配列は横紋筋線維と異なり，整然と配列していない（図5-16，図5-17）．そのほか，平滑筋線維の細胞質の中や細胞膜に接して暗調の斑紋が，ところどころにみとめられる．これは横紋筋のZ線に相当し，筋フィラメントの付着する部位にあたる．

　平滑筋細胞の表層に，**カベオラ**とよばれる小さいくぼみが多数あるのも，平滑筋線維の特徴である．平滑筋線維のカベオラは動かない陥入構造で，骨格筋線維のT細管のように細胞膜の興奮を細胞内へ伝えて筋フィラメントの収縮をひき起こすのに役立っている．

　隣どうしの平滑筋線維（細胞）は，ところどころで**ギャップ結合**（32頁）をつくって手をつないでいることがある．この結合により興奮が細胞から細胞へと伝えられ，全体として調和のとれた収縮が営まれる．しかし，ギャップ結合の有無と多少は器官によってかなり異なる．また，平滑筋線維は自律神経の支配を受けるが，分布する無髄神経線維の発達の程度も器官によってかなり異なっている．

カベオラ caveola. 複数形は caveolae.

第6章 神経組織

　脳と脊髄（いわゆる中枢神経系），およびそこから末梢に伸び出した神経（末梢神経系）をつくっている組織を**神経組織**という．神経組織は主に神経細胞と，それを支持する細胞（神経膠細胞や外套細胞，シュワン細胞など）からなっている．

神経組織 nervous tissue.

1 神経細胞

　神経細胞は神経細胞体と，そこから出る2種類の突起からできている．一方の突起は興奮を受容し細胞体に伝えるもので**樹状突起**といい，他方は細胞体に起こった興奮を遠くへ送るもので**神経突起**（あるいは**軸索**）という（図6-1，図6-2）．神経細胞は他の細胞の興奮を，樹状突起と細胞体とで一種の刺激としてうけとり，これによって起こった興奮を軸索を介して，別の細胞に伝達している．このように神経細胞はその突起とともに，構造上および機能上の単位をなしており，**ニューロン**とよばれる．

　アメフラシのような下等な動物の神経系は，せいぜい数万個のニューロンからなるが，ヒトの神経系は千億個に達するニューロンからできている．その数は，銀河系の星の数と同じ程度ということになる．

神経細胞 nerve cells.
樹状突起 dendrites.
神経突起 neurite.
軸索 axon.

ニューロン neuron.
「神経単位」の意.

A．神経細胞の分類

　神経細胞はその突起の数によって，便宜的に，単極，双極，偽単極，多極に分類されることがある（図6-1）．

　単極神経細胞は，ただ1本の突起（つまり軸索）しかもたないものをいう．これは胎生期の若い神経細胞に限られる．

　双極神経細胞は，紡錘形の細胞体の両端からそれぞれ反対方向へ突起を1本ずつ出しているものをいう．1本の突起（樹状突起）の先端で興奮が受容され細胞体を通り，もう1本の突起（軸索突起）の先端に運ばれる．内耳の前庭神経節やらせん神経節の神経細胞，網膜の双極細胞などがこれにあたる．また，

単極神経細胞 unipolar nerve cells.

双極神経細胞 bipolar nerve cells.

第6章　神経組織

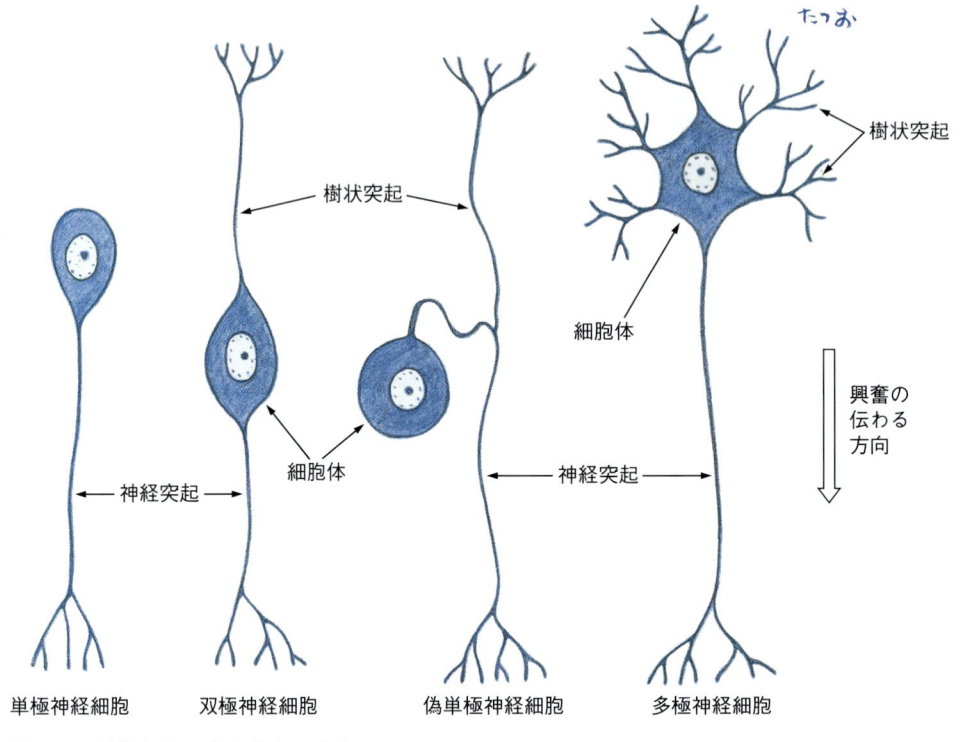

図6-1　神経細胞の基本的なかたち

（単極神経細胞　双極神経細胞　偽単極神経細胞　多極神経細胞）

もともと（発生早期）は双極細胞であったものが発達するにつれて，2本の突起の根もとが近づいて，一緒になってしまった神経細胞を**偽単極神経細胞**という．突起のさきは2本に分かれたままで，機能的には双極細胞となんら変わりはない．この形の細胞は，脊髄神経節の神経細胞や，脳神経の知覚性の神経節（三叉神経節など）の細胞にみられる．

多極神経細胞は，1本の軸索と2本以上の樹状突起をそなえるものをいう．腸の壁の中や網膜には，軸索突起のない神経細胞もある．樹状突起は，多いものでは20本以上ある．細胞体は，錐体形，星形などさまざまである．多極神経細胞はもっともふつうにみられる形の神経細胞で，そのよい例が大脳皮質の錐体細胞である．

偽単極神経細胞 pseudounipolar nerve cells.

多極神経細胞 multipolar nerve cells.

> 神経細胞の全体の形を観察するには，カミロ・ゴルジ（13頁）が考察した銀染色法（**鍍銀法**）が有用である（図6-2, 353頁）．この染色では，脳の中の一部の神経細胞が突起の先まで黒染されてくる．したがって，厚目の切片標本をつくると，神経細胞の全体の姿が黒い影絵のように美しく映し出される．このほか，今ではトレーサー標識法や免疫染色法でも観察が可能である．

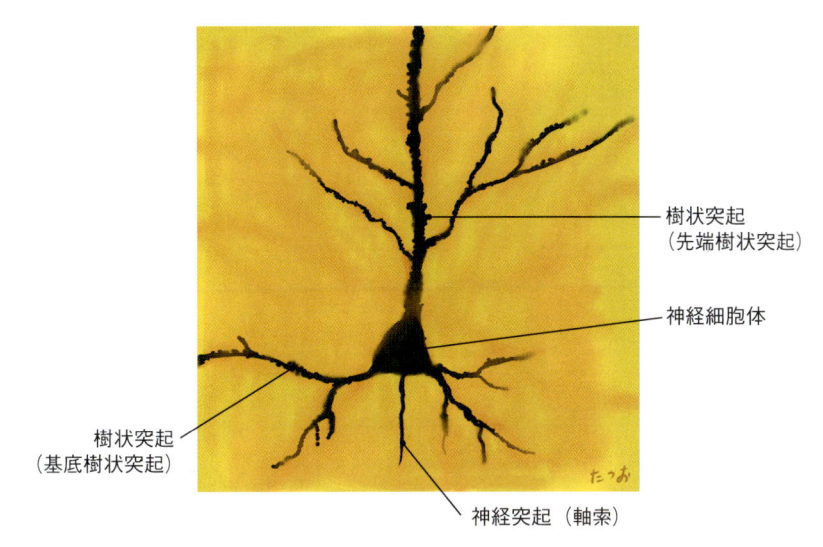

図6-2 ゴルジの鍍銀染色で黒染された神経細胞（ネコ，大脳皮質の大錐体細胞）（×200）

B. 神経細胞の構造

　神経細胞は，大きさも形も実にさまざまである．一般に細胞体の直径は20〜50μmほどだが，大きいものでは100μmに及ぶもの（大脳皮質の錐体細胞や小脳のプルキンエ細胞など）があり，小さいもの（小脳の果粒細胞など）は数μmにすぎない．突起の長さもさまざまで，長いものでは1mにも及び，短いものでは数μmにすぎない．

　神経細胞の核は大きく球形で，細胞体のほぼ中央に位置している．クロマチンがまばらなので，明るい核にみえる．一般に，大きく明瞭な核小体が1個存在する．細胞体の細胞質は豊かで，ヘマトキシリン-エオジン染色では紫色に淡く染まってみえる．

　トルイジンブルーなどの塩基性色素で染色した標本では，細胞体のところどころに紫色に染まる斑紋状の領域がみとめられる（図6-3）．これを発見者の名にちなんで，**ニッスル小体**とよんでいる．細胞体がこの小体のために，ちょうど虎の皮のまだら模様のようにもみえるので虎斑物質という名もある．ニッスル小体は細胞体だけでなく樹状突起の中にも存在するが，軸索（神経突起）の中にはみとめられず，その起始部からも遠のいている．このニッスル小体を欠く部分を，**軸索小丘**という．ニッスル小体を電子顕微鏡で観察すると，粗面小胞体とリボゾームが密に集まった領域であることがわかる（図6-4，図6-5）．ニッスル小体のあいだには，発達したゴルジ装置が複数みとめられる．ミトコンドリアも豊富である．

ニッスル小体 Nissl bodies. この構造の発見者 Franz Nissl (1860-1919) は，ドイツの精神病学者．

軸索小丘 axon hillock. または起始円錐ともいう．

86　第6章　神経組織

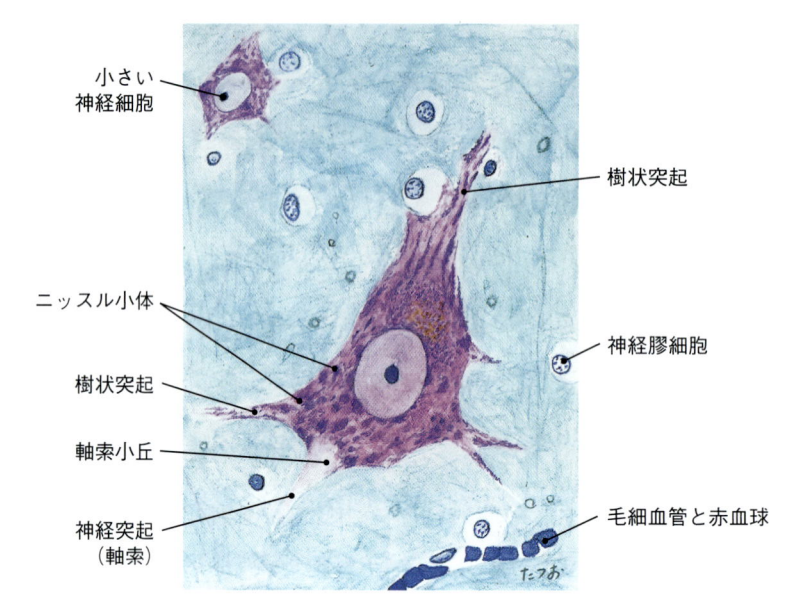

図6-3　神経細胞（ヒト，大脳皮質）（クリューヴァー-バレラ染色）（×500）
神経細胞の中のニッスル小体がクレシルバイオレットという塩基性色素によって紫色に染まっている．神経突起にはニッスル小体がみとめられない．

> ニッスル小体の存在は，ニューロンの活発な蛋白質合成を示すものである．ニッスル小体は，いろいろな疾患で神経細胞の細胞体や突起が障害を受けると，分散して消失してしまうことが知られている．この現象を**虎斑融解**という（図6-19）．

神経細胞に鍍銀染色をほどこすと，細胞体内に銀に染まった微細線維をみとめることができる．これを神経原線維という．電子顕微鏡でみると神経細胞内には**ニューロフィラメント**と**神経細管（ニューロチューブル）**という線維状の構造をみるが，これらの束をなしたものが，銀で染まる神経原線維にあたると考えられる．

ニューロフィラメント neurofilaments.
神経細管 neurotubules.

> ニューロフィラメントは中間径フィラメント（19頁）の一種で，細胞骨格として細胞体や突起の形態維持に役立っている．一方，神経細管は一般の細胞にみられる微細管（17頁）と同一のもので，神経細胞内の小胞や物質の輸送に役立っている．とくに神経細胞の突起の中では神経細管は，モーター蛋白質の足場としてレールのような役割をになっている．実際に軸索の中では，細胞体から終末部への物質の輸送（**順行性の軸索輸送**）と，その逆方向の輸送（**逆行性の軸索輸送**）がおこなわれている（図6-6）．そのさい，順行性軸索輸送にはキネシンという分子が，逆行性軸索輸送にはダイニンという分子が関与することもわかってきている．

軸索輸送 axonal transport.

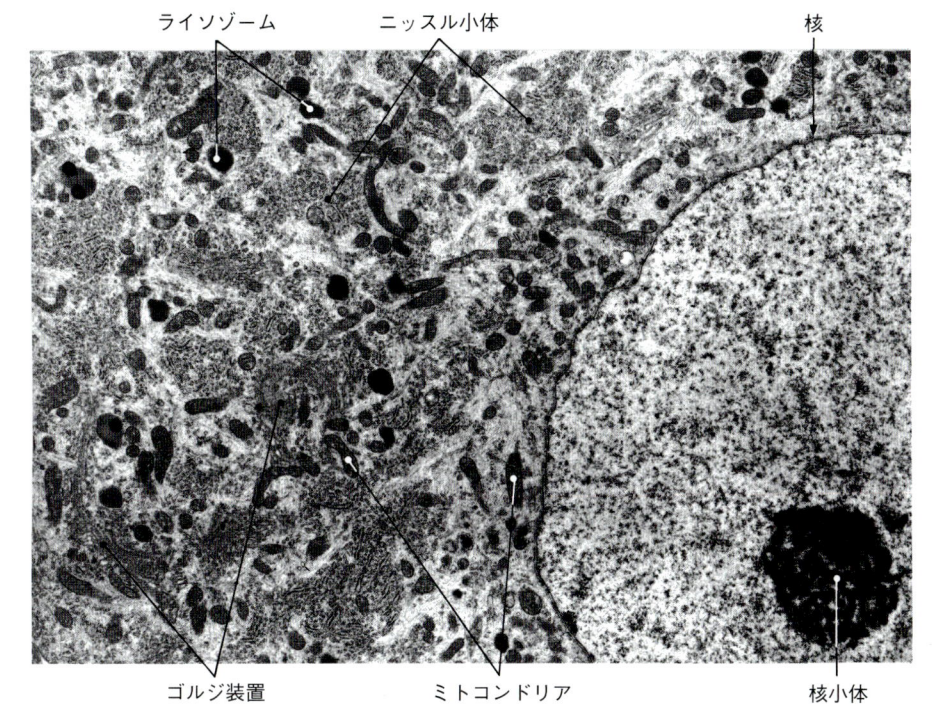

図 6-4 神経細胞の透過電子顕微鏡写真（ラット脊髄神経節の神経細胞）（×6,300）
神経細胞にはニッスル小体が特徴的である．

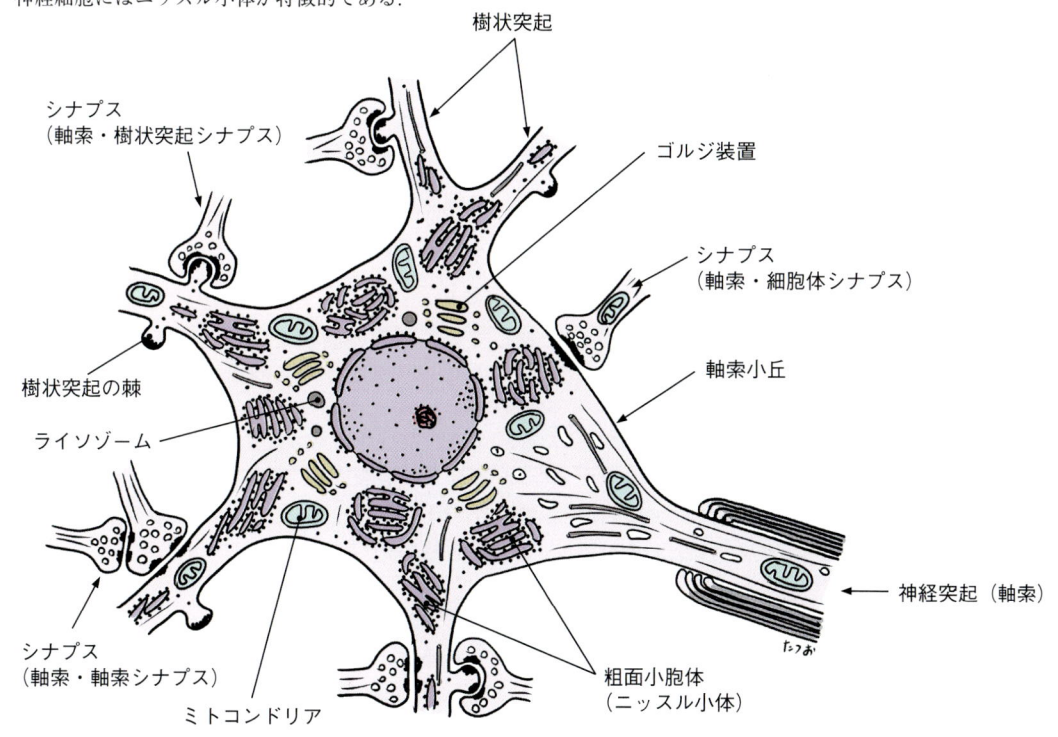

図 6-5 神経細胞の微細構造を示す模型図
多様な形態のシナプス（92頁）にも注意．

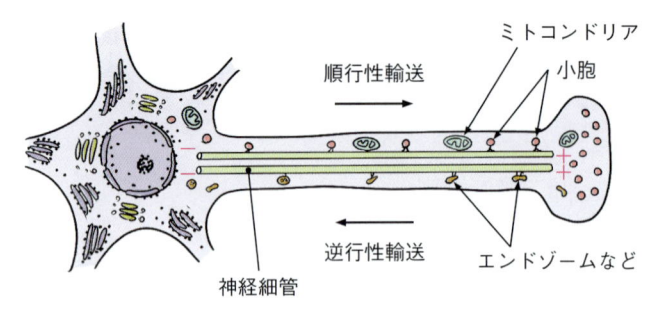

図 6-6 軸索輸送の概念図

2 神経線維の構造

　神経細胞からでている突起のうちで，比較的長いものを**神経線維**という．一般に神経突起であることが多いが，樹状突起のこともある．神経線維は，特別なさやでつつまれている．このうち髄鞘とよばれる特殊な厚いさやにつつまれているものを有髄神経線維，つつまれていないものを無髄神経線維という．

神経線維 nerve fibers.

■ A. 有髄神経線維

　有髄神経線維を特徴づける**髄鞘**は，ミエリンとよばれるリン脂質を成分とするさやで，中枢神経系では希突起膠細胞（96頁）が，末梢神経系ではシュワン細胞（98頁）が，神経細胞の突起のまわりに自分の細胞膜を何重にもまいて，つくったものである（図6-8，図6-10）．したがって電子顕微鏡でみると，髄鞘は軸索のまわりを同心円状にとり囲む層板構造をしている．ここでは細胞質は完全に排除され，重なり合う細胞膜が密着してミエリンの層板をつくっている．

有髄神経線維 myelinated nerve fibers.
髄鞘 myelin sheath.

> このように髄鞘はリン脂質を主成分とするため，ふつうのパラフィン切片標本では標本作製の過程でミエリンがアルコールなどに溶解し，軸索をとりまく円筒状の抜けがらのようになっている（図6-7）．したがって，髄鞘をはっきり染めるには特別な染色が必要とされる．

　髄鞘は神経線維の全長において，一定の間隔でとぎれている．このとぎれ目を，**ランヴィエの絞輪**という．この部分を電子顕微鏡でみると，髄鞘がランヴィエの絞輪の両側で消失し，軸索が露出しているのがわかる．つまり，絞輪部では軸索が組織液に直接接している．

ランヴィエの絞輪 node of Ranvier.
この構造の発見者 L. Ranvier（1835-1922）はフランスの解剖学者．

　このようにランヴィエの絞輪から次の絞輪までが1つの髄鞘にあたり，この

② 神経線維の構造　89

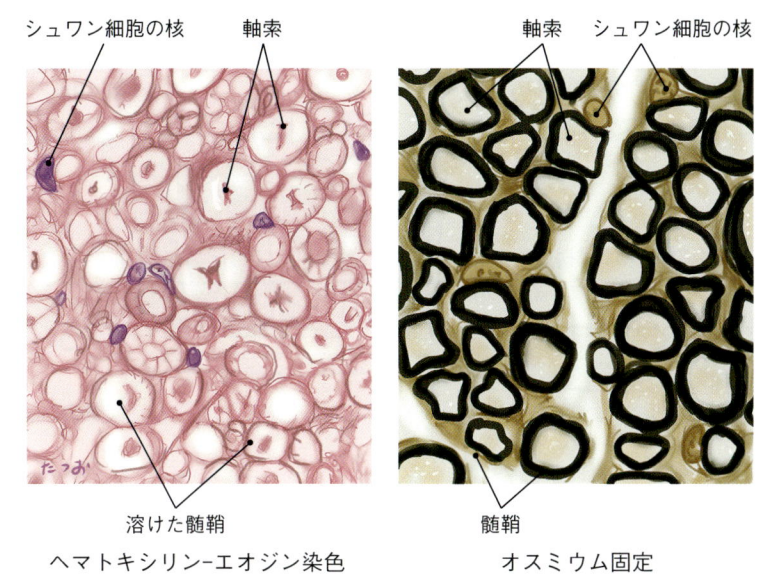

図 6-7　有髄神経線維の光学顕微鏡像（×600）

ヘマトキシリン-エオジン染色／オスミウム固定

〈末梢神経の有髄神経線維〉　〈中枢神経の有髄神経線維〉

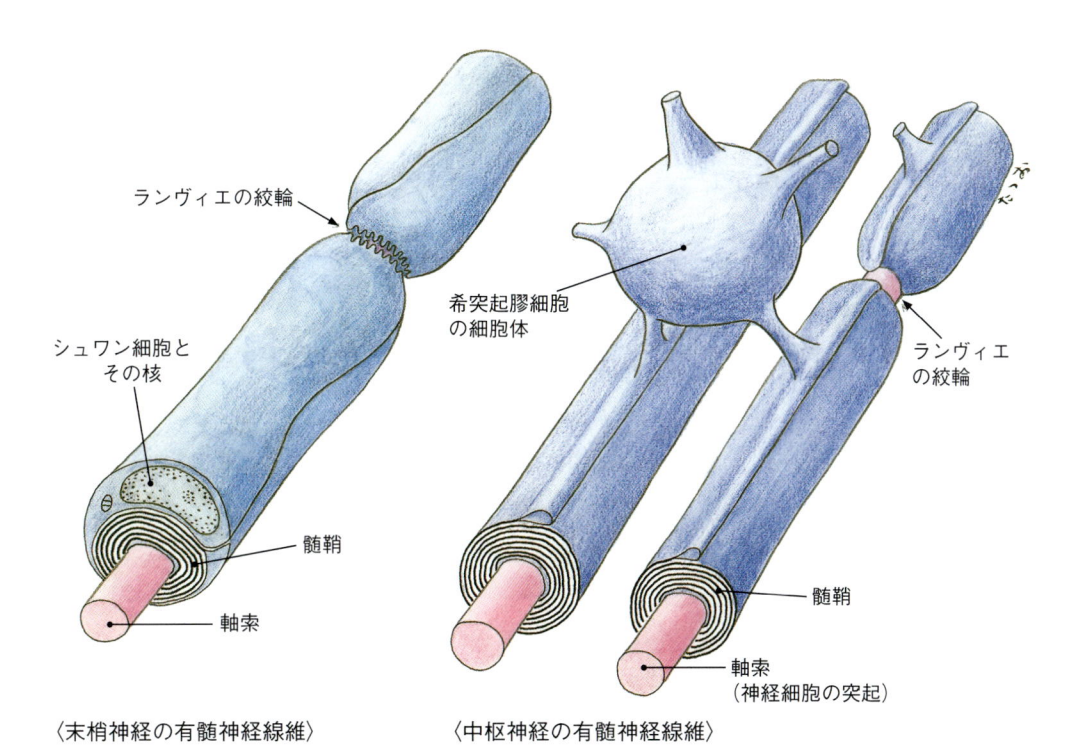

図 6-8　有髄神経線維の構造を示す立体模型図
　末梢神経と中枢神経では髄鞘をつくる細胞が異なっていることに注意.

〈有髄神経線維〉

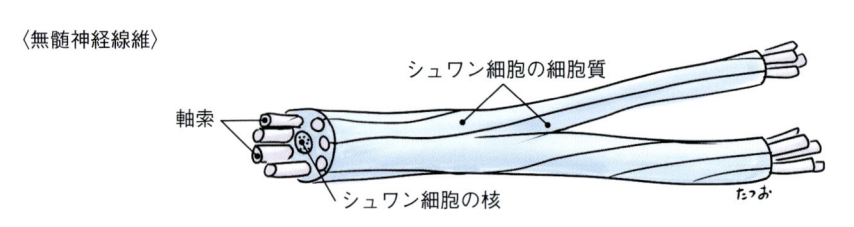

図 6-9　末梢神経の有髄神経線維と無髄神経線維の模型図
　上図の有髄神経線維の右側は、シュワン細胞の髄鞘をほどいて示したものである．

部分を**絞輪間節**とよぶ．絞輪間節の長さは 0.08〜1 mm とさまざまだが、同一の神経線維ではその長さはほぼ一定している．

　髄鞘は神経線維の絶縁物としての役割とともに、電気生理学的に重要な役割を演じている．つまり、有髄神経線維では電気的な興奮は軸索の表面を連続的に伝わるのではなく、絞輪から絞輪へと跳躍しながら伝わることが知られている．これを**跳躍伝導**という．したがって興奮が連続的に伝えられる無髄神経線維とでは、伝導速度に著しい差がある．一般的に有髄神経線維では 3〜100 m/秒であるのに対し、無髄神経線維の伝導速度は 0.5〜2 m/秒にすぎない（後述）．

　　末梢神経系の有髄神経線維では、絞輪間節の髄鞘がところどころでとぎれていることがある．この部分を**シュミット-ランターマンの切痕**という（図6-9）．電子顕微鏡でみると、髄鞘をつくるミエリンの層板がこの部分で局所的に離開して、シュワン細胞の細胞質があいだに挟まっている．さらに末梢神経系の有髄神経線維では、髄鞘の外側にシュワン細胞の細胞質がさや状にとりまいている．このさやを**シュワン鞘**とよぶことがある．

絞輪間節 internodal segment. 髄鞘節ともいう．

跳躍伝導 saltatory conduction.

シュミット-ランターマンの切痕 incisure of Schmidt-Lanterman. アメリカ人の Schmidt（1874）が見出し、Lanterman（1877）が確認したのでこの名がある．

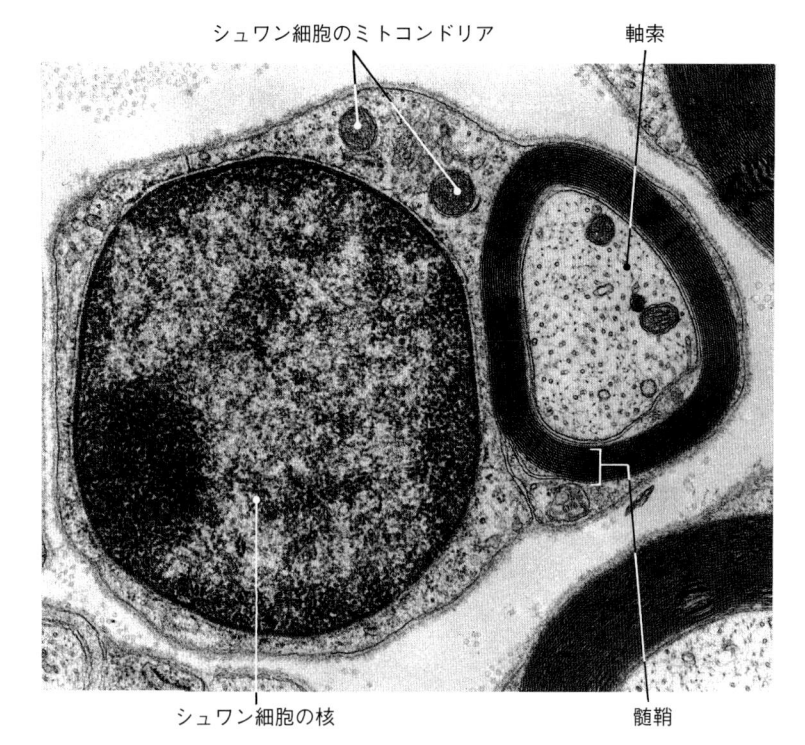

図6-10 末梢神経の有髄神経線維の透過電子顕微鏡写真（マウス，坐骨神経）
（×18,000）

一方，中枢神経系の有髄神経線維は希突起膠細胞がつくるために，シュミット-ランターマンの切痕もシュワン鞘も存在しない．

B. 無髄神経線維

髄鞘をもたない神経線維を，**無髄神経線維**という．一般に無髄線維という場合は，末梢神経系の無髄線維をさすことが多い．この末梢神経系の無髄線維は，数本の神経細胞の突起がシュワン細胞によって束ねられてできている（図6-9，図6-11）．

無髄神経線維 unmyelinated nerve fibers.

C. 末梢の神経線維の生理学的な分類

末梢神経の神経線維は，その径の太さと伝導速度により，A線維，B線維，C線維の3種類に区別される．A線維は直径3〜20μmの太い有髄神経線維

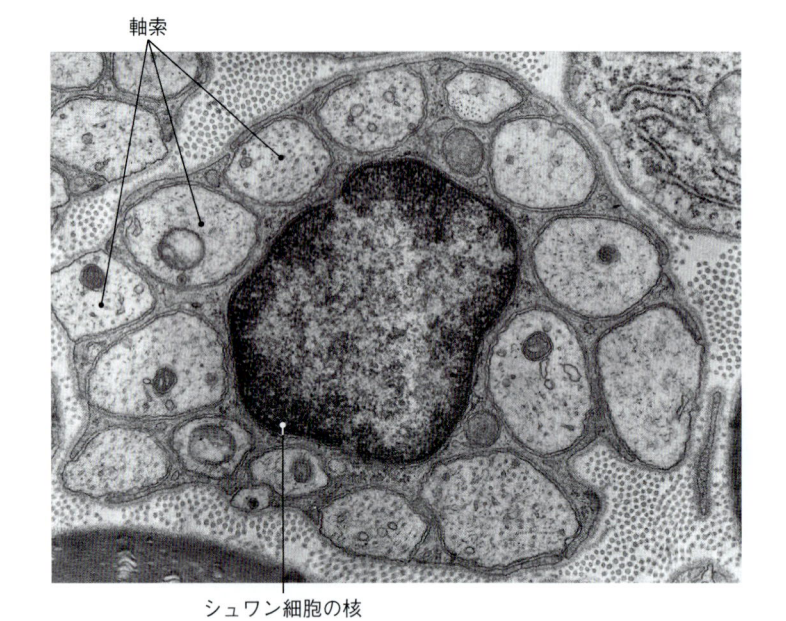

図6-11 末梢神経の無髄神経線維の透過電子顕微鏡写真（マウス，坐骨神経）（×11,100）

で，伝導速度は15〜120m/秒を示す．このA線維はさらに太さによって，α，β，γ，δに分けることができる．このうち，α，γは主に運動性，β，δは知覚性の線維である．B線維は，直径1〜3μm，伝導速度3〜15m/秒の有髄神経線維をいう．交感神経節前線維がこれに属する．C線維は細い無髄線維で，その伝導速度は0.5〜2m/秒のものをいう．この中には末梢の自律神経線維と，おもに痛覚などの細い知覚神経がある．

3 シナプス

ニューロンは，神経突起の先端（終末部）で他のニューロンや効果器の細胞に興奮を伝達する．このように興奮を伝える部位の特殊な構造を，**シナプス**とよぶ（図6-5）．一般にシナプスにおける興奮伝達は，**神経伝達物質**とよばれるものを介しておこなわれる．つまり，この伝達物質がシナプスの一側の細胞から放出されることにより，他側の細胞の興奮がひき起こされる．放出される化学的伝達物質はニューロンの種類によって異なっており，その性状によって，神経をコリン作動性，アドレナリン作動性，セロトニン作動性，ペプチド作動性ニューロンとよぶことがある．

シナプス synapse.

神経伝達物質 neurotransmitter.

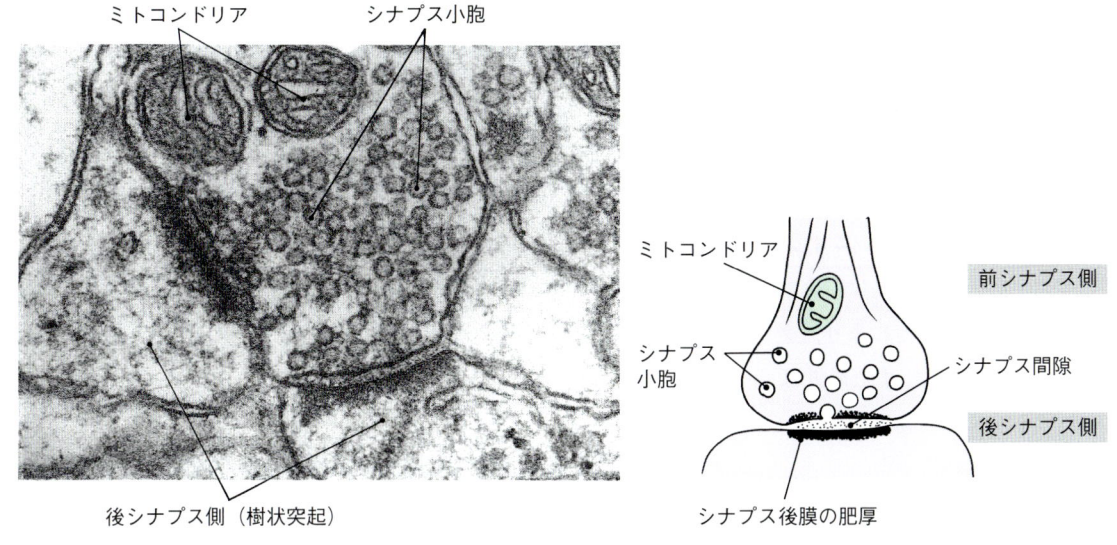

図 6-12 シナプスの透過電子顕微鏡写真（ラット，大脳皮質）（×72,000）と模型図
（写真は岩手医科大学 高塩 稔氏撮影, 1989）

　現在では，神経伝達物質は100種以上も知られている．これらは，①低分子の伝達物質，②神経ペプチド，③ガス状物質に大別される．このうち低分子伝達物質には，アセチルコリンのほか，グルタミン酸やグリシンのようなアミノ酸，さらにセロトニンやカテコールアミン（アドレナリンやノルアドレナリン）のような生体アミンが知られている．また，神経ペプチドには，VIP，P物質，エンケファリンなどが，ガス状物質としてはNOやCOが知られている．

　シナプスで興奮を与えるがわを**前シナプス側**，興奮を受けとるがわを**後シナプス側**という（図6-12）．前シナプス側の神経終末には，ミトコンドリアと多数の球形の小胞がみられる．この小胞を**シナプス小胞**という．この小胞の中に神経伝達物質がつまっており，興奮が伝わるとその物質がシナプス間隙に開口放出されて，後シナプス側の形質膜の興奮をひき起こす．

　シナプスはニューロンとニューロンのあいだに限らず，ニューロンと標的細胞のあいだにもみられる．その代表として，ニューロンと骨格筋細胞とのあいだにみられる運動終板があげられる（75頁）．末梢神経の神経終末については，あとで別に述べる（99頁）．

シナプス小胞 synaptic vesicles.

4 中枢神経系の支持細胞—神経膠細胞

　中枢神経系において，神経細胞やその突起の支持や栄養にあずかる細胞を**神経膠細胞**（あるいは**グリア細胞**）という．その数は神経細胞よりはるかに多く，ヒトの脳では神経細胞の約10倍あるといわれている．グリア細胞は，ふつうのヘマトキシリン-エオジン染色の標本では，小さな核が染色されるだけで，その形を知ることはできない．しかし，特別な鍍銀法で染めるか，電子顕微鏡で観察することにより，グリア細胞を次のように何種類かに分けることができる（図6-13）．また最近は，それぞれのグリア細胞を免疫組織化学的に染めわけるマーカー物質もいろいろ知られてきている．

神経膠細胞（グリア細胞）glial cells.

1. 星状膠細胞（アストログリア）

　ゴルジ鍍銀法という方法で星形の細胞として染色されるグリア細胞を**星状膠細胞**という．神経膠細胞の中でもっとも大きい細胞で，明るい大きな核をも

星状膠細胞（アストログリア）astrocytes.

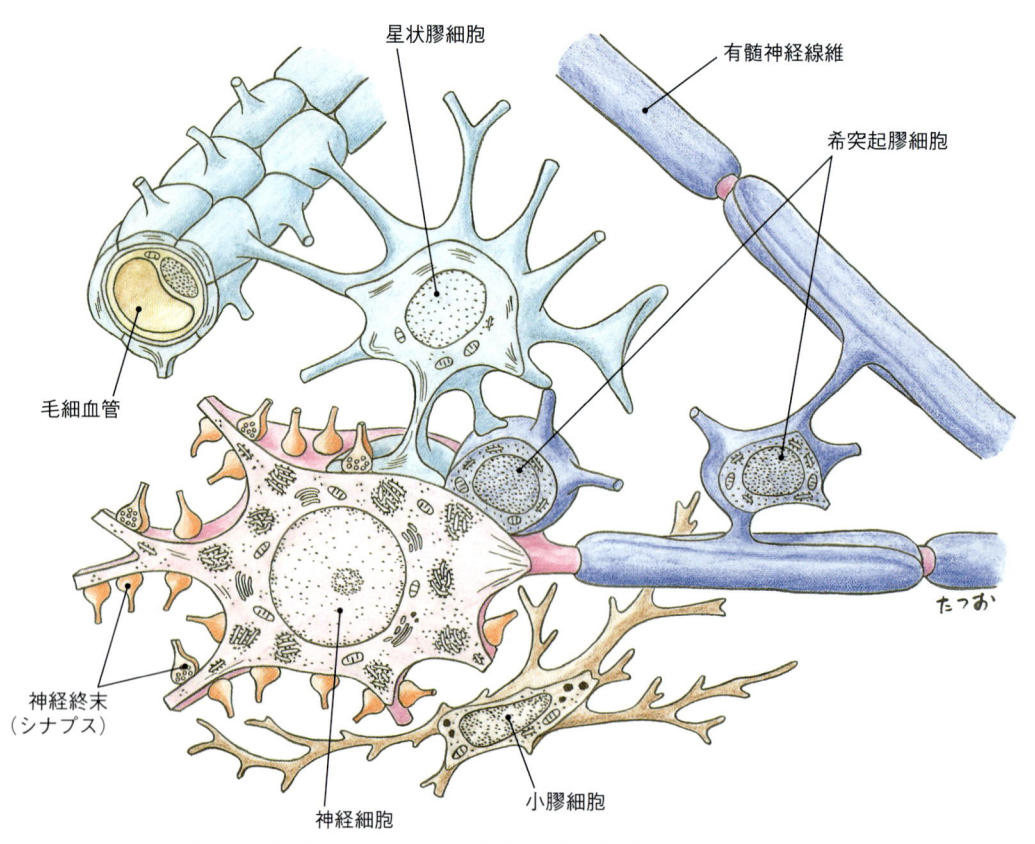

図6-13　神経膠細胞と神経細胞および血管との関係を示す模型図

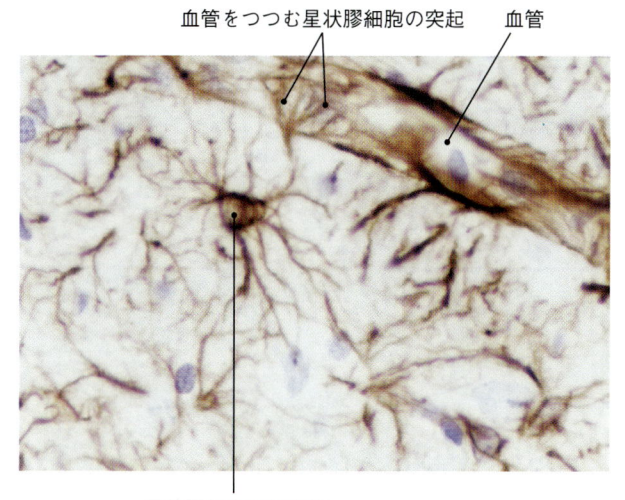

図6-14　GFAPというマーカー蛋白質の抗体で免疫染色した星状膠細胞（ラット）（×600）

（上部写真ラベル：血管をつつむ星状膠細胞の突起、血管、星状膠細胞の細胞体）

つ．この細胞は，多数の線維状あるいは膜状の細胞質突起を伸ばしている．電子顕微鏡で観察すると，中間径フィラメント（この場合はグリオフィラメント）を細胞質にたくさんもっているのが特徴である（図6-15）．

> グリオフィラメントの主成分であるグリア線維酸性蛋白質（GFAP）は，星状膠細胞を免疫組織化学的に染色するさいの代表的なマーカー物質である（図6-14）．

星状膠細胞の突起は，血管の壁に接して突起を拡げ，血管をつつみ込むさやをなす．また脳や脊髄の表層では，軟膜（結合組織）の直下でその突起を拡げ，神経細胞を外界とへだてている．つまり中枢神経系は，ちょうど全体が星状膠細胞の突起（グリア境界膜）にすっぽりつつまれた環境にあるといえる．

血管の中や，くも膜下腔に色素を注入しても，脳実質にはほとんど色素がはいり込まない．このような現象は，**血液脳関門**とか**髄液脳関門**とかよばれるものを想定して説明されている．この関門の実体は，前述の星状膠細胞の突起が，中枢神経系のバリケードの役割をしているためと考えられる．星状膠細胞は，このように血管や脳の表面に突起を伸ばす一方で，神経細胞に対しても突起を伸ばしている．こうした関係から星状膠細胞は，中枢神経組織，とくに神経細胞と血液のあいだの物質の輸送にあずかっている．

> 星状膠細胞は，血管からグルコースをとり込みグリコーゲンとしてたくわえることができるので，このグリコーゲンの代謝物（ピルビン酸や乳酸）を必要に応じてニューロンに供給している．そのほかに，アミノ酸

血液脳関門 blood-brain barrier.

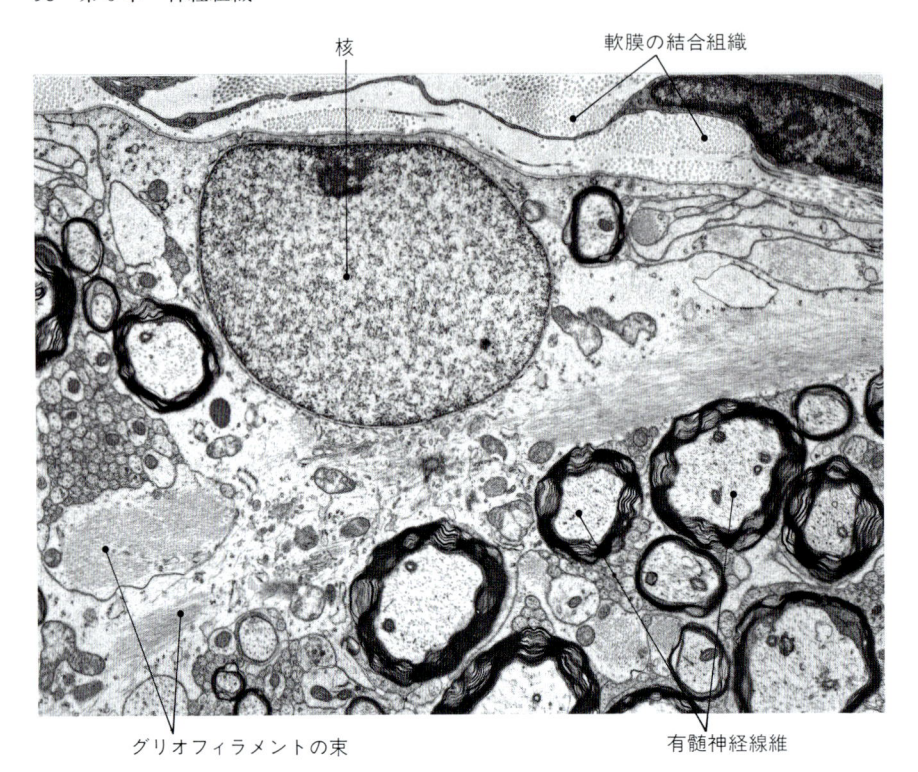

図6-15　星状膠細胞の透過電子顕微鏡写真（ラット，脊髄）（×8,400）
（岩手医科大学 大井光子氏撮影, 1989）

などの栄養物を合成し，ニューロンに供給するのも星状膠細胞の役割である．またニューロンの周囲のイオン環境の維持にも役立っている．

2. 希突起膠細胞（オリゴデンドログリア）

　星状膠細胞よりはるかに小型で，その突起の数も少ないグリア細胞を**希突起膠細胞**という．希突起膠細胞を電子顕微鏡でみると，まるいクロマチンの豊富な核と少量の暗調な細胞質が特徴的である（図6-16）．この細胞は，灰白質では神経細胞体の表面に接してみられることが多く，白質では有髄神経線維のあいだにみとめられる．この希突起膠細胞は，**中枢神経系における髄鞘の形成**にあずかっている．そのさい，1個の希突起膠細胞は同時に数本の軸索に髄鞘を与えることができる（図6-8）．

3. 小膠細胞（ミクログリア）

　特別な鍍銀染色（リオ-オルテガの炭酸銀鍍銀法）をすると，不規則な形を

希突起膠細胞（オリゴデンドログリア）
oligodendroglia.

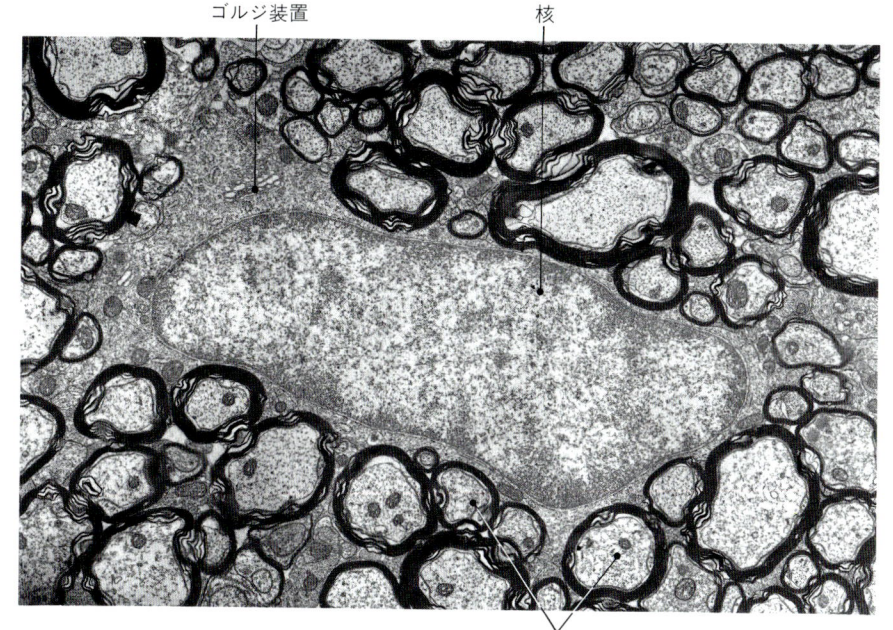

ゴルジ装置　　　　　核

有髄神経線維

図6-16　希突起膠細胞の透過電子顕微鏡写真（ラット，脊髄後索）（×7,600）
（岩手医科大学　佐々木真理氏撮影，1989）

した小さな細胞をみとめることができる．この細胞を，**小膠細胞**とよぶ（図6-17）．正常時では，この細胞は灰白質と白質とを問わず均等に分布している．外傷や脳軟化などで脳組織が損傷をうけると，損傷部位に小膠細胞が集まってきて，損傷ニューロンの細胞体をとり囲む．またニューロンが変性におちいると，マクロファージのような食作用をおこなうことがわかっている．このように，小膠細胞は中枢神経系の炎症反応とその修復に関与するものと思われる．

小膠細胞（ミクログリア）microglia.

4. 上衣細胞

　一般には上述した3種類の細胞をグリア細胞というが，広義には**上衣細胞**という細胞もグリア細胞に含められる．上衣細胞は，脳室系（脳室と脊髄中心管）の表面をおおう細胞で，単層立方ないし単層円柱状の細胞配列をとっている．脳室面には，線毛を出していることが多い．また，この細胞の多くは基底部から長い突起（上衣線維）を出している．

上衣細胞 ependymal cells.

　　上衣細胞は脈絡叢とよばれる部分では，基底面が毛細血管網に接した典型的な単層立方上皮となる．この部分の上衣細胞は脈絡叢上皮細胞とよばれ，脳脊髄液の産生をおこなっている．

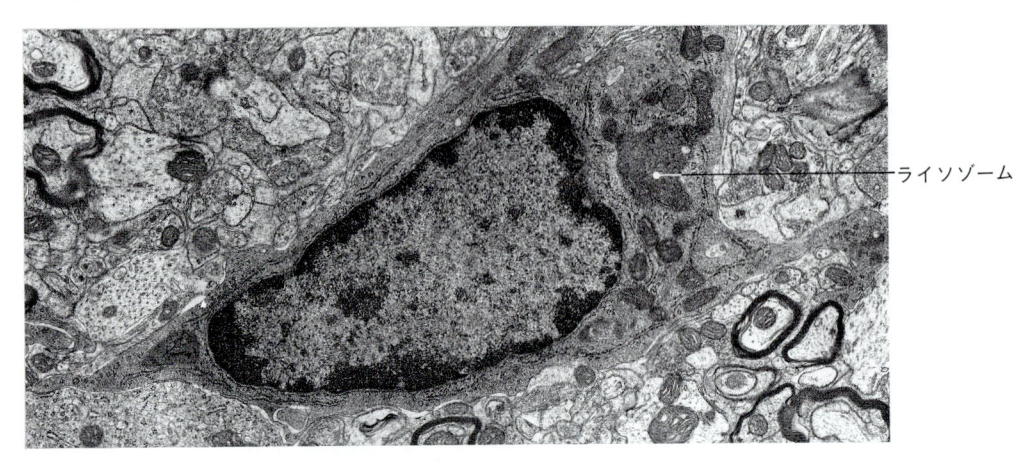

図6-17　小膠細胞の透過電子顕微鏡写真（ラット，大脳皮質）（×10,500）
（岩手医科大学 髙塩 稔氏撮影, 1989）

ライソゾーム

5 末梢神経系の支持細胞

末梢神経系においては，外套細胞とシュワン細胞が神経膠（グリア）細胞の役割を演じている．

1. 外套細胞

脊髄神経節や交感神経節の神経細胞の細胞体を，マント（外套）をかけるようにとり囲んでいる細胞を**外套細胞**（または**衛星細胞**）という．通常，1個の神経細胞体をたくさんの外套細胞がとりまいている．外套細胞は，神経細胞の栄養や支持にあずかると考えられている．

外套細胞 Mantelzellen（ドイツ語，Mantelは外套の意）．ふつう英語では，satellite cells（衛星細胞）という語を用いる．

2. シュワン細胞

末梢神経系において，神経線維をつつむ支持細胞を**シュワン細胞**という．この細胞はすでに述べたように，有髄神経線維の髄鞘をつくっている（88頁）．また，無髄神経線維を細胞質で1本ずつ別々につつみ込んでいる．シュワン細胞は，このようにして，神経線維の保護や栄養にあずかっている．

シュワン細胞 Schwann cells. この細胞の発見者 Theodor Schwann（1810-82）は，動物のからだが細胞から構成されること（細胞学説）をとなえた，ドイツの偉大な動物学者．

6 末梢神経の構造

末梢神経系では，これまで述べた神経線維が束ねられて神経線維束をつくっている（図6-18）．まず，シュワン細胞につつまれた有髄ないし無髄の神経線維は，**神経内膜**という名の繊細な結合組織におおわれている．この神経内膜に

神経内膜 endoneurium.

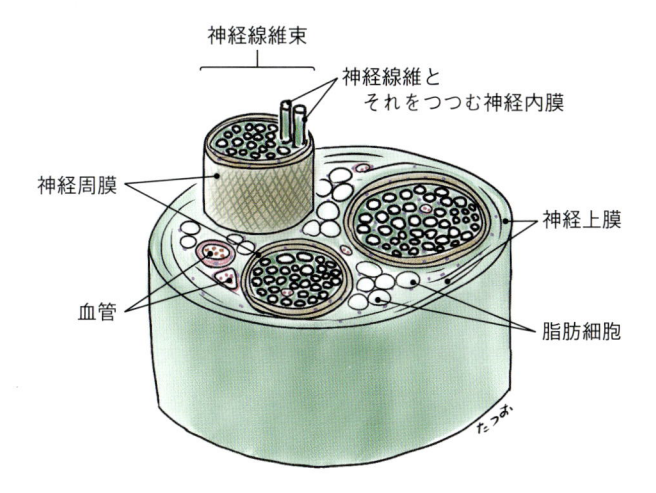

図6-18 神経の被膜の模型図

つつまれた神経が数本から数十本集まると，**神経周膜**という膜状の細胞の層でつつまれる．細い神経では1つの神経周膜でまとめられたものが，太い神経ではこうした線維束がさらに何本か集まって，全体が比較的ゆるい結合組織で束ねられる．この結合組織を**神経上膜**という．こうしてできた神経線維の束が，肉眼解剖学でいう**神経**にあたるのである．

神経周膜 perineurium.

神経上膜 epineurium.

7 末梢神経の終末装置

末梢神経の終末は，**遠心性終末**と**求心性終末**とに分けることができる．前者は興奮を中枢から末梢側に向かって伝えるもので，後者は末梢の刺激を中枢に向かって伝えるものである．

1. 遠心性神経終末

遠心性の神経線維には骨格筋に分布する体運動神経と，腺，脈管，平滑筋などに分布する自律神経がある．このうち，体運動神経の線維が骨格筋細胞の表面で運動終板をつくることはすでに前章で述べた．自律神経の終末は，それぞれの器官の中で広い線維網（神経終末網）をつくっており，そのところどころで伝達物質を放出している．

遠心性神経終末
efferent nerve ending.

2. 求心性神経終末

求心性の体感覚神経の神経終末は，特別な装置なしに終わっている場合と，

求心性神経終末
afferent nerve ending.

特別な知覚装置をつくっている場合がある．前者は自由終末とよばれ，たいていはこの形で終わっている．特別な知覚装置としては，マイスナーの触覚小体，ファーター-パチニ小体，腱紡錘，筋紡錘など，数種類が知られている（315頁）．

8 神経の変性と再生

神経細胞（ニューロン）は分化の最終段階にある細胞なので，大人の神経組織ではニューロン自身は細胞分裂をすることはない．したがって，外傷や虚血などさまざまな原因でニューロンが損傷をうけて**変性**して細胞死におちいると，ニューロンは補充されずにグリア細胞やシュワン細胞がその部分を埋めることになる．

変性 degeneration.

また，ニューロンの長い突起，すなわち軸索だけが切断されるような場合でも，ニューロンに多くの変化が起こることが知られている（図6-19）．まず，軸索を切断されたニューロンの細胞体ではニッスル小体が分散（**虎斑融解**）して細胞が一時的に大きくなる．切断された部位では，切断端の遠位の軸索は，

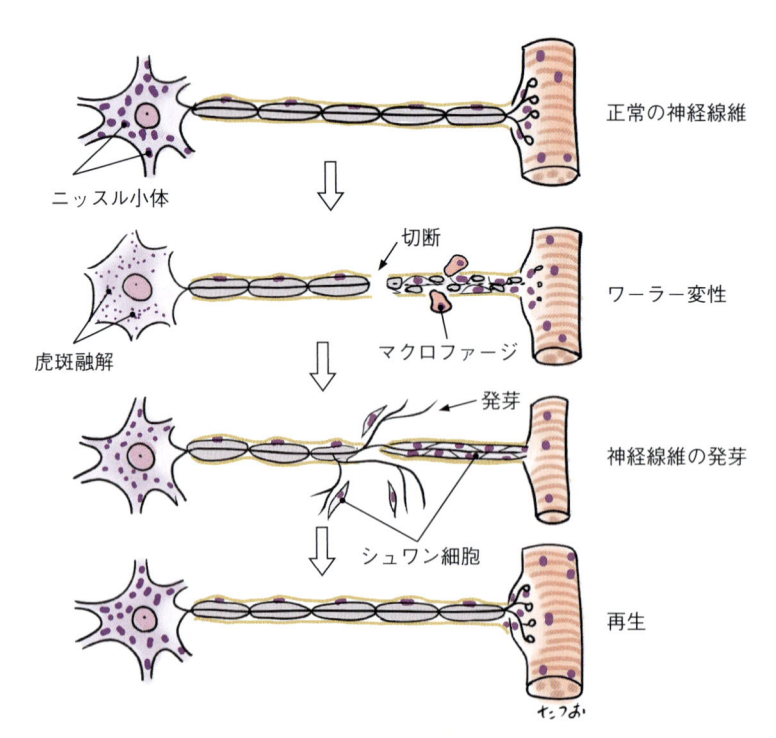

図6-19 神経変性の様子を示す模型図

細胞体と分断されたために変性におちいる(**順行性変性**,または**ワーラー変性**).一方,切断端の近位の軸索は細胞体と連絡を保っているので,多くの場合は生き残って,そこから植物が芽をだすように新しい突起が何本も伸びだすようになる(いわゆる発芽).その何本かは,遠位の変性した軸索のあとに残されたシュワン細胞に導かれて,もとの標的器官に向かって再生をすることができる.

> ニューロンによっては,軸索の障害だけでも近位の軸索が再生せずに変性を起こし細胞死にいたることもある(**逆行性変性**).さらに,ときにはシナプスをとびこえて隣接するニューロンが変性を起こすことも知られている(**とびこえ変性**).
>
> 損傷部位の神経線維は,末梢神経系では比較的よく再生するが,中枢神経系ではなかなか起こらないことが古くから指摘されてきた.しかし,近年の研究により,中枢神経での再生の条件が少しずつ明らかにされはじめている.
>
> また,最近は成人の脳組織にもごく限られた場所に**神経幹細胞**とよばれる分裂能をもった幼弱な細胞が存在し,ニューロンやグリア細胞に分化できることがわかってきた.こうした細胞による中枢神経系の再生の研究も,現在,盛んにおこなわれている.

順行性変性 anterograde degeneration (Wallarian degeneration).

逆行性変性 retrograde degeneration.

とびこえ変性 transneuronal degeneration.

神経幹細胞 neural stem cell.

第7章 脈管系

　私たちのからだの中には，血液がすみずみまで流れており，組織への酸素や栄養の補給をおこなうとともに，炭酸ガスや老廃物を取り除いている．血液の流れる通路が**血管**であり，血液の流れを起こすためのポンプが**心臓**にあたる．血管と心臓をあわせて，**血管系**という．

　血液の液性成分は，毛細血管や細静脈の中を流れるときに，血管の外へ滲み出して**組織液**となる．この組織液は再び毛細血管や細静脈の中に取り込まれるが，一部は**リンパ管系**とよばれる別の管系にはいる．

　一般に，血管系とリンパ管系をあわせて，**脈管系**あるいは**循環系**としてあつかう（図7-1）．

血管系 blood vascular system.

リンパ管系 lymphatic vascular system.
脈管系 vascular system.

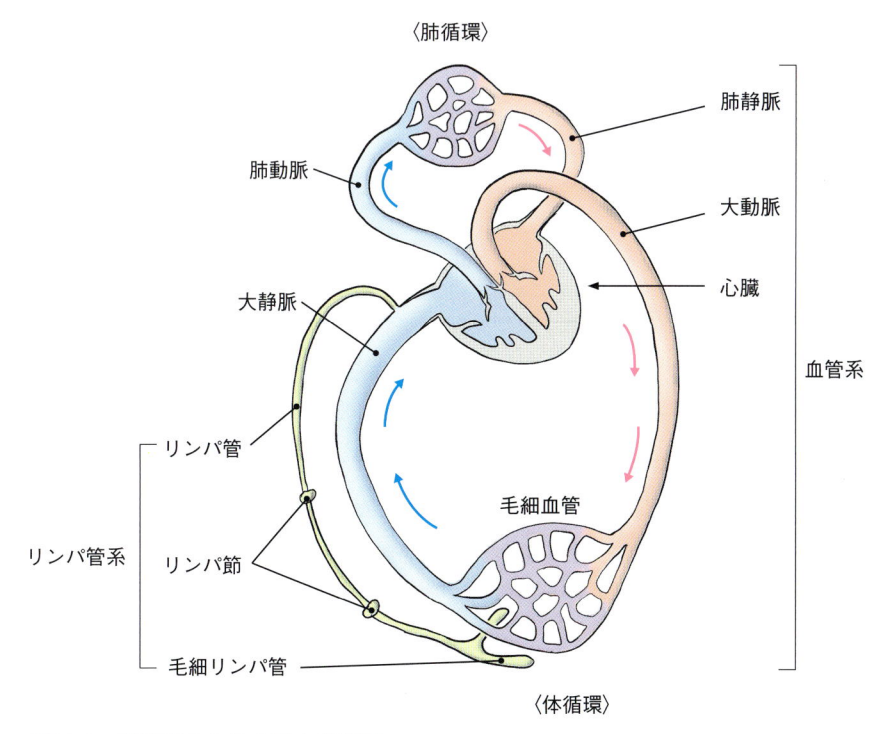

図7-1　循環系の全体を示す模型図
　赤は動脈血，青は静脈血を示す．黄緑色はリンパ．

1 血　管

　心臓から血液を運び出す血管を，**動脈**という．心臓の拍動に応じて脈を打つのでこの名がある．逆に，血液を心臓に運び込む血管を**静脈**という．静脈は脈を打たず，血液の流れる勢いも弱いが，血管内面に弁があり，血液の逆流が起こらないようになっている．

　心臓に連なる太い動脈は，順次枝分かれして細い動脈になってゆき，ついには非常に細い血管の網をつくるようになる．この血管を**毛細血管**という．毛細血管はしだいに細い静脈へ，さらには太い静脈へと合流してゆき，最後には心臓にもどる．

> 　心臓からは大動脈と肺動脈という 2 本の動脈がでており，それぞれ別々に体循環と肺循環をつくっている．体循環は血液をからだのすみずみに送る経路で，肺循環は肺に血液を送る経路である（図 7-1）．

動脈 artery.

1．動　脈

　動脈の壁は内膜，中膜，外膜とよばれる 3 層からなる（図 7-2）．このうち**内膜**は，内皮細胞がつくる単層扁平上皮（とくに**内皮**という）と，それを裏うちする薄い結合組織からできており，**中膜**は平滑筋と結合組織でできている．その外側の**外膜**は，まばらな結合組織でできており，はっきりとした境界はなく周囲の結合組織に移行している．

内膜 tunica intima.
中膜 tunica media.
外膜 tunica externa.
または adventitia.

　これらの 3 層の構造と発達の程度は，動脈の太さによって異なっており，それぞれの特徴となっている（図 7-3）．

1）太い動脈（弾性型動脈）

　一般に，心臓に近い太い動脈（大動脈，腕頭動脈，総頚動脈，鎖骨下動脈，総腸骨動脈，肺動脈など）では，中膜に弾性線維が非常によく発達している（図 7-3）．ここでは弾性線維が平滑筋を板状にはさみ込むように，何十層にも重なりあっている．そのため，太い動脈は**弾性型動脈**ともよばれる．この弾力に富んだ構造は，心臓から血液が拍出されるさいの収縮期圧を緩和させるとともに，拡張期にも一定の血圧を維持することに役立っている．太い動脈では，厚い血管の壁を養うための血管が外膜にみられる．この血管は**"血管の血管"**とよばれている．

弾性型動脈 elastic artery.

2）中ぐらいの動脈（筋型動脈）

　太い動脈から枝分かれした中ぐらいの太さの動脈では，中膜の弾性線維がな

1 血　管　105

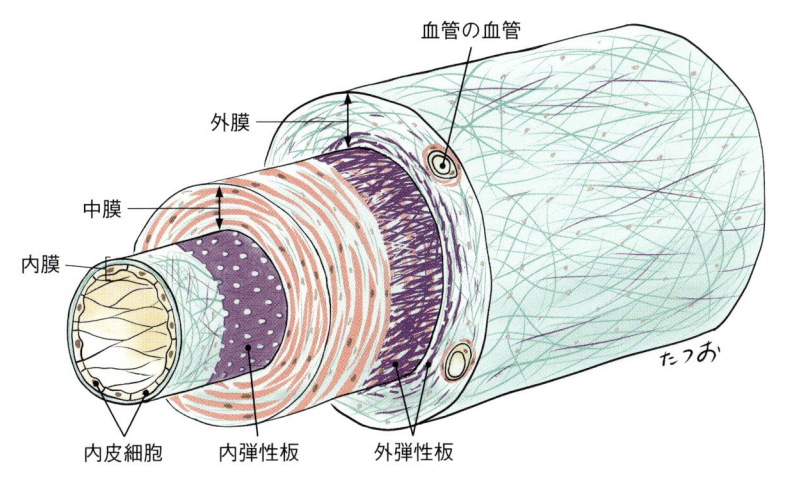

図 7-2　動脈の模型図
　平滑筋は赤で，膠原線維は緑で，弾性線維は紫で描いてある．

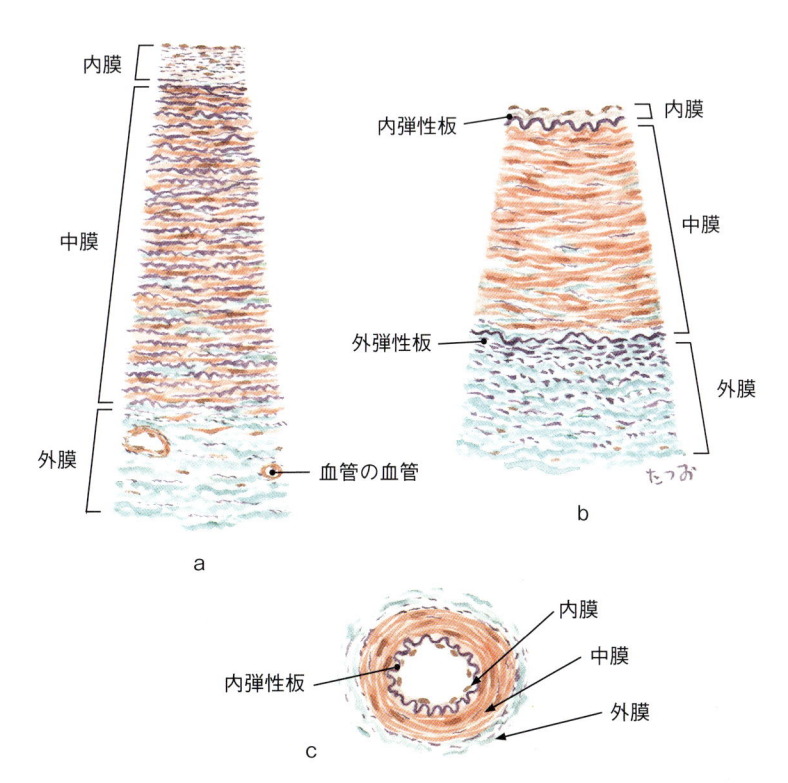

図 7-3　さまざまな太さの動脈壁の横断像
　（アルデヒドフクシン-マッソン-ゴールドナー染色）
　a．太い動脈（弾性型動脈），b．中ぐらいの動脈（筋型動脈），c．小さい動脈と細動脈．

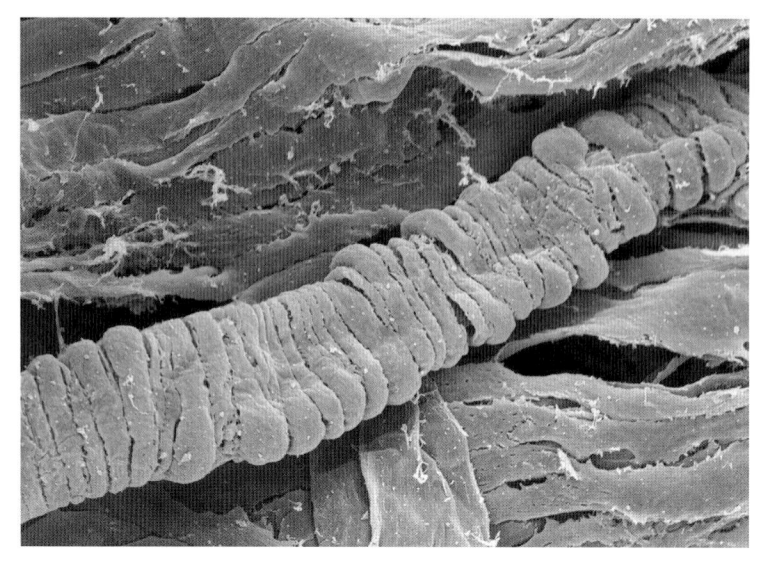

図 7-4　細動脈の走査電子顕微鏡写真（ラット，小腸）（×1,000）
　外膜を取り除いて，中膜の平滑筋が輪状に走る様子をわかるようにしてある．

くなり代わって平滑筋が発達してくる（図7-2，図7-3）．このような血管を，**筋型動脈**とよんでいる．筋型動脈では，内膜と中膜の境界にあたる部分に弾性線維が発達して，**内弾性板**というはっきりとした1枚の膜（弾性線維が膜状になったもの）をつくるのも特徴である．外膜においても，中膜と接するもっとも内側で弾性線維が発達して，数枚の**外弾性板**をつくることが多い．外膜には，神経線維が豊富に分布している．

筋型動脈 muscular artery.

3）小さい動脈と細動脈

　中ぐらいの動脈はさらに枝分かれを続けて小さい動脈になっていくが，さらに枝分かれをすると，肉眼ではみえないようなごく細い血管となる．これを**細動脈**とよぶ（図7-4）．つまり細動脈は，毛細血管になる直前の，動脈系の最後の枝にあたる部分である．これらの血管は，内皮と内弾性板，その周囲を輪状に囲む中膜平滑筋と薄い外膜からなる．細動脈は必要に応じて収縮したり拡張することが可能で，毛細血管への血流の調節に役立っている．

細動脈 arteriole.

2. 毛細血管

　細動脈が分かれた先は，赤血球がちょうど1個通れる程度のきわめて細い血管となる．このような血管を，**毛細血管**という．一般に毛細血管は互いに分岐吻合して，血管の網（毛細血管網）をつくっている（図7-5）．

毛細血管 blood capillary.

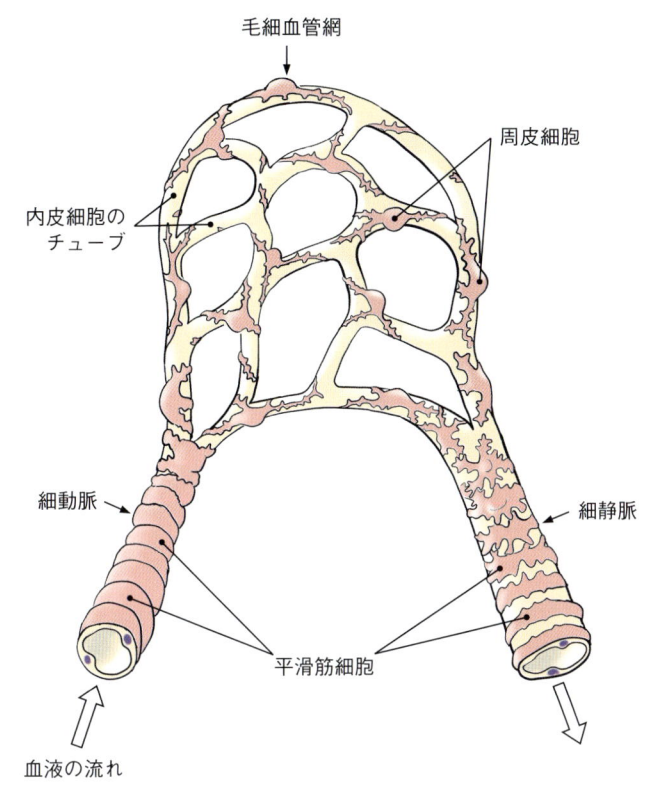

図 7-5 細動静脈と毛細血管の関係を示す模型図

　毛細血管の壁は，単層で扁平な**内皮細胞**と，そのまわりをまばらにとり囲む**周皮細胞**からなっている（図 7-6，図 7-7）．周皮細胞は細動脈の平滑筋と連続しているので，平滑筋と近縁の細胞とも考えられるが，詳しいことはよくわかっていない．

　毛細血管ではその壁を通して，**血液と組織のあいだのガス交換や物質交換が**おこなわれている．

周皮細胞 pericytes.

> 　毛細血管の内皮細胞の構造は，場所によって多少異なっており，これにより毛細血管を大きく 3 つの型に分けることがある（図 7-8）．一般的な内皮細胞は連続的な薄層をなしており，血管壁に孔があいていない．したがって，このような毛細血管は，**連続性毛細血管**とよばれる．一方で，内分泌腺や腎臓に分布する毛細血管では内皮細胞に小さなまるい窓（直径 50 nm 程度）がたくさんあいていることが多い．このような毛細血管を**有窓性（窓あき）毛細血管**とよんでいる．さらに，肝臓や骨髄の毛細血管では管腔が広くなっており，壁には大小の孔があいている．したがってこのような毛細血管は，**洞様毛細血管**とか非連続性毛細血管とよばれる．

連続性毛細血管
continuous capillary.

有窓性毛細血管
fenestrated capillary.

洞様毛細血管
sinusoidal capillary
（非連続性毛細血管
discontinuous capillary）．

108　第7章　脈管系

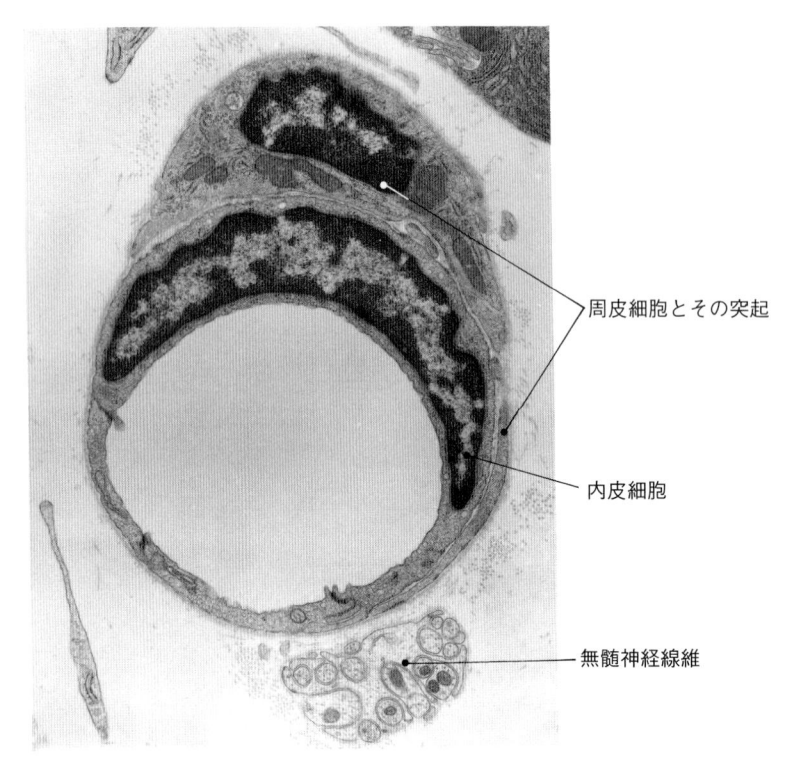

図 7-6　毛細血管の透過電子顕微鏡写真（ラット，膵臓）（×8,500）

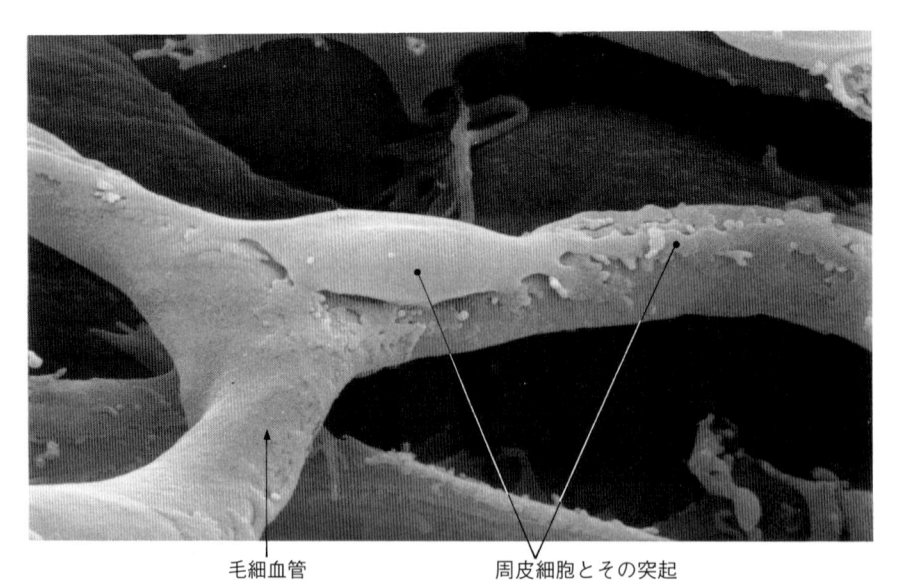

図 7-7　毛細血管の走査電子顕微鏡写真（ラット，胃底腺）（×3,700）
毛細血管のまわりの結合組織を取り除いて外がわから眺めたもの．

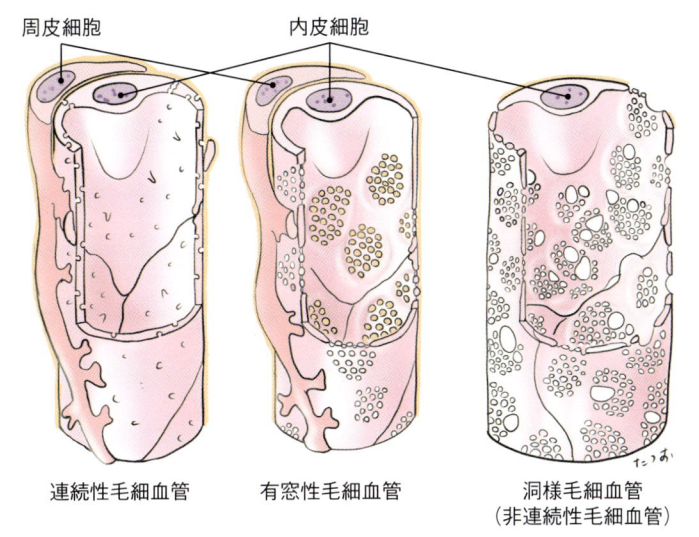

図7-8　さまざまな毛細血管の模型図

連続性毛細血管　　有窓性毛細血管　　洞様毛細血管（非連続性毛細血管）

周皮細胞　　内皮細胞

3. 静　脈

　毛細血管につづいてはじまり（図7-5），心臓にいたるまでの血管を**静脈**という．このうち，毛細血管が集まって最初にできる静脈は**細静脈**とよばれる．とくに毛細血管から移行したばかりの細静脈は**毛細血管後細静脈**とよばれ，血管壁の構造も毛細血管とよく似て内皮と周皮細胞でできている．これが集まって**集合細静脈**になり，小さい静脈に移行する．

> 毛細血管後細静脈は，血管の中で炎症時にもっとも反応しやすい部分である．たとえば細菌感染をした傷口などでは，その近くの毛細血管後細静脈で血管外への血漿の滲み出しが高まり（血管透過性の亢進），白血球が内皮をすり抜けるようになる（白血球の遊出）（123頁）．

　小さい静脈は，さらに集まって太い静脈へと移行していく．これらの静脈の壁も原則として，内膜，中膜，外膜の3層からなるが，動脈にくらべて壁の厚さが薄く，弾性線維と平滑筋も少ないのが特徴といえる（図7-9）．静脈壁の構造は，その分布する部位によって多少異なっている．たとえば下半身の静脈は，上半身のものにくらべて，平滑筋がよく発達して管壁がやや厚い．

　静脈の**内膜**は単層で扁平の内皮細胞と，その下の薄い結合組織でできているが，太い静脈では縦走する平滑筋線維も含まれる．管径が15〜20μm以上の静脈では，内膜がひだ状に伸び出して，**静脈の弁**をつくっている（図7-10）．この弁は血液の逆流を防ぐ仕掛けで，四つ足の動物では頭頸部と四肢によく発達している．直立姿勢のヒトでは，頭頸部の静脈の弁が退化している．

静脈 vein.

細静脈 venule.

毛細血管後細静脈 postcapillary venule.

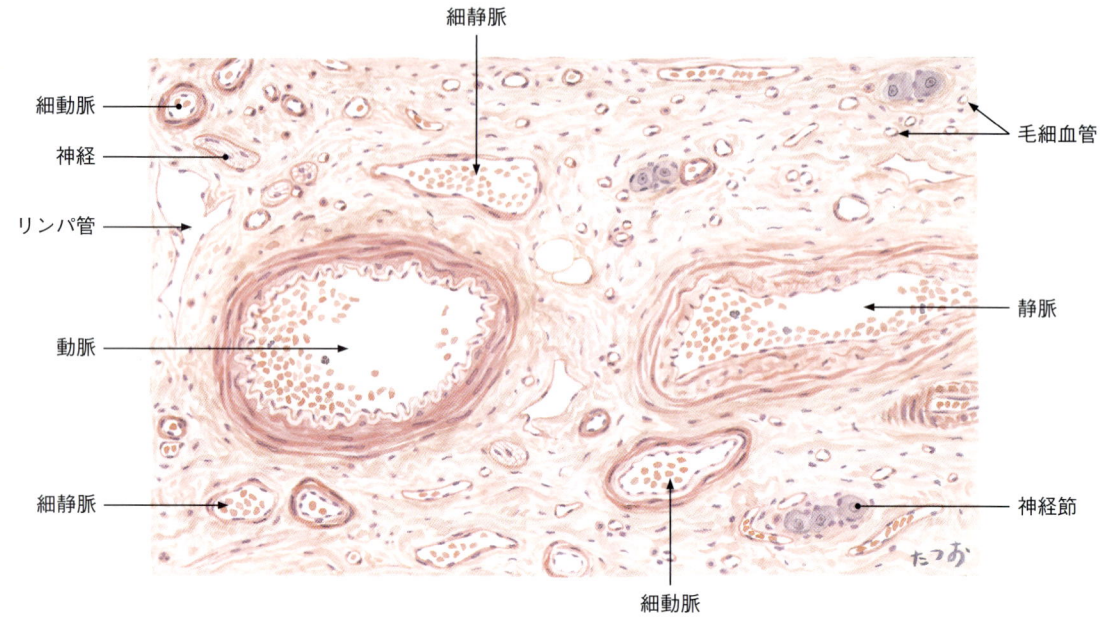

図 7-9 動脈, 静脈, 毛細血管, リンパ管（ヒト空腸の粘膜下層）
（ヘマトキシリン-エオジン染色）（×150）

中膜は, 輪走する平滑筋とそのあいだの結合組織からなるが, 筋線維は動脈にくらべてまばらである. **外膜**は比較的厚く, 豊富な結合組織の中に縦走する平滑筋をみとめることもある.

> 立ち仕事をするような人では, 重力の影響で血液が下肢にうっ滞し, 静脈の内腔が異常にふくれて弁がはたらかなくなり, ついには静脈が瘤のようになってしまうことがある. これが下肢の**静脈瘤**である.

4. 動脈と静脈の吻合

細動脈が毛細血管を経由することなく, 細静脈に直接連絡することがある. このような動静脈間の短絡路（バイパス）を**動静脈吻合**とよぶ. 一般にこうした吻合部の血管はらせん状に走っていることが多く, 発達した筋層に豊富な神経が分布している. また, 動静脈吻合は, ふだんは閉じており, 自律神経の調節を受けながら, 必要に応じて開放し, 毛細血管へ流れる血流量を調節している.

動静脈吻合
arteriovenous anastomosis.

> 動静脈吻合は, とくに手掌, 足底, 耳介, 鼻, 口唇などの皮膚（の真皮）に発達し, 外界の温度変化に対する体温調節に役立っている（303頁）. このほか, 胃腸の粘膜, 唾液腺, 腎臓などにも血流調節のための

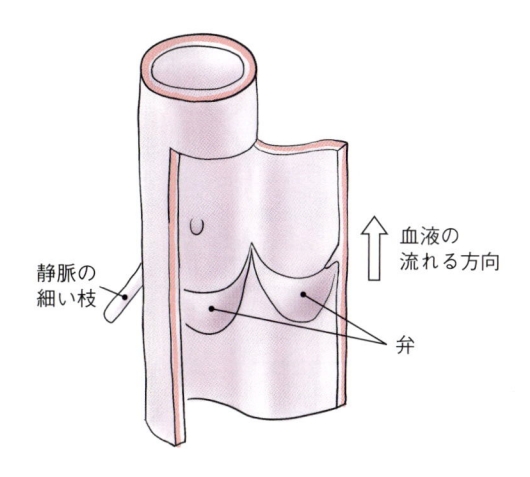

図7-10　静脈弁の模型図

動静脈吻合が存在する．また男性の陰茎（陰茎海綿体）にも存在し，勃起に重要な役割をはたしている（243頁）

2 心　　臓

　ヒトの**心臓**は，にぎりこぶしほどの大きさで，重さ200〜300gの中空性の器官である．左右の肺に挟まれて胸腔の中央やや左寄りに位置し，下面は横隔膜に接している．心臓は，静脈から血液を受けいれる左右の心房と，動脈に血液を拍出する左右の心室からなる．心房も心室もその壁の構造は基本的には同じなので，次にまとめて述べる．

心臓 heart.

■ A. 心臓の壁の構造

　心臓の壁は厚い**心筋層**と，その内面をおおう**心内膜**，外面をおおう**心外膜**の3層からできている．

1. 心内膜

　心内膜は血管内膜のつづきで，**内皮**とそれを裏うちする**薄い結合組織の層**でできている．後者は，弾性線維に富み，心室中隔などでは平滑筋線維もかなりみとめられる．心臓には，房室弁（僧帽弁と三尖弁）と動脈弁（大動脈弁と肺動脈弁）という弁が心室の入口と出口についているが，これらはいずれも心内膜のひだである（図7-11）．

心内膜 endocardium.

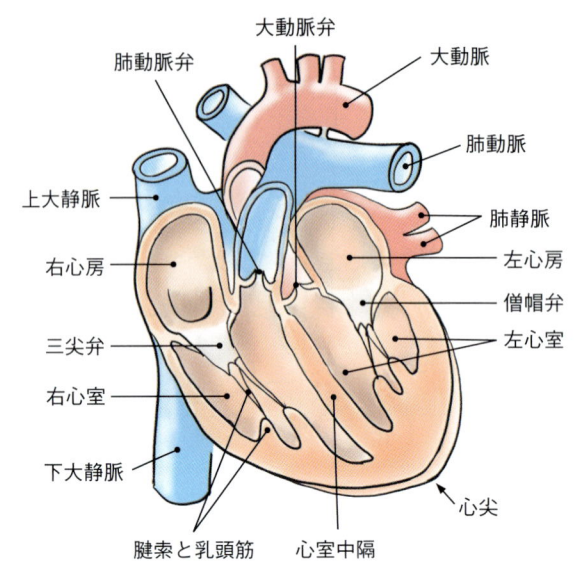

図7-11　心臓の構造を示す模型図

　リウマチ熱（溶連菌感染）やその他の感染症によって心内膜が炎症（心内膜炎）を起こすことがあるが，そのさいに，この弁もおかされやすい．炎症後に心内膜の瘢痕化や癒着が起きて弁が変形すると，**弁膜症**（弁の狭窄症や閉鎖不全症）をひき起こす．

2. 心筋層

　心筋層は厚い心筋組織の層である（心筋組織については，第5章参照）．心房の心筋層は薄いが，心室（とくに左心室）の心筋層は非常に厚い（図7-11）．筋層をつくる心筋線維は，らせん状に心臓をとり囲むように規則正しく走っており，血液をしぼり出すのに都合のよい配列をしている．なお，**心房筋と心室筋は密性結合組織のしきり（線維輪）によって隔てられており**，そのあいだをヒス束という特殊心筋（後述）が連絡している．

心筋層 myocardium.

　　心房の心筋細胞には，まるく特徴的な分泌果粒が存在する（図7-12）．この果粒には水とナトリウムの利尿作用をもつホルモンが含まれている．**心房性ナトリウム利尿ペプチド（ANP）**とよばれるこのホルモンは，血圧の上昇や血液量の増加により心房が伸展すると，その伸展刺激により心房筋から分泌される．ANPは血管を拡張させ血圧を下げるとともに，腎臓にはたらき，尿中のナトリウム排出を促進して利尿をうながす（224頁）．

心房性ナトリウム利尿ペプチド atrial natriuretic peptide（ANP）.

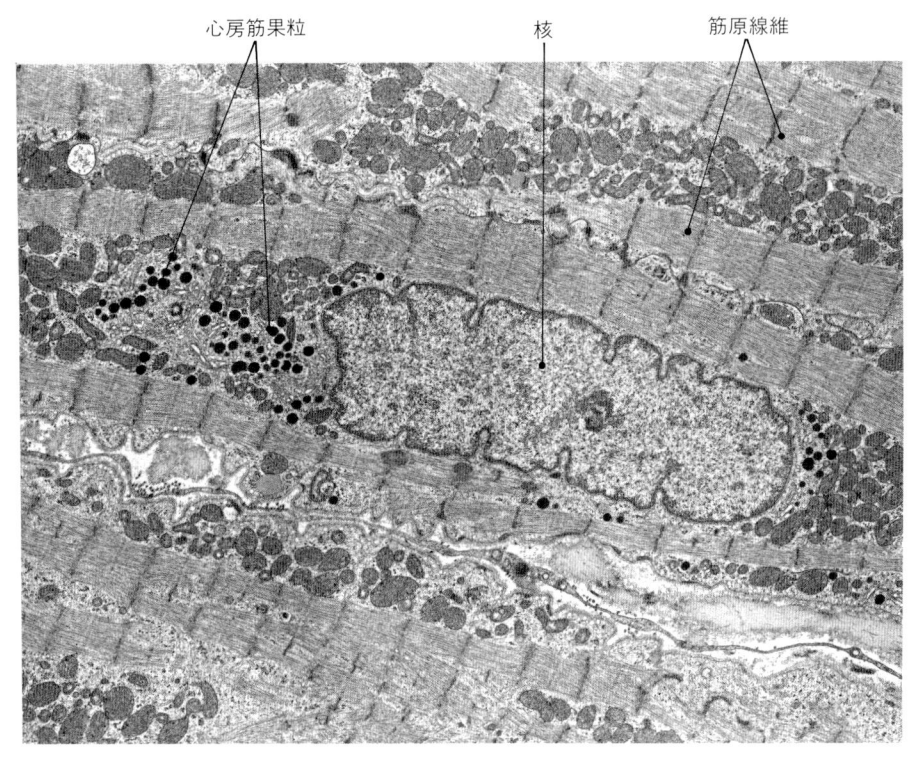

図7-12 心房筋の透過電子顕微鏡写真（ヒト，右心耳）（×6,700）
　心房筋細胞には特殊な黒い果粒が存在する．このような果粒は心室筋にはみられない．

3. 心外膜

　心外膜は，心筋層の外がわをつつむ漿膜である．表面は単層扁平上皮からなり，薄い結合組織の層がその裏うちをしている．この心外膜の結合組織の中を，心臓に分布する太い動脈（冠状動脈）や静脈・神経が走っている．

　心外膜は大血管の起部で折れ返って，後述する心膜をつくる．

心外膜 epicardium.

B. 刺激伝導系—特殊な心筋組織

　心臓は，絶えまなく一定のリズムで収縮と拡張をくり返している．これを**拍動**という．正常の状態では，乳児は1分間に約130回，成人は60〜80回拍動している．

　心臓のこの規則正しい拍動は，**刺激伝導系**とよばれる特殊な心筋組織のはたらきによる（図7-13）．これは右心房上部にある**洞房結節**という部分でつくられたリズムが心房の壁を伝わり，**房室結節，ヒス束，プルキンエ線維**を介して

刺激伝導系 impulse-conducting system.

114　第7章　脈管系

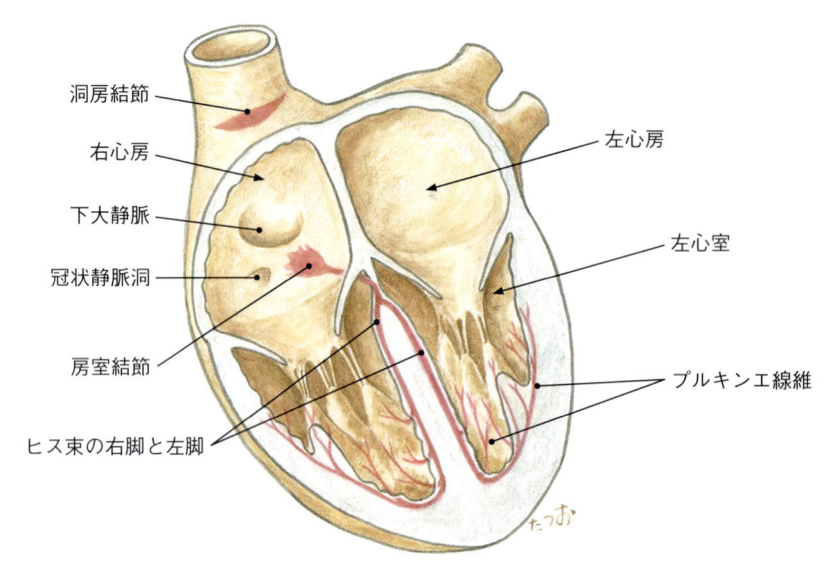

図7-13　刺激伝導系の全景を示す模型図

ふつうの心筋細胞の収縮をひき起こすという刺激の伝導系である．これから述べる刺激伝導系のいずれかの部位に異常があると，不整脈や興奮伝導障害が生じることになる．

> 刺激伝導系の特殊心筋線維（細胞）の一般的な特徴は，①筋原線維が少ないこと，②グリコゲンが豊富なこと，③T細管がないこと，④中間径フィラメントが豊富なことである．

1．洞房結節（キース-フラックの結節）

　上大静脈が右心房に開口する部分の心外膜下には，特殊心筋線維のかたまりがある．これを**洞房結節**（どうぼう）という．洞房結節は心臓の**歩調とり**（ペースメーカー）といわれ，**心臓の拍動のテンポを決定している**．

　洞房結節の心筋線維は細く，紡錘形をしており，互いに平行に並んで網状の構造をつくっている．この心筋線維が同期しながら50〜120回/分の自動的な収縮をしているのである．洞房結節には多量の神経線維がはいり込んでいる．これらは交感神経と副交感神経に由来するもので，前者は心臓のテンポを早めるように，後者は遅くするようにはたらいている．不安，恐怖，怒りなどのときに脈が早くなるのは，交感神経が興奮することによる．逆に，眠っているときに脈が遅くなるのは副交感神経が興奮しているからである．

洞房結節 sinoatrial node．キース-フラックの結節 node of Keith and Flack ともいう．

2. 房室結節（田原の結節）

　房室結節は，右心房の内側面の心内膜下にある特殊心筋線維のかたまりである（図7-13，図7-14）．洞房結節から発した興奮は，心房のふつうの筋を収縮させながら，この結節に達する．房室結節は，洞房結節と同様の，細い特殊心筋線維で構成されるが，ここでは心筋線維どうしが，複雑に分岐吻合して，全体では網状の構造をつくっている．

　　　心房と心室は線維輪という密性結合組織で隔てられているので，房室結節は心房の興奮を心室に伝えることができる唯一の連絡路の入り口である．この房室結節内の興奮の伝わり方が遅いために，心房の収縮が終わってから心室の収縮が起きることになる．房室結節がなにかの異常をきたし，刺激が心房から心室に伝わらなくなった状態を**房室ブロック**という．

房室結節 atrioventricular node. ドイツの偉大な病理学者 Aschoff のもとに留学した田原淳が1906年に発見したので，田原の結節 Tawara's node ともいう．

3. ヒス束とプルキンエ線維

　房室結節につづき，心房と心室とを連絡する特殊心筋線維の束を**ヒス束**という．ヒス束は心室中隔に沿って少し下行したのちに，心室中隔にまたがるように左右に分かれて，それぞれ右心室と左心室の心内膜下を下行する．これをヒス束の**右脚**と**左脚**という．

　ヒス束の両脚は枝分かれしながら，心室の内膜下に網状に拡がる．この部分の特殊心筋線維を**プルキンエ線維**とよんでいる．プルキンエ線維は一般の心筋線維にくらべて，はるかに太い筋線維であるが，筋原線維が少ないのが特徴である（図7-15）．プルキンエ線維網の末端は一般の心筋線維に移行する．

ヒス束 bundle of His. 房室束ともいう．

プルキンエ線維 Purkinje fibers.

　　　ヒス束とプルキンエ線維はギャップ結合に富み，興奮をすばやく伝導することができる．したがって，房室結節からの興奮はすぐに心室全体に伝わって収縮をひき起こす．
　　　ヒス束が異常をきたして，心房から心室へ興奮が伝わらなくなった状態を，**脚ブロック**という．また，洞房結節や房室結節の歩調とりが欠落した場合は，プルキンエ線維が勝手に刺激を出して，心室筋を，ばらばらに収縮させることになる．このような場合は，人工ペースメーカー（刺激発生装置）を心臓に植え込む必要がある．

C. 心　膜

　前述した心外膜は動脈幹の基部で折れ返って，心臓全体をおおうもう1枚の膜をつくる．これを**心膜**という．心膜も心外膜と同様，単層扁平上皮（漿膜上皮）とその下の結合組織からなっている．

心膜 pericardium.

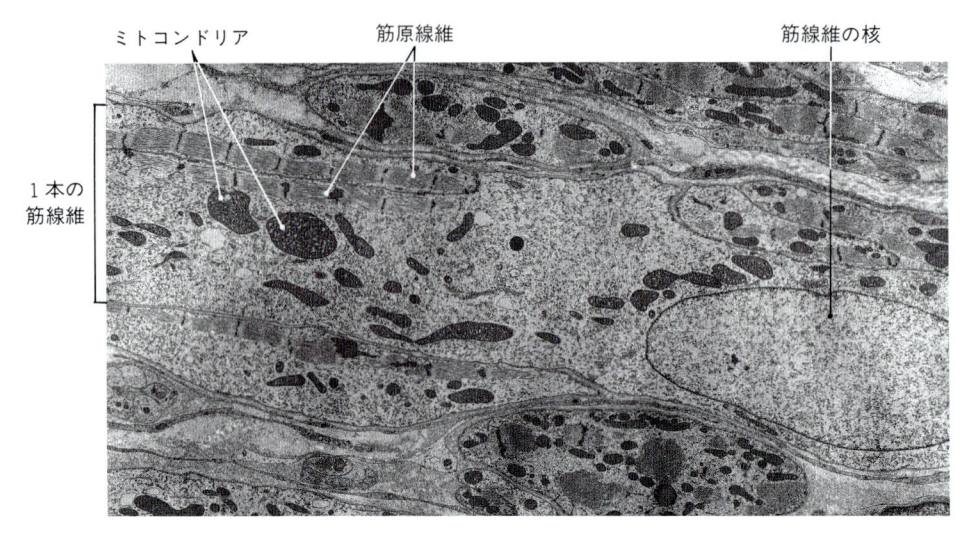

図7-14 特殊心筋線維の透過電子顕微鏡写真（ウサギ，房室結節）（×4,100）
刺激伝導系の特殊心筋線維には，筋原線維が非常に少ない．図7-12のふつうの心筋線維と比較してみよう． (岩手医科大学　似鳥　徹氏撮影，1989)

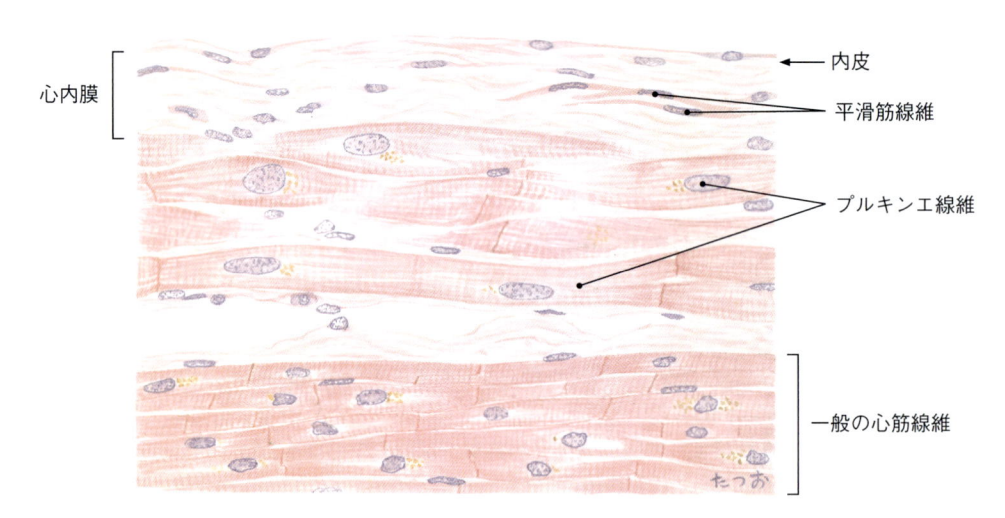

図7-15 ヒト心室の心内膜とプルキンエ線維（ヘマトキシリン-エオジン染色）（×350）

　心外膜と心膜は，全体で心膜腔という腔をつくる．その中に漿液（心膜液）がはいっているので，心臓がなめらかに運動することができるのである．

　　心膜が細菌感染などで炎症を起こすことがある．これを**心膜炎**という．そのさい，心膜と心外膜が癒着したり，心膜液が増加したりすると，心臓の動きを障害することになる．

3 リンパ管系

毛細血管や細静脈からは，血液の液性成分が絶えず組織内に漏出している．このような組織内の液性成分（**組織液**）の多くは，ふたたび血管系に吸収されるが，一部（約10％）は**リンパ管系**という別の管系にはいり，リンパ液として静脈に運ばれる（図7-16）．

リンパ管系は，結合組織の中で**毛細リンパ管**の網または盲管としてはじまる．毛細リンパ管の壁は，単層の非常に扁平な内皮細胞でできている．切片標本では，いびつにおしつぶされていることが多いので，はっきりみえないことも多い．毛細血管のような周皮細胞はみられない（図7-17）．

毛細リンパ管は，とくに自由表面をおおう上皮下でよく発達している．腸絨

組織液 tissue fluid.

毛細リンパ管 lymphatic capillaries. 起始リンパ管 initial lymphatics ともいう．

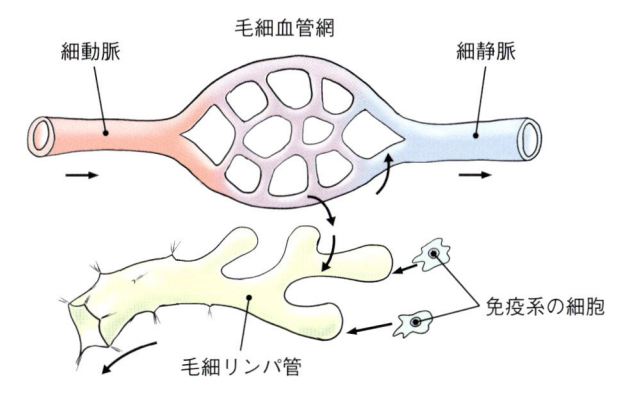

図 7-16 血管とリンパ管との関係を示す模型図
矢印は液性成分の流れる方向を示す．

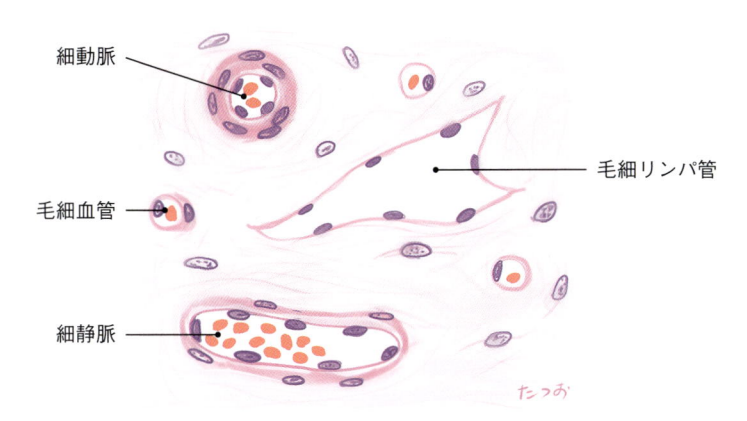

図 7-17 毛細リンパ管（ヘマトキシリン-エオジン染色）（×400）

毛の毛細リンパ管はとりわけよく発達している（174頁）．これは，腸上皮から吸収した脂肪を収容運搬する重要な通路としてはたらいている．また毛細リンパ管は，免疫系の細胞（リンパ球や樹状細胞）の移動経路としてはたらき，一方でコロイド粒子や異物粒子，細菌などを好んで吸収する．そのため炎症巣から病原菌を運んで炎症の波及をきたしたり，癌組織から癌細胞を運んで癌の転移（リンパ行性の転移）を起こしたりすることもある．

毛細リンパ管はしだいに集まって集合リンパ管となり，さらに太い**リンパ管**となる．リンパ管の壁は，原則的には血管と同じように，内膜，中膜，外膜の3層からなるが，各層の境界は血管のように明瞭ではない．リンパ管のところどころには弁があり，その数は静脈よりはるかに多い．

リンパ管は経過の途中に多数のリンパ節をもつが，これについては第9章にゆずる．からだのあちこちのリンパ管は，しだいに集まって，最後に鎖骨下静脈と内頸静脈の合流部（ここを静脈角という）で静脈に注いで終わる（133頁，図9-1）．

リンパ管 lymphatic vessels. または lymphatics.

第 8 章　血液と骨髄

1 血　液

　血管の中を流れる赤色の液体を**血液**という．私たちの血液の量は，体重の約7％に相当し，成人男子で約 5 *l*，女子はこれよりやや少ない．血液は，液体成分である**血漿**と，その中を浮遊する**有形成分**でできている．成人では血漿は血液の約 55％を，有形成分は約 45％を占めている．

　血液の有形成分には，**赤血球**，**白血球**，**血小板**の 3 種類がある．血球や血小板の観察をおこなう場合，血液をスライドグラスに薄くぬって乾かしたものを特別な染色液（ギムザ液，ライト液，メイ-グリュンバルト液など）で染めて観察をおこなうことが多い．このような標本を，**塗抹標本**という（図 8-1）．

血液 blood.

塗抹標本 smear preparation.

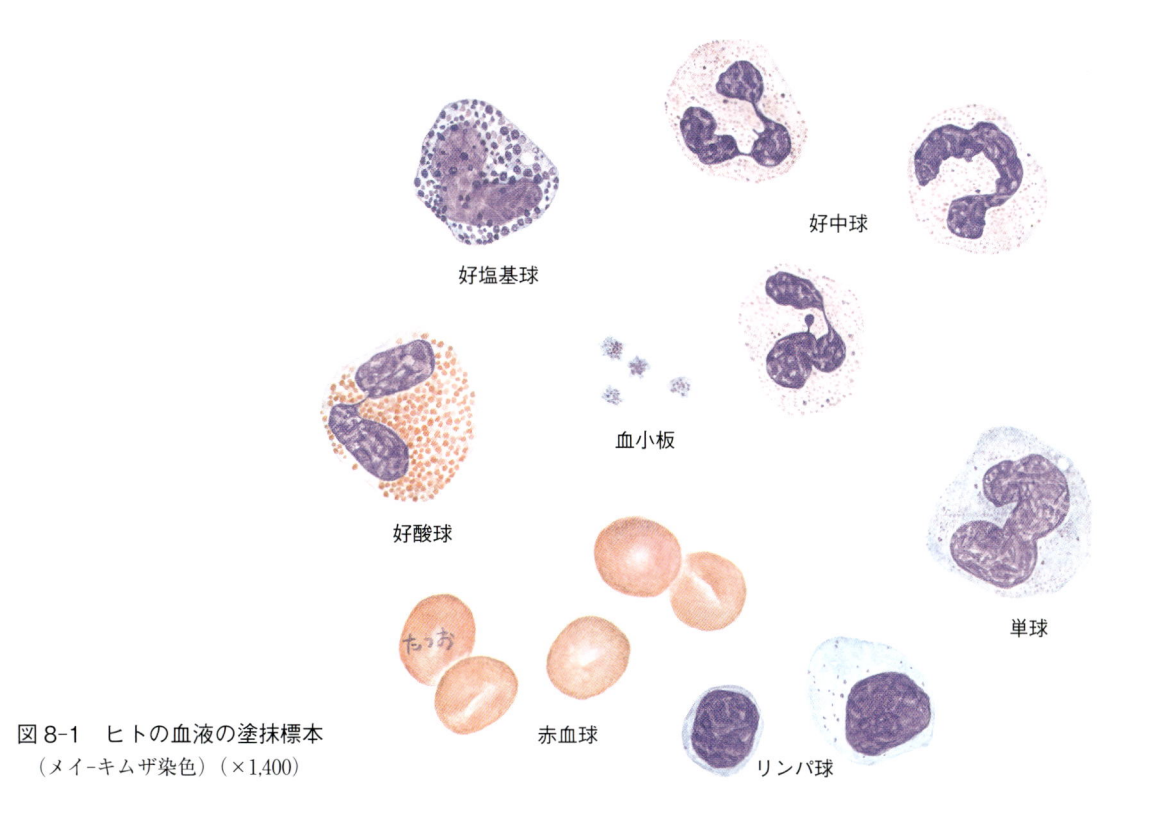

図 8-1　ヒトの血液の塗抹標本
　　（メイ-キムザ染色）（×1,400）

好塩基球　好中球　血小板　好酸球　赤血球　リンパ球　単球

A. 赤血球

　赤血球は肺から，からだのすみずみの組織（体組織）への酸素運搬と，体組織から肺への炭酸ガスの運搬を主な役割とする細胞である．鳥類以下では核をもつが，哺乳類では核をもたない．

　ヒトの赤血球は，直径約 8 μm（塗抹標本では，直径約 7.5 μm）で，ふつうは両面の中央がへこんだ円板状をしている（図 8-2）．赤血球の形は柔軟性に富むので，毛細血管のような細いところを通るときは，形を変えて細長くなり，そこを過ぎるとまた円板状にもどることができる．

　赤血球の数は健康な成人では，血液 1 μl（すなわち 1 mm^3）中に，男性で約 500 万，女性で約 450 万個である．

　細胞体の中には，ヘモグロビン（血色素）という赤い物質が多量に含まれている．このヘモグロビンが酸素や二酸化炭素と結合して，その運搬にあたっている．通常，ヘモグロビンは，赤血球の全重量の約 30％を占めている．一方，赤血球の血液に対する体積比（ヘマトクリット値という）は成人男子で 40〜50％，成人女子で 35〜45％ほどある．したがって，血液 100 ml 中に含まれるヘモグロビン量は，男性では 13〜16 g，女性で 12〜15 g 程度となる．

　　貧血とは，血液が薄くなってヘモグロビンが異常に少ない状態である．一般には，赤血球数，ヘマトクリット値，あるいはヘモグロビン濃度が正常より少ない場合を貧血とよんでいる．貧血では血液の酸素運搬能力が低下しているため，息切れや倦怠感，目まい，立ちくらみなどの症状があらわれる．

赤血球 erythrocytes, red blood cells.

ヘモグロビン hemoglobin.

貧血 anemia.

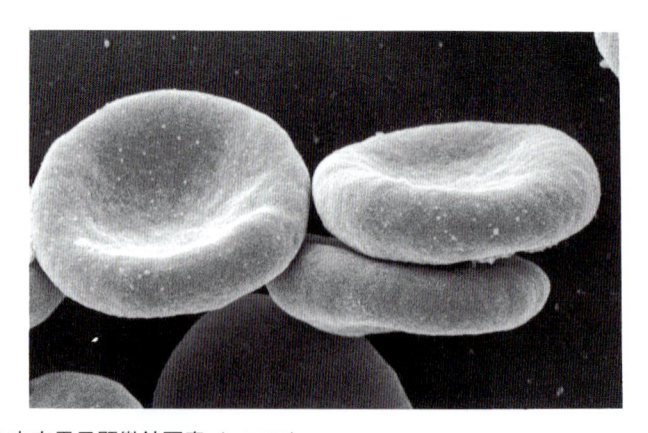

図 8-2　ヒト赤血球の走査電子顕微鏡写真（×5,700）
（岩手医科大学 高塩　稔氏撮影，1989）

ヒトの赤血球の寿命は約 120 日で，老化した赤血球は脾臓や肝臓，骨髄のマクロファージ（大食細胞）に食べられてしまう．そのさい，マクロファージに取り込まれたヘモグロビンはヘムとグロビンに分解され，前者はさらに鉄とビリルビンに分解される．このうち鉄は骨髄に送られて，ヘモグロビンの合成に再利用され，ビリルビンは肝臓から胆汁の中に出される．

私たちの赤血球の細胞膜表面には，**血液型**を決めるさまざまな抗原が存在する．このうち輸血のさいに重要となるものに，**ABO 式血液型**に関係した抗原と **Rh 式血液型**に関連した抗原がある．

血液型 blood type.

> ABO 式血液型を決める抗原（凝集素）にはA 抗原とB 抗原があり，A 抗原のみをもつ血液は **A 型**，B のみは **B 型**，AB 両方を同時にもつものは **AB 型**，A もB ももたないものを **O 型**という．血清の中にはこの抗原に対応する2 種類の抗体（凝集素），すなわち抗A 抗体（α）と抗B 抗体（β）が存在し，自分自身の赤血球にない抗原に対する抗体が含まれている．したがって血液型の異なった血液をまぜ合わせると，異なった抗原と抗体が反応して血液が凝集してしまう．
>
> 一方，Rh 式血液型に関連した抗原は複数知られているが，とくに重要なのはD 抗原の有無で，この抗原がある場合を **Rh 陽性**，ない場合を **Rh 陰性**という．Rh 陰性の人に Rh 陽性の血液を輸血すると血液の凝集，溶血などのショックを起こす可能性がある

B. 白血球

白血球は，おもに生体防御に関与する細胞で，全身を循環しながら必要に応じて血管を抜け出し，目的の組織に侵入し，その機能を発揮する．健康な**成人の白血球の数は，血液 1 μl 中に 5,000 〜 8,000 個**である．新生児では 15,000 〜 25,000 個と多く，12 歳ごろまでは成人より多いのがふつうである．からだのどこかに炎症が起こると，白血球数は急速に増加する．

白血球は，**果粒白血球**と**無果粒白血球**に大別される．果粒白血球は，さらに細胞内の果粒の性質から，好中球，好酸球，好塩基球に区別され，無果粒白血

白血球 leukocytes, white blood cells.

果粒白血球 granulocytes. 果粒（顆粒）ともいう．

無果粒白血球 agranulocytes. 無果粒球ともいう．

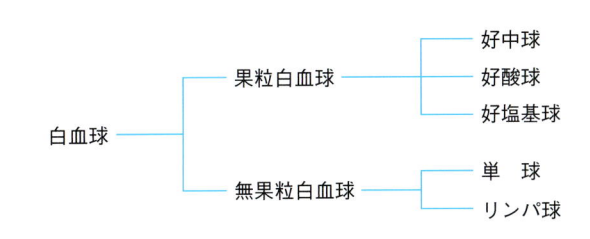

図 8-3 白血球の区分

122　第8章　血液と骨髄

球は単球とリンパ球に分けられる（図8-3）．

1. 好中球

　塗抹標本で，ピンク色に染まる直径0.1μm程度のごく小さな果粒（特殊果粒）をたくさんもっている細胞を**好中球**という（図8-1）．白血球の中でもっとも数が多く，約70％を占めている．生体内では直径7～9μm（塗抹標本で10～15μm），核はくびれないものから，いくつかにくびれたものまでさまざまである（図8-1）．くびれない核を**杆状核**，くびれた核を**分葉核**という．また分葉核は，そのくびれの状態により二分葉核，三分葉核などと表現する．

　好中球の特殊果粒には，アルカリホスファターゼや殺菌物質（リゾチームなど）が含まれている．

好中球 neutrophils. 中性好性白血球ともいう．

特殊果粒 specific granules.

　　好中球には，この特殊果粒とは別にアズール果粒と，さらにもう一種類の果粒（三次果粒）が少数ながら存在する（図8-4）．このうちアズール果粒にはライソゾーム酵素とミエロペルオキシダーゼが含まれており，三次果粒にはゼラチナーゼやコラゲナーゼが含まれる．

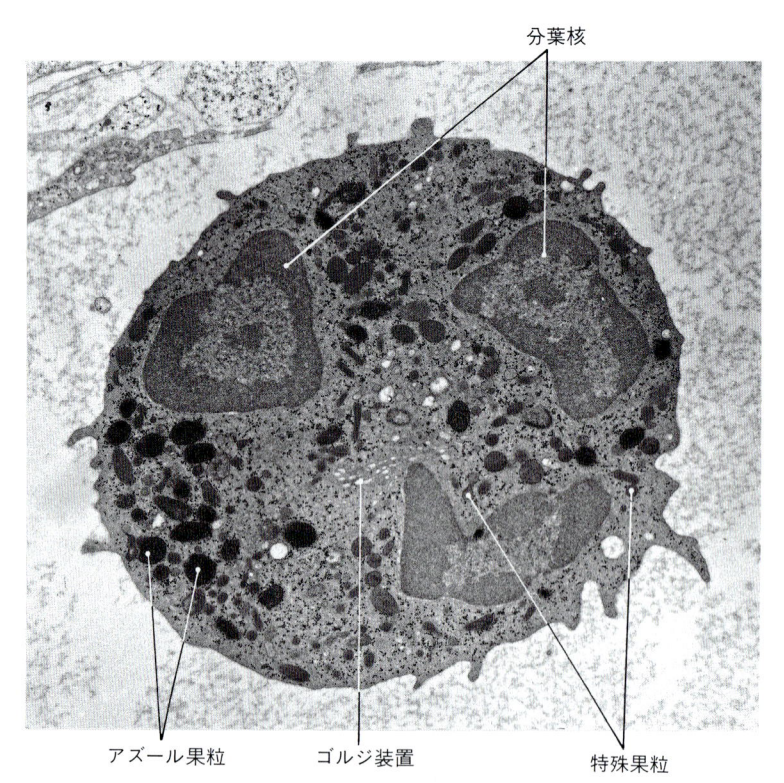

図8-4　ヒトの好中球の透過電子顕微鏡写真（×10,000）
（岩手医科大学 石田欣二氏撮影，1989）

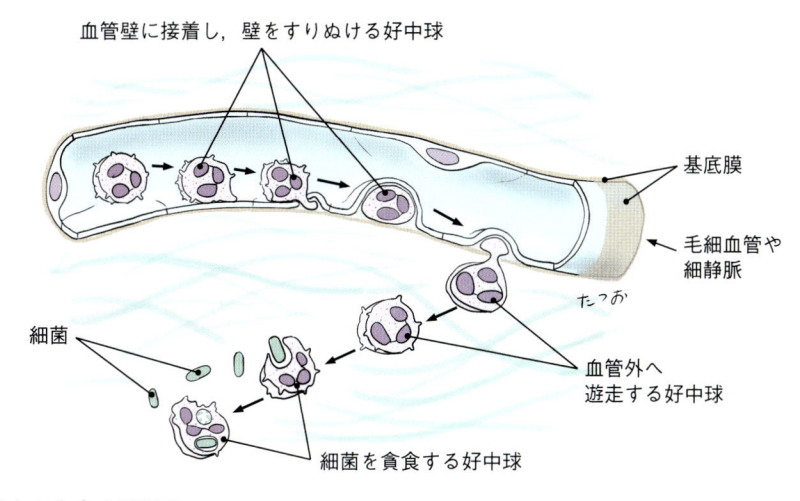

図8-5 好中球の遊走と貪食の模型図

好中球は活発な運動能と貪食能があり，生体防御に重要な役割を演じている．細菌が，ある局所に侵入すると，好中球は毛細血管や細静脈の壁をすりぬけて，炎症の局所に遊走してゆく（図8-5）．そこで，細菌を細胞内に取り込んで（たべこみ），アズール果粒や特殊果粒に含まれる物質によって細菌を破壊（殺菌消化）するのである．

このように細菌の侵入部位に好中球がびっしりと集まってきた状態を**化膿**という．こうした場所にできる膿は，細菌とたたかう好中球とその死骸に満ちた滲出液なのである．

膿 pus.

化膿性の炎症があるときには，これに反応して循環血中の好中球数も増加する．逆に，血中にこの細胞の増加をみたときには，からだのどこかに化膿性の炎症がないかをまず疑うべきである．

2. 好酸球

酸性色素に赤く染まる果粒をたくさんもっている果粒球を，**好酸球**という（図8-1）．白血球のうちの 2〜4% を占めている．細胞の直径は好中球とほぼ同じで，核はふつう二分葉している．**好酸球の特殊果粒**は，長径約 1.0 μm の卵円形をしており，中には，**主要塩基性蛋白質**，酸性ホスファターゼ，β グルクロニダーゼなどが含まれている．**好酸球は気管支喘息のようなアレルギー性疾患や寄生虫感染症のさいに，その数が増加する**．病変の局所にも増加するが，全身血中にも増加するので，血液検査でアレルギー性の病気や寄生虫の存在を推測できることもある．

寄生虫感染時には，好酸球は寄生虫の周囲で特殊果粒を放出する．果粒に含

好酸球 eosinophils.
酸好性白血球ともいう．

主要塩基性蛋白質
major basic protein (MBP).

まれる主要塩基性蛋白質には，寄生虫を傷害する（虫体を破壊したり運動をとめたりする）作用がある．また，好酸球が抗原抗体複合体を貪食することも知られている．

3. 好塩基球

塩基性色素に**紫色に染まる特殊果粒**（直径約 0.5 μm）を細胞質内にたくさんもっている果粒球を**好塩基球**という（図 8-1）．白血球の約 0.5％を占める．細胞の大きさは好中球とほぼ同じだが，いくぶん小さい傾向にある．核の分葉の様子は，果粒にかくされてわかりにくいことが多い．

好塩基球は，いろいろな点で結合組織の肥満細胞と似ている（49 頁）．この細胞の特殊果粒の中にも，ヒスタミン，ヘパリンなどが含まれている．細胞の表面には IgE に対する受容体が存在し，ここに IgE 抗体が付着している．この IgE にアレルギーを起こす抗原が結合すると細胞の興奮が起こり，果粒内のヒスタミンやヘパリンが放出される．

好塩基球 basophils．塩基好性白血球ともいう．

4. リンパ球

リンパ球は直径 6〜16 μm の球形の細胞で，球形の核をもち，白血球の 25〜35％を占めている．リボゾームを多量にもつため，細胞質が塩基性色素で青染する．リンパ球は，免疫学的研究から，**体液性免疫に関係した B リンパ球（B 細胞）**と，**細胞性免疫および B リンパ球の機能調節に関与した T リンパ球（T 細胞）**の 2 種類に大別されることが知られている．

> ヒトの T リンパ球は，ヒツジの赤血球と結合する性質がある．そのため両者を混ぜあわせると，T リンパ球のまわりにヒツジの赤血球が花飾り（ロゼット）のように結合するので，B リンパ球と区別が可能である（図 8-6）．しかし，B 細胞と T 細胞を単純に形態だけで区別することはほとんどできない．したがって，最近は，その鑑別にそれぞれのリンパ球に特有の細胞表面マーカーを免疫組織化学的に検出する方法がとられる．たとえば B リンパ球のマーカーには CD19，CD20 などが，T リンパ球には CD3 などの CD 抗体が用いられる．

B リンパ球は，細胞表面に免疫グロブリンをもっており，抗原と反応すると抗体産生細胞（すなわち形質細胞）に分化して，さかんに抗体を産生するようになる（50 頁）．末梢血中のリンパ球の 10〜20％を占めている．

T リンパ球は胸腺で特別な教育を受けたリンパ球で，末梢血リンパ球の 70〜80％を占めている．T リンパ球にはさまざまな機能があり，それぞれ性格の異なった T リンパ球によって分担されている．ウイルス感染をうけた細

リンパ球 lymphocytes．

B リンパ球（B 細胞）B lymphocytes．骨髄由来リンパ球 bone marrow-derived lymphocytes の略．

T リンパ球（T 細胞）T lymphocytes．胸腺由来リンパ球 thymus derived lymphocytes の略．

CD 抗体 CD antibodies．CD は cluster of differentiation の頭文字．CD 抗体は白血球やリンパ球の表面マーカーを分類したものである．

ヒトのTリンパ球

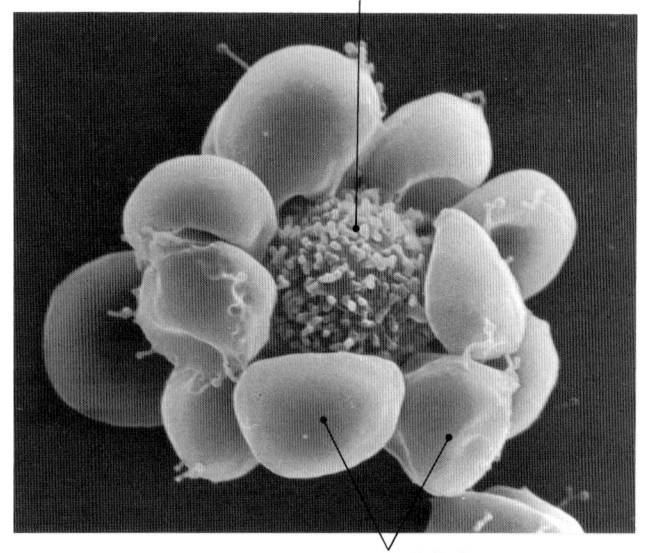

ヒツジの赤血球

図8-6　Tリンパ球とヒツジ赤血球のロゼット（走査電子顕微鏡写真）（×6,300）

胞などに作用してそれを破壊するものは**細胞傷害性T細胞**（キラーT細胞），Bリンパ球の抗体産生細胞への分化を助ける細胞は**ヘルパーT細胞**，逆にBリンパ球の分化を抑える細胞は**サプレッサーT細胞**という．

　　近年，リンパ球の3番目のタイプとして，**ナチュラルキラー細胞（NK細胞）**が知られてきている．この細胞は，Tリンパ球にもBリンパ球にも属さないリンパ球で，ウイルスに感染した細胞や腫瘍細胞を攻撃し，それを破壊する．

ナチュラルキラー細胞 natural killer cells（NK cells）.

5. 単　球

　果粒白血球と同じか，それよりも大きい球形の細胞で，卵円形ないしU字形の核をもつ細胞を**単球**といい，白血球の3〜8%を占めている．単球は血管から遊出してさまざまな組織に侵入し，マクロファージ（大食細胞）に転化すると考えられている（49頁）．このような概念を，**単核食細胞系**とよぶ．

単球 monocytes.

単核食細胞系 mononuclear phagocyte system.

C. 血小板

　上述した血球のほかに，血液の中には直径2〜4μmの碁石のような形の細胞片が多数（血液1 mm³中におよそ25万個）みられる（図8-1）．これを**血小板**という．血小板は，骨髄の巨核球という細胞の細胞質がちぎれてできたも

血小板 blood platelets.

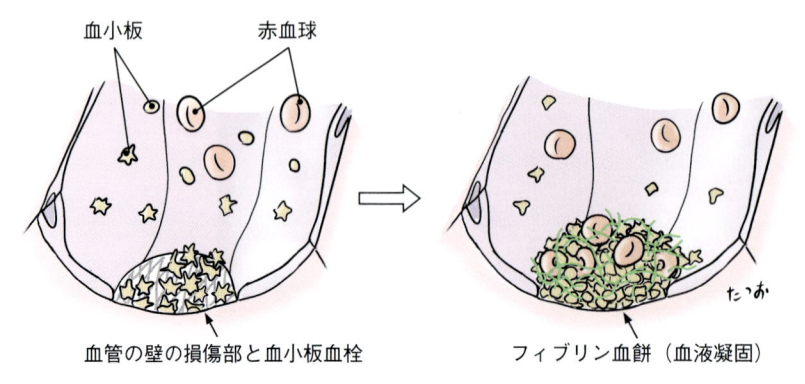

図 8-7　血小板と止血の機序を示す模型図

のである（127頁）．したがって細胞膜につつまれているが，核はもたない．血小板の寿命は，約10日と短い．

　血小板は，血管の壁が傷ついて破れたときに，傷口に露出した膠原線維に粘着，凝集して血小板血栓をつくり，止血（血液凝固）を促進するという重要な役割をになっている（図8-7）．

　　血小板がなにかの原因で減少すると血管の恒常性が失われ，自然に
　　あるいは軽い外力が加わっただけで皮下に出血が起こるようになってし
　　まう．このような病態は，**血小板減少性紫斑病**とよばれる．

D. 血　漿

　血液を遠沈すると，有形成分は下に沈み，上に淡黄色の透明な液が残る．これが**血漿**である．

血漿 blood plasma.

　血漿は弱アルカリ性（pH 7.3）で，アルブミン，免疫グロブリンなどの蛋白質や血液凝固に必要なさまざまな因子（フィブリノゲンなど）が含まれている．血漿は毛細血管壁を介して，組織の間質液（組織液）と平衡状態にある．

　血液を放置しておくと，有形成分は凝固した塊（**血餅**）となる．この塊を除いた残りの透明な液体を，**血清**という．血漿から，線維素原と他のいくつかの凝固因子を取り除いたものが血清にあたる．

血清 blood serum.

2　骨　髄

　すでに述べたように，血球や血小板には寿命があり，絶えず古くなって破壊されるので，これを補うために常に多数の血球や血小板がつくられなくてはな

② 骨　髄　127

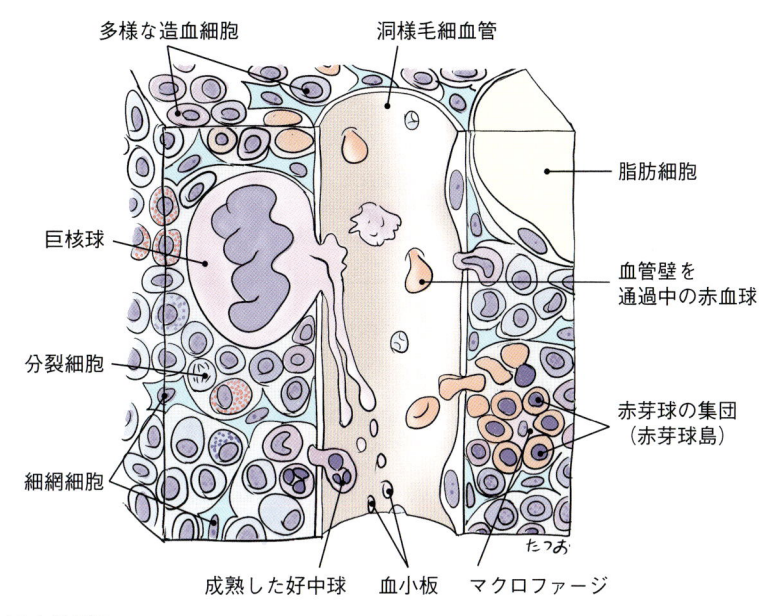

図 8-8　赤色骨髄の構造を示す模型図

　らない．このように血球（と血小板）がつくられることを，**造血**という．**造血はふつう骨髄の中でおこなわれる．**

造血 hematopoiesis.
骨髄 bone marrow.

　　　胎生期の造血は，おもに骨髄以外でおこなわれている．最初の造血は妊娠初期に卵黄嚢の**血島**で起こり，妊娠中期では肝臓や脾臓で造血がおこなわれるようになる．骨髄が造血をおこなうようになるのは，妊娠後期からで，ヒトでは出生後は骨髄のみで造血がおこなわれる．しかし，骨髄線維症などで骨髄で造血ができない状態になると，肝臓や脾臓などで造血がおこなわれるようになる．この現象を髄外造血という．

血島 blood island.

　骨髄は，骨の髄腔や海綿質のすきまを満たしているやわらかい組織であり，肉眼的に**黄色骨髄**と**赤色骨髄**とに分けられる．このうち造血にあずかっているのは赤色骨髄で，それが脂肪組織に変化し造血能の失われたものが黄色骨髄である．

　赤色骨髄は細網細胞と細網線維からなる細網組織で，その網の目に赤血球や，白血球，血小板のもとになる細胞がぎっしりとつまっている（図 8-8）．現在では，どの細胞にも分化する可能性のある（多能性の）**血液幹細胞**が存在し，そこから，赤血球，白血球，血小板の幼若な細胞（それぞれ，前赤芽球，骨髄芽球，巨核球）ができてくることがわかっている．

血液幹細胞 hematopoietic stem cells.

第8章 血液と骨髄

```
                          ┌→ 赤芽球バースト形成細胞 ──→ 赤芽球コロニー ┈→ 赤血球
                          │   (BFU-E)                 形成細胞
                          │                           (CFU-E)
                          │                                     ┌→ 果粒コロニー ┈→ 好中球
                          │                                     │  形成細胞
                          │   果粒系/単球コロニー ───────────────┤   (CFU-G)
              骨髄系幹細胞 ├→ 形成細胞                           │
              (CFU-S)     │   (CFU-GM)                         └→ 単球コロニー ┈→ 単 球
              │           │                                       形成細胞
              │           │                                       (CFU-M)
              │           ├→ 好酸球コロニー形成細胞 ───────────────→ 好酸球
              │           │   (CFU-Eo)
多能性幹細胞 ──┤           │
              │           ├→ 好塩基球コロニー形成細胞 ─────────────→ 好塩基球
              │           │   (CFU-Baso)
              │           │
              │           └→ 巨核球コロニー形成細胞 ───────────────→ 巨核球
              │               (CFU-Meg)
              │
              │                                       ┌(胸 腺)┈→ Tリンパ球
              └ リンパ系幹細胞 ─→ リンパ系コロニー形成細胞┈┤
                                  (CFU-Ly)             └──────→ Bリンパ球
```

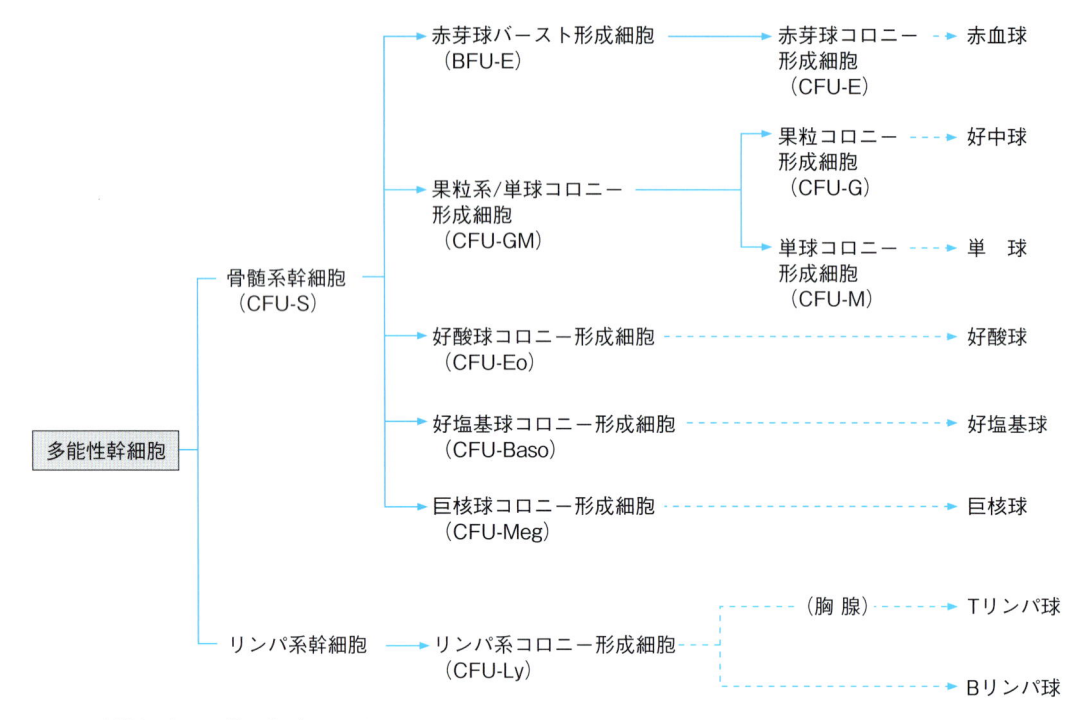

図8-9 血液細胞の分化の順序を示す図

血液細胞の分化については，組織培養法などを用いた研究によって解明されてきた．現在では，**多能性幹細胞**が単能性幹細胞（分化の方向の決定した幹細胞）になったのちに，各種の血球の芽細胞になることがわかっている．その分化の順序は，図8-9のように考えられている．

多能性幹細胞や他の幹細胞は，形態学的には区別ができない．これらの同定には，骨髄細胞を造血因子（骨髄の各細胞を分化・増殖させる液性因子）とともに半固形培地で培養する必要がある．こうすると，幹細胞はそれぞれ分裂・増殖して，固有の細胞集塊（コロニー）をつくる．こうしてコロニーを構成している細胞から，そのもとになった幹細胞を同定する．そのため，そのような細胞は**コロニー形成単位**（CFU）とか**コロニー形成細胞**とよばれる．

骨髄の中の細胞を検査する場合には，胸骨や腸骨に太い針を皮膚の上から刺して，骨に穴をあけ骨髄組織を少量採取する．これを**骨髄穿刺**という．骨髄穿刺でえられた組織の一部は，スライドグラスに薄くぬって，末梢血と同様に染色することで**骨髄塗抹標本**とする．白血病（131頁）などの診断には，その正常像をよく理解する必要がある．

多能性幹細胞
pluripotent stem cells.

コロニー形成単位
colony forming unit
（CFU）.

骨髄穿刺 bone marrow puncture.

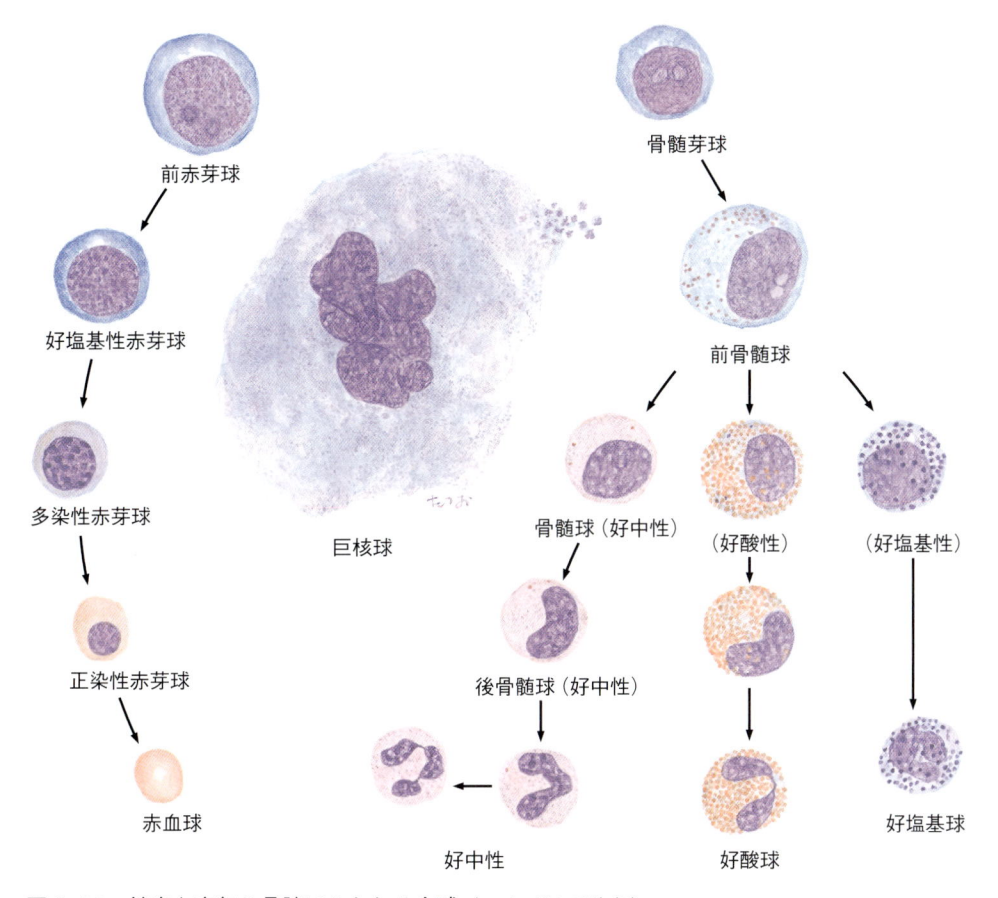

図8-10 健康な青年の骨髄にみられる血球（メイ-ギムザ染色）

A. 赤血球の生成

　私たちのからだでは，1日に2,500億個もの赤血球がつくられている．赤血球の多能性幹細胞（CFU-E）は，リンパ球以外で共通の骨髄系幹細胞（CFU-S）から生じ，エリスロポイエチンという物質の刺激により分化して**前赤芽球**になる（図8-10）．この前赤芽球は分裂しながら成熟し，小型の**赤血球**になっていく．それと同時に，血清中から鉄を摂取し，細胞質内でヘモグロビンを合成するようになる．そのため赤芽球の細胞質は，骨髄塗抹標本において，青色（リボゾームの色）からオレンジ色（ヘモグロビンの色）へとしだいに移りかわるので，好塩基性赤芽球，多染性赤芽球，正染性赤芽球として区別される．この間，赤芽球はマクロファージを中心とした細胞集団（赤芽球島）を形成している．ヘモグロビンが合成され，成熟が終わりに近づくと，赤芽球内の核は細胞体の外に放出（脱核）され，核のない赤血球ができあがる（図8-11）．

前赤芽球 proerythroblasts.
赤芽球 erythroblasts.

130　第8章　血液と骨髄

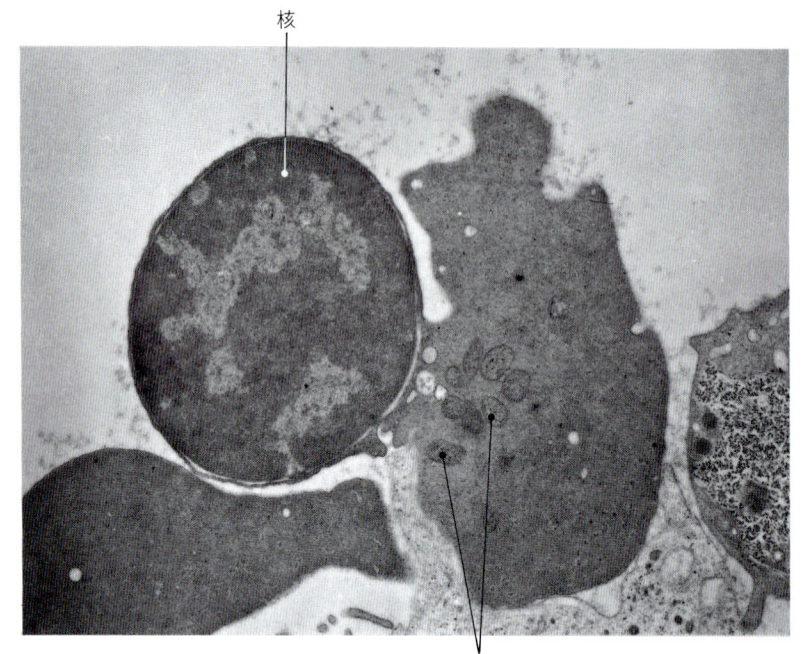

核

ミトコンドリア

図 8-11　脱核中の赤芽球の透過電子顕微鏡写真（ヒト，骨髄）（×12,500）
赤芽球の核が細胞質から今にもちぎれようとしているところ．

(岩手医科大学 石田欣二氏撮影, 1989)

　血中に放出されたばかりの赤血球は，細胞小器官やリボゾームを含んでいる．この赤血球は普通の染色では区別できないが，特殊な染色（クレシルブルーなどによる超生体染色）をおこなうと，細胞内に網状の構造物が染めだされる．このような赤血球を，**網状赤血球**とよぶ．

網状赤血球 reticulocytes.

B. 果粒白血球の生成

　3種類の果粒白血球（好中球，好酸球，好塩基球）は，骨髄系幹細胞（CFU-S）から分化したそれぞれの幹細胞（CFU-GM, CFU-Eo, CFU-Baso）から生じ，それぞれの**骨髄芽球**となる（図8-10）．骨髄芽球は分裂をしながら成熟しアズール果粒を豊富にもった**前骨髄球**となる．骨髄芽球と前骨髄球の段階では，骨髄塗抹標本の形態だけで3種の果粒白血球のどの前駆細胞にあたるかを区別することはできない．しかし，さらに分裂しながら分化してしだいに細胞質の中に特殊果粒が出現してくると，3種の区別ができるようになる．これが**骨髄球**である．骨髄球はさらに分裂しながら成熟して，**後骨髄球**となり，さらに成熟して核が分葉したものが，それぞれの果粒白血球である．

骨髄芽球 myeloblasts.
前骨髄球 promyelocytes.

骨髄球 myelocytes.
後骨髄球 metamyelocytes.

■ C. 血小板の形成

　血小板は，巨核球という細胞からつくられる．巨核球の幼若型である巨核芽球は核のみの分裂をくり返し，細胞質が分裂しないために，多倍体（$8n$〜$64n$程度）の巨大な細胞に変化する．こうしてできた巨核球は直径 $100\,\mu m$ にも達し，核も巨大で複雑に分葉している（図8-10）．巨核球は細長いリボン状の細胞質突起を骨髄の類洞内に伸ばし，これが細くちぎれることで血小板ができる（図8-8）．1個の巨核球から，平均約 2,000 個の血小板がつくられるといわれている．

巨核球 megakaryocytes.

■ D. リンパ球の形成

　多能性血液幹細胞から分化したリンパ系幹細胞（CFU-Ly）から**リンパ芽球**が分化し，リンパ球ができる．リンパ芽球は骨髄のほか胸腺やリンパ節などのリンパ性器官に宿り，Tリンパ球ないしBリンパ球に分化成熟していく．詳細については，次章にゆずる．

リンパ芽球 lymphoblasts.

■ E. 単球の形成

　単球は，好中球と共通の多能性幹細胞（CFU-GM）から生じる．この細胞が分裂し，分化することで，**単芽球**が生じ，前単球の段階をへたのちに血中に出て単球となる．

単芽球 monoblasts.

> 　以上述べてきたような血球の生成は，一定の秩序をもっておこなわれている．ところが，血球，とくに白血球の前駆細胞が無統制に異常に増殖することがある．このような病気を，**白血病**という．増殖する細胞の種類により，骨髄性，前骨髄性，リンパ性，単球性などとよばれる．白血病になると，骨髄をはじめとした全身の臓器に白血病細胞の増殖浸潤が起こり，末梢血液中に幼若な白血球が出現するようになる．

白血病 leukemia.

第9章　リンパ性器官

　私たちのからだには，異物の侵入や傷害から身を守るために特殊化した組織が存在する．このような組織にはリンパ球（124頁）が集積しているので，**リンパ性組織**とよばれる．また，このリンパ性組織でつくられた器官が**リンパ性器官**である（図9-1）．

　リンパ性器官は，リンパ球の産生の場である**中枢リンパ性器官**とリンパ球の活躍の場である**末梢リンパ性器官**に分けられる．

リンパ性組織 lymphoid tissue.
リンパ性器管 lymphoid organ.

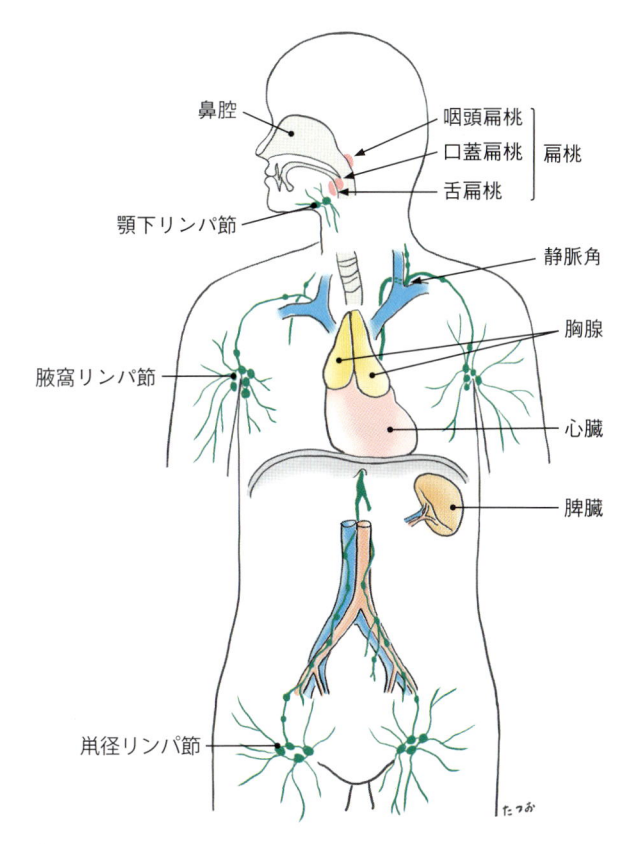

図9-1　おもなリンパ性器官を示す模型図

1 中枢リンパ性器官

中枢リンパ性器官はリンパ球が産生される器官で，骨髄と胸腺がこれに相当する．さらに鳥類では，ファブリキウス嚢という特殊な器官が中枢リンパ性器官に含まれる．骨髄はリンパ球の産生だけではなく，すべての造血に関わるので，すでに前章で述べた．そこで，ここでは胸腺についてのみ述べる．

中枢リンパ性器官 central lymphoid organ.

A. 胸　腺

胸腺は，胸骨の背面，心臓の前上方にある，木の葉のような形の1対の中枢リンパ性器官である（図9-1）．

胸腺 thymus.

胸腺の表面は，結合組織の被膜でおおわれている．この被膜から実質内に結合組織が伸び出して，実質を多数の不完全な区画（小葉）に分けている．各小葉の表層は，細胞が密集して暗くみえる．この部分を**皮質**という．一方，小葉の中心部は細胞がまばらで，**髄質**とよばれる（図9-2）．

皮質 cortex.

髄質 medulla.

胸腺の実質では，星形の**上皮性細網細胞（胸腺上皮細胞）**が互いに突起をデスモゾームでつなげて網状構造をつくっており，多数のリンパ球と少数のマクロファージ（およびその近縁の細胞）が網の目を埋めている（図9-3）．この構造は，基本的には皮質も髄質も同じだが，髄質ではところどころで上皮性細

上皮性細網細胞 epithelial reticular cells．または胸腺上皮細胞 thymic epithelial cells.

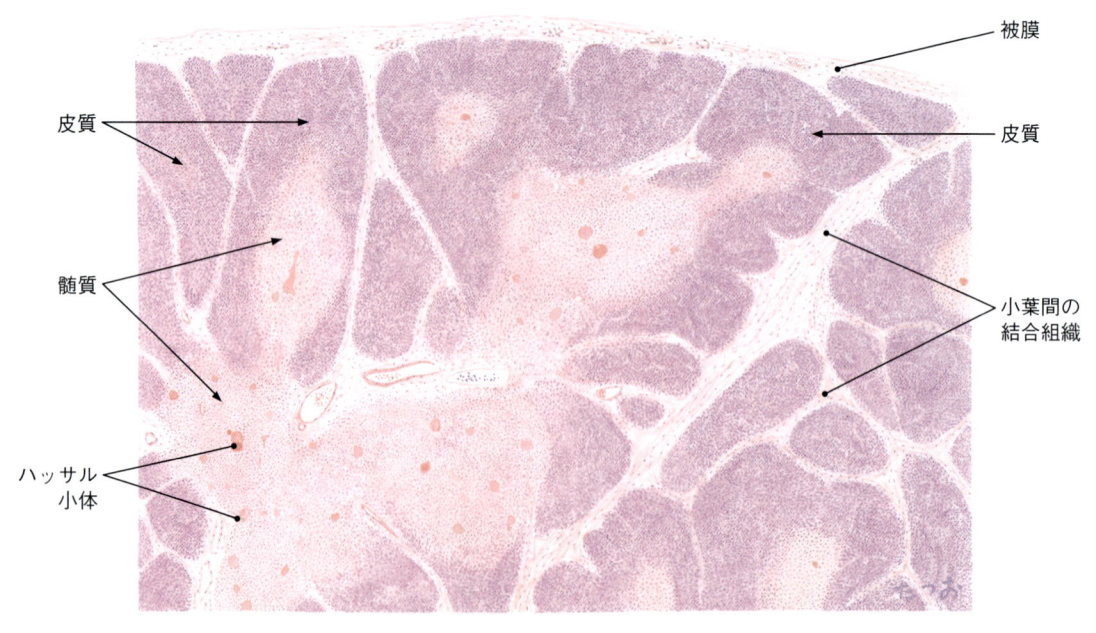

図9-2　ヒト胎児の胸腺の弱拡大像（ヘマトキシリン-エオジン染色）（×30）

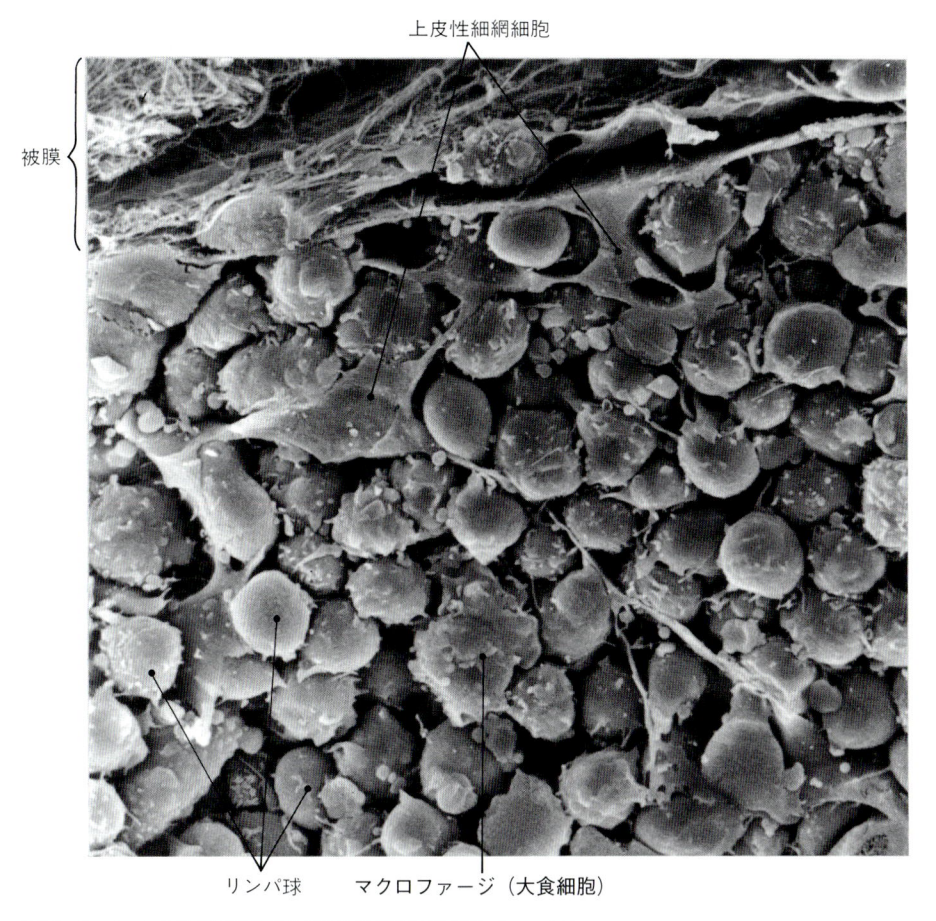

図 9-3　ヒトの胸腺皮質の走査電子顕微鏡写真（×2,200）

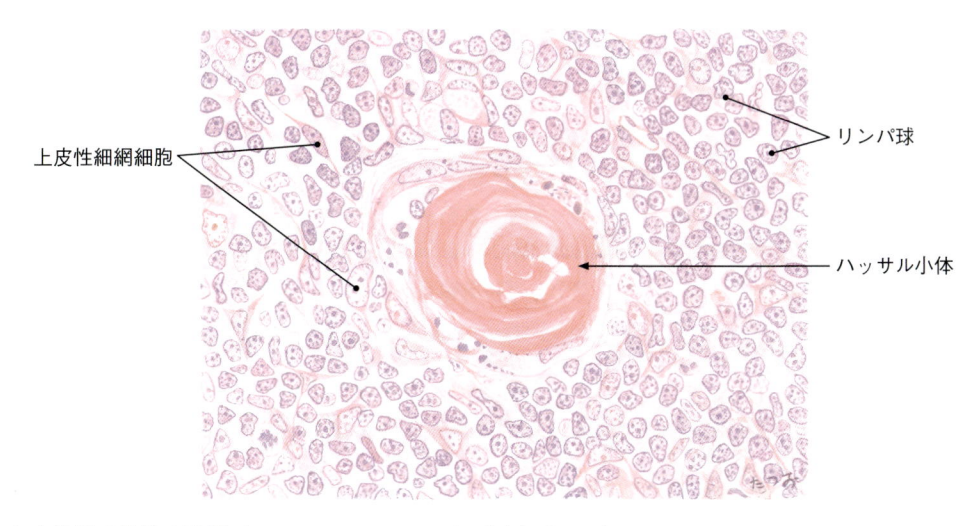

図 9-4　ヒト胎児の胸腺の髄質（ヘマトキシリン-エオジン染色）（×500）

第9章 リンパ性器官

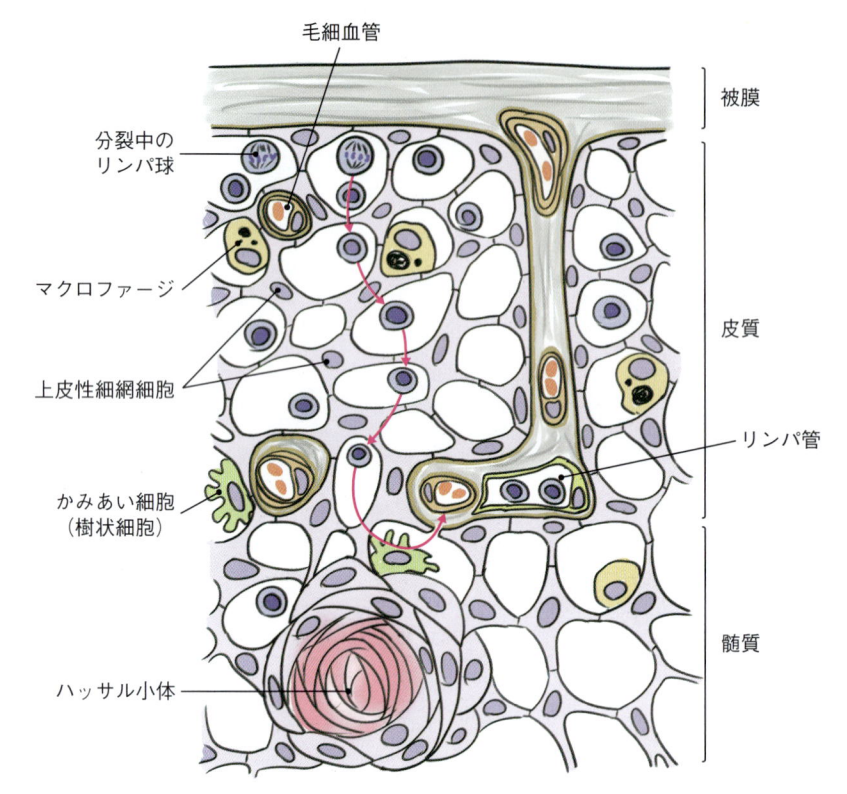

図9-5 胸腺の構造を示す模型図
矢印はリンパ球の分化成熟の流れを示す．

網細胞が集まり，タマネギの皮のように重なり合って球形の小体（直径30〜100μm）をつくっている．この小体を**ハッサル小体**という（図9-4）．

ハッサル小体 Hassall's corpuscles.

> 胸腺の細網細胞は咽頭壁が胎生期におち込んでできた上皮細胞に由来し，その細胞集団のなかにリンパ球がはいり込んで細網状になったものである．一方で，リンパ節や脾臓の細網細胞は，線維芽細胞と親戚で，発生時の間葉組織に由来するため，素性も性格もかなり異なっている．この上皮性細網細胞は，T細胞の成熟に関係した液性因子（サイモシン，サイモポイエチン，サイムリンなどの胸腺ホルモン）を分泌することも知られている．

胸腺の皮質最外層には，骨髄由来のTリンパ球前駆細胞が存在し，そこで活発に分裂増殖をくり返すとともに分化し，髄質にいたり，成熟したTリンパ球となって脈管系におくり出されている（図9-5）．つまり，**胸腺はTリンパ球を分化・成熟させるための"学校"のようなもの**といえる．胸腺内で分化・成熟中のリンパ球は，胸腺細胞とよばれる．

胸腺は，胎生期から思春期までのあいだでよく発達している．その重さは出生時では12～15g，思春期では最大の30～40gとなる．その後は，小葉間の結合組織に脂肪細胞が増殖し，実質はだんだん小さくなって退縮していく．

> 胸腺におけるTリンパ球の分化は，細胞表面のT細胞受容体（TCR）とCD分子（抗原）の発現に関係している．被膜直下の前駆細胞はTCRもCD分子も発現していないが，増殖によりTCR，CD3，CD4，CD8を発現するようになる．このうち皮質で発現していたCD4とCD8は，細胞が髄質に移動するうちに一方が失われて，細胞傷害性T細胞（CD^{4-}，CD^{8+}）とヘルパーT細胞（CD^{4+}，CD^{8-}）へと分化する（124頁）．これらの分化の過程には上皮性細網細胞が重要な役割を演じている．最終的に正しく分化して胸腺から出ていくTリンパ球は全胸腺細胞の2～3%にすぎず，残りは皮質で死滅している．
>
> 先天性に胸腺の形成不全（多くは上皮小体の形成不全を伴う）をきたす疾患に，**ディジョージ症候群**が知られている．この症候群ではTリンパ球系の機能欠陥がみとめられ，細胞性免疫能力を欠いているので感染症にかかりやすい．体液性免疫応答（抗体産生による応答）は，正常におこなわれている．
>
> マウスでは劣性遺伝子の支配によって，胸腺形成不全と発毛不全を起こすものが知られており，**ヌードマウス**とよばれる．このマウスでもTリンパ球の機能に欠陥があるが，B細胞の機能は正常である．ヌードマウスは，免疫学的研究に多方面で使われている．

ディジョージ症候群
DiGeorge's syndrome.

2 末梢リンパ性器官

末梢リンパ性器官は，リンパ球が活躍する場，すなわち免疫応答がおこなわれる専門の器官である．代表的な末梢リンパ性器官には，リンパ節，扁桃，虫垂，脾臓があるが，このほかに粘膜に付属した小さいリンパ組織もこの仲間にはいる．これらを構成するリンパ性組織は，**細網細胞**と**細網線維**からなる細網組織に，リンパ球やマクロファージがつまってできている．

末梢リンパ性器官には，**リンパ小節**という特徴的な構造が出現する．これは，リンパ球が密に集まって，小さい結節状の構造をつくったものである．リンパ小節は，中央の明るい部分（これをとくに**胚中心**とよぶ）と周辺のやや暗い部分からできている（図9-6）．胚中心は抗原を投与することによって，著しくその数と大きさを増すことが知られている．最近は，抗原の刺激に反応したBリンパ球がここで増殖し，免疫の記憶に関係する細胞（**記憶細胞**）がつくられると考えられている．

末梢リンパ性器官
peripheral lymphoid organ.

リンパ小節
lymph nodules.

胚中心 germinal center.

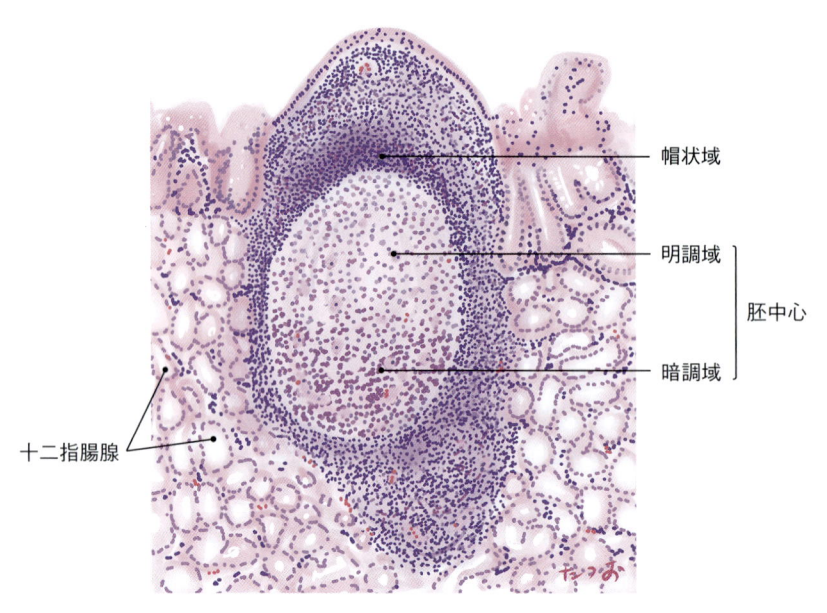

図 9-6　リンパ小節（ヘマトキシリン-エオジン染色）（×80）
ヒトの十二指腸にみられた孤立リンパ小節.
リンパ小節では帽状域と胚中心（さらに明調域と暗調域に分かれる）が区別できる.

　リンパ小節は，次に述べるリンパ節，脾臓，扁桃に多数存在するが，消化管，泌尿生殖器，呼吸器などの上皮下にもよくみとめられる．これらは１個のリンパ小節（孤立リンパ小節）のこともあるが，とくに空腸や回腸の上皮下では，ところどころにリンパ小節が集団をなして，**パイエル板**という構造をつくっている．虫垂も，リンパ小節の集合したものである．

パイエル板 Peyer's patch.

A. リンパ節

リンパ節は，リンパ管に沿って全身に分布する豆型の器官で，**リンパ液の中の異物や細菌を取り除く濾過装置として**，また**抗体を産生する装置**としてはたらいている．

リンパ節 lymph node.

　大きさは年齢や生体の条件によって異なるが，成人ではおよそ１〜３cmで，その総数は全身で300〜600個である．腸間膜や鼠径部，頸部，腋窩に，とくに多くみとめられる（図9-1）．

　リンパ節はリンパ管の経過中にあり，その一方から数本の輸入リンパ管が侵入し，他方（門とよばれるくぼんだ部分）から輸出リンパ管が出ている．門の

2 末梢リンパ性器官　139

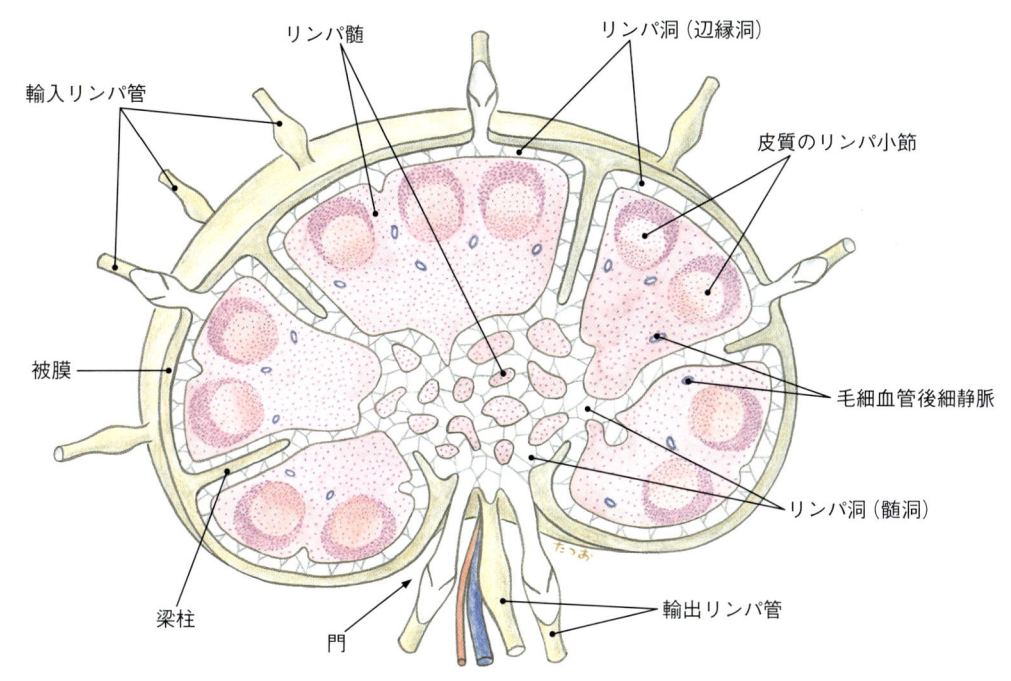

図9-7　リンパ節の構造を示す模型図

部分には，血管と神経も出入りしている．リンパ節の表面は，密性結合組織の被膜でおおわれている（図9-7）．

　実質は，大きく**皮質**（表層の部分）と**髄質**（深層の部分）に分けることができる．いずれも，リンパ髄とリンパ洞という2つの部分からなっている．皮質では，リンパ髄に多数のリンパ小節がみとめられる．

　リンパ洞は輸入リンパ管と輸出リンパ管を連絡する洞窟で，被膜直下と髄質によく発達している．リンパ洞の壁は1層の扁平な内皮細胞からなり，洞内には星形の細網細胞（内皮細胞）がクモの巣のようにはりめぐらされている．その中にマクロファージやリンパ球，形質細胞がからまっている（図9-8，図9-9）．

　輸入リンパ管からリンパ節内にはいったリンパ液は，被膜直下のリンパ洞（辺縁洞）に注がれたのちに髄質のリンパ洞（髄洞）を通り，輸出リンパ管から出てゆくが，このあいだに**リンパ液内の細菌や異物が洞内のマクロファージに捕獲され，たべこまれてしまう**．さらにこうした外来性抗原に反応して，多数の抗体産生細胞（形質細胞）がつくられる．このようにして，リンパ液内の細菌や異物の処理がリンパ節の中でおこなわれるのである．

皮質 cortex.
髄質 medulla.

リンパ洞
lymphatic sinus.

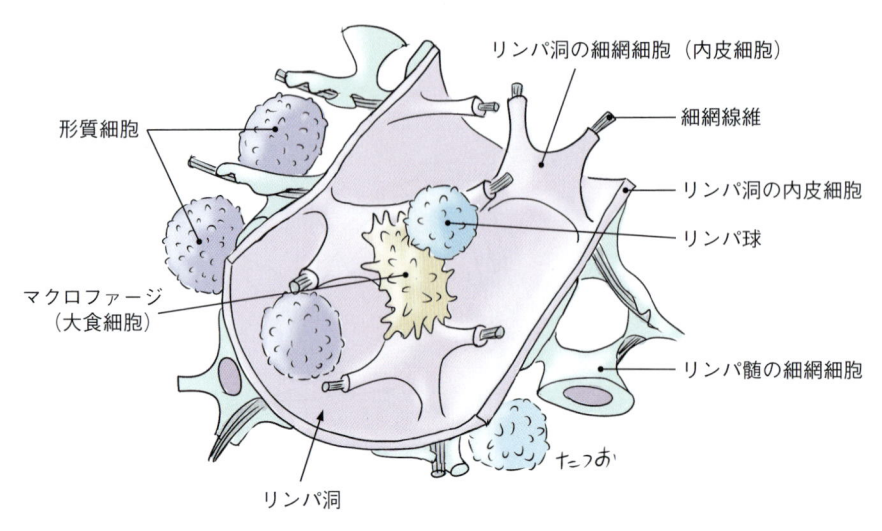

図 9-8　リンパ節のリンパ洞の模型図

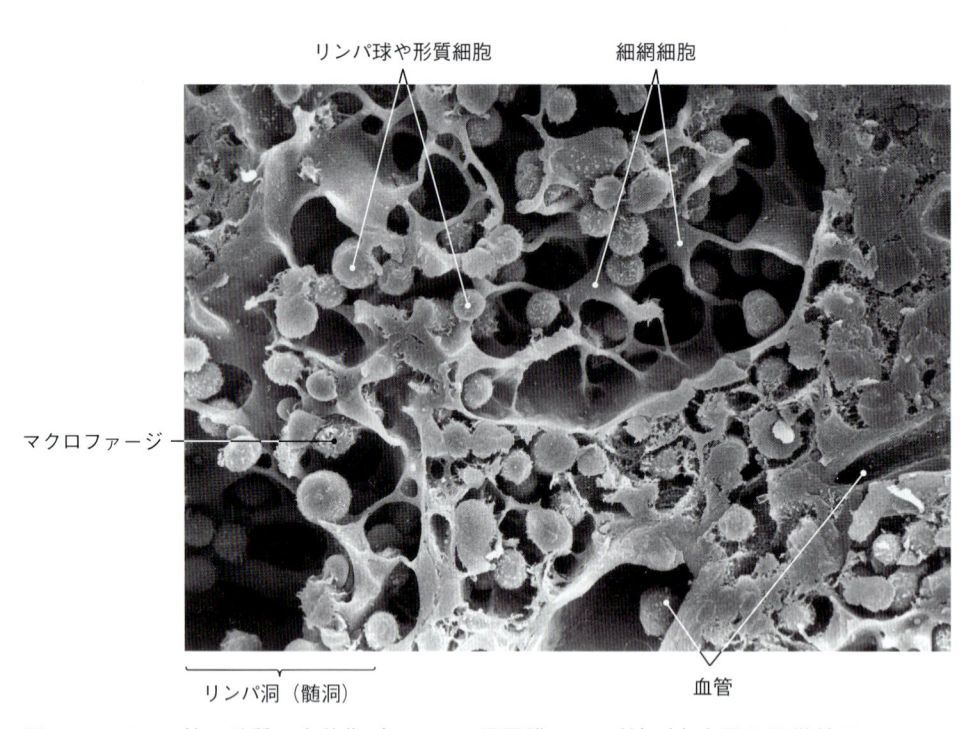

図 9-9　リンパ節の髄質の立体像（ラットの腸間膜リンパ節）（走査電子顕微鏡写真）（×850）

　このほか，輸入リンパ管からは**樹状細胞**とよばれる免疫細胞が運ばれてくる（118頁）．この細胞はマクロファージと近縁の細胞であるが，たべこみ能は弱く抗原提示を専門とする．皮膚や粘膜などに待機してお

樹状細胞 dendritic cells.

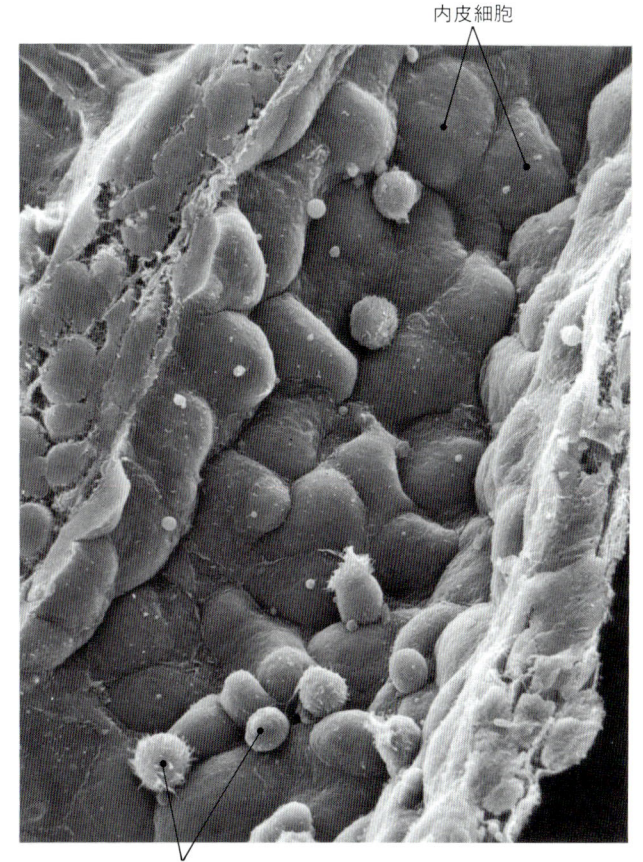

図9-10 リンパ節の高内皮細静脈の走査電子顕微鏡写真（ラット腸間膜リンパ節）（×1,100）
内皮細胞が血管の内腔に突出しているので，円石を敷きつめたようにみえる．

　り，抗原が進入すると，それを取り込んで，リンパ管にはいり，所属のリンパ節に運ばれる．そこでTリンパ球に抗原を提示して，Tリンパ球の活性化をひき起こす．

　皮質の深層のリンパ髄には，背の高い特殊な内皮細胞をもった血管がみとめられる．この血管は，毛細血管につづく細静脈（毛細血管後細静脈）であるが，内皮細胞の形から**高内皮細静脈**とよばれる（図9-10，図9-11）．血液中のリンパ球は，この細静脈の壁を通りぬけて，リンパ節の中にはいることができる．血管からリンパ節の中にはいったリンパ球の多くは髄洞に運ばれて，輸出リンパ管からリンパ節を離れていくものと考えられている．

　新生仔マウスの胸腺を摘出すると，リンパ節の皮質深層（傍皮質）が小さくなることが知られている．このような部位を，**胸腺依存域**とよんでいる．胸腺

高内皮細静脈 high-endothelial venule.

胸腺依存域 thymus-dependent area.

背の高い内皮細胞

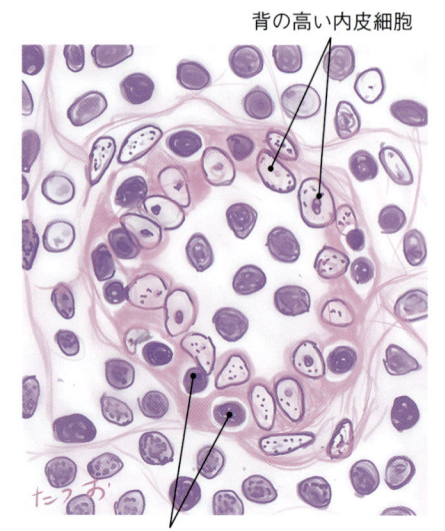

血管壁を通過中のリンパ球

図9-11　高内皮細静脈の光学顕微鏡像（×800）

依存域にはTリンパ球が集積しており，細胞性免疫に関与する反応がおこなわれる場を提供している．

B. 扁　　桃

　口腔から咽頭への移行部（口峡）の粘膜には，上皮下にリンパ性組織が発達している．こうした構造を**扁桃**という．口峡をとりまくように，咽頭扁桃，口蓋扁桃，舌扁桃がみとめられる．この口峡をとりまくリンパ性組織の輪は，**ワルダイエルの咽頭輪**とよばれる．一般には扁桃といった場合，口蓋扁桃をさすことが多い．

　扁桃の上皮には陰窩という深いおちこみがあり，その上皮下の固有層には**リンパ小節が一列に並んで存在する**．リンパ小節とリンパ小節のあいだ（とくに深部）には，リンパ節にみられるような高内皮細静脈が存在し，毛細リンパ管もよく発達している．**扁桃は口や鼻からはいる細菌感染を防御するようにはたらいている**．

扁桃 tonsils. その形がアーモンド（扁桃）の種子に似ているので，この名がある．

C. 脾　　臓

　脾臓は腹腔の左上部に，横隔膜に接してみとめられる．にぎりこぶし大の器官である．リンパ節がリンパ管系の免疫学的な濾過器としてはたらくのに対

脾臓 spleen.

2 末梢リンパ性器官　143

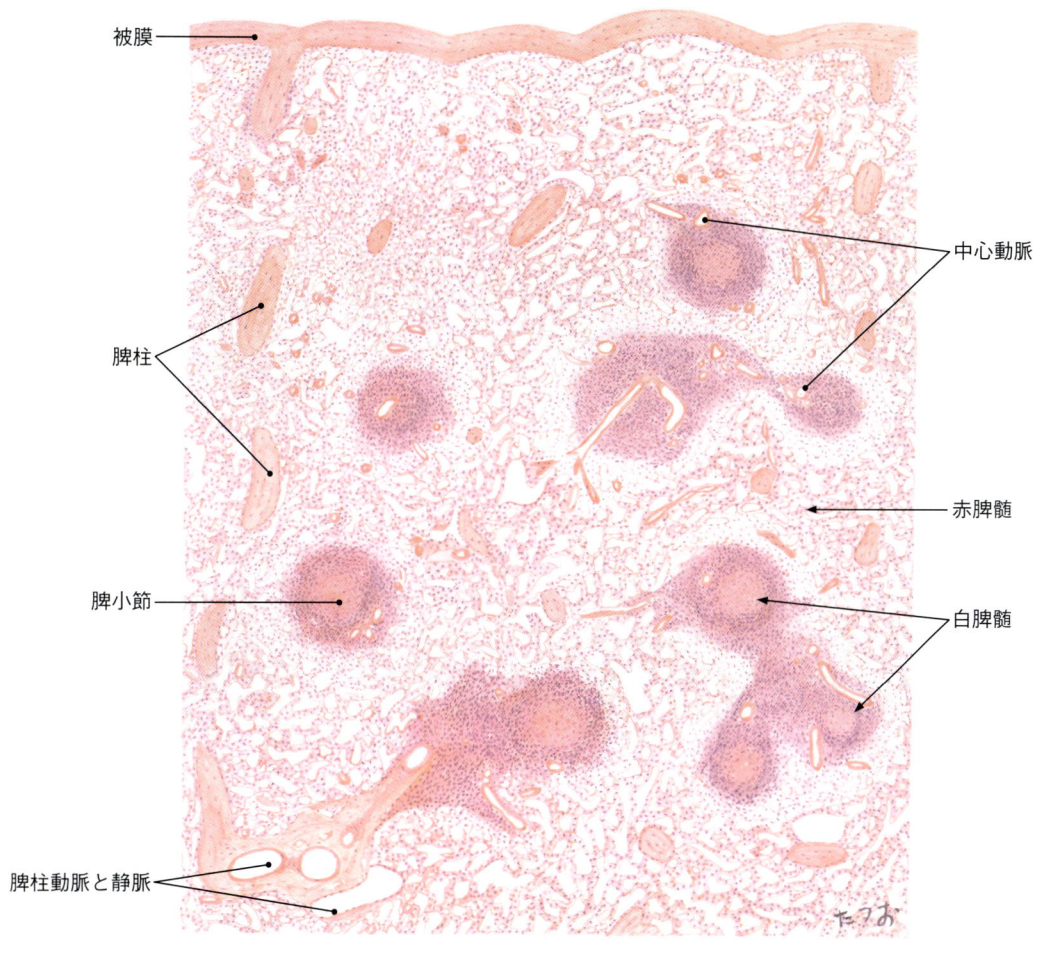

図中ラベル：被膜、脾柱、脾小節、脾柱動脈と静脈、中心動脈、赤脾髄、白脾髄

図9-12　ヒトの脾臓の弱拡大像（ヘマトキシリン-エオジン染色）（×50）
血管から血液を洗い流してあるので赤脾髄から赤血球が取り除かれ，明るくみえる．

し，**脾臓は血管系の免疫学的な濾過器**としてはたらいている．

　脾臓は密性結合組織の被膜でつつまれており，さらにその表面を漿膜（臓側腹膜）がおおっている．被膜の結合組織は脾臓の実質中に樹枝状に伸び出して，**脾柱**という支柱をつくり，実質を不完全な区画に分けている．

　脾臓の実質（脾髄）は，肉眼でみると白い斑点としてみえる**白脾髄**と，それ以外の暗赤色をした**赤脾髄**からなっている．光学顕微鏡でみると，白脾髄はリンパ小節とよく似た構造をしており，脾小節とかマルピギー小体ともよばれる．ただし，白脾髄はちょうど串だんごのように中心動脈という動脈によって貫かれている（図9-12，図9-15）．

　一方，脾臓の大部分を占める赤脾髄は，**脾索**（ひさく）（**ビルロート索**）とよばれる海綿状の組織の中に，特別な洞様毛細血管が張りめぐらされたものである．この

白脾髄 white pulp. 脾小節 splenic nodule, またはマルピギー小体 Malpighian corpuscle ともよばれる.
赤脾髄 red pulp.
脾索 splenic cords.

脾洞

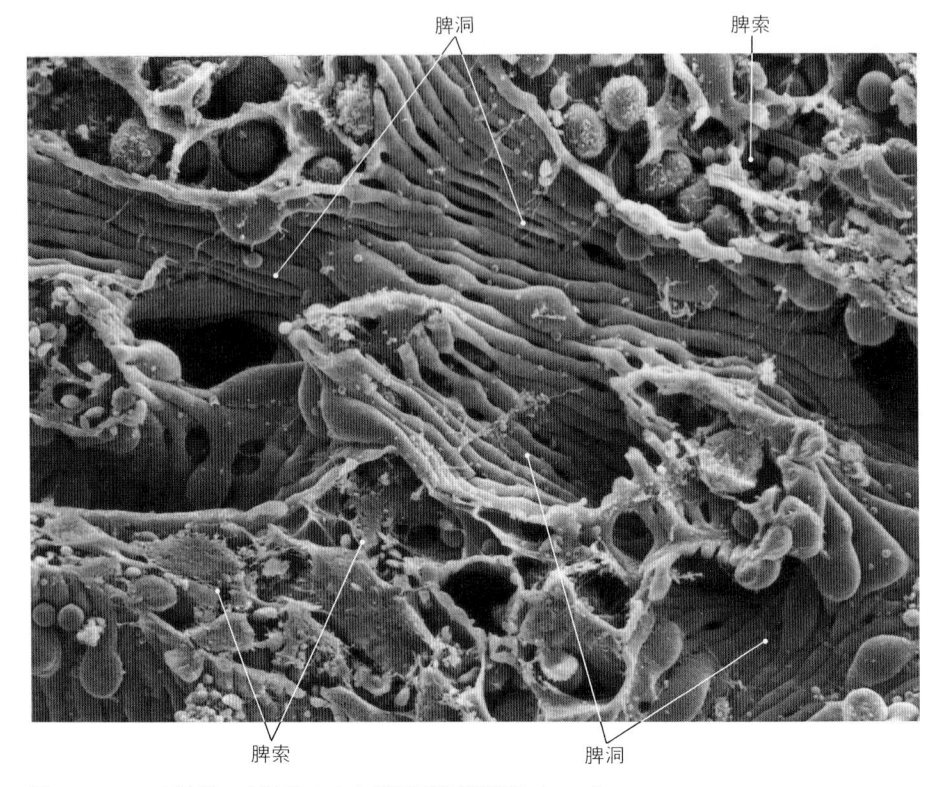

脾索

脾索

脾洞

図9-13 ヒト脾臓の赤脾髄の走査電子顕微鏡写真（×850）
脾洞の壁は細長い杆状細胞がならんでいるので，"すのこ"のような形にみえる．
（新潟大学 藤田恒夫教授提供，1989）

血管を，**脾洞**という．

脾洞 splenic sinuses.

　脾索は典型的な細網組織で，細長い突起を星形に伸ばす細網細胞と細網線維とによって網状の骨組みがつくられており，この網の目に，赤血球や好中球，リンパ球，形質細胞，マクロファージなどがからみついている．

　脾洞の壁をつくる内皮細胞は，細長い棒のような形をしており，杆状細胞とよばれる．この杆状細胞が横の方向に短い突起を出して，となりの杆状細胞とつながっているので，血管の壁は全体として風呂場の"すのこ"のような形にみえる（図9-13, 図9-14）．この"すのこ"のあいだ（脾洞のすきま）を血漿成分のみならず，赤血球や白血球も出入りすることができる．また，**マクロファージがこの脾洞の壁にたくさんはりついており**，脾洞を通りかかる異物や老朽赤血球を食べて処理している．

1．脾臓の血管系

　脾臓の構造をさらによく理解するために，脾臓の中の血管について，もう少

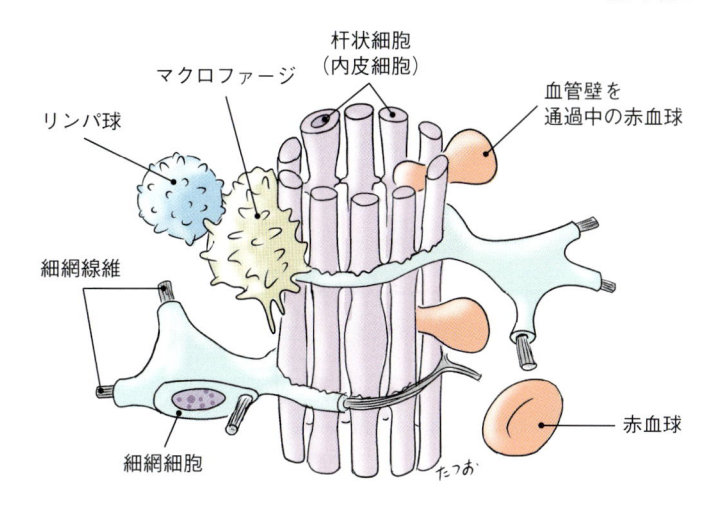

図 9-14　ヒトの脾洞と脾索の模型図

し詳しく述べることにする（図 9-15）．

脾動脈は脾門とよばれる部分から脾臓の中にはいると，脾柱の中を枝分かれしながら脾臓の奥へ進んでいく．この**脾柱動脈**が脾柱を離れて脾髄にはいる（脾髄動脈）と，まもなく白脾髄にはいり，**中心動脈**とよばれるようになる．

脾柱動脈 trabecular artery.
中心動脈 central artery.

> 脾髄動脈と中心動脈では，リンパ球が鞘状にその周囲をとり囲んでいる．このリンパ球がつくる鞘を，**動脈周囲リンパ鞘**とよぶ．胸腺摘出動物ではこの部分が退縮するので，ここが脾臓における**胸腺依存域**であることがわかる．しかし，リンパ節の胸腺依存域のような高内皮細静脈は，この部分に存在しない．

動脈周囲リンパ鞘 periarterial lymphoid sheath.

中心動脈は白脾髄を貫通すると，20 本ぐらいの細い（直径約 25 μm）動脈に枝分かれする．この枝分かれの様子がちょうど筆の穂先のようにみえるので，**筆毛動脈**とよばれる．この枝のそれぞれは平滑筋を失って，かわりに特殊な細網組織のさやにつつまれるようになる．このような細動脈を，**さや動脈**という．この動脈の先は，さらに 2, 3 本に分かれ終末毛細血管となったのちに，脾洞に連絡する．

筆毛動脈 penicillar artery. penicillus は小さいブラシの意.
さや（莢）動脈 sheathed artery.

> さや動脈の先が脾洞に連絡する方式については，古くから**開放血管説**と**閉鎖血管説**の 2 説が争われてきたが，今ではヒトの脾臓の場合，多くは開放血管であることがわかっている．つまり，終末毛細血管が直接脾洞に連絡するのではなく，終末毛細血管の先がいったん脾索に開き，血液はそこに吐き出されてから脾洞に回収されるのである．しかし，脾臓の特定の部分に，細動脈が直接脾洞に注ぐ閉鎖血管路があって，急いで大量の血液を通過させるバイパスをなしているという報告もある．

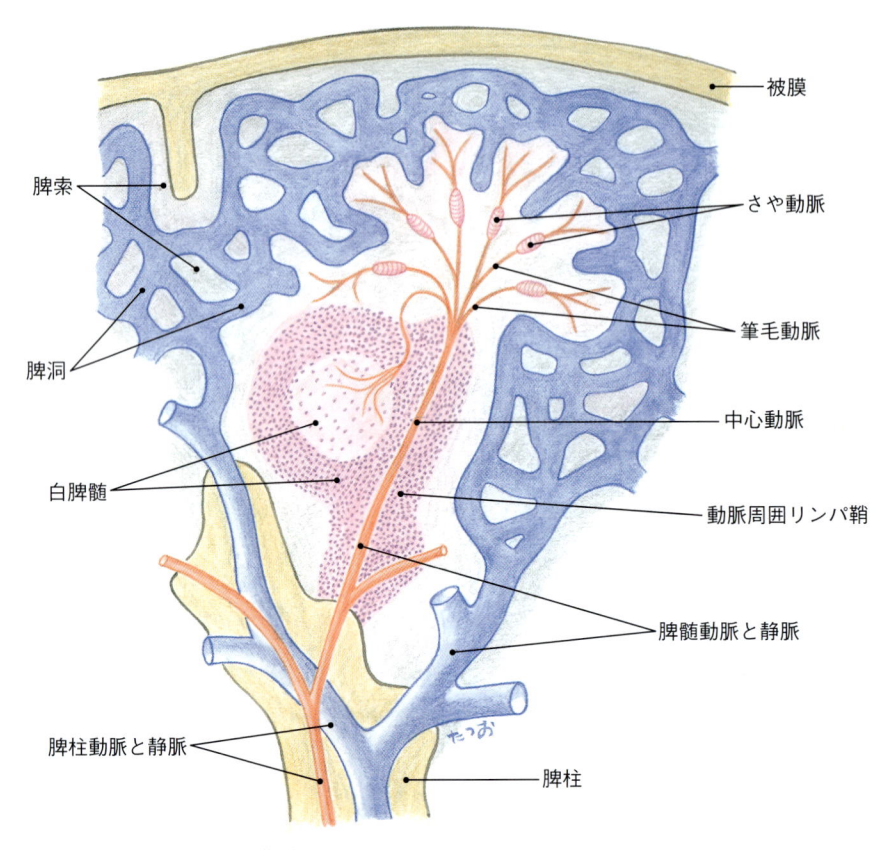

図 9-15　ヒト脾臓の血管系を示す模型図

　脾洞は，やがて，ふつうの内皮をそなえた静脈（脾髄静脈）に集まって，脾柱にはいり（脾柱静脈），さらに集まって**脾静脈**となったのちに脾門から外に出てゆく．

　このようにして血液が脾臓の中を通りぬけるうちに，老廃細胞（おもに老化した赤血球）や血中の細菌，異物が脾洞や脾索の中のマクロファージに処理される．同時に，抗原に対して白脾髄が反応して，抗体産生細胞が産生される．

第10章 消化器系

　口からとり入れた食物を肛門へおくるあいだに，消化と栄養の吸収をおこなう一連の器官を**消化器系**という．消化器系は食物をおくる消化管と，消化液を分泌する消化腺からなっている．消化管には口腔，咽頭，食道，胃，小腸（十二指腸，空腸，回腸），大腸（盲腸，結腸，直腸）があげられ，消化腺としては唾液腺，肝臓，膵臓などがあげられる（図10-1）．

消化器系 digestive system.

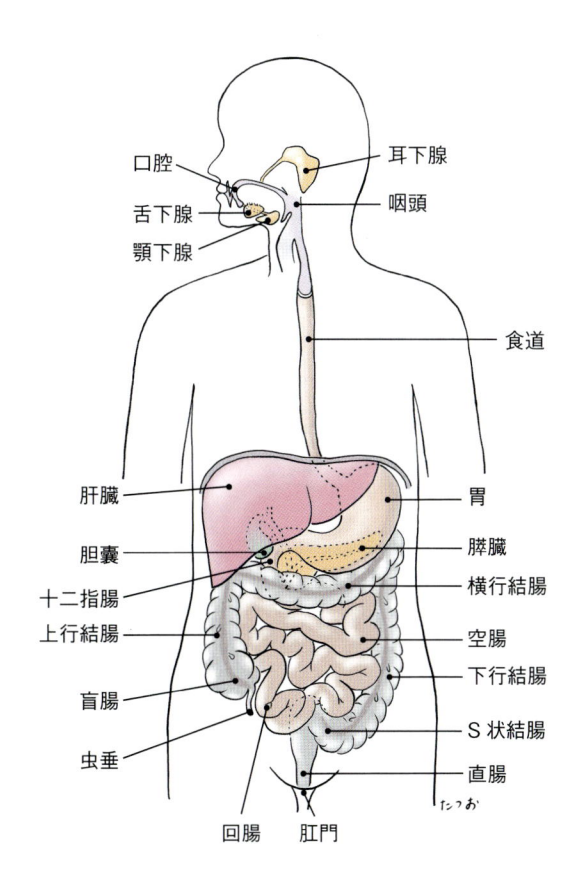

図10-1　消化器系の全体像

1 消化管の一般的な構造

消化管の壁は，内面をおおう**粘膜**，中層を占める**筋層**，最外層の**外膜**の3層からなっている（図10-2）．

粘膜は粘液で湿ったやわらかい膜で，部位により内腔に向かって突出して，ひだや絨毛をつくることもある．粘膜は，組織学的には，表面から粘膜上皮，粘膜固有層，粘膜筋板，粘膜下組織の各層に分けることができる．**粘膜上皮**はたいてい単層円柱上皮からなるが，口腔や咽頭，食道では丈夫な重層扁平上皮でできており，消化管の下端の肛門でも単層円柱上皮から重層扁平上皮への移行がみとめられる．また，粘膜上皮はあちこちで粘膜固有層やさらに深部に陥入し，小窩や陰窩，腺などをつくっている．**粘膜固有層**は，粘膜上皮の直下にある結合組織の層で，こまかい結合組織の網の目の中に，いろいろな自由細胞（リンパ球，形質細胞，好酸球など）がはいり込んでいる．また毛細血管や毛細リンパ管，神経線維もみられる．

粘膜固有層のすぐ下の**粘膜筋板**は，薄い平滑筋の層で，固有層と次の粘膜下組

粘膜 mucous membrane.

粘膜上皮 mucous epithelium.

粘膜固有層 tunica propria.

粘膜筋板 lamina muscularis mucosae.

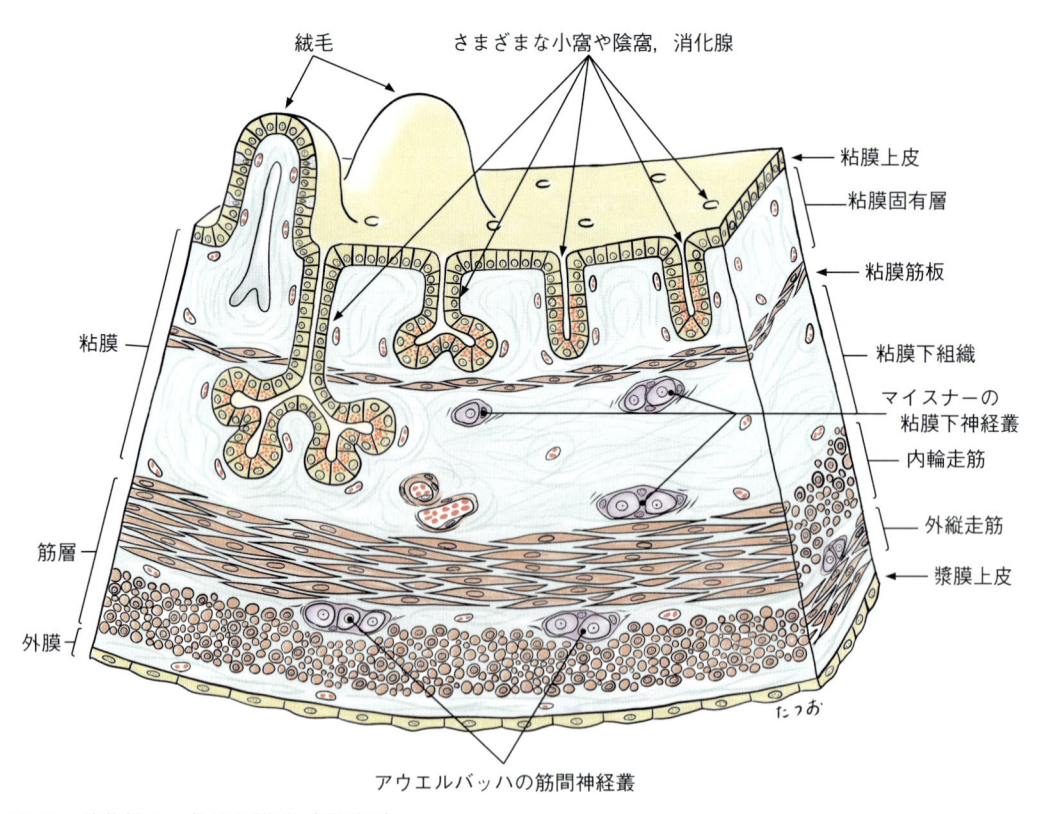

図10-2 消化管の一般的な構造（模型図）

織の境界をなしている．その下の**粘膜下組織**は固有層より疎な結合組織でできており，太い血管，リンパ管，神経を含んでいる．

筋層は，消化管の上部（食道まで）では横紋筋だが，その他は平滑筋でできている．内層は輪状に走る筋線維（輪走筋），外層は消化管の長軸方向に沿って走る筋線維（縦走筋）からなる２層構造をしていることが多いが，胃のようにところによっては斜走筋が加わったりもする．

外膜は，胃や空腸，回腸のように腹膜腔にとび出した器官では**漿膜**に相当する．食道や十二指腸，直腸のように体壁に埋もれている部分では漿膜はかぶらないので，筋層の外がわの結合組織を外膜とよんでいる．

> 体腔（胸膜腔，腹膜腔，心膜腔）の表面をおおう膜を**漿膜**という．腹膜，漿膜性心膜，胸膜がこれに属する．漿膜は単層扁平上皮（すなわち漿膜上皮）と薄い結合組織からできている．

上に述べた消化管壁の各層にわたって自律神経系の神経が広く分布しており，平滑筋の運動や腺の分泌を調節している．とりわけ粘膜下組織内と，筋層（輪走筋と縦走筋のあいだ）には神経が網状に分布し，それぞれ**マイスナーの粘膜下神経叢**，**アウエルバッハの筋間神経叢**とよばれている．こうした神経叢には神経細胞も散在している．

粘膜下組織 tela submucosa.
筋層 muscle layer.
外膜 adventitia.
漿膜 serosa.
マイスナーの粘膜下神経叢 Meissner's submucosal plexus.
アウエルバッハの筋間神経叢 Auerbach's myenteric plexus.

2 口　腔

口腔は，消化器系の入り口にあたり，前のほうは上下の口唇がつくる口裂（いわゆる口）で外に開き，奥のほうは咽頭とつながっている（図10-3）．口腔の天井は口蓋で鼻腔と境されており，床は舌がその大部分を占めている．口腔の内面をおおう粘膜は，重層扁平上皮とその下の粘膜固有層からなり，粘膜筋板がないので粘膜下組織との境もはっきりしない．

ここでは口唇，舌，唾液腺について少し詳しく述べることにする．歯については別に述べる．

口腔 oral cavity.

A. 口　唇

口唇（くちびる）は，横紋筋（主として口輪筋）を芯にして，外がわの表面は顔面の皮膚で，内がわの表面は口腔の粘膜でおおわれたひだ状の器官である（図10-4）．

口唇の外がわの皮膚は角化性の重層扁平上皮（表皮）と，これを裏うちする結合組織（真皮）からなり，毛や汗腺，脂腺もみとめられる．一方，内がわの

口唇 lip.

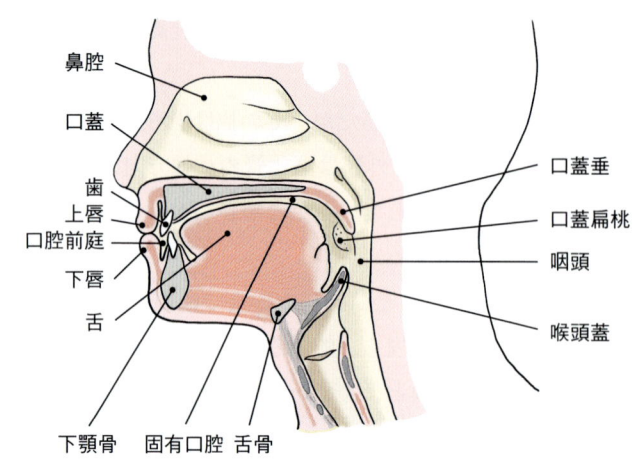

図 10-3　口腔の全体像

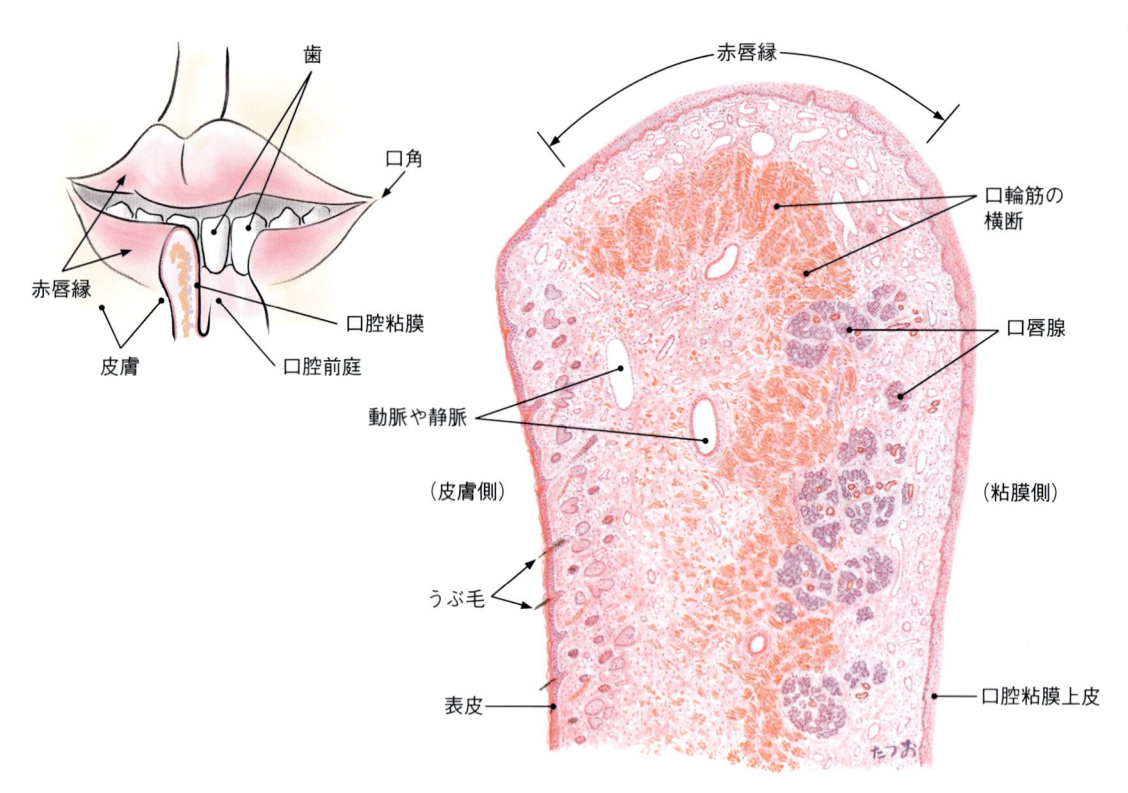

図 10-4　ヒトの口唇の構造を示す模型図（左）とその断面（右）（ヘマトキシリン-エオジン染色）（×10）

粘膜は非角化性の重層扁平上皮とその下の固有層からなり，毛や脂腺，汗腺はないが，多数の小唾液腺が固有層に分布している．これらはいずれも混合腺（42頁）で**口唇腺**という．

口唇腺 labial gland.

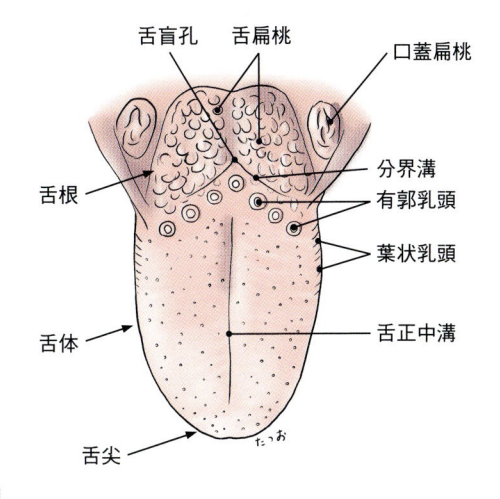

図 10-5　舌の上面（舌背）の模型図

皮膚と粘膜の移行部は肉眼的に赤くみえ，**赤唇縁**とよばれる．一般に"くちびる"とよんで，女性が口紅をつける部分が赤唇縁にあたる．赤唇縁は基本的には皮膚であるが，毛も腺組織もみとめられない．この部分では毛細血管に富んだ結合組織が上皮に深くはいり込んでおり，さらに上皮の角化層も薄いので，表面から毛細血管の中の血液の色が透けて赤くみえる．

赤唇縁 vermillion border.

B. 舌

舌は口腔底から生えている大きな筋肉（舌筋）のかたまりで，表面は口腔粘膜でつつまれている（図10-3）．舌の粘膜上皮は口腔の他の場所と同じように**重層扁平上皮**でできている．

舌の上面（舌背という）の粘膜には無数の突出があるので，舌がザラザラしてみえる（図10-5）．これは上皮を裏うちする結合組織（粘膜固有層）が上皮層に円柱状にはいり込んで，上皮層を押し上げ，舌表面に特徴的な突出をつくっているからである．このような粘膜の突出を**舌乳頭**という（図10-6，図10-7）．舌乳頭は，その形によって，①糸状乳頭，②茸状乳頭，③有郭乳頭，④葉状乳頭の4種類に分けられる．

糸状乳頭は舌背の表面のいたるところに密生している，糸状または円錐状の突起である．糸状乳頭の表面は角化しているので，多少とも白くみえる．舌の表面のザラザラした肌ざわりは この糸状乳頭による．

舌 tongue.

舌乳頭 lingual papillae.

糸状乳頭 filiform papillae.

152　第10章　消化器系

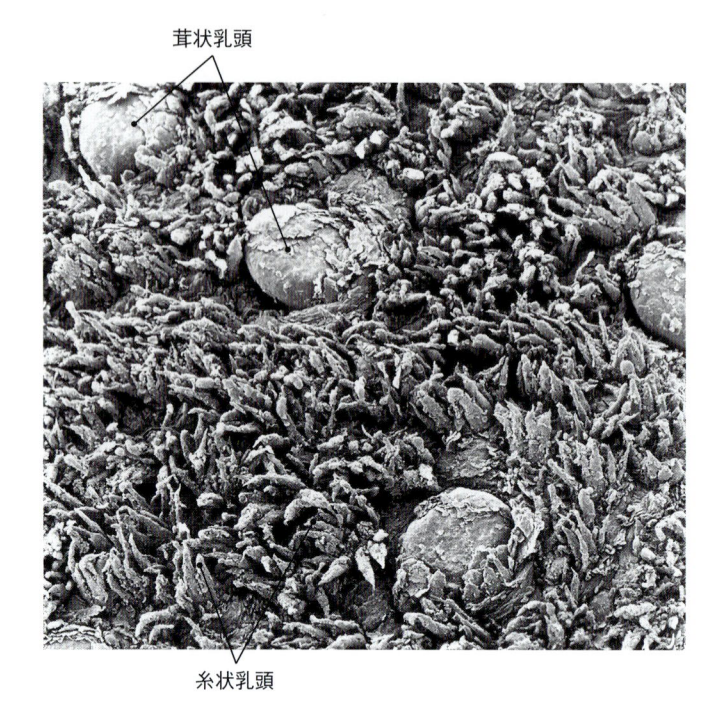

図10-6　ヒトの舌背の走査電子顕微鏡写真（×30）

　ヒト以外の哺乳類では，この糸状乳頭がよく発達している．ネコやイヌの舌がヤスリのようにザラザラしているのは，太く尖った糸状乳頭がよく発達しているからである（図10-7）．

　茸状乳頭は糸状乳頭のあいだに散在する直径0.5〜1 mmのまるい，きのこ（茸）のような形の突出である（図10-6）．茸状乳頭の粘膜上皮は角化していないので，すぐ下の結合組織乳頭の毛細血管の血液が透けて赤くみえる．

　有郭乳頭は舌背の奥の分界溝というV字状のみぞの直前に一列に並んでいる大きな（直径約2 mmの）乳頭で，ヒトでは7〜12個ある．この乳頭は舌の表面からみると，まるい丘のようにみえ，深いみぞを挟んでドーナツ状の丘で囲まれている（図10-7，図10-8）．

　有郭乳頭の，このみぞに面した上皮には**味蕾**という味を感じるための装置がたくさんみとめられる．味蕾の数は人により，年齢により異なるが，1つの有郭乳頭には平均250個の味蕾があるといわれている（347頁）．

　有郭乳頭のみぞの底には，純漿液腺（一種の唾液腺）が開口している．エブネル腺とよばれるこの腺から分泌物が絶えず分泌されて，有郭乳頭のみぞの中を洗い清めているので，味蕾は常に新しい刺激を感受することができる．

茸状乳頭 fungiform papillae.

有郭乳頭 circumvallate papillae.

味蕾 taste buds.

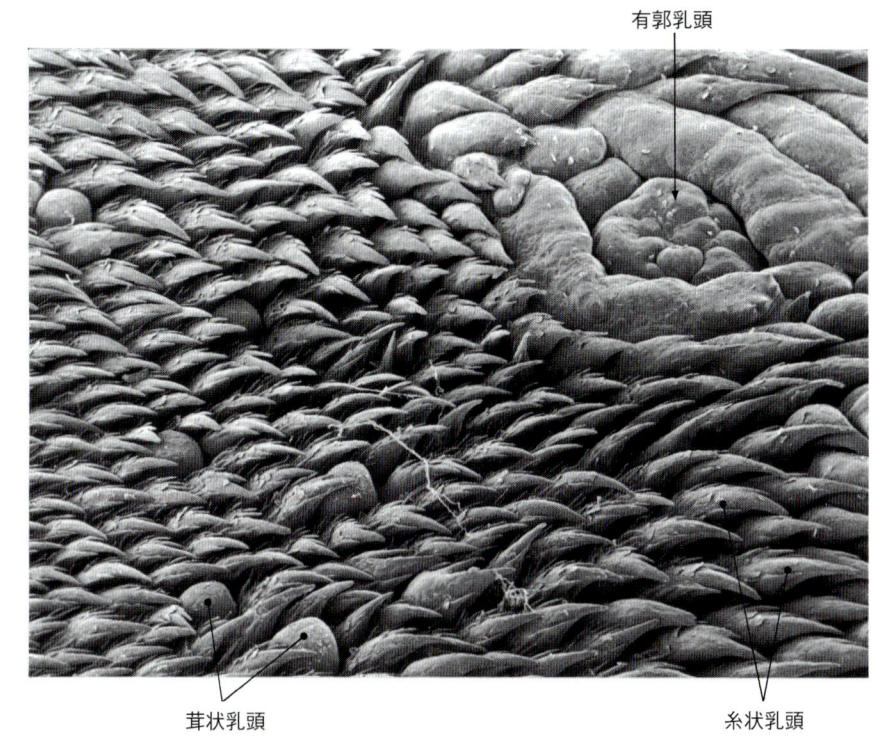

図10-7　イヌ舌背の走査電子顕微鏡写真（×20）
　イヌの糸状乳頭は このように よく発達して尖っている.

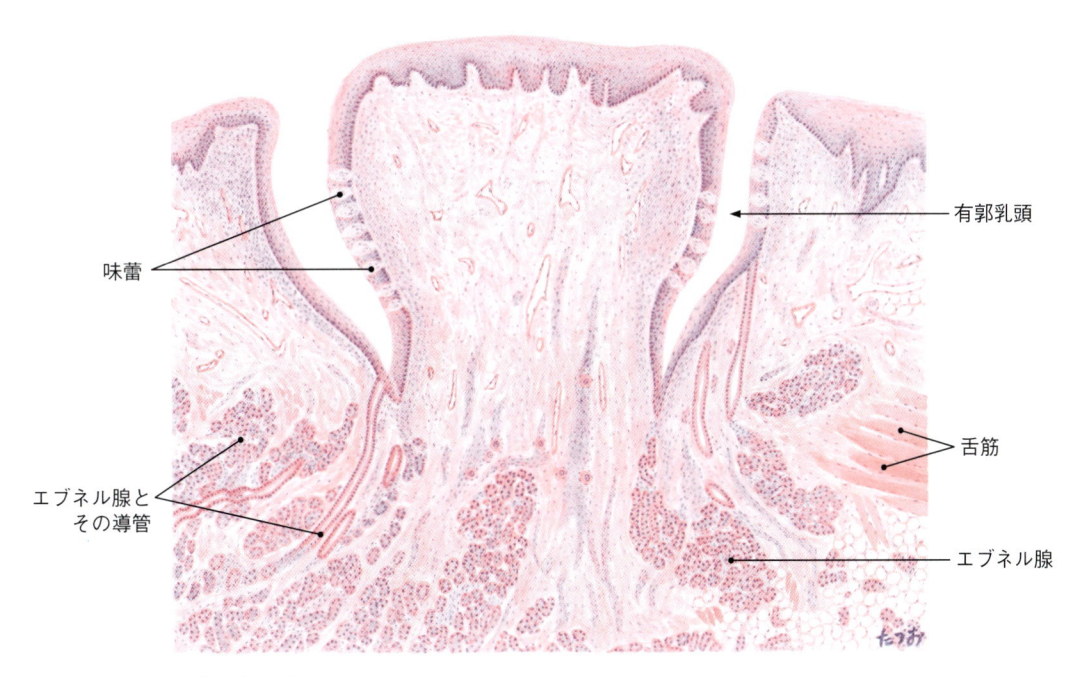

図10-8　ヒトの舌背の有郭乳頭（ヘマトキシリン-エオジン染色）（×35）

葉状乳頭は，舌の後部側面に上下に走る数本のひだ状の舌乳頭である（図10-5）．葉状乳頭を分けるみぞには，有郭乳頭と同様，多数の味蕾がみとめられる．みぞの底にはエブネル腺と同じような純漿液腺が開口している．葉状乳頭はウサギなどのある種の動物でよく発達していることが知られているが，ヒトでは発達がわるい．

舌乳頭は舌根部（舌の後方約 1/3 の部分）の粘膜にはみられない．かわりに，デコボコした たくさんのいぼ状の高まりがあるが，これは上皮下にリンパ小節が集まって，粘膜固有層を埋めつくしているためにできる（図10-5）．こうしたリンパ組織を**舌扁桃**という．扁桃組織についてはすでに第9章で述べた（142頁）．

葉状乳頭 foliate papillae.

舌扁桃 lingual tonsil.

■ C. 唾 液 腺

口腔には唾液（つば）を分泌する腺が存在する．これを**唾液腺**という．唾液腺には，口腔粘膜（口唇，舌，口蓋，頬の粘膜）の粘膜固有層や粘膜下にある小さな唾液腺と，腺体が大きくて独立した器官をなすものがある．前者を小唾液腺，後者を大唾液腺という．

小唾液腺は口腔内に広く分布しており，その存在する場所により，口唇腺，頬腺，口蓋腺，舌腺と名づけられているが，本質的な違いはなく，唾液を絶えず分泌して口腔内をうるおしている．

大唾液腺には耳下腺，顎下腺，舌下腺の3つがある．いずれも 口腔粘膜の外にあって，長い導管により口腔に開口している．大唾液腺には交感神経や副交感神経が豊富に分布しており，神経の刺激によって分泌をおこなっている．そのため，食物をみたり，そのにおいをかいだり，あるいは食物を思い浮かべるだけでも刺激されて唾液を分泌することができる．レモンを思いうかべて唾液がたくさんでてくる人は多いことだろう．

唾液腺は，多くの他の外分泌腺と同様に，唾液を分泌する**終末部**と，これを口腔にまで運ぶ**導管系**とからなっている（図10-9）．終末部は分泌物の性状から漿液腺，粘液腺，混合腺に分けることができる（第3章 腺の項参照）．導管系は一般に**介在部**，**線条部**，**導管**からなる．

唾液腺 salivary gland.

> 唾液は水を主成分（99％）とし，その中に蛋白質（酵素）やムチン，免疫グロブリン（IgA），電解質が含まれている．ヒトでは1日に1*l*ほど分泌されているが，その約70％は顎下腺，20％は耳下腺によって産生される．唾液は，口腔内をうるおし，抗菌成分（リゾチーム，IgAなど）により口腔内を清浄に保つのに役立っている．また，食事のさい

唾液 saliva.

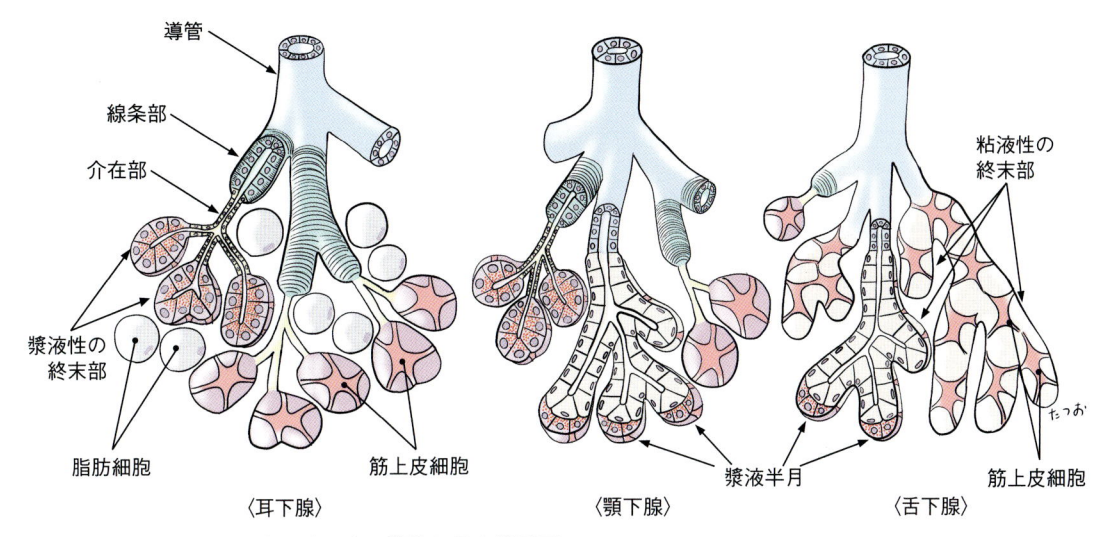

図 10-9 耳下腺，顎下腺，舌下腺の構造を示す模型図

には，消化酵素（アミラーゼやリパーゼ）により，食物を軽く消化して，のみ込みやすくするのに役立っている．

　大唾液腺である耳下腺，顎下腺，舌下腺は，それぞれの特徴があるので，もう少し詳しく述べることにする．

1. 耳下腺

　耳下腺はもっとも大きな唾液腺で，外耳の前から下方にかけて，頰の皮下にみとめられる．その導管（耳下腺管）は腺の前縁から前に伸び出して，上顎の第2大臼歯に向かい合った頰の粘膜を貫いて口腔前庭に開いている．

　耳下腺の表面は結合組織性の被膜でおおわれており，そこから張り出した結合組織が，耳下腺の実質をいくつもの区画（小葉）に分けている．各小葉内に脂肪細胞がたくさんあるのが耳下腺の1つの特徴である．

　耳下腺は，複合管状胞状腺のかたちをした**純粋な漿液腺**である（図10-9）．したがって終末部は，円錐形の漿液細胞が，狭い腺腔を囲んで腺房をつくっている．この漿液細胞の分泌果粒（酵素原果粒）にはプチアリンという唾液アミラーゼが含まれている．腺房の外がわは**筋上皮細胞**がつつんでいる．この細胞の役割については第3章ですでに述べた（41頁）．

　終末部につづく介在部は耳下腺ではとくによく発達しており，細長く，ときどき枝分かれをしている．介在部は単層扁平（ないし立方）上皮でできている．介在部につづく線条部も耳下腺ではよく発達している．線条部は背の高い

耳下腺 parotid gland.

筋上皮細胞 myoepithelial cells.

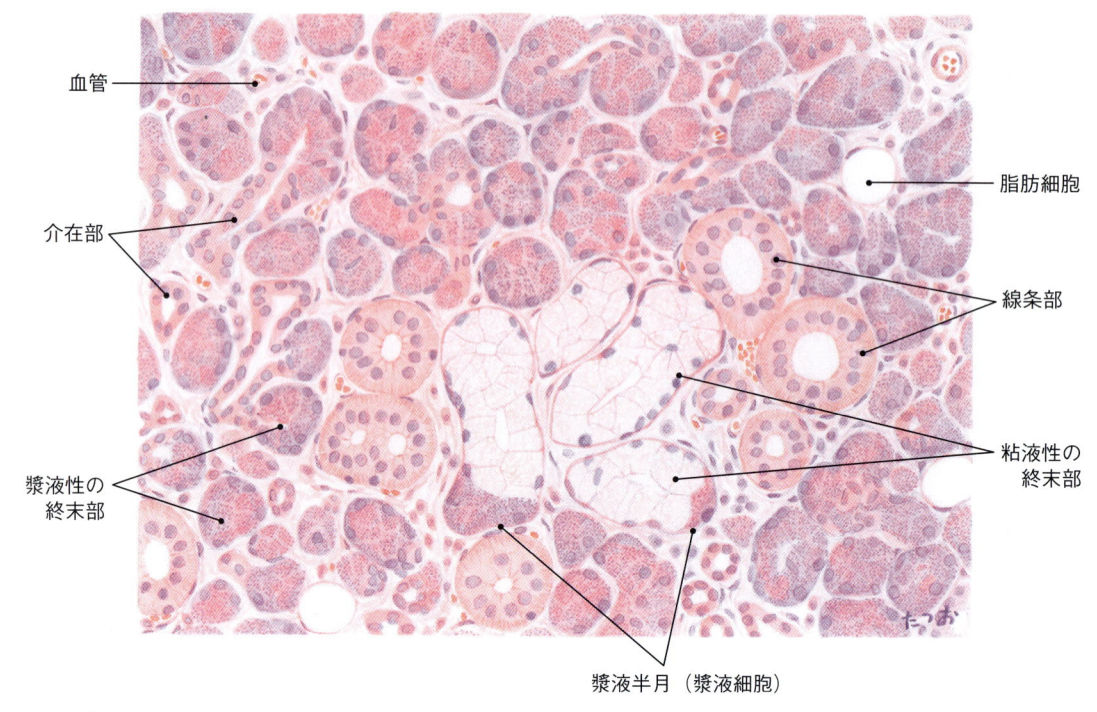

図10-10 ヒトの顎下腺（ヘマトキシリン-エオジン染色）（×300）

円柱上皮でできており，電解質の活発な分泌と吸収がおこなわれている．
　線条部が集まると導管になり，さらにしだいに太い導管に集まって，最後は1本の耳下腺管として口腔前庭に開いている．導管の上皮は，細い導管では単層円柱上皮だが，太くなるにつれて多列円柱上皮になる．

> 耳下腺は，唾液腺の中でとくに炎症や腫瘍の起こりやすい腺である．とくにムンプスウイルスにおかされて耳下腺が炎症を起こしたものは**流行性耳下腺炎**（おたふくかぜ）として よく知られている．

2. 顎下腺

顎下腺は耳下腺に次ぐ大きな腺で，下顎骨の下にあり，導管（顎下腺管）は舌の下面の舌下小丘で口腔内に開口している．耳下腺同様，小葉構造をとるが，小葉内には脂肪細胞が少ないので耳下腺より密にみえる．
　顎下腺も 複合管状胞状腺の かたちをしているが，**漿液細胞と粘液細胞のいりまじった混合腺**である（図10-9，図10-10）．したがって，顎下腺の終末部は漿液細胞からなる漿液腺房と粘液細胞からなる粘液腺房でできているが，漿液腺房の方が多い．ところによっては，粘液腺房の端に漿液細胞の集団が帽子

顎下腺 submandibular gland.

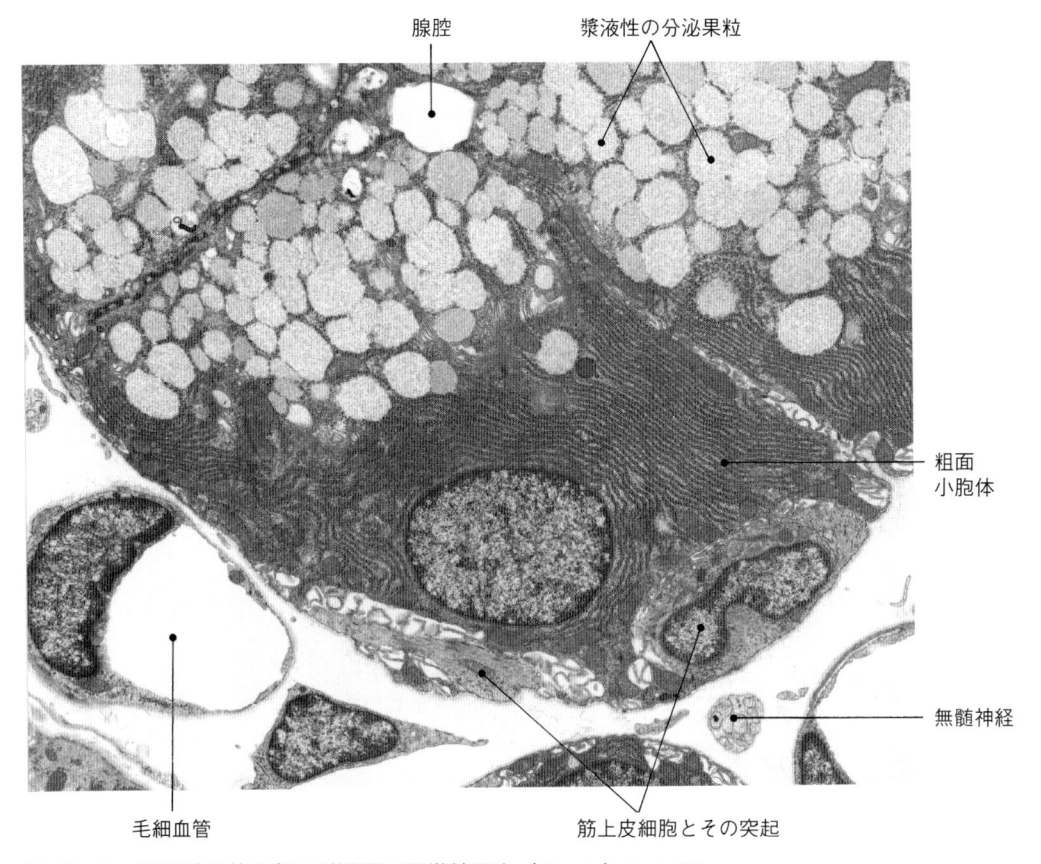

図10-11 顎下腺の終末部の透過電子顕微鏡写真（ラット）（×5,200）

のようにかぶったもの（混合腺房）もみとめられる．この漿液細胞の集団を**漿液半月**という．いずれの腺房も耳下腺同様，筋上皮細胞でつつまれている（図10-11）．

漿液半月 serous demilune. たんに半月ともいう．

顎下腺では介在部の発達がわるくかなり短い．これに対し，介在部につづく線条部は比較的よく発達している．導管は耳下腺と同様の構造をしている．

3. 舌下腺

舌下腺は大唾液腺の中でもっとも小さな腺（重さ約5g）で，口腔底の粘膜下にある細長い扁平な腺である．導管は何本もあり，口腔内の**舌下ひだ**という部分に開いている．

舌下腺 sublingual gland.

舌下腺も複合管状胞状腺のかたちをした**混合腺**であるが，**顎下腺に比べて粘液細胞がだんぜん多い**（図10-9）．つまり終末部の大部分は粘液腺房と，漿液半月をもつ混合腺房からなっている．筋上皮細胞が腺房をつつんでいるのは，耳下腺や顎下腺と同じである．

導管系で耳下腺や顎下腺と著しく異なる点は，介在部を欠き，線条部もごくわずかしかないことである．したがって，終末部（腺房）は短い線条部につづくか，導管に直接連絡するかしている．導管の構造は耳下腺や顎下腺と変わらない．

3 歯と歯周組織

歯は食物を嚙みくだくために発達した特殊な器官で，上顎骨と下顎骨にはまり込んで，全体としてU字型の歯列弓をつくっている．

> 私たちヒトの歯には**乳歯**と**永久歯**がある．
> 乳歯は生後6ヵ月ごろから生えはじめて，2歳半ごろまでに上下左右に各5本（乳切歯2，乳犬歯1，乳臼歯2本）の計20本が生えそろう．ふつうは下顎の乳切歯（乳中切歯）が最初に生えてくる．
> これらの乳歯は6歳ごろから順次脱け落ちてその下から同数の永久歯（上下左右それぞれ切歯2，犬歯1，小臼歯2本）が生えてくる．一方，乳歯列の後ろにも新たに大臼歯（上下左右にそれぞれ3本）が加わる．こうして永久歯は14歳までに生えそろう．第3大臼歯は智歯（親知らず）とよばれ，20歳前後にいちばんうしろに生え，すべて生えると計32本になる．

歯 tooth. 複数は teeth. 形容詞の dental は dens（ラテン語）から派生している．
乳歯 milk teeth.
永久歯 permanent teeth.

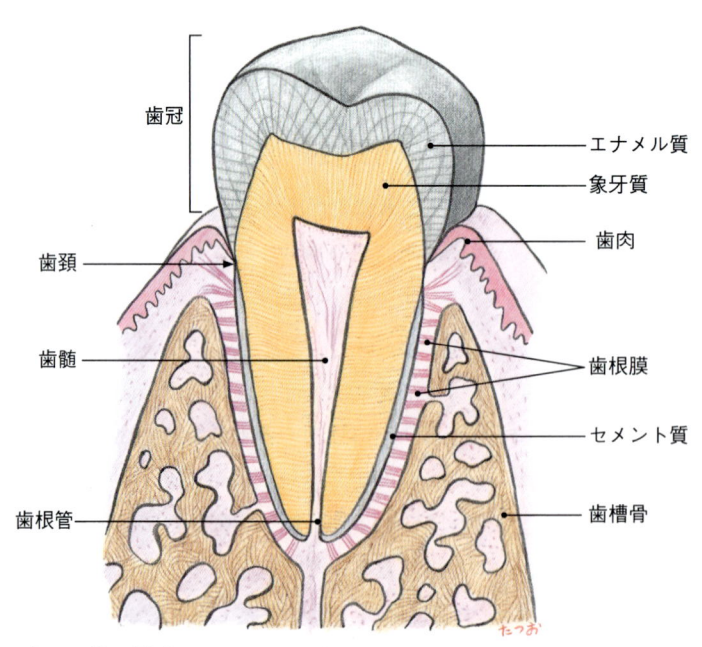

図10-12 歯と歯周組織の構成を示す断面模型図

乳歯のあとに生えかわる歯は**代生歯**ともよばれ，乳歯をもたずにあとから生える大臼歯は**加生歯**とよばれる．両者をあわせたものが永久歯となる．

　歯の口腔に露出している部分を**歯冠**といい，顎の骨の中に埋まっている部分を**歯根**という（図10-12）．歯冠と歯根とのさかいはわずかにくびれていて，**歯頚**とよばれる．

　歯の芯にあたる部分には，**歯髄腔**という空所があいている．その中は**歯髄**という，一種の結合組織に満たされている．歯髄腔は歯根の先端で歯根管となって，外と交通している．この歯根管を通って歯髄に血管や神経がはいってきている．

　歯の硬い部分は**象牙質**，**エナメル質**，**セメント質**という3種類の組織からできている．どれもたいへん硬いことが特徴なので，**歯の三大硬組織**とよばれる．このうち，歯の主体をなすのは象牙質で，歯冠ではこれを厚いエナメル質の層が，歯根では薄いセメント質の層がおおっている．

　上顎骨と下顎骨には歯根の数と同じだけのくぼみがある．これを**歯槽**という．歯槽の骨壁と歯根のすきまには密性結合組織がはりわたされている．この**歯根膜**とよばれる結合組織によって，歯は歯槽の中につり下げられるように固定・支持されている．

　歯の生えぎわのところは口腔粘膜によってとりまかれている．これが**歯肉**（歯ぐき）である．歯根膜，歯槽骨，セメント質，歯肉のように歯の固定に関係する組織をまとめて**歯周組織**とよぶこともある．ここではそれぞれの硬組織の構造や，歯のでき方などについてもう少し詳しく述べておく．

代生歯 successional teeth.
加生歯 accessional teeth.
歯冠 crown of the tooth.
歯根 root of the tooth.
歯頚 neck of the tooth.
歯髄腔 pulp cavity.
歯髄 dental pulp.

歯槽 dental alveolus.

歯根膜 periodontium.

歯肉 gingiva.

■ A. 象牙質

　象牙質は骨よりやや硬い，骨とよく似た石灰化組織である．

　　象牙質という名は，象牙細工に使う象牙（象の牙）からきている．
　　象の牙は切歯が変形したもので，ヒトの象牙質と同じものである．

　象牙質を顕微鏡で観察すると，無数の細管（直径数μm）が象牙質の全層を貫いているのがわかる（図10-13，図10-14）．この細管を**象牙細管**という．象牙細管は歯髄腔に接する面からエナメル質に接する面に向けて，ゆるいカーブを描きながら走っている．

　象牙細管の中には微細な細胞質突起がはいっている．この突起は，歯髄腔の表面（つまり象牙質の内面）にびっしりと並ぶ**象牙芽細胞**という細胞が，象

象牙質 dentin.

象牙細管 dentinal tubules.

象牙芽細胞 odontoblasts.

160　第 10 章　消化器系

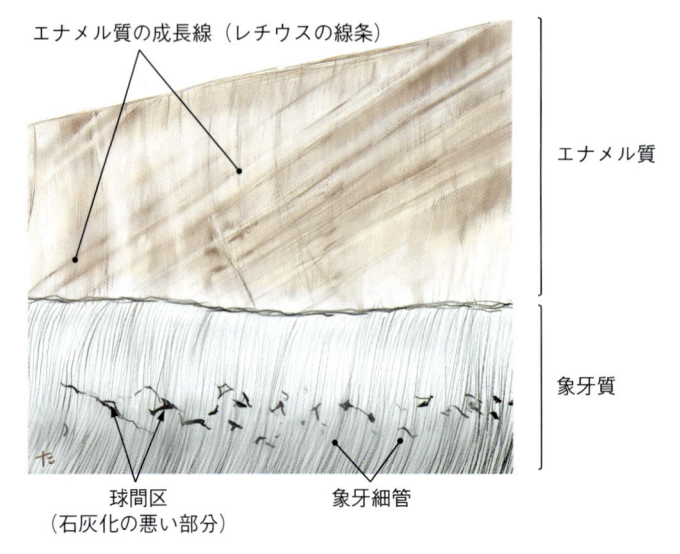

図 10-13　象牙質とエナメル質の切片像（研磨標本）（×35）

牙質の中に伸ばした細胞突起にあたり，**象牙芽細胞突起（トームスの線維）**とよばれる．

　象牙質の実質（すなわち象牙細管のあいだを埋めている基質）は，象牙芽細胞が産生した膠原線維と，それを埋める大量の無機質でできている．この象牙質の無機質は水酸化アパタイトを主成分としており，その結晶が膠原線維のあいだに沈着して結晶化したものである．

象牙芽細胞突起 odontoblast processes. またはトームスの線維 Tomes' fibers.

B. エナメル質

　エナメル質はからだの組織の中でもっとも硬いもので，そのほとんど（96～98％）が無機質（とくにリン酸カルシウム塩）でできている．

　エナメル質を顕微鏡で調べると，**エナメル小柱**という柱状の構造物の集まりであることがわかる（図 10-13，図 10-14）．この小柱は直径 3～5 μm ほどで，水酸化アパタイトの超微細結晶でできており，象牙質との境界からエナメル質の表面まで，ゆるやかなカーブを描いて走っている．エナメル小柱どうしは小柱間質という，やや有機質の多い物質で結びつけられている．

　エナメル質のこのような構造は**エナメル芽細胞**という細胞によってつくられたものである（163 頁）．しかし，ヒトではこの細胞は歯が生え出す前に萎縮し消失してしまうので，歯が生えた後は，もはや新しいエナメル質がつくられることはない．

エナメル質 enamel.

エナメル小柱 enamel rods.

エナメル芽細胞 ameloblasts.

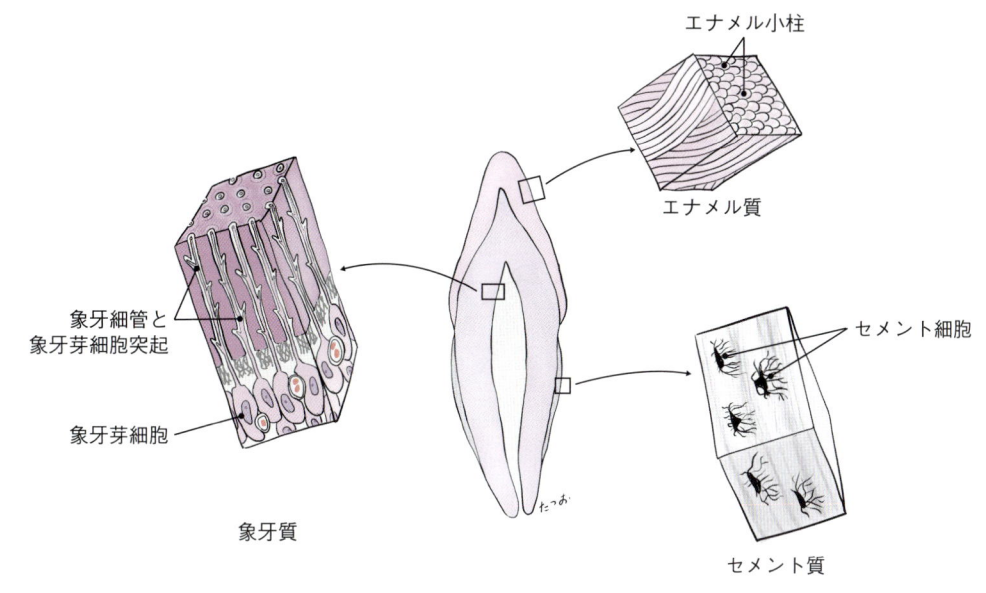

図 10-14 歯の構造を示す模型図

C. セメント質

　セメント質は歯根で象牙質をおおう，骨に非常によく似た組織である．すなわち，骨細胞に相当するセメント細胞と，それを埋める基質からなっている（図 10-14）．セメント質の基質が膠原線維とそれを埋める無機質（石灰塩）からなることも，骨の場合と変わらない．

　セメント質の歯根膜に面した部分では，歯根膜から無数の膠原線維の束（シャーピーの線維）がセメント質に突きささっており，これによって歯根が歯槽の骨につなぎとめられている．

セメント質 cementum.
セメント細胞 cementocytes.

D. 歯の発生

　歯の構造を よりよく理解するために，歯がどのようにしてつくられるのか，そのできかた（発生）についてここで述べることにする（図 10-15）．

　ヒトでは胎生6週半ごろに，将来に歯列となる部分の上皮が肥厚してきて，結合組織におち込みはじめる．これを歯堤という．

歯堤 dental lamina.

　この歯堤の一部は胎生8週の後半になると，花のつぼみのようにふくらみ，さらに先端がへこんで，ちょうど杯をひっくり返したような形になっていく．この上皮組織の杯は 将来エナメル質をつくる もととなる部分（原基）なの

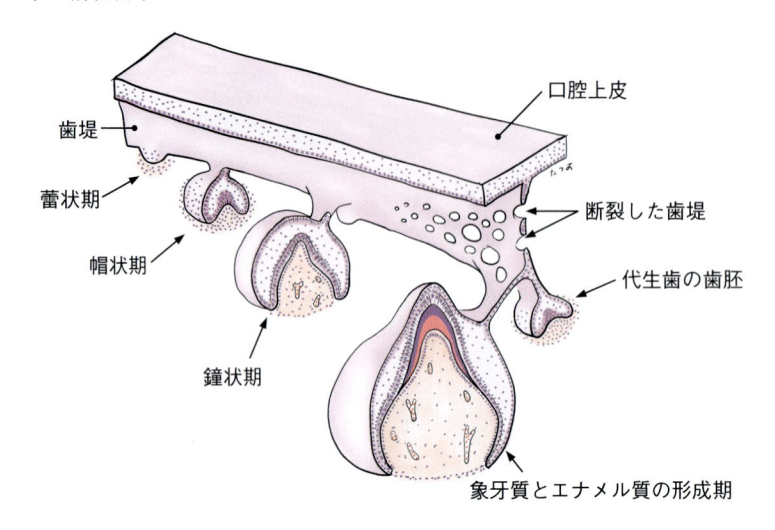

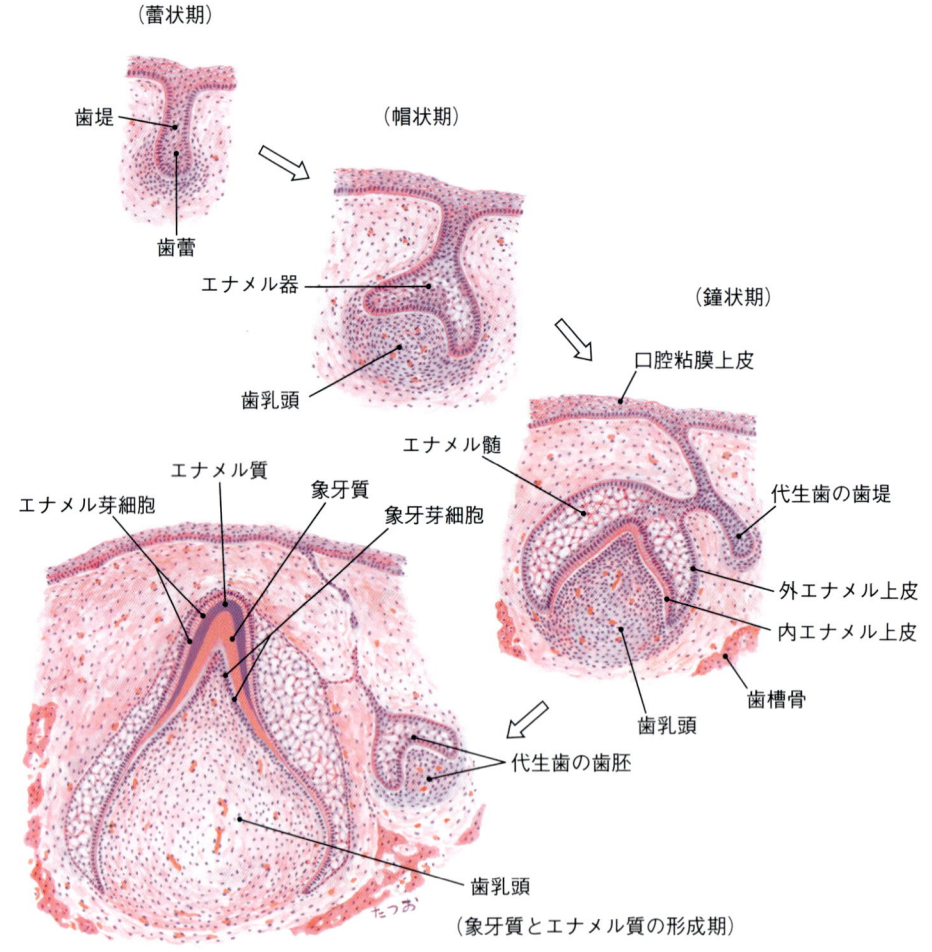

図 10-15　ヒトの歯の発生を示す半模型図
（立体模型図は東京医科歯科大学　高野吉郎教授の図を改変）

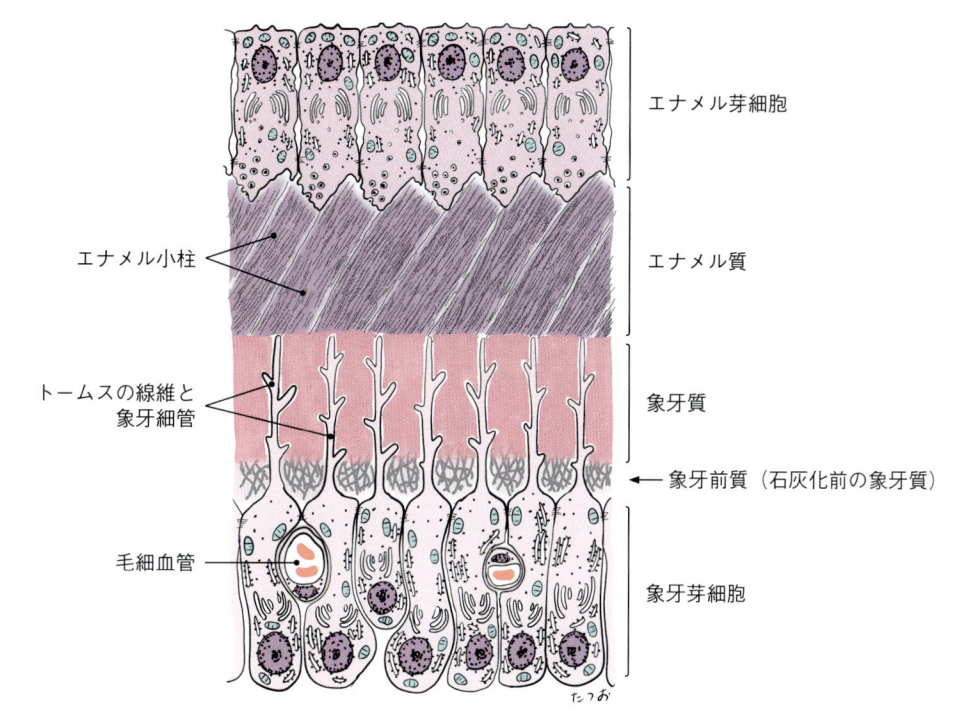

図10-16 エナメル芽細胞と象牙芽細胞の模型図

で，**エナメル器**とよばれる．

一方，エナメル器のへこみには，未分化の結合組織性の細胞（間葉細胞）が血管をともなって集まってくる．**歯乳頭**とよばれるこの細胞の密集部は，将来歯髄になる部分である．

エナメル器と歯乳頭のひとまとまりは1本の歯の原基ということができるので，まとめて**歯胚**とよぶ．

歯胚が ある程度成長すると，エナメル器の上皮は 内および外エナメル上皮と，そのあいだを埋めるエナメル髄に分化する．このうち，**内エナメル上皮はエナメル芽細胞としてエナメル質を内がわ（歯乳頭の方）につくりはじめる**（図10-16）．

一方，歯乳頭でもエナメル芽細胞に接して，1層の象牙芽細胞が分化してくる．この**象牙芽細胞は外がわ（エナメル芽細胞の方）に向かって象牙質をつくりはじめる**．

象牙芽細胞とエナメル芽細胞は，それぞれがつくり出した象牙質とエナメル質によって，しだいに遠く隔てられてゆく．そのさい エナメル芽細胞は 単に後ずさりしていくが，象牙芽細胞は，細胞質の一部を細長い突起として象牙質の中に残しながら後ずさりしていく．この突起が象牙芽細胞突起となるのである．

エナメル器 enamel organ.

歯乳頭 dental papilla.

歯胚 tooth germ.

内エナメル上皮 inner enamel epithelium.

このようにして歯が形成されて,歯冠が歯肉に近づくと,エナメル芽細胞を含めたエナメル器は,しだいに変性・萎縮し,痕跡程度となってしまう.そしてついに口腔粘膜をやぶって歯が生えてくる.

> 歯は からだの中で もっとも硬い組織であるが,この歯も溶けて崩壊してしまうことがある.**むし歯**（齲歯)がまさにそれである.
>
> むし歯の初期はエナメル質をおかしているだけ（C_1 という)だが,しだいに象牙質をおかして（C_2)いく.歯の痛みを訴えるのは,ふつうは象牙質がおかされてからである.さらにむし歯が進行すると歯髄に病変が及んで（C_3),猛烈な痛みを感じるようになる.
>
> 一方,**歯周病**（歯槽膿漏)とは,歯を支える土台,すなわち歯周組織の炎症により歯ぐきから血や膿が出るようになった状態をいう.この病気は,最初は歯肉炎としてはじまるが,進行すると歯槽骨までおかされて,歯がぐらぐらになって ぬけてしまう.

むし歯 dental caries.

歯周病 periodontal disease.

4 咽 頭

口腔は奥の方で咽頭に続いている.咽頭は,口腔と食道のあいだにあるとともに,鼻腔と喉頭のあいだにあたり,消化器系と呼吸器系との共通の通路になっている.

咽頭 pharynx.

咽頭の壁も基本的には粘膜,筋層,外膜の3層構造をしている.このうち粘膜は,上部（咽頭鼻部とよばれる部分)では多列線毛上皮で,その他（口部と喉頭部とよばれる部分)は,重層扁平上皮でおおわれている.

咽頭鼻部の粘膜に咽頭扁桃があることは すでに述べた（142頁).

5 食 道

食道は咽頭につづく長さ約25cmの前後に圧平された管で,咽頭と胃とを連ねて,食物を胃の中にすみやかにおくり込んでいる.

食道 esophagus.

食道の構造は他の消化管と同様に,粘膜,筋層,外膜の3層からなっている（図10-17).

粘膜上皮は非角化性の重層扁平上皮でできている.そのすぐ下の**粘膜固有層**は,繊細な膠原線維と弾性線維からなる疎性結合組織で,ところどころにリンパ球の浸潤をみとめる.また,食道の上端部と下端部の固有層には,胃の噴門腺とよく似た粘液腺(**食道噴門腺**)がみとめられる.

食道噴門腺 esophageal cardiac gland.

粘膜筋板は主に縦走する平滑筋からなり,消化管の中でもっともよく発達している.

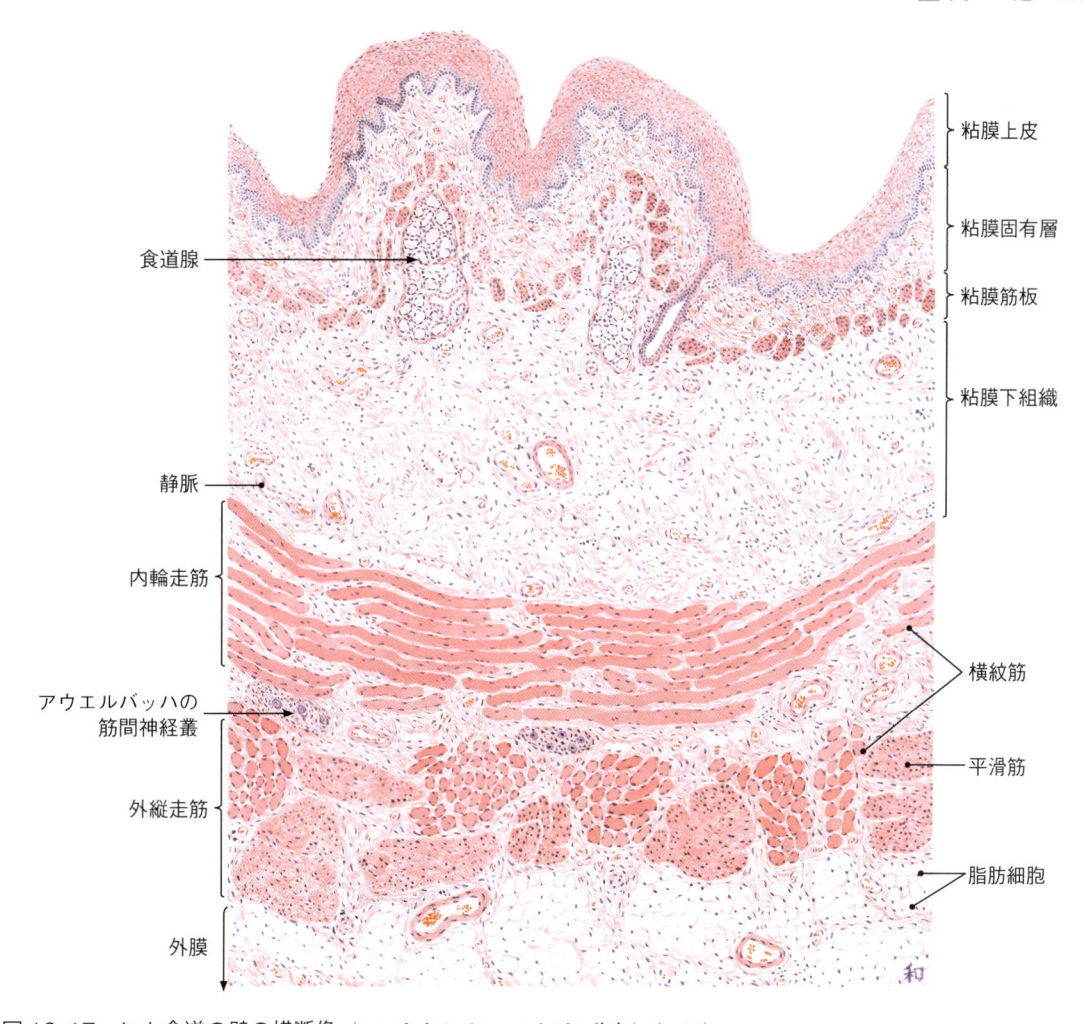

図10-17 ヒト食道の壁の横断像（ヘマトキシリン-エオジン染色）（×30）
(新潟大学学生 長谷川和宏画, 1986)

　粘膜筋板の下の**粘膜下組織**もよく発達し，粘膜の内面に縦のひだをつくるのに役立っている．嚥下のさいには，食べ物によってこのひだが引き伸ばされるが，食べ物が通過するとまたもとに戻る．粘膜下組織には粘液性の管状胞状腺（**食道腺**）が散在しており，短い導管によって食道の内腔に開口している．また，粘膜下組織にはやや太い血管とリンパ管，とりわけ静脈叢がよく発達している．

食道腺 esophageal gland.

　　肝硬変などで門脈の通過障害が起こると門脈圧が亢進し（門脈圧亢進症），門脈からこの静脈叢に血液が流れ込むようになる．その結果，この静脈叢が著しく拡張して静脈瘤（**食道静脈瘤**）をつくることがある．この静脈瘤が破裂すると大出血となる．

粘膜下組織には，このほかマイスナーの粘膜下神経叢もみられるが，食道ではあまり発達していない．

筋層は内輪，外縦の2層からなる．ヒトでは食道の上1/4は横紋筋で下にいくにつれて平滑筋が多く現われ，食道の下半分では平滑筋のみになる．この筋肉によって，食物をしぼるようにして胃に運んでいる．内輪筋と外縦筋のあいだにはアウエルバッハの筋間神経叢がある．

外膜は疎性結合組織でできており，食道を周囲の構造（気管や脊柱）と結びつけている．

6 胃

胃は食道につづく袋状の器官である．空腹時は前後に平たくつぶれているが，食物がはいると，その量によって成人では1*l*から1.5*l*の容積までふくれあがる．

胃は食道からおくられてきた食物を一時たくわえて，胃液とまぜ合わせ，かゆ状に消化して，これを小腸（十二指腸）へおくるはたらきをしている．

食道からの入り口を**噴門**，十二指腸への出口を**幽門**という（図10-18）．さらに，噴門から左上方に大きくふくれた部分を**胃底**，それに続く胃の中央部を**胃体**，幽門に近い部分を**幽門部**という．

胃の中が空の場合は，胃の表面に主に縦に走る粘膜のひだが多数みとめられる．この**胃粘膜ひだ**は，胃がふくらむと消失する．

胃の壁も粘膜，筋層，漿膜（外膜）の3層構造からなっている．

胃 stomach.

噴門 cardia.
幽門 pylorus.
胃底 fundus.
胃体 body of the stomach.
幽門部 pyloric region.

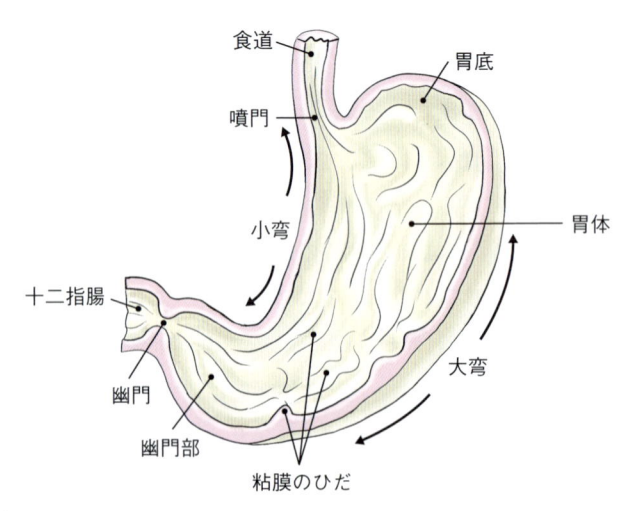

図10-18　胃の模型図

A. 胃の粘膜

　胃の**粘膜上皮は背の高い単層円柱上皮**でできている．食道の重層扁平上皮との移行は噴門部で突然起こる．この円柱上皮をつくる細胞は特殊な粘液を分泌するので**表層粘液細胞**とよばれ，核の上部に粘液の果粒を充満させているのが特徴である．

表層粘液細胞 surface mucous cells.

　表層粘液細胞の分泌物は，一般の粘液腺のものと異なり，塩酸に溶けない中性粘液でできている．表層粘液細胞がこの粘液を分泌することで，胃の表面に1枚の粘液の膜がつくられる．こうして，胃酸，すなわち胃液の塩酸（pH 2 という酸性度）から粘膜が守られるのである．

　　胃の内腔はこのように強い酸性環境にあるので，長い間，細菌が住まないと考えられていた．しかし，近年，**ピロリ菌**という細菌が胃の表面に生息しうることが明らかになった．この細菌はウレアーゼという酵素をもち，胃粘液を原料にしてアンモニアを産生することができるので，局所的に胃酸が中和されて生息することができる．このピロリ菌の感染が，慢性胃炎や胃潰瘍，胃癌の発生と関連することがわかってきている．

ピロリ菌 *Helicobacter pylori.*

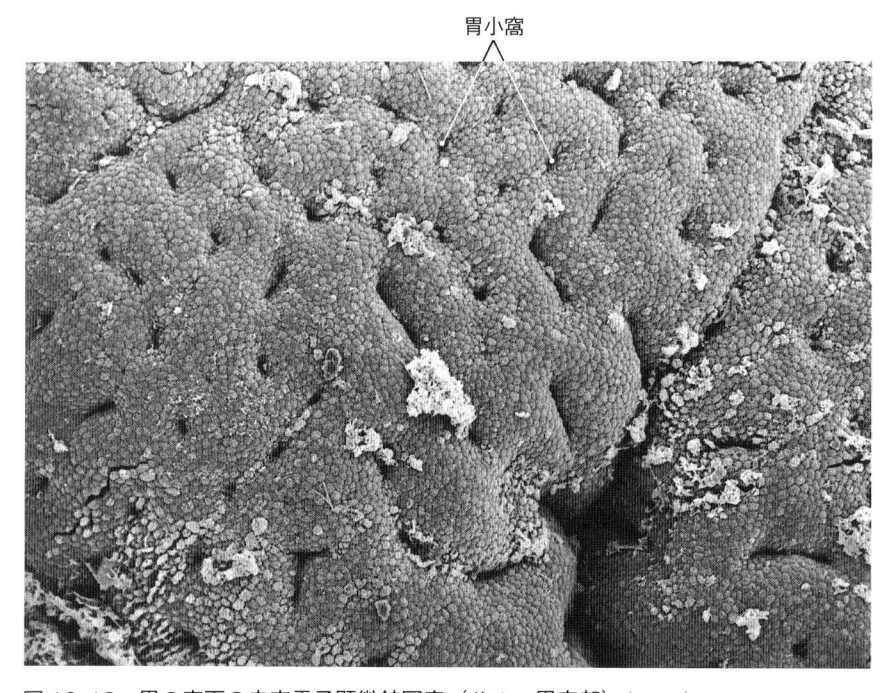

図10-19　胃の表面の走査電子顕微鏡写真（サル，胃底部）（×160）

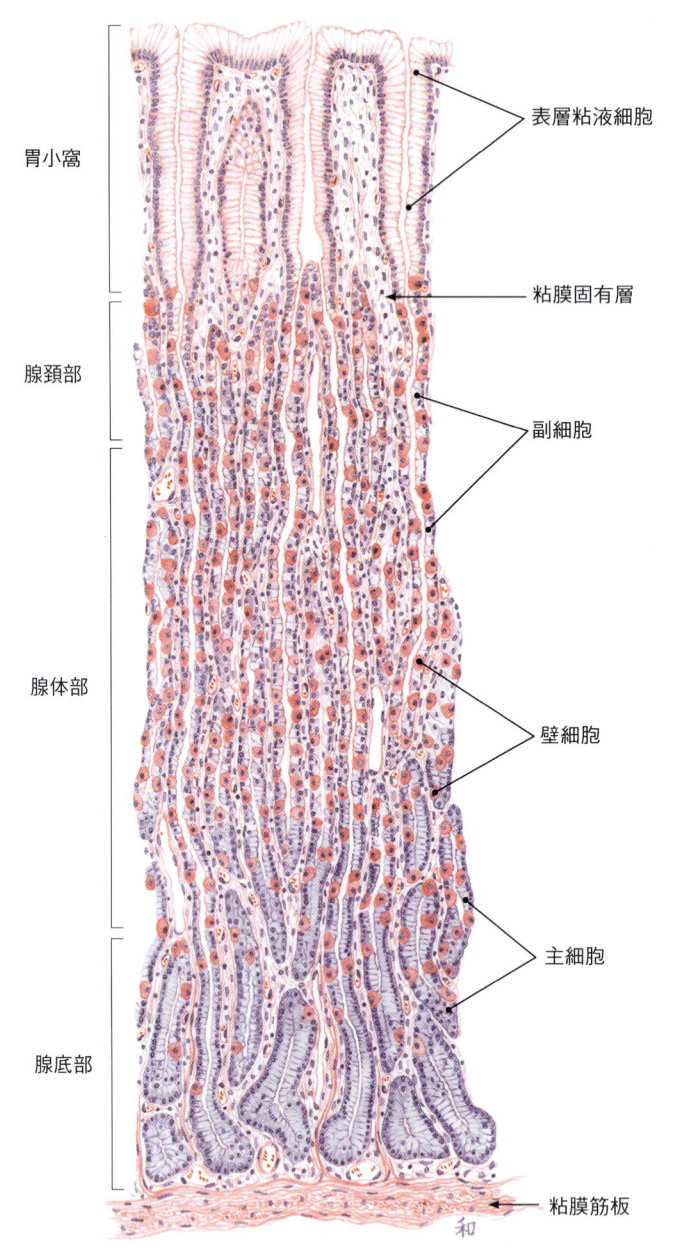

図10-20 ヒトの胃小窩と胃底腺（ヘマトキシリン-エオジン染色）（×150）
(新潟大学学生 長谷川和宏画, 1986)

　胃の粘膜上皮はあちこちで粘膜固有層の中に管状におち込んでいる．これが**胃小窩**である（図10-19）．

胃小窩 gastric pits.

　粘膜固有層は繊細な結合組織からできており，その深部には胃液を分泌する腺（広義の胃腺）が多数みとめられる．この胃腺は胃小窩の底に開いている．

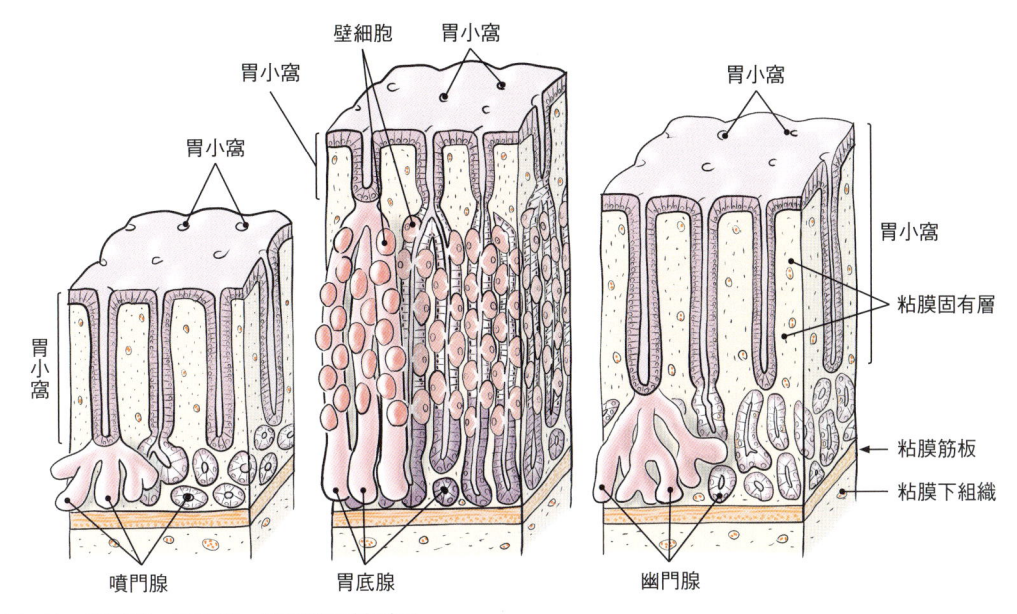

図 10-21　噴門腺，胃底腺，幽門腺の模型図

　胃腺には，胃の大部分に分布する**胃底腺**と，幽門部にある**幽門腺**，さらに噴門部に限局する**噴門腺**の3種類がある（図 10-21）．

　粘膜筋板は，内がわの輪走筋，外がわの縦走筋の2層構造をしているが，食道より薄い．粘膜筋板の平滑筋線維は一部固有層内にも侵入している．

　粘膜下組織はゆるい結合組織で，比較的太い血管とリンパ管が発達している．またマイスナーの粘膜下神経叢もみとめられる．

1. 胃底腺

　胃底腺は胃底および胃体部の固有層に分布する分枝単一管状腺である（41頁）．つまり，1個の胃小窩に数本の胃底腺が開口している（図 10-20，図 10-21）．

　胃小窩につづくやや細くなった部分を**腺頸部**，その下の腺の主体をなす部分を**腺体部**，腺の底にあたる部分を**腺底部**と区別するが，はっきりとした境界はない．

　胃底腺を構成する細胞は3種類あって，それぞれ主細胞，壁細胞，副細胞とよばれる．

> 　この3種類の細胞のほかに基底果粒細胞（細胞の基底側に分泌果粒のある内分泌細胞）もいくらかみとめられるが，これについては第15章（289頁）で述べる．

胃底腺 fundic glands．固有胃腺 gastric glands proper ともよばれる．

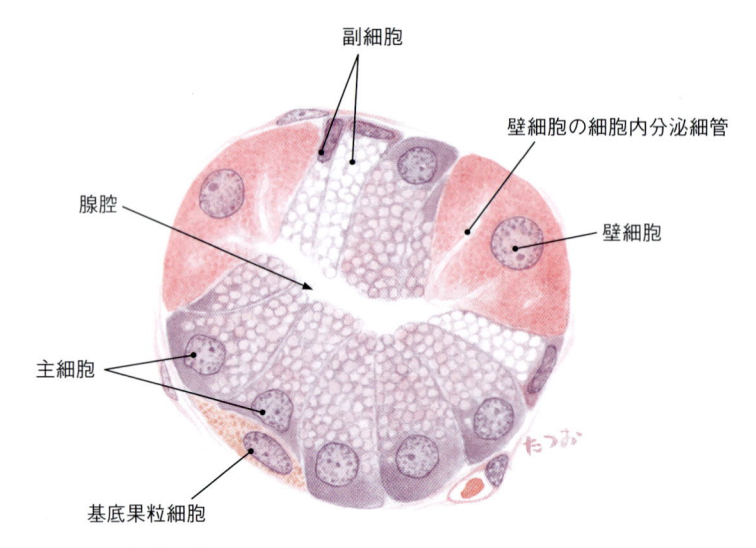

図 10-22　胃底腺の腺体部の横断（ヘマトキシリン-エオジン染色）（×1,000）

　主細胞はペプシノゲンを分泌する細胞で，腺体部から腺底部にかけて分布している．細胞基底部の細胞質には粗面小胞体が集積しているために，ヘマトキシリンで濃い青紫色に染まってみえる（図 10-20）．核の上部には分泌果粒が充満しているが，ふつうの光学顕微鏡の標本では泡つぶのようにぬけてみえることが多い（図 10-22）．この細胞から分泌されたペプシノゲンは，胃の酸性環境にふれると**ペプシン**という蛋白質分解酵素に変化し，pH 2 という強酸性の中でもっとも高い活性を示す．

　壁細胞は塩酸を分泌する細胞で，腺頚部から腺体にかけて分布している（図 10-20，図 10-21）．大型のまるみを帯びた細胞で，細胞の中央に球形の大きな核を1ないし2個もっている．細胞質にはミトコンドリアがぎっしりとつまっており，ヘマトキシリン-エオジン染色で赤色に染まる小果粒としてみとめられる（図 10-22）．さらに壁細胞の細胞質の中には**細胞内分泌細管**がはりめぐらされているのが特徴的である（図 10-23，図 10-24）．この小管の中に塩酸（すなわち水素イオンと重炭酸イオン）が分泌される．

　　壁細胞の細胞内分泌細管の直下には，特殊な小胞と小管が発達している（図 10-24）．この小管小胞系の膜にはプロトン（H^+）ポンプが存在しており分泌刺激を受けると細胞内分泌細管に融合し，ポンプが活性化する．活性化したポンプはミトコンドリアの ATP を消費し，細胞内の水素イオンと細胞外のカリウムイオンを交換輸送することで，塩酸をくみ出している．

　　ヒトの壁細胞は塩酸とともに**内因子**という物質も産生分泌している．この内因子はビタミン B_{12} としっかり結合し，小腸からの吸収を可能に

主細胞 chief cells.
ペプシノゲン pepsinogen.

壁細胞 parietal cells.

細胞内分泌細管 intracellular secretory canaliculi.

内因子 intrinsic factor.

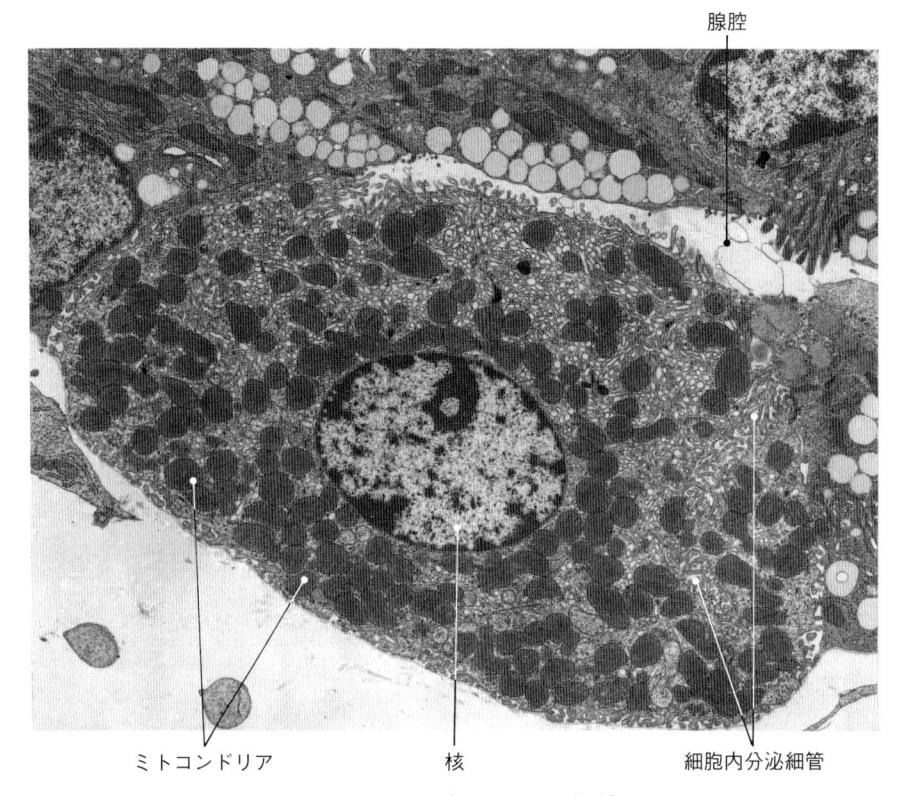

ミトコンドリア　　　　　　核　　　　　　細胞内分泌細管
図10-23　壁細胞の透過電子顕微鏡写真（ラット，胃底腺）（×4,900）

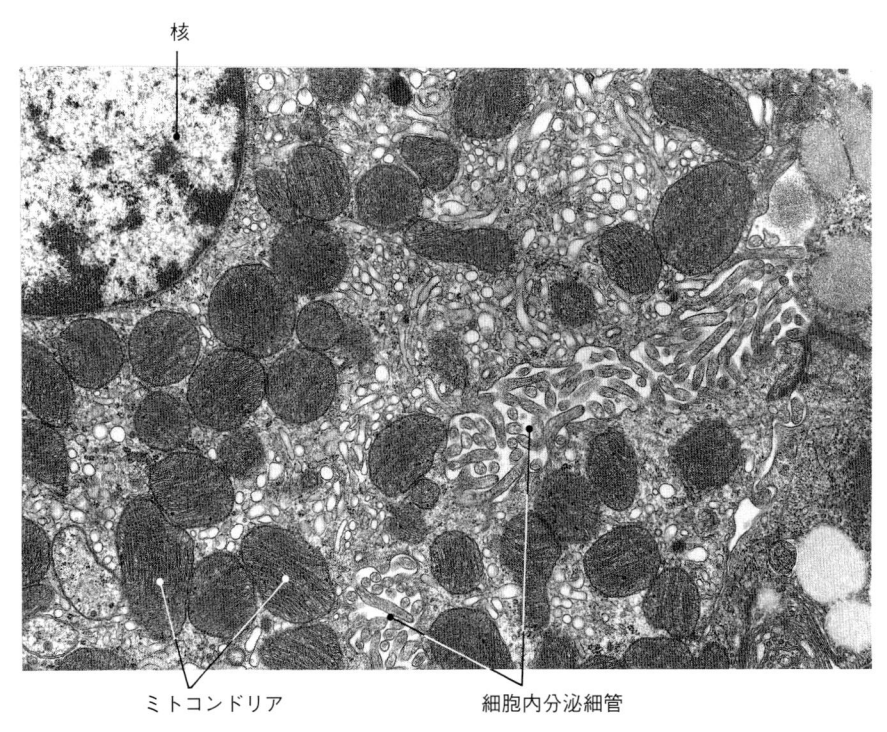

ミトコンドリア　　　　細胞内分泌細管
図10-24　壁細胞の一部の拡大（ラット胃底腺の透過電子顕微鏡写真）（×12,000）
　細胞内分泌細管の中には微絨毛が生えている．

する．したがって，何かの原因で壁細胞がおかされて内因子が欠乏すると，ビタミン B₁₂ の吸収が障害され，赤血球の形成異常が起きて，**悪性貧血**という病気をひき起こす．

副細胞は腺頚部に局在する**円柱状の粘液細胞**で，**頚部粘液細胞**ともよばれる（図10-22）．先に述べた表層粘液細胞と同様に粘液を分泌しているが，この粘液は塩酸に溶けて，胃内のかゆ状の食物と混ざりあい，潤滑油の役割をはたす．

副細胞 Nebenzellen（ドイツ語）または頚部粘液細胞 mucous neck cells.

2．幽門腺

幽門部の粘膜固有層にある腺は，胃底腺と異なった性質をしており，**幽門腺**とよばれる（図10-21）．幽門腺もその形は分枝単一管状腺で，胃小窩に開口している．

幽門腺は主に**粘液細胞で構成**されている．この細胞は胃底腺の副細胞によく似ている．

幽門腺にはこのほか，**基底果粒細胞**（内分泌細胞）が多数みとめられる．ここにある基底果粒細胞の多くは**ガストリンを分泌するG細胞**という名の細胞である．この細胞は胃内腔の刺激により，ガストリンを血中に分泌して胃底腺の壁細胞を刺激し，塩酸分泌を促進する．これについては内分泌の章（291頁）でもう一度述べる．

幽門腺 pyloric glands.

G細胞 G cells.

3．噴門腺

噴門をとり囲むごく狭い領域に粘液性の腺が存在する．これが**噴門腺**である．噴門腺も粘液細胞から成るが，幽門腺より小さな腺である（図10-21）．

噴門腺 cardiac glands.

■ B．胃の筋層と漿膜

胃の筋層はすべて平滑筋からなり，**内斜，中輪，外縦**の3層が区別される．この筋層の収縮によって胃の蠕動が起こっている．中輪層と外縦層のあいだにはアウエルバッハの筋間神経叢が存在している．

筋層の外がわは**漿膜**（外膜）でおおわれている．この膜は臓側腹膜に相当し，単層扁平上皮（漿膜上皮）とごく薄い結合組織でできている．

7 小　　腸

小腸は胃につづく直径3〜4cmの管状の器官で，十二指腸，空腸，回腸の3部に分けられる．生体では全長3mにみたないが，死後は筋肉が弛緩するの

小腸 small intestine.

で，6 m ほどの長さになる．このうち，十二指腸は幽門につづいて C の字型を えがいて走る長さ 25 cm ほどの腸で，後腹壁に埋まっているので腸間膜をも たない．空腸と回腸は十二指腸につづき，大腸に開くまでの部分で，腸間膜に より後腹壁につながれている．口側の約 2/5 を空腸，残りの約 3/5 を回腸とい うが，両者のあいだには明瞭な境界はない．

　小腸は，胃から送られてきた食物成分をさらに消化し，その最終産物を吸収 する器官である．小腸の 3 部分の構造はそれぞれ多少異なるが，本質的には同 じなので同時に述べる．

A. 粘　　膜

　小腸の粘膜は 表面に複雑な突出や へこみをつくっているのが特徴である． まず粘膜はところどころで内腔に向かって大きく突出して，腸管の長軸に対し 輪状に走る ひだをつくっている．**輪状ひだ**という名の このひだは十二指腸の 上方から現われはじめ，空腸の上部でもっともよく発達し，その後小さくまば

輪状ひだ circular folds.

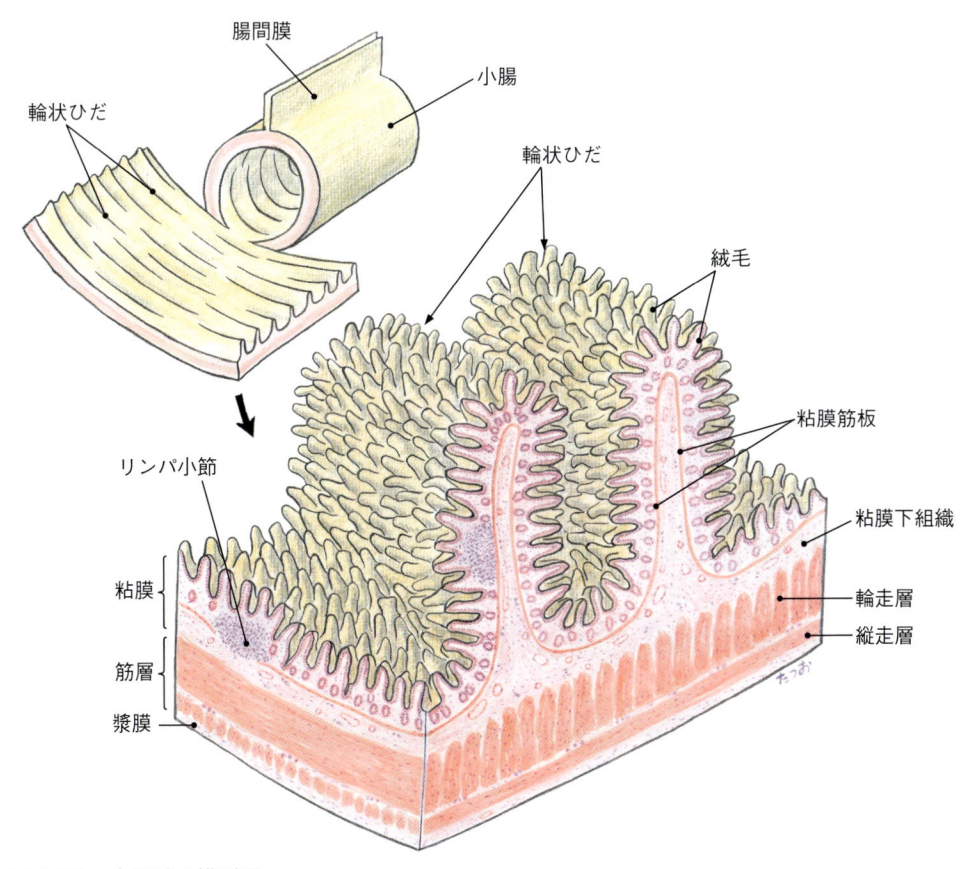

図 10-25　小腸壁の模型図

らになり，回腸の末端部では消失してみられなくなる（図10-25）．

さらに，粘膜の表面を虫めがねでみると，**腸絨毛**とよばれる指状の突起（高さ0.5〜1.2 mm）が無数にみとめられる（図10-26，図10-27）．この腸絨毛は粘膜上皮が粘膜固有層によって押し上げられてできた突起である．腸絨毛は小腸の全長にわたってみとめられるが，小腸の上部ほど太く密生し，下部にゆくと細く疎となる．したがって十二指腸の絨毛は幅の広い葉のような形をしているが，回腸では指のような形になる．

絨毛の根もとでは，粘膜上皮がおち込んで**陰窩**（腸腺）をつくっている．

腸絨毛 intestinal villi.

1. 腸絨毛

腸絨毛の表面の**粘膜上皮は単層円柱上皮**でできている．その大部分は吸収上皮細胞で，そのあいだに杯細胞が散在している．

吸収上皮細胞は，その名のとおり**栄養の吸収に関係する細胞**で，頂上部の表面には**微絨毛**が密生している．微絨毛は直径約0.1 μm，長さ約1 μmで，1つの細胞に1,000本ほど生えている（図10-28）．光学顕微鏡の標本ではこの微絨毛の層が細胞頂上部をおおう薄い皮のようにみえるので，**小皮縁**とよばれていた（36頁）．微絨毛は，細胞表面の面積（すなわち吸収表面積）を著しく増大させることに役立っている．また，微絨毛の表面は比較的厚い糖衣（8頁）でおおわれており，栄養物の吸収や細胞表面の保護に役立つ（図10-30）．

吸収上皮細胞どうしは接着複合体（タイト結合，中間の結合，デスモゾーム）によって，微絨毛の基部でしっかりと接着している（30頁）．この吸収上皮細胞から栄養の吸収がおこなわれる機構についてはあとで述べる（179頁）．

杯細胞は，粘液を分泌して小腸の内面を保護している．この細胞は十二指腸ではそれほど多くなく，回腸に向かって増加する．

腸絨毛の芯をなしている**粘膜固有層**は，細網組織によく似た結合組織でできている．粘膜上皮の直下の固有層には非常に密な毛細血管網があり，吸収上皮細胞を養うとともに，この細胞によって吸収された糖や蛋白質を回収するのに役立っている（179頁）．

絨毛の中軸部には先端が盲端ではじまる1〜数本の太い毛細リンパ管が縦走しており，**中心リンパ管**とよばれる（図10-26，図10-28）．このリンパ管は吸収された脂肪を取り込むために発達したもので，食後に脂肪がこのリンパ管系に取り込まれて，乳白色の**乳糜**とよばれる液体として流れてゆくのがみえるので中心乳糜腔ともよばれる．しかし，普通の切片標本では内腔がつぶれていてみえにくいことが多い．中心リンパ管は絨毛の基部で網をつくった後に粘膜筋板を貫き太いリンパ管に集められて腸管を離れる．

吸収上皮細胞 absorptive cells.

杯細胞 goblet cells.

中心リンパ管 central lymphatic または中心乳糜腔 central lacteal.

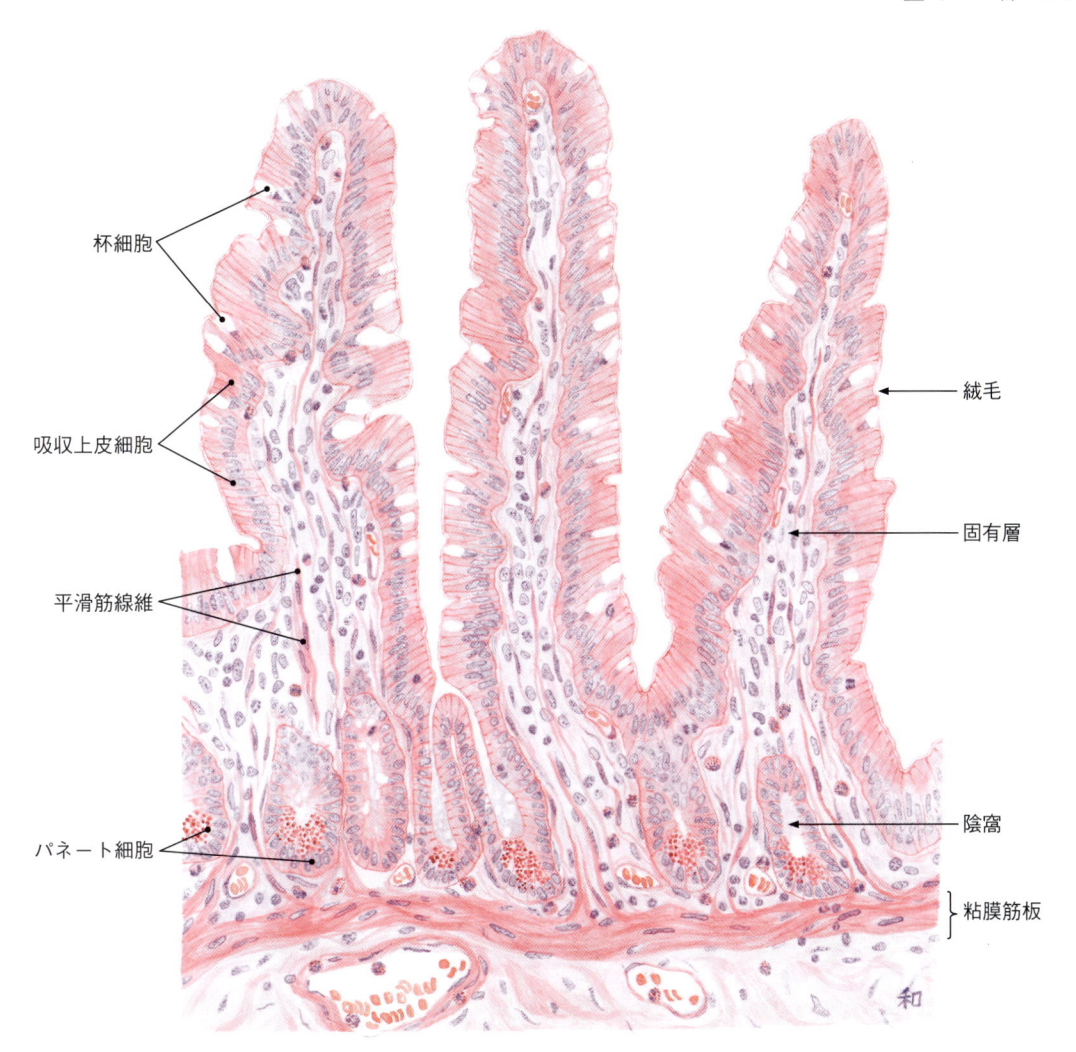

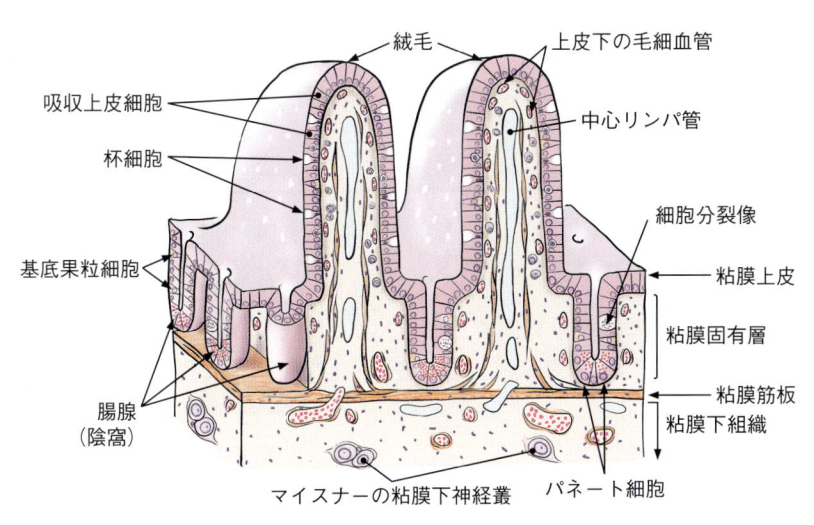

図10-26 ヒト空腸の粘膜（上）（ヘマトキシリン-エオジン染色）（×180）と模型図（下）
(顕微鏡図は新潟大学学生 長谷川和宏画, 1986)

176 第10章 消化器系

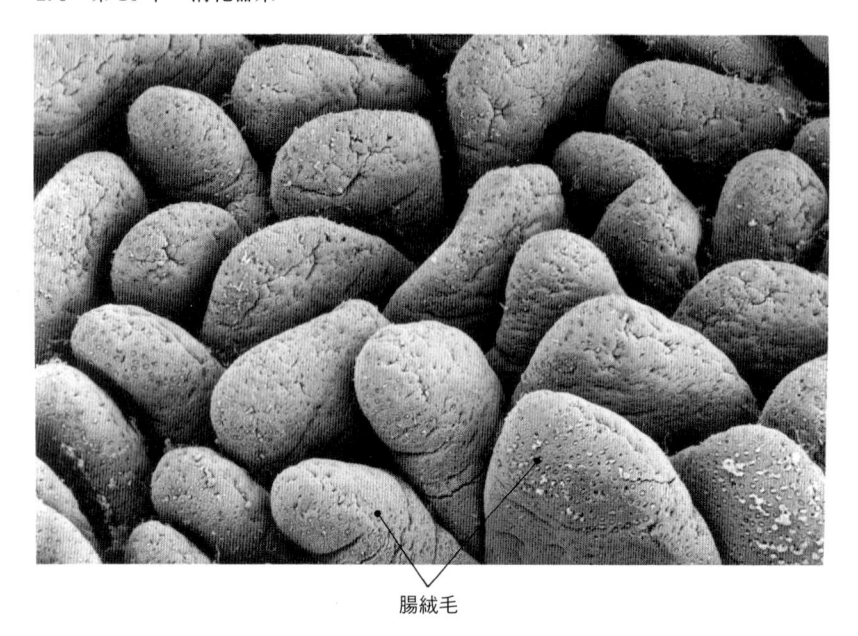

腸絨毛

図10-27 小腸の腸絨毛の走査電子顕微鏡写真（サル，回腸）（×90）

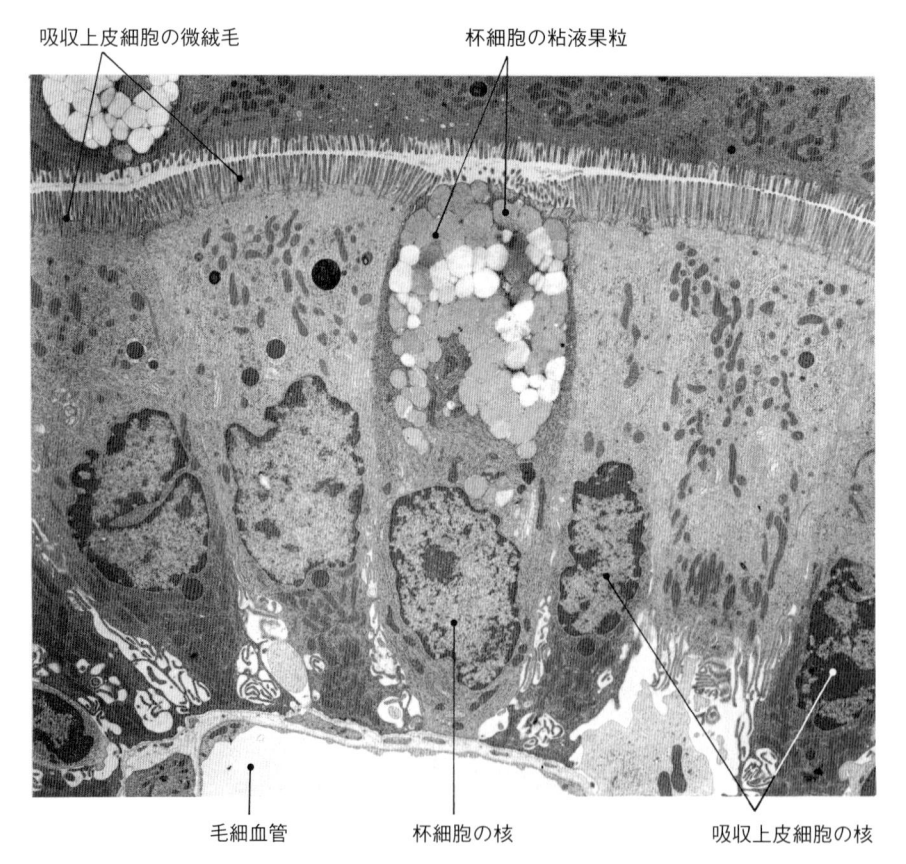

吸収上皮細胞の微絨毛　　杯細胞の粘液果粒

毛細血管　　杯細胞の核　　吸収上皮細胞の核

図10-28 腸絨毛の粘膜上皮の透過電子顕微鏡写真（ラット，空腸）（×3,300）
粘膜上皮は吸収上皮細胞と杯細胞からできている．

（岩手医科大学 石田欣二氏撮影，1989）

固有層の結合組織の中には多くの遊走細胞（とくにリンパ球，形質細胞，好酸球）が含まれている．また，粘膜筋板から枝分かれした平滑筋線維も少しみとめられる．

2. 腸陰窩または腸腺

腸絨毛の根もとには，**陰窩**という縦あなが掘られている．陰窩は，消化液を分泌する単一管状腺にほかならず，**腸腺**ないし**リーベルキューンの腺**ともよばれる（図10-26，図10-29）．

陰窩の内面は絨毛の上皮のつづきであるが，この上皮細胞は絨毛の吸収上皮細胞よりも少し背が低く，微絨毛の発達もわるい．陰窩の下半分の細胞には有糸分裂像がみられることもある．この部分で未分化の細胞が分裂，増殖しており，ここで新生された細胞が，吸収上皮細胞や杯細胞に分化しながら上方へ押しやられる．そして，絨毛の表面を移動して，最後には絨毛の先端で萎縮し剥がれ落ちていく．こうした上皮の更新は2〜3日でおこなわれる．

陰窩の底には，エオジンに好染する果粒をたくさんもった細胞が存在する．**パネート細胞**とよばれるこの細胞の機能については不明の点も多いが，抗菌物質（リゾチームなど）を分泌して，腸内の細菌叢を整えるのに役立っているらしい．

陰窩にはこのほか**基底果粒細胞**（内分泌細胞）も散在している．その多くはセロトニンを分泌する細胞である（290頁）．

陰窩 crypts，または腸腺 intestinal glands，リーベルキューンの腺 Lieberkühn's glands.

パネート細胞 Paneth cells.

3. リンパ小節

小腸の粘膜固有層には，さまざまな大きさの**リンパ小節**が存在している．リンパ小節は孤立してみとめられることもあるが，**パイエル板**（集合リンパ小節）とよばれる集団をつくることもある（138頁）．こうした組織は，腸管から細菌やウイルスが侵入するさいの防御機構であると考えられている．

パイエル板 Peyer's patch.

4. 粘膜下組織と十二指腸腺

粘膜筋板の下にある**粘膜下組織**は，弾性線維に富む疎性結合組織で，輪状ひだの芯をつくっている．この中には，比較的太い血管とリンパ管がみとめられる．マイスナーの粘膜下神経叢もよく発達している．

このほか，十二指腸の粘膜下組織には，**十二指腸腺（ブルンネル腺）**とよばれる腺が存在する（図10-29）．この腺は管状胞状腺で，幽門腺と非常によく似た**一種の粘液腺**である．導管は粘膜筋板を貫いて陰窩の底に開いている．

十二指腸腺の上皮は，核が基底部に押しつけられた典型的な粘液腺の像を示

十二指腸腺 duodenal glands，またはブルンネル腺 Brunner's glands.

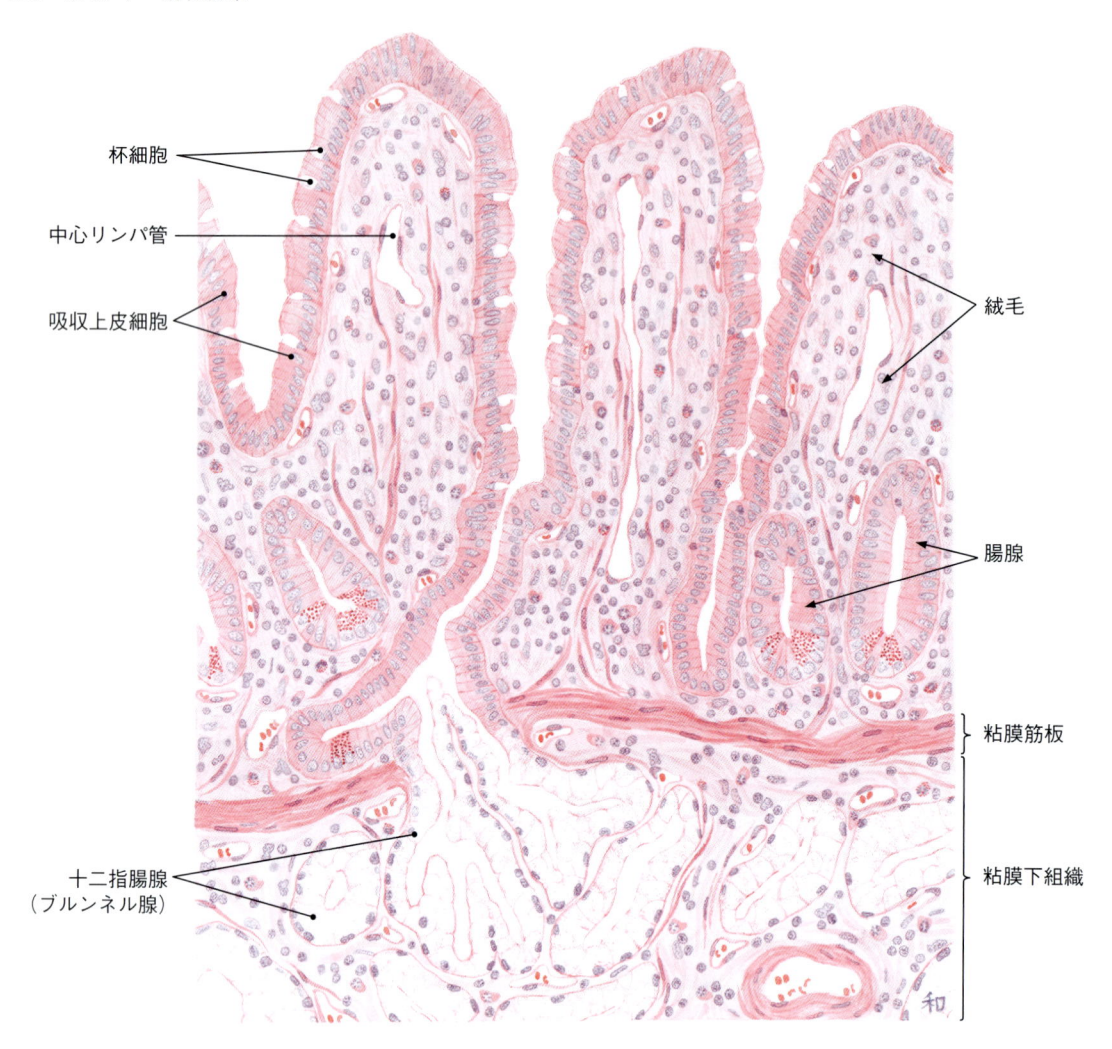

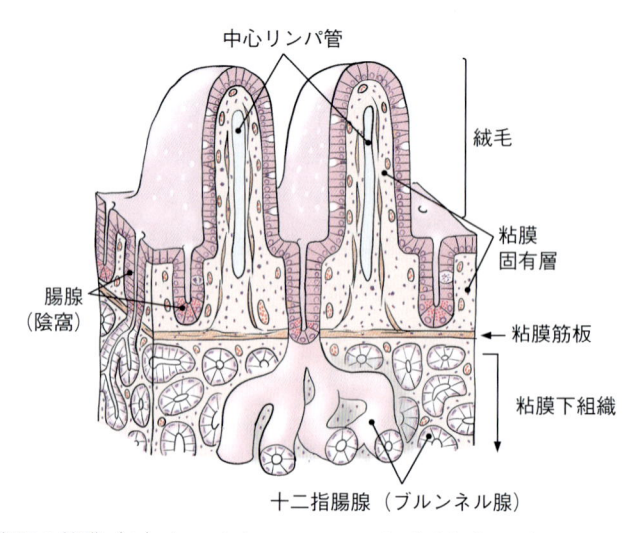

図 10-29　ヒト十二指腸の粘膜（上）（ヘマトキシリン-エオジン染色）（×150）
と模型図（下）
（顕微鏡図は新潟大学学生 長谷川和宏画, 1986）

している．その分泌物はアルカリ性で，**胃酸を中和**して十二指腸の粘膜を守っている．

B. 筋層と漿膜

小腸の筋層は**内輪**，**外縦**の2層からなり，いずれも平滑筋でできている．この2層の筋肉によって腸管の蠕動運動がおこなわれる．内輪筋と外縦筋のあいだには，アウエルバッハの筋間神経叢もよく発達している．

筋層の外がわは，**漿膜**でおおわれている．ただし，十二指腸は後腹壁に埋まっているので，その後面は漿膜を欠いている．空腸と回腸の漿膜は腸の後面で腸間膜となって腹腔後壁の腹膜につづいている．

C. 小腸からの栄養の吸収

口から取り込まれた食物は，消化液（唾液，胃液，膵液など）に含まれる消化酵素によって化学的に分解された後に，**栄養素の大部分が，小腸粘膜の吸収上皮細胞によって体内に取り込まれる**（図10-30）．

吸収上皮細胞の微絨毛の表面をおおう細胞膜には，消化の最終段階をになうアミノペプチダーゼや二糖類分解酵素が組み込まれている．そのため三大栄養素のうち，**蛋白質**は低分子のアミノ酸か単純なペプチドに，**糖質**は二糖類から単糖に分解されて，細胞膜を通過して吸収上皮細胞内に取り込まれる．これらの物質は，細胞の基底面か側面から細胞外に出されたのちに，粘膜固有層の毛細血管に取り込まれて肝臓におくられる．

一方，**脂肪**は，膵液のリパーゼの作用で，脂肪酸とグリセリドに分解された後に，吸収上皮細胞に取り込まれる．細胞内に吸収された脂肪酸とグリセリドは，滑面小胞体の中で，脂肪に再合成された後に，脂肪滴となって細胞の側面から細胞外に放出される．この脂肪滴（乳糜球）は絨毛内の中心リンパ管に取り込まれる．

8 大　腸

大腸は小腸につづく長さ約150 cmの管で，小腸より太い（太さ約5～6 cm）．大腸は盲腸，結腸，直腸の3部分から成っており，小腸で吸収されずに残された食物残渣から水分を吸収し，半固形の便をつくるとともに，便の貯留に役立つ．

大腸 large intestine.

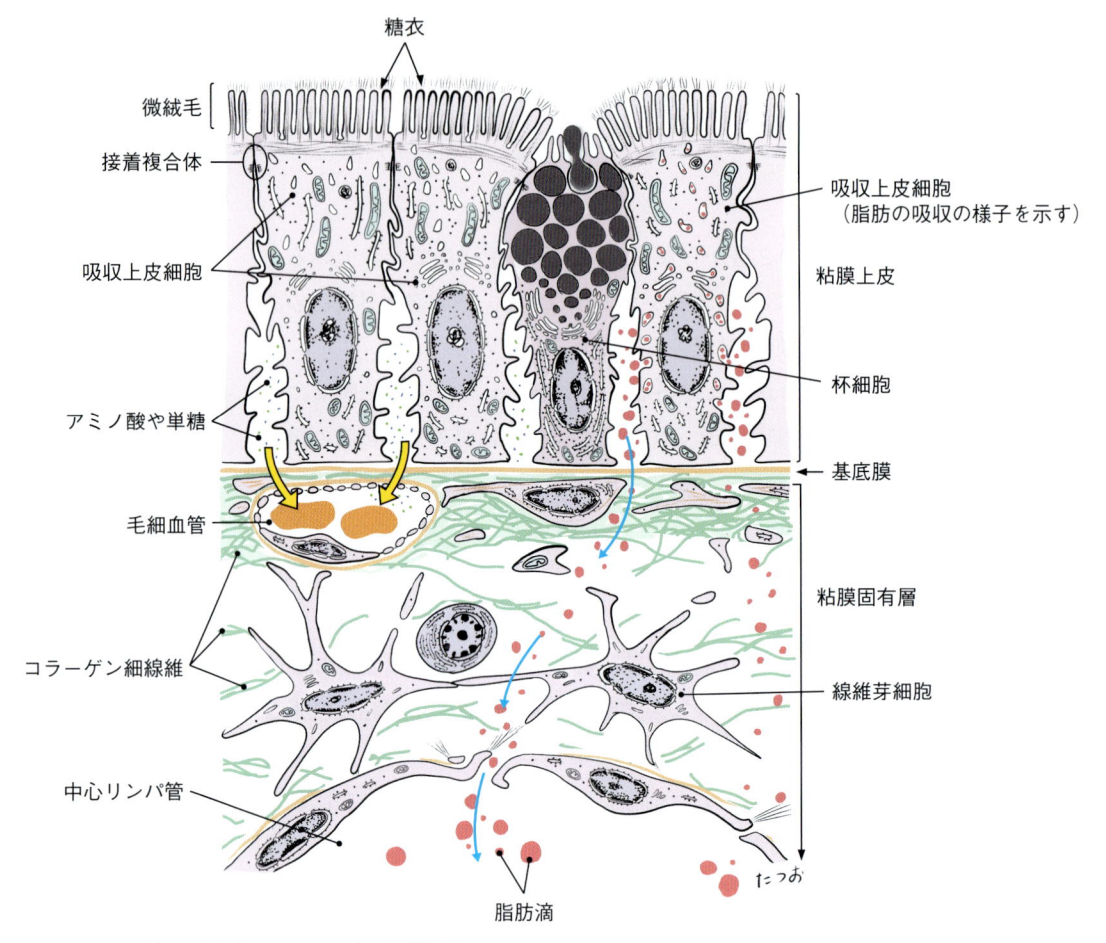

図 10-30 吸収上皮細胞のはたらき（模型図）

　盲腸は，回腸が大腸にひらく部分（回盲部）から下方にふくらんだ袋状の部分で，その下端には**虫垂**という細長い指状の突起が出ている（図 10-1）．**結腸**は大腸の大部分を占め，さらに上行結腸，横行結腸，下行結腸，S 状結腸に区分される．**直腸**は大腸の最後の部分（約 20 cm）で，腹壁を貫いて肛門に終わっている．

盲腸 cecum.
結腸 colon.
直腸 rectum.

　大腸（とくに結腸）には肉眼的に次の 3 つの特徴がある（図 10-31）．
　①大腸の壁には，縦に走る 3 本のひものような構造（**結腸ひも**）がある．これは後述するように縦走筋にほかならない．
　②大腸の壁は，結腸ひもで縦に縮められるために，内腔面に突出する半月状のひだ（**半月ひだ**）と，それに対応する外面のふくらみ（**結腸膨起**）がみとめられる．
　③大腸の外表面のところどころに**腹膜垂**という脂肪の袋がある．

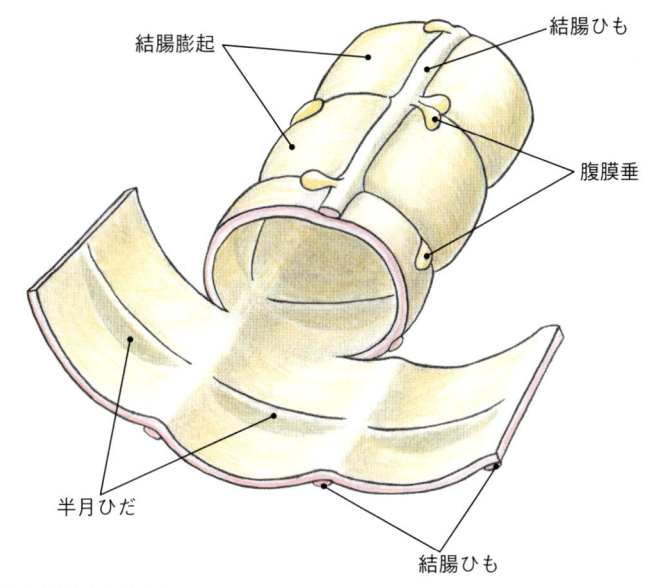

図10-31　大腸の構造を示す模型図

こうした特徴に注意しながら，大腸の壁の構造をもう少し詳しく述べることにする．

■ A. 粘　　膜

　大腸の内面には輪状ひだも絨毛もなく，**粘膜の表面は平滑**であるが，陰窩（腸腺）はよく発達している（図10-32）．大腸の内面をおおう**粘膜上皮**は小腸と同じ吸収上皮細胞からなるが，微絨毛の発達はわるい．一方，杯細胞は多数みとめられ，とくに陰窩でよく発達している．しかし，大腸の陰窩にはパネート細胞はみとめられない．基底果粒細胞（内分泌細胞）は散在している．
　粘膜固有層，粘膜筋板，粘膜下組織の構造は小腸とほとんど変わりはない．

■ B. 筋　　層

　大腸の筋層も内輪，外縦の2層よりなる．ただし盲腸および結腸筋層の外縦層は，小腸と異なり全周をとりまかず，3本の縦の帯，すなわち**結腸ひも**に集まっている．ひもとひものあいだにはほとんど外縦層が存在しない．
　結腸ひもの緊張により結腸の壁にひだ（半月ひだ）とふくらみ（結腸膨起）ができることはすでに述べた．

182 第10章 消化器系

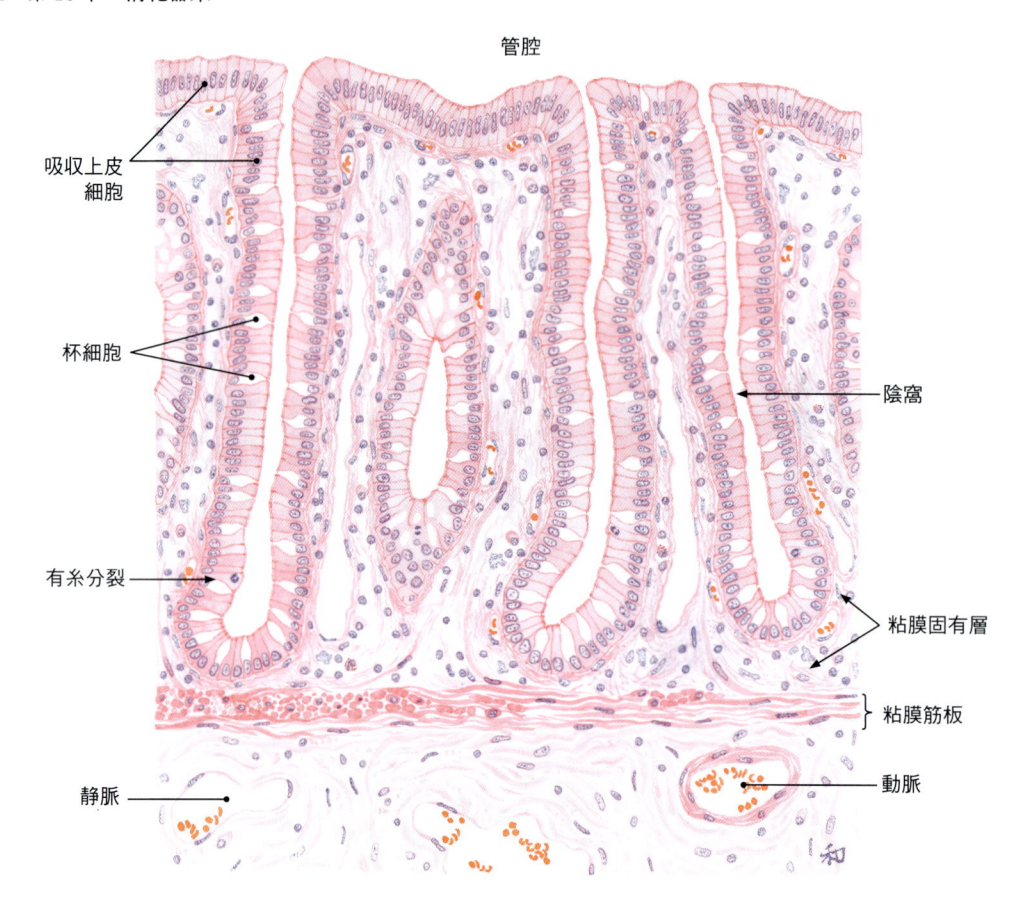

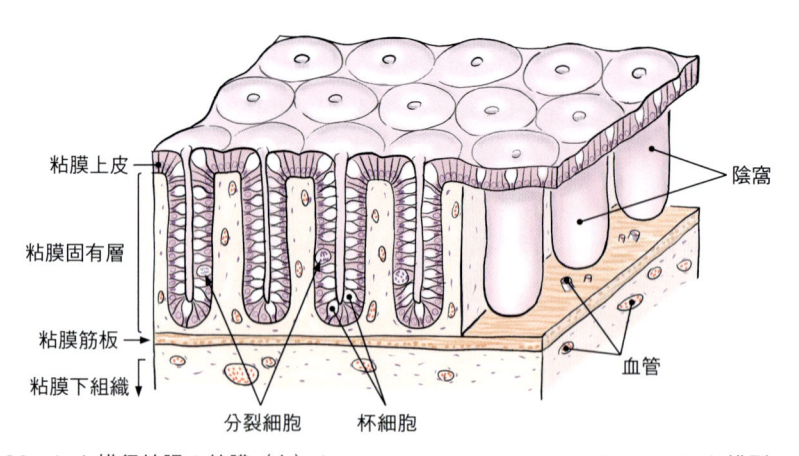

図 10-32　ヒト横行結腸の粘膜（上）（ヘマトキシリン-エオジン染色）（×200）と模型図（下）
（顕微鏡図は新潟大学学生 長谷川和宏画，1986）

C. 漿　膜

　横行結腸とS状結腸は間膜をもつので，全周を漿膜がおおっているが，上行結腸と下行結腸は後腹壁になかば埋まっており，後面は漿膜を欠いている．漿膜のところどころには脂肪組織が集まって腹膜垂をつくっている．

D. 虫　垂

　虫垂も，その基本的な構造は結腸や盲腸と変わらないが，結腸ひもはない．虫垂の特徴は，**粘膜固有層にリンパ小節が多数みとめられる**ことにある．したがって扁桃と同様のリンパ性器官とみなすこともできる．

　　　虫垂はときに，過敏に炎症反応をひき起こすことがある．これが**虫垂炎**である．

虫垂 appendix vermi-formis.

E. 直腸と肛門の移行部

　直腸の下端部で，肛門に開くまでの部分は**肛門管**とよばれる．直腸の粘膜上皮は肛門管に達すると**単層円柱上皮から重層扁平上皮に移行**する．粘膜の陰窩も粘膜筋板も消失する．代わって粘膜下組織に静脈叢（直腸静脈叢）が発達してくる．この静脈が病的に拡張したり静脈瘤になって粘膜に膨隆したものが**痔核**である．

　内輪，外縦の2層の筋層（いずれも平滑筋）のうち内輪層は，肛門管の下部でとくに発達肥厚して**内肛門括約筋**を形成する．内肛門括約筋の周囲には，骨格筋でできた肛門挙筋が**外肛門括約筋**をつくっている．内肛門括約筋は不随意筋であるが，外肛門括約筋は随意筋であるため意志によって　ゆるめることができる．

9 肝臓と胆路

　肝臓は腹腔の右上部にある，からだの中でもっとも大きな実質性の器官である（図10-33）．その重さは成人では約1.5 kg，体重のおよそ1/40を占める．肝臓は**胆汁を分泌する外分泌腺**であるとともに，**栄養物質の体内における貯蔵庫**としてはたらき，さらに各種の代謝，解毒，老化した血球の破壊など，数多くの機能を担っている．

　肝臓の表面は内外2層の被膜によっておおわれている．外がわは漿膜（腹

肝臓 liver. 形容詞のhepatic は hepar（ギリシア語）から派生している．

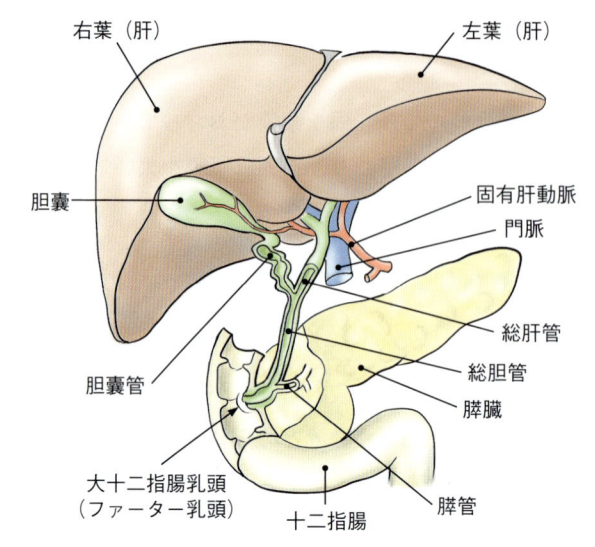

図 10-33　肝臓と胆路の模型図

膜）で，内がわは線維性の結合組織の1層（グリソン囊）でできている．この結合組織の被膜のつづきは肝臓内にはいり込み，肝実質を無数の小区画に分けている．この小区画を**肝小葉**とよぶ．

　肝小葉を形づくる結合組織を**小葉間結合組織**（または**グリソン鞘**）という．小葉間結合組織には，固有肝動脈や門脈の分枝，胆管が走っている（図10-34）．

小葉間結合組織 interlobular connective tissue またはグリソン鞘 Glisson's sheath. 門脈の枝が走っているので「門脈域」ともいう．

A. 肝小葉

　肝小葉は肝臓の構造上の単位で，直径1〜2mm，高さ1〜2mmの六角柱ないし多角柱のかたちをしている．肝小葉中軸部を**中心静脈**という小静脈が貫いており，その周囲を**肝細胞**が放射状に配列している（図10-35）．

　肝細胞はブロック塀のように積み重なって1層の細胞の板（**肝細胞板**）をつくっており，そのあいだに管腔の広い特殊な毛細血管が走っている．これを**洞様毛細血管**という（107頁，図10-36）．この毛細血管は，小葉間結合組織にある小葉間静脈（門脈の枝）と小葉間動脈（固有肝動脈の枝）の血液をうけて，中心静脈に血液をおくり込んでいる．

　一方，肝細胞板の内部で，隣り合う肝細胞間には**毛細胆管**というごく細い管がつくられている（図10-37，図10-38）．肝細胞から分泌された胆汁は，この毛細胆管に出され，小葉中心部から周辺部に向かって流れてゆき，小葉間結合

肝小葉 hepatic lobule.

肝細胞 hepatocytes. 肝実質細胞ともいう．

洞様毛細血管 sinusoidal capillaries. 類洞 sinusoids ともいう．

毛細胆管 bile capillaries.

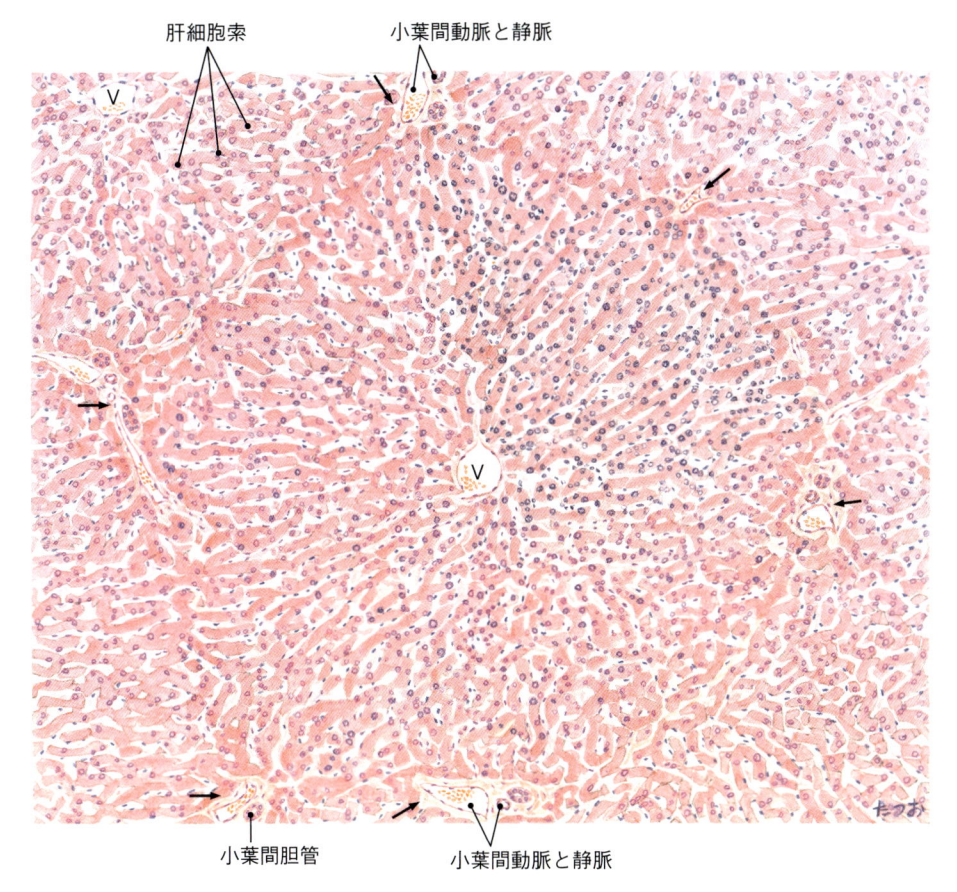

図 10-34　ヒトの肝臓（ヘマトキシリン-エオジン染色）（×100）
　小葉間結合組織（矢印）で囲まれた小葉の中央に中心静脈（V）がみられる．

組織の中の**小葉間胆管**に注いでいる．

　肝小葉を包む小葉間結合組織はヒトではそれほど豊富ではなく，多角形の小葉のかどの部分に集まっているにすぎない（図10-34）．小葉間動脈，小葉間静脈，小葉間胆管の3者はまとまって走ることが多いので，**小葉間の三つ組**とよばれることがある．

> 慢性の肝障害が進行すると肝細胞が死滅・減少し，その部分が結合組織に置き換わっていく（線維化）．その結果，残った肝細胞の集団が厚い結合組織に包まれた結節状の構造（偽小葉）に変わるため，肝臓の組織が硬くごつごつしてくる．これが**肝硬変**である．

小葉間胆管 interlobular bile ducts.

肝硬変 hepatic cirrhosis.

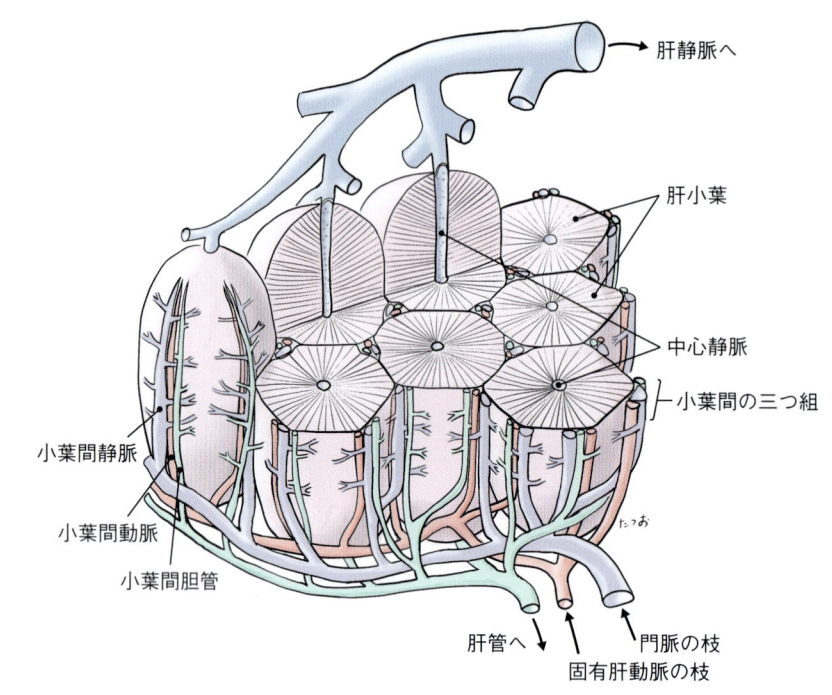

図10-35　肝小葉と血管・胆路の関係を示す模型図

B. 洞様毛細血管とディッセ腔

　すでに述べたように，**洞様毛細血管**は肝細胞板のあいだに拡がる特殊な毛細血管で，小葉間動・静脈と中心静脈をつないでいる．この洞様毛細血管の壁をつくる内皮細胞と肝細胞板とのあいだには狭いすきまがあり，**ディッセ腔**とよばれる（図10-39）．

　洞様毛細血管の内皮細胞は非常に薄く，電子顕微鏡でみると大小の孔が多数開いている．血液の液体成分（血漿）は，この孔を通って自由にディッセ腔に出入りし，肝細胞と直接接して，物質交換をしているのである．

　血管内腔にはところどころにマクロファージ（大食細胞）が存在する．この細胞を**クッパー細胞**という．クッパー細胞は，星形や三角形をして洞内に突起を伸ばしている．この細胞は**老化した赤血球や種々の異物を食べて，血液に対する濾過作用**をおこなっている（図10-37，図10-38）．

　ディッセ腔の中には繊細な細網線維が網をなしており，血管内皮細胞を裏うちしている（図10-38）．さらにディッセ腔には，クッパー細胞とまったく異なる特殊な細胞が存在する．**伊東細胞**（または星細胞）とよばれるこの細胞は，細胞内に数個の脂肪滴をもっているのが特徴である（図10-39）．現在で

ディッセ腔 Disse's space.

クッパー細胞 Kupffer's cells. 発見者のK. W. von Kupffer（1829-1902）はドイツの解剖学者．

伊東細胞 Ito's cells または星細胞 stellate cells. この細胞の発見者 伊東俊夫（1904-91）は群馬大学の名誉教授．脂肪滴があるので脂肪摂取細胞 fat storing cells ともよばれる．

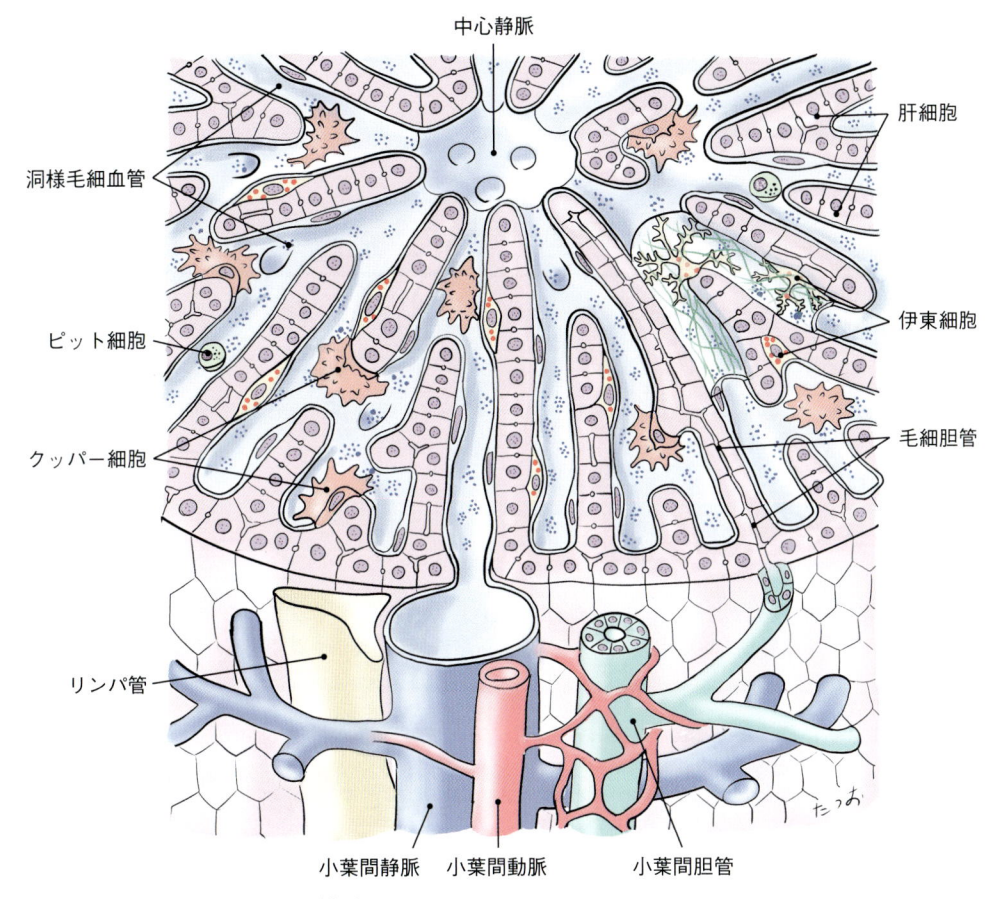

図 10-36　肝小葉の細胞構築を示す模型図

は，**伊東細胞はビタミン A を貯蔵する細胞**であることがわかっている．

> ビタミン A は脂溶性のビタミンで，レチニルエステルとして脂肪滴に貯蔵される．この伊東細胞のはたらきで，全身のビタミン A の 90% 以上が肝臓に貯蔵されている．
> 最近，肝臓の洞様毛細血管には，クッパー細胞以外にピット細胞（ナチュラルキラー細胞）や樹状細胞などの免疫担当細胞が存在することが注目されている．

C. 肝細胞とその機能

　肝臓の主体をなす**肝細胞**は，直径 15～30 μm の多面体の細胞で，その中央部に 1 個ないし 2 個の大きな核をもっている（図 10-40）．肝細胞の細胞質は小器官が豊富で，層板状の粗面小胞体がよく発達し，ミトコンドリアも豊富で

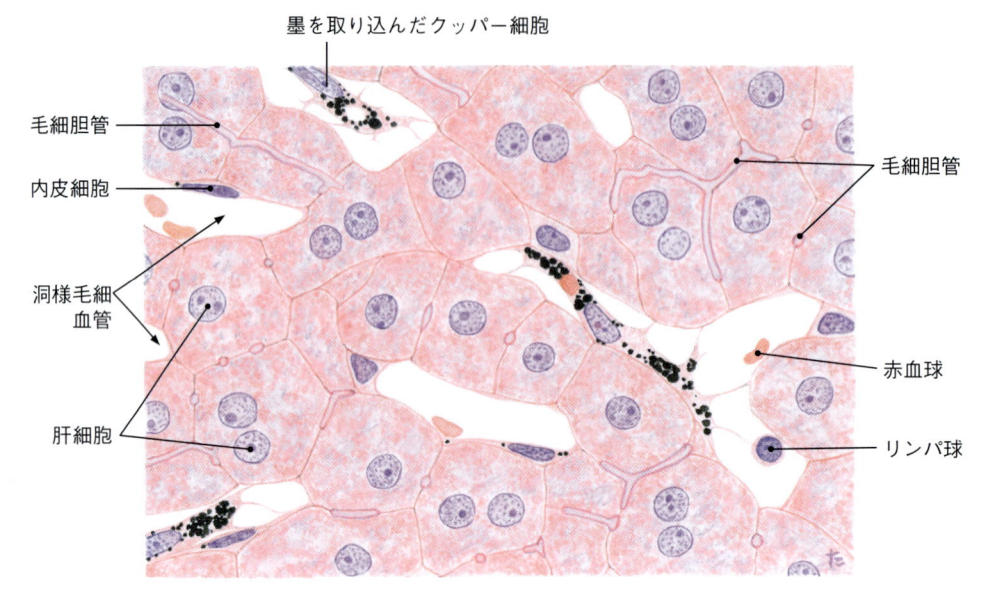

図10-37 肝実質（ウサギ）（ヘマトキシリン-エオジン染色）（×900）
あらかじめ静脈に墨汁を注射しておくと，類洞内のクッパー細胞が墨の粒子を取り込むので，目立ってみえる．

ある．滑面小胞体もみとめられる．また**グリコゲン**に富むことも特徴で，PAS（過ヨウ素酸-シッフ）染色をおこなうと細胞質が赤色に染まってくる．隣接する肝細胞のあいだに**毛細胆管**がつくられていることはすでに述べた（図10-41）．

肝細胞はさまざまな能力をもっている．ここでは，①代謝機能，②胆汁の分泌，③解毒機能の3つに分けて説明する．

1．代謝機能

肝細胞は腸管で吸収した単糖類を，**グリコゲン**の形で細胞内にたくわえる．グリコゲンは必要に応じて分解され，グルコース（ブドウ糖）として血中に放出される．

また腸管から吸収されたアミノ酸を細胞内に取り込んで，血清蛋白質やその他の蛋白質を粗面小胞体で合成し，血中に放出する（図10-40）．肝臓で合成される血清蛋白質の主要なものに，アルブミンやグロブリン，フィブリノゲンなどがある．

このほか，腸管から吸収された脂肪はカイロミクロンとなりリンパ管を経由して血中にはいった後に肝臓に運ばれる．これらの脂質も肝細胞に取り込まれ，リポ蛋白質に変換されて血中に放出される．

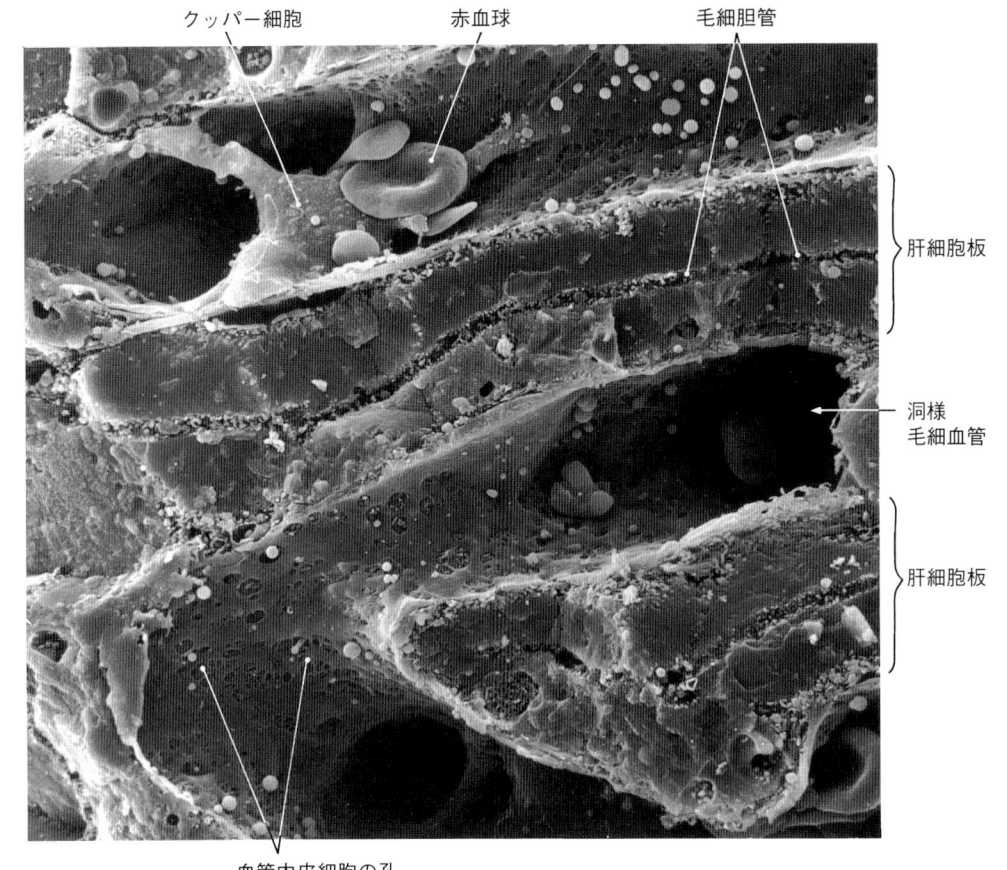

図 10-38　肝臓の割断面の走査電子顕微鏡写真（ラット，肝臓）（×2,200）

2. 胆汁の分泌

　肝細胞は**胆汁**（すなわち胆汁酸とビリルビン）を合成し，毛細胆管に分泌している（図 10-40）．胆汁酸の 90％は 腸管から再吸収したものを 肝細胞が血中から取り込んだもので，残り 10％は肝細胞自身が滑面小胞体の中でつくって分泌している．一方，ビリルビンは，緑色をした胆汁色素でヘモグロビンの分解産物である．クッパー細胞や脾臓のマクロファージなどが老化赤血球を破壊，分解することによりつくられるが，これを肝細胞が取り込み，グルクロン酸と抱合した形（抱合型ビリルビン）に変えることで水溶性にして，毛細胆管に分泌している．胆汁の成分には，このほかコレステロールやリン脂質も含まれている．

胆汁 bile.

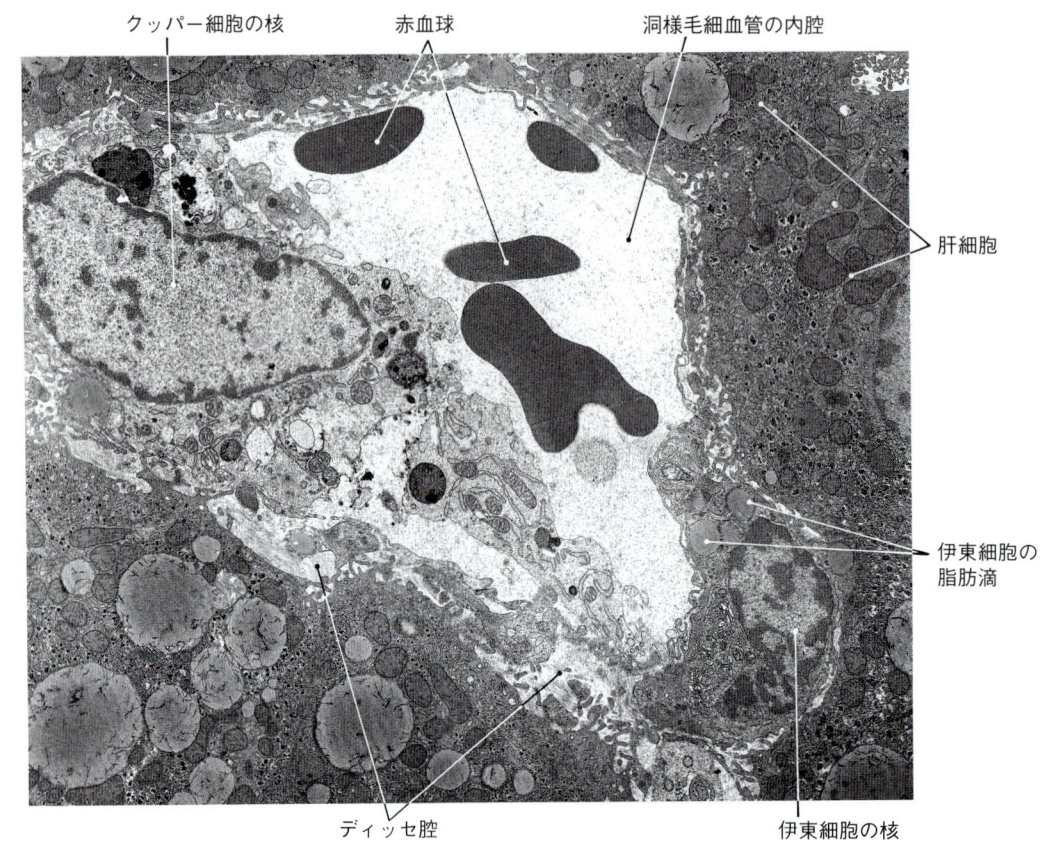

図10-39 肝臓のクッパー細胞と伊東細胞（ウサギ肝臓の透過電子顕微鏡写真）
（×4,900） （岩手医科大学 石田欣二氏撮影, 1989）

胆汁は1日に約600 ml分泌される．胆汁そのものには消化酵素が含まれていないが，その成分である胆汁酸は界面活性剤として，脂肪を微粒子に分散（乳化）させ，リパーゼと反応しやすくすることに役立っている．

3. 解毒機能

肝細胞は毒性のある薬物を酸化，水酸化または抱合して無害な形に変える能力をもつ．この過程は主に滑面小胞体の中でおこなわれている．

体内に取り込まれた**アルコール**も肝細胞に取り込まれ，分解される．肝細胞の細胞質にはアルコール脱水酵素（ADH）とアルデヒド脱水酵素（ALDH）が存在し，これによりアルコールはアセトアルデヒドを経て酢酸に分解される．このほか滑面小胞体に存在するチトクロムP450とペルオキシゾームにあるカタラーゼもアルコールの代謝に関与する．

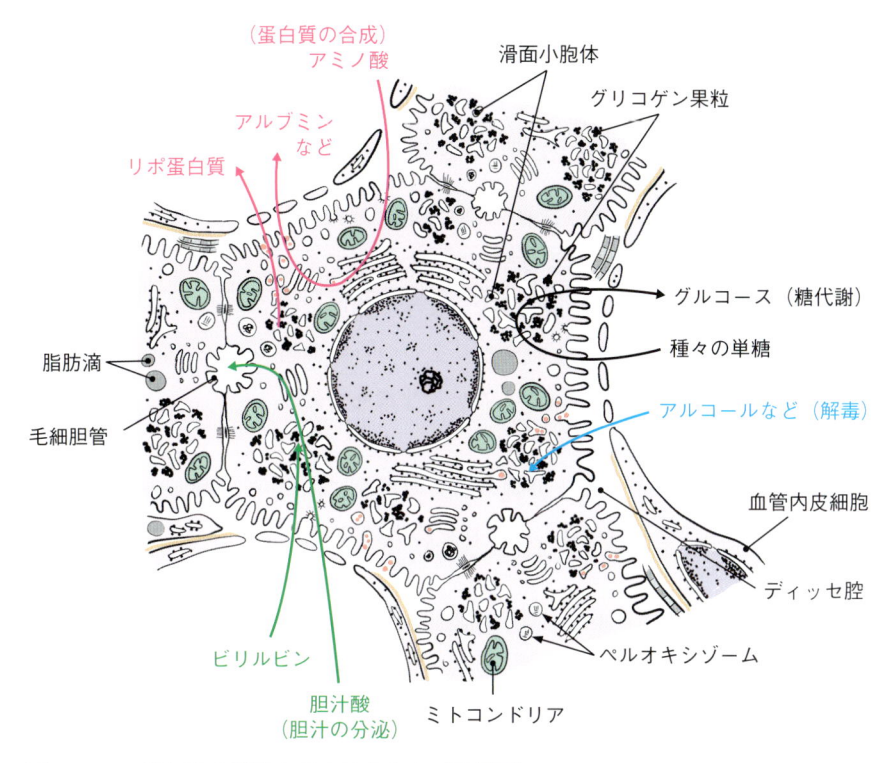

図 10-40　肝細胞の構造とそのはたらき（模型図）

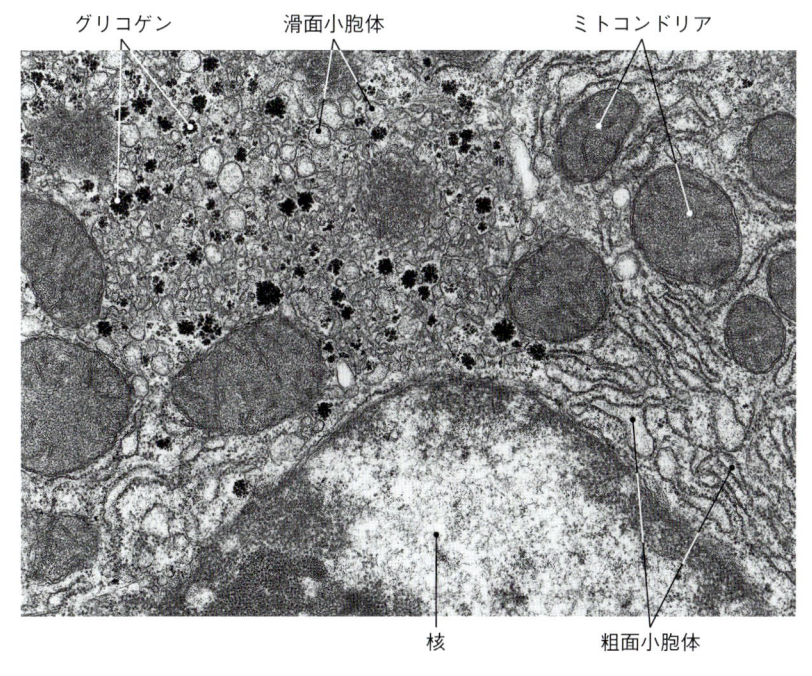

図 10-41　肝細胞の一部の拡大像（ウサギ肝の透過電子顕微鏡写真）（×21,000）

D. 胆道系と胆囊

　小葉内の肝細胞でつくられた胆汁は毛細胆管に出されたのち小葉間胆管に注ぐことはすでに述べた．

　小葉間胆管はしだいに合流して太くなり，肝臓の右葉，左葉でそれぞれ 1 本の**肝管**となり，肝門から肝臓の外に出る．左右の肝管はやがて合わさって 1 本の**総肝管**となり，胆囊からの**胆囊管**と合流して，**総胆管**となって十二指腸に開く（図 10-33）．肝管と胆囊管は単層円柱上皮と，そのまわりをつつむ結合組織の層からなるが，総胆管になり，十二指腸に近づくとしだいに平滑筋が発達してくる．

総胆管 common bile duct.

　胆囊は，長さ約 8～10 cm の洋梨形（なし）のふくろで，肝臓の右葉の下面にはまり込むようにして存在する．胆囊は胆汁を一時貯蔵し，これを約 10 倍に濃縮している．

胆囊 gallbladder.

　胆囊の壁は粘膜，筋層，結合組織（と漿膜）からなる．粘膜には多数のひだがあるが，胆汁が充満すると伸びて扁平になってしまう．粘膜上皮は背の高い単層円柱上皮でできている．この粘膜上皮細胞が水分や電解質を盛んに吸収している．筋層はまばらな平滑筋線維束が数層重なってできている．

　十二指腸粘膜（の基底果粒細胞）に食物刺激が与えられるとコレシストキニン-パンクレオザイミン（CCK-PZ）とよばれるホルモンが血中に分泌されるが，そのホルモンが胆囊の平滑筋を刺激して胆囊を収縮させる（293 頁）．

　なんらかの原因で胆汁の成分のバランスがくずれると，コレステロールやビリルビンが析出し，固まって石のようになることがある．これが**胆石**である．胆囊に胆石ができたものを胆囊結石，肝管や総胆管につまっているものを胆管結石という．

胆石 gallstone.

　また，胆道に病変があり，胆汁の通過障害を生じると，血中にビリルビンがたまるようになる．血中ビリルビン量は正常では 0.2～1.0 mg/dl 程度であるが，2 mg/dl 以上になると，皮膚や眼球結膜が黄色くなってくる．これが**黄疸**である．

黄疸 jaundice.

10 膵　　臓

　膵臓は十二指腸に付属する細長い器官で，胃の後ろの後腹壁に埋まっている．ピストルのような形をしたこの消化腺の右端，つまりピストルの柄にあたる部分を**膵頭部**といい，左端の銃口にあたる部分を**膵尾部**，両者の間を**膵体部**という（図 10-42）．

膵臓 pancreas.

　膵臓は結合組織でできた薄い被膜でおおわれている．結合組織は膵臓の中に

10 膵　臓　**193**

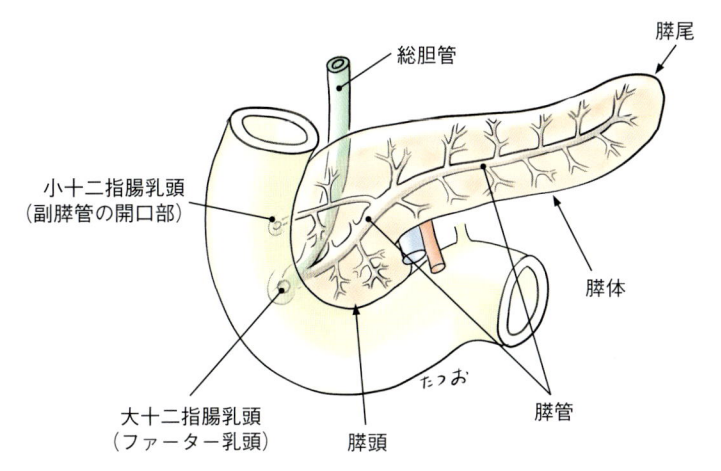

図 10-42　膵臓の模型図

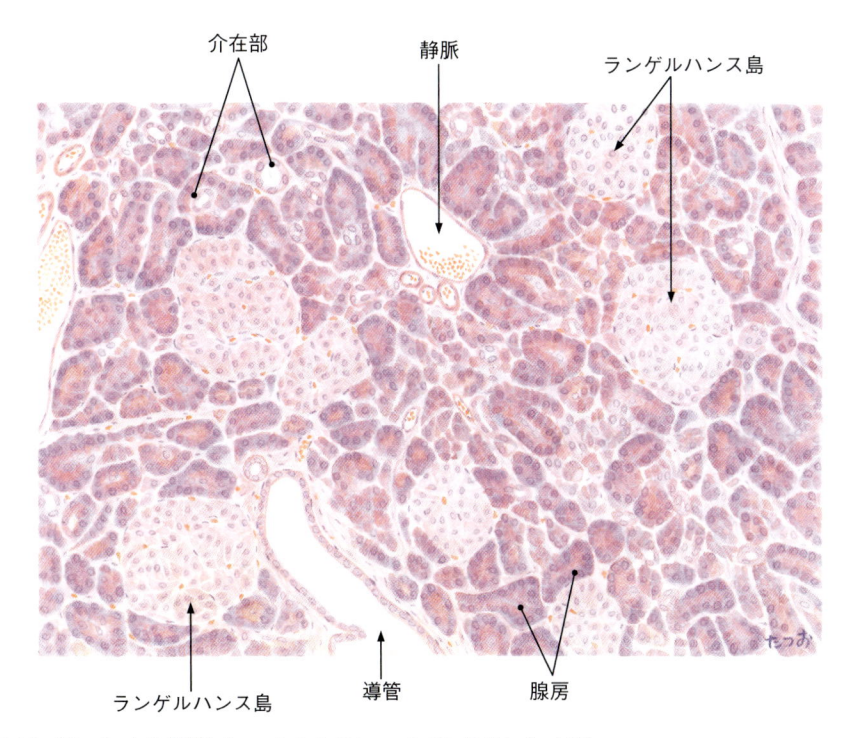

図 10-43　ヒトの膵臓（ヘマトキシリン-エオジン染色）（×100）

はいり込み，実質を多数の**小葉**に分けている．

　膵臓の**大部分は外分泌部**でできているが，その中に**ランゲルハンス島**とよばれる内分泌部が散在している（図 10-43）．

　外分泌部は，さまざまな消化酵素を含むアルカリ性の**膵液**を十二指腸の内腔

膵液 pancreatic juice.

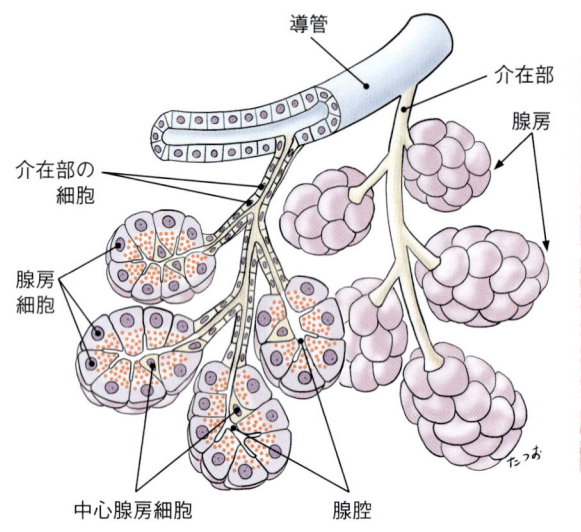

図 10-44　膵外分泌部の構造を示す模型図

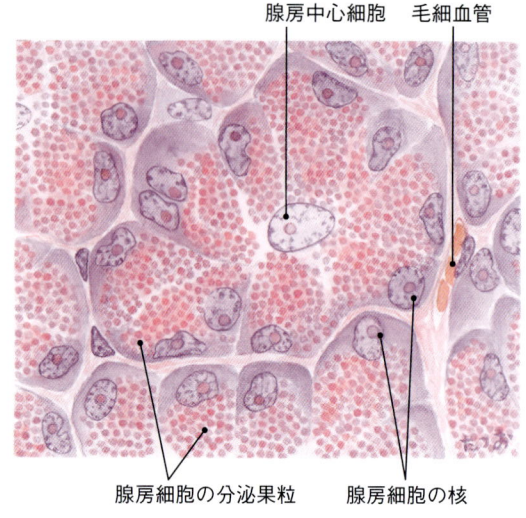

図 10-45　膵外分泌部の腺房（サル）
（ヘマトキシリン-エオジン染色）（×900）

に分泌している．ヒトでは膵臓から1日に約1,200 m*l* の膵液が分泌される．一方，内分泌部のランゲルハンス島は，おもに糖代謝に関係するホルモンを産生し，血中に分泌している．

■ A．外分泌部

　膵臓の外分泌部は，多数の小葉からなる大きな複合胞状腺である（図10-44）．この腺は純粋な**漿液腺**であるが，唾液腺にみとめられたような線条部は存在せず，終末部（腺房），介在部および導管からなっている．

　腺の形は ちょうど **ぶどうの房**にたとえられ，中央の茎（導管）から多数の柄（介在部）が出て，その先にぶどうの実（腺房）がついているという構造を思い浮かべるとよい．しかし動物によっては腺房どうしがつながって，もっと複雑な構造を示すこともある．

1．腺房と腺房細胞

　腺房はほぼ球形で，狭い腺腔を囲んで数個の腺房細胞が一列に並んでできている．唾液腺と異なり，筋上皮細胞は存在しない．

　腺房細胞は円柱状ないし円錐状の細胞で，その基底部よりに球形の核を1個もつ．ヘマトキシリン-エオジン染色では，細胞の上部はエオジンで赤染する**分泌果粒**で満たされており，基底部はヘマトキシリンに青染する（図10-45）．

腺房 acinus.
複数形は acini.

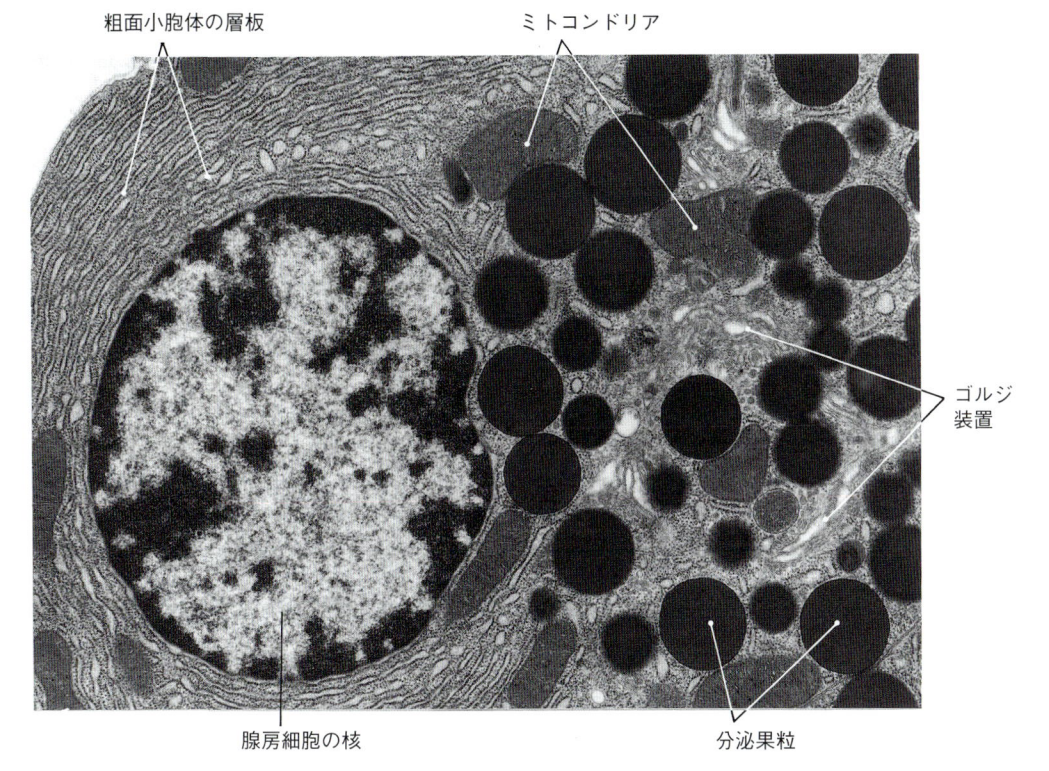

図 10-46　腺房細胞の一部の拡大像（ラット膵の透過電子顕微鏡写真）（×13,000）

　電子顕微鏡で観察すると，基底部には層板状の**粗面小胞体**がぎっしりとつまっていることがわかる（図 10-46）．この粗面小胞体の集団が光学顕微鏡で青く染まってみえたのである．一方，上部の分泌果粒は，暗調のほぼ均質な果粒として観察される．粗面小胞体でつくられた蛋白質がゴルジ装置を経由してこの分泌果粒につめ込まれることについては，すでに前の章で述べた（42頁）．

　分泌果粒の中には種々の消化酵素（アミラーゼ，トリプシノゲン，キモトリプシノゲン，リパーゼなど）が含まれており，開口放出によって腺腔に放出される．

> 　膵臓の腺房細胞の分泌果粒はこのように種々の消化酵素を含むので**酵素原果粒**ともよばれる．
> 　この腺房細胞が分泌する酵素のうち，アミラーゼはでんぷんなどの多糖類を二糖類にまで分解することができる．またトリプシノゲンとキモトリプシノゲンはそれぞれ十二指腸内で分解されトリプシン，キモトリプシンとなり蛋白質の分解にあずかる．さらにリパーゼは中性脂肪を脂肪酸やグリセリドに分解するのに役立っている．

酵素原果粒 zymogen granules.

2. 介在部と導管

介在部は単層扁平ないし立方上皮からなる細い管で腺房につづいている．介在部を構成する細胞は腺房内にも一部はいり込んでおり，**腺房中心細胞**とよばれる．介在部はそのまま小葉内と小葉間の**導管**に移行する．これらの導管は単層立方上皮からなる．介在部とそれに近い導管は，重炭酸イオン（HCO_3^-）に富んだ水分の分泌に役立っている．

小葉間導管はしだいに集まって太さを増し，ついには**主膵管**という内径 5 mm ほどの管になり，十二指腸乳頭で総胆管と合流して十二指腸に開口する．主膵管の上皮は単層円柱上皮からなっている．

介在部 intercalated portion.
腺房中心細胞 centro-acinar cells.

主膵管 main pancreatic duct.

3. 膵外分泌の調節

膵臓の外分泌部の分泌は，十二指腸から分泌される**コレシストキニン-パンクレオザイミン（CCK-PZ）**と**セクレチン**というホルモンによって支配されている（292，293頁）．食物や胃酸が十二指腸の内腔に到来すると，十二指腸粘膜の内分泌細胞（基底果粒細胞）からこれらのホルモンが血中に分泌され，膵臓に運ばれて，外分泌部を刺激する．

コレシストキニン-パンクレオザイミンは腺房からの消化酵素の分泌を促し，セクレチンは介在部を刺激して重炭酸イオン（HCO_3^-）と水分を分泌させる．膵外分泌部はこのほかに，副交感神経の支配もうけている．

セクレチン secretin.

■ B. ランゲルハンス島

ランゲルハンス島（膵島ともいう）は直径 50〜200 μm の内分泌細胞の集団である（図10-47）．膵臓全体にわたって広く散在するが，とくに尾部に多い．その数は成人では約100万個といわれている．

膵島はおもに**A細胞**，**B細胞**，**D細胞**の3種類の内分泌細胞でできており，これらの細胞が集まって細胞索をつくり，そのあいだには毛細血管がはりめぐらされている．ヒトの膵島ではB細胞が約70％，A細胞とD細胞が各15％を占める（図10-48，図10-49）．

ランゲルハンス島 islet of Langerhans. 発見者の Paul Langerhans (1847-88) はドイツの病理学者

> C細胞とかつてよばれた細胞は，モルモットの膵島でみられた明るい細胞であったが，その後の研究で，ヒトでみられるD細胞と同じものであることがわかった．そのため，今は膵島の細胞にC細胞という名前が存在しない．一方で，最近では，膵ポリペプチドという物質をもつ細胞（PP細胞）が，A，B，D細胞のほかにごく少数だが膵島に存在することがわかっている．

10 膵　　臓　197

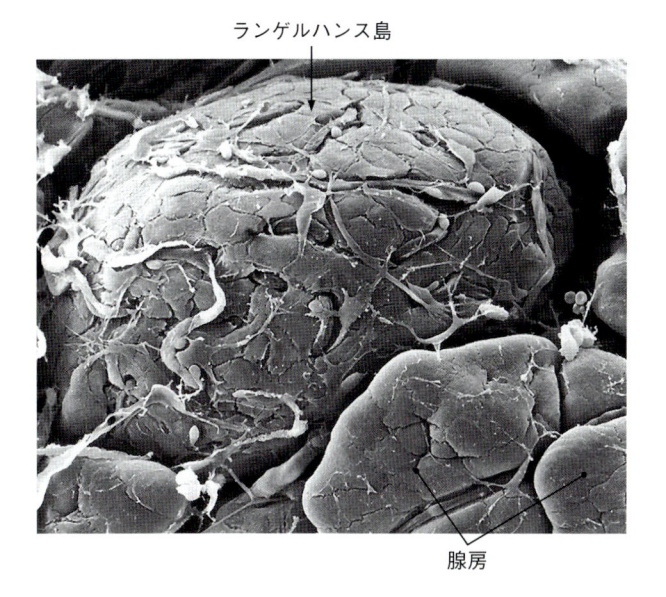

図 10-47　ランゲルハンス島の走査電子顕微鏡写真（マウス）

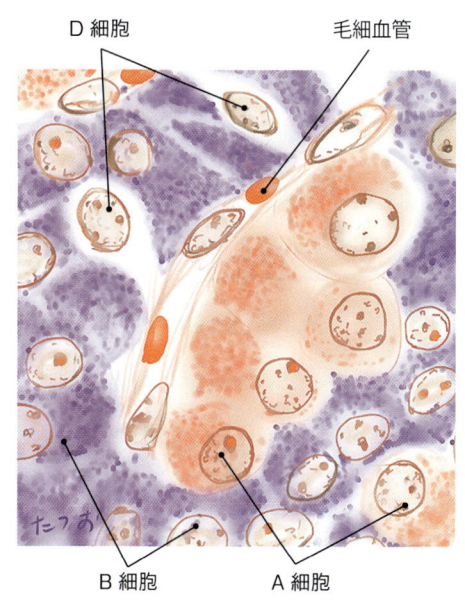

図 10-48　ランゲルハンス島の AF-MG 染色標本（モルモット）

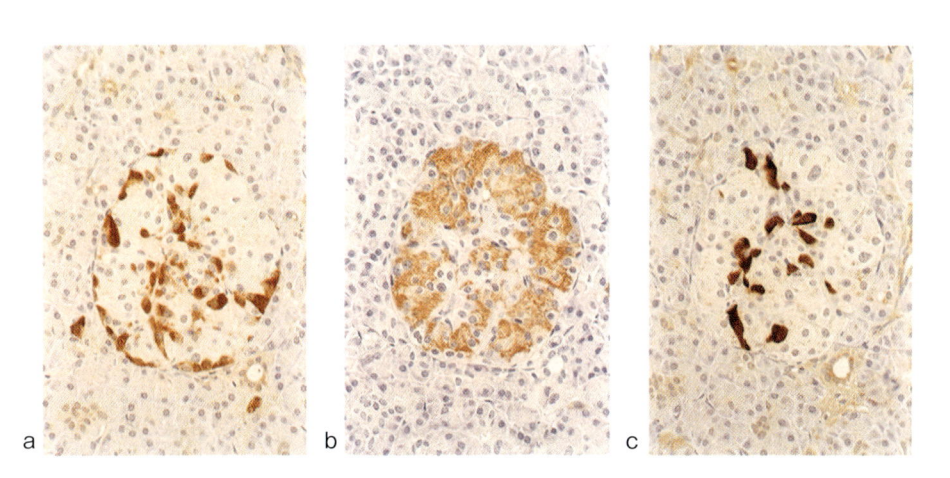

図 10-49　ランゲルハンス島の3種類の細胞（ラット）（×200）
　3種類のホルモンに対する抗体を用いて，免疫組織化学の酵素抗体法という手法で，それぞれの細胞を茶色に染めてある．　　　　　　　　　　（新潟大学 油井龍五氏の標本，1989）
　a：グルカゴンの抗体で染まったA細胞．
　b：インスリンの抗体で染まったB細胞．
　c：ソマトスタチンの抗体で染まったD細胞．

　A細胞は赤い酸性色素によく染まる分泌果粒をもち，その中に**グルカゴン**というホルモンを含んでいる．グルカゴンは肝臓の肝細胞にはたらきグリコゲンの分解を促進させて血中のグルコース量（血糖値）を高くする．

A 細胞 A cells.
グルカゴン glucagon.

B細胞の核

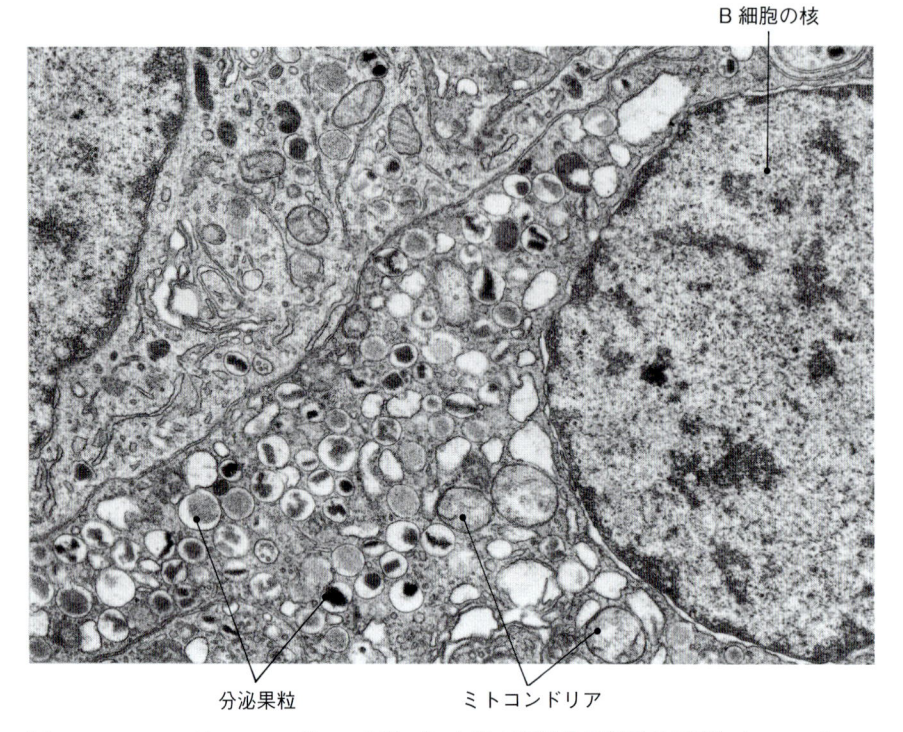

分泌果粒　　ミトコンドリア

図10-50　ランゲルハンス島のB細胞（ヒト膵の透過電子顕微鏡写真）（×12,000）
灰色や黒色の芯をもったふくろがヒトのB細胞の分泌果粒である．

(新潟大学 油井龍五氏撮影, 1989)

　B細胞は特殊な塩基性色素（クロム明礬ヘマトキシリンやアルデヒドフクシンなど）に青紫色に染まる分泌果粒をもち，**インスリン**というホルモンを含んでいる．インスリンは肝細胞でのグリコゲン合成を促進するとともに，からだのほとんどの細胞にはたらいて，糖の取り込みを高める．その結果，血糖値を低くする．
　D細胞はA細胞を染める色素にもB細胞を染める色素にも染まらない細胞で，細胞内の果粒に**ソマトスタチン**というホルモンを含んでいる．これは，インスリンやグルカゴンなどの内分泌を抑制している．

> 　インスリンが欠乏したり，組織のインスリン感受性が低下すると血糖値が慢性的に高くなり，**糖尿病**となる．とくに若年性糖尿病（1型糖尿病）は，膵島のB細胞が破壊されるために生じるもので，治療にはインスリンの投与が必要となる．

B細胞 B cells.
インスリン insulin.

D細胞 D cells.
ソマトスタチン somatostatin.

糖尿病 diabetes mellitus.

第11章 呼吸器系

　私たちは1分間に約8 l，1日に10,000 l に及ぶ空気を吸ったりはいたり，つまり**呼吸**をしている．呼吸をすることで酸素を体内に取り込み，二酸化炭素を体外に排出しているのである．こうした呼吸を目的としてはたらいている器官系を**呼吸器系**という．

　呼吸器系は，肺と気道からできている．気道は外気を肺に導く通路にあたり，鼻腔，咽頭，喉頭，気管，気管支に細分される（図11-1）．

呼吸器系 respiratory system.

1 鼻腔と副鼻腔

　鼻のあな（外鼻孔）の奥は，粘膜でおおわれた大きな空所となっており，**鼻腔**とよばれる．鼻腔は空気の通り道としての**呼吸部**と，においをかぐために特殊化した**嗅部**からなる．

鼻腔 nasal cavity.

呼吸部 respiratory area.
嗅部 olfactory area.

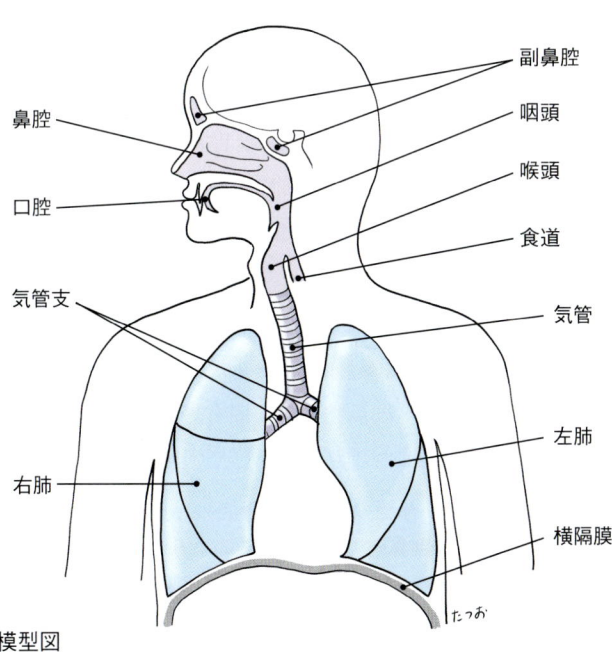

図11-1　呼吸器系の模型図

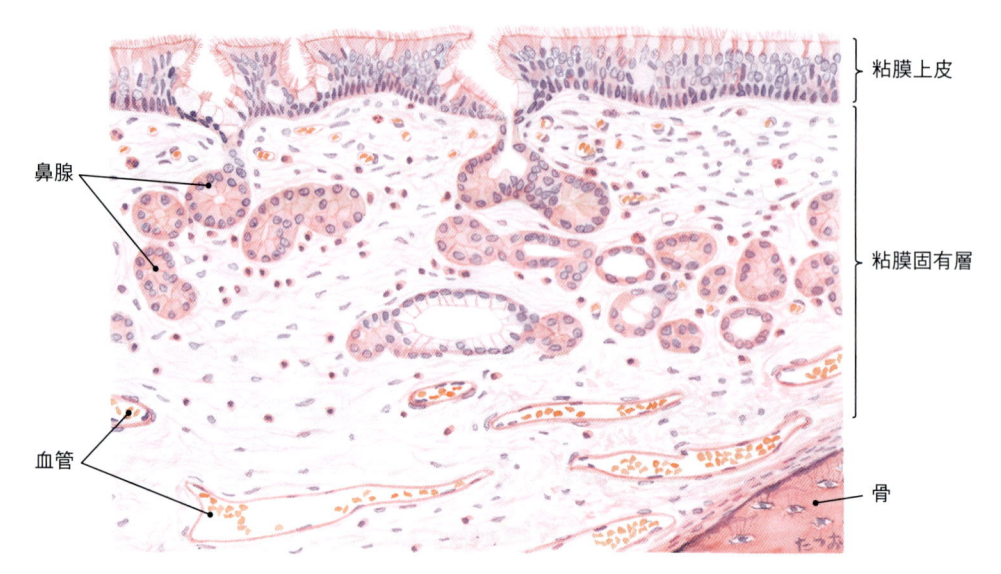

図 11-2　鼻腔（呼吸部）の粘膜（サル）（ヘマトキシリン-エオジン染色）（×150）

　鼻腔の大部分をしめる呼吸部の粘膜上皮は，杯細胞をかなり多く含んだ**多列線毛上皮**からなっている（図11-2）．粘膜固有層には**鼻腺**（びせん）という混合腺が存在している．この腺や杯細胞のために，鼻腔の中は常にしめった状態にある．このため，鼻腔にはいった細菌や異物は，粘液につつまれて線毛運動によって咽頭の方へおくられ，飲み込まれるか，口から出されることになる．

　　　鼻中隔の前下部の粘膜固有層には毛細血管網が発達している．**キーセルバッハの部位**といわれるこの場所は，鼻出血（鼻血（はなぢ））の好発部位として知られている．

キーセルバッハの部位 Kiesselbach's area.

　鼻腔の上部は，粘膜が特殊化して嗅部となっている．**嗅（きゅう）粘膜**の上皮は多列円柱上皮からなり，その中に嗅細胞というにおいを感じる細胞が散在している．これについては第17章でもう少し詳しく述べる（349頁）．

　前頭骨，上顎骨，篩（し）骨，蝶形骨の中には鼻腔につづく空所がある．この空所を**副鼻腔**という．副鼻腔の表面は，わずかな杯細胞を含む背の低い多列線毛上皮でおおわれている．この粘膜上皮の線毛は鼻腔に向かって運動しているので，副鼻腔内の粘液は鼻腔の方へ運ばれる．副鼻腔の粘膜固有層は薄く，すぐ下は骨膜に移行している．

副鼻腔 paranasal sinuses.

　　　副鼻腔と鼻腔はつづいているので，鼻腔の炎症が副鼻腔の粘膜に波及しやすい．こうした副鼻腔の炎症を**副鼻腔炎**という．このような炎症のさいに，粘膜が腫張して，鼻腔への開口部が閉ざされると，副鼻腔内に粘液がたまり，治療の困難な感染巣となってしまう（蓄膿症）．

2 咽　　頭

咽頭は　第10章 消化器の項（164頁）を参照．

3 喉　　頭

喉頭は，咽頭に続く細長い管で，下は気管につながっている．喉頭は空気を通す気道であるとともに，声を出す発声器としての大切な役割も担っている．

喉頭の枠組みは軟骨でできており，その表面は粘膜でおおわれている．喉頭の内壁には前後に走る2条のひだがあり，上のひだを室ひだ，下のひだを**声帯ひだ**という．このうち，下にある声帯ひだをふるわすことで声を出すことができる（図11-3）．

粘膜上皮は，喉頭の場所によって性状が異なる．多くの部分は多列線毛上皮からなるが，喉頭蓋の前面や声帯のひだのように重層扁平上皮でおおわれている部分もある．上皮の下の粘膜固有層は疎性結合組織からなる．とくに声帯ひだの部分では弾性線維がよく発達して**声帯靱帯**をつくっている．

粘膜の下には横紋筋（声帯筋などの喉頭筋）が発達している．

喉頭 larynx.

声帯靱帯 vocal ligament.

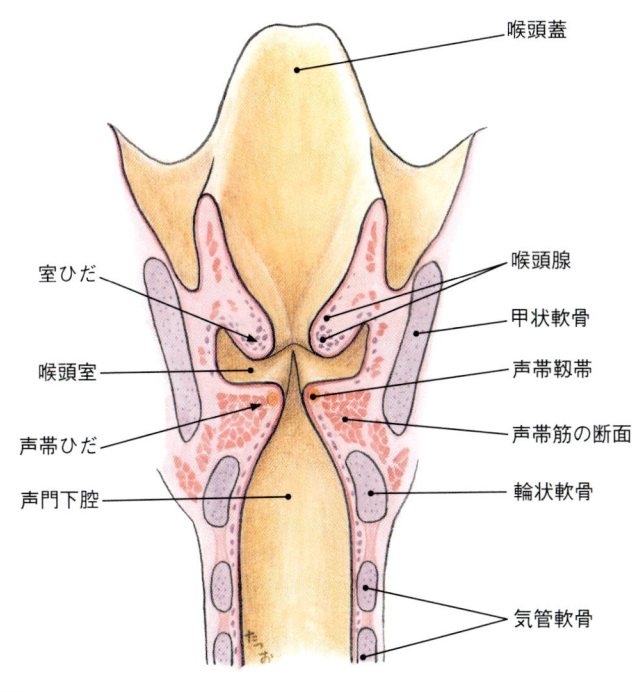

図11-3　喉頭の模型図
喉頭を額と平行な面で切断して後ろからみたもの．

4 気管と主気管支

　気管は 喉頭と気管支をつなぐ まっすぐの管（長さ約 10 cm，径約 2 cm）である．気管の壁には，約 20 個のU字型の軟骨（**気管軟骨**）が上下に積み重なるように並んでおり，これが結合組織の膜（輪状靱帯）で連ねられて気管の骨組みをつくっている（図 11-4）．気管の後壁は軟骨を欠いており，代わりに横走する平滑筋の層がある．

気管 trachea.

　気管の粘膜上皮は，**線毛細胞と杯細胞からなる多列円柱上皮**である．線毛の運動は喉頭の方に向かっているので，異物を体の外へ出すことができる．

　上皮の下の粘膜固有層は弾性線維に富んでいる．固有層の比較的深い部分には小さな粘漿混合腺が散在している．この**気管腺**の導管は気管の内腔に開いており，杯細胞とともに気管の内面をうるおしている．

気管腺 tracheal glands.

　粘膜固有層の下には，気管軟骨と輪状靱帯が存在する．その外がわは結合組織からなる薄い外膜でおおわれている．

　気管は第 5-6 胸椎の高さで左右の（主）**気管支**に分かれるが，その壁も気管とだいたい同じ構造をしている（図 11-5）．

気管支 bronchus. 複数形は bronchi.

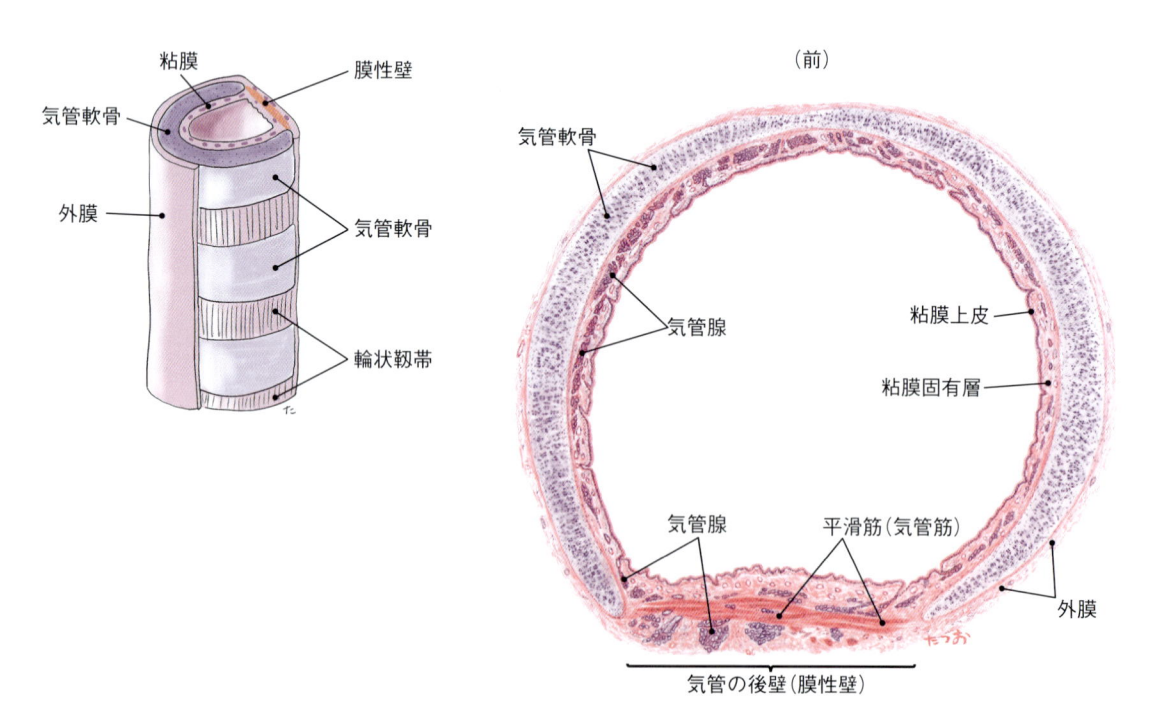

図 11-4　ヒトの気管の模型図（左）と横断像（右）（ヘマトキシリン-エオジン染色）（×4）

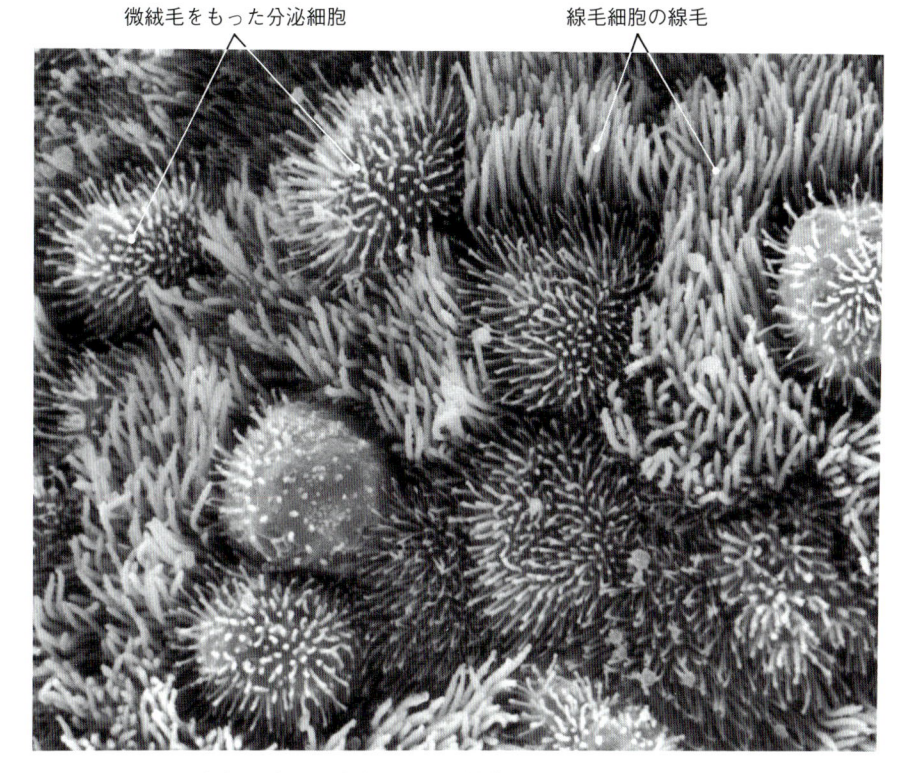

微絨毛をもった分泌細胞　　　　線毛細胞の線毛

図 11-5　ヒトの気管支内面の走査電子顕微鏡像（×3,400）

5 肺

　肺は左右の胸腔のなかにある 1 対の大きな器官で，それぞれ深い切れ込みによって，**左は二葉**（上葉と下葉），**右は三葉**（上葉，中葉，下葉）に分かれている（図 11-6）．

　肺の表面は胸膜におおわれて平滑である．肺の色は幼児では淡いバラ色であるが，大人になるにつれて，吸いこんだ塵埃（ちり，ごみ）が肺にたまって褐色ないし黒色になってくる．

　肺の各葉の実質は，結合組織性の中隔によって多数の**小葉**に区画されている．小葉は肺門に向かってピラミッド型をしており，その底面を肺の表面の方に向けている．各小葉の底面の直径は 0.5〜2 cm ほどである．

　左右の主気管支は肺門から肺の中にはいると，それぞれの肺葉に対応した**葉気管支**に枝分かれする．ついで各葉気管支が 2 ないし 4 本の枝に分かれて**区域気管支**となる．

肺 lung.

小葉 lobules.

葉気管支 lobar bronchi.
区域気管支 segmental bronchi.

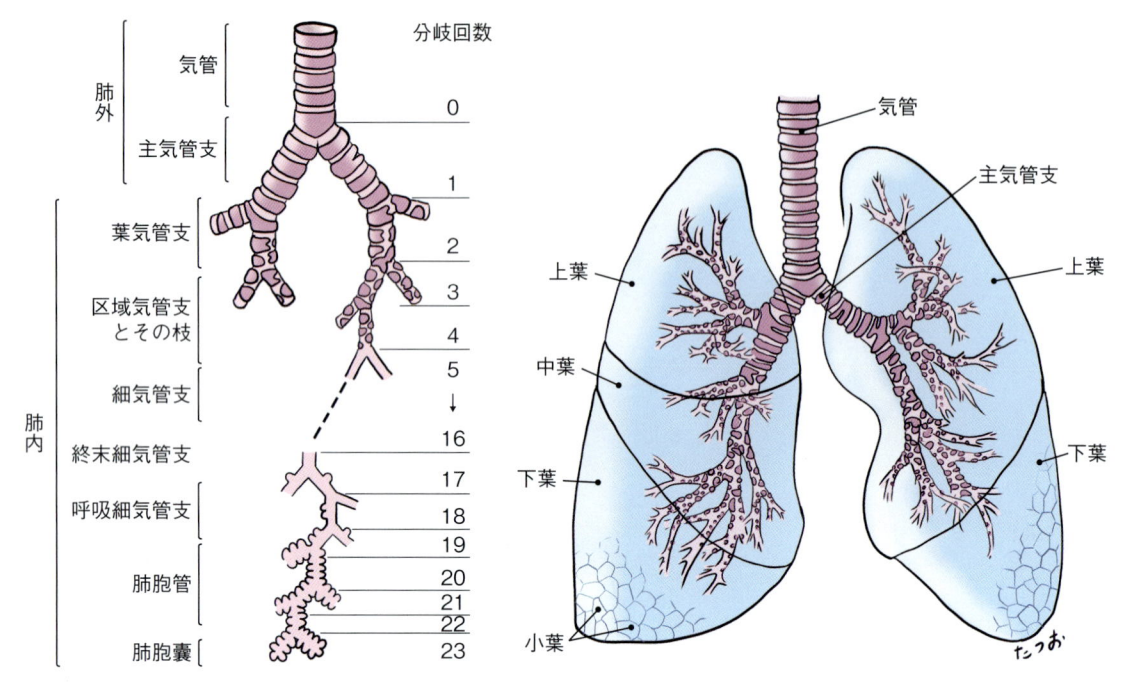

図 11-6　気管枝の分岐の様子を示す模型図

　それぞれの区域気管支の分布域を，**肺区域**という．1つの区域には隣の区域からの気管支も侵入しないし，動脈の連絡もほとんどないので，肺癌などの手術のさいに，そこだけを切りはなして切除することができる．これを**区域切除**という．

肺区域 pulmonary segment.

　区域気管支はさらに枝分かれをくり返して細くなり，やがて直径約1 mmの**細気管支**となり，各小葉内に侵入する．この細気管支も小葉内で枝分かれをしてさらに細い（直径約0.5 mm）**終末細気管支**となる（図11-7）．各小葉内には50〜80本の終末細気管支が存在している．

細気管支 bronchioles.
終末細気管支 terminal bronchioles.

　それぞれの終末細気管支がもう一度枝分かれすると，管壁に肺胞をつけた**呼吸細気管支**となる．呼吸細気管支の先は数本の**肺胞管**となり，さらに**肺胞嚢**となって終わる．肺胞管も肺胞嚢も，その壁は**肺胞**によってつくられている．
　各部位の壁の構造と肺の血管について，次にもう少し詳しく述べる．

呼吸細気管支 respiratory bronchioles.
肺胞管 alveolar ducts.

肺胞嚢 alveolar sacs.

A. 葉気管支から区域気管支の枝まで

　これら気管支の構造は肺外の気管や気管支とだいたい同じであるが，末梢へいくにつれて，軟骨は小さく不規則な形になってくる．粘膜上皮は，線毛細胞

と杯細胞からなる多列円柱上皮でできている（図11-7）．しかし，その背は末梢に行くにつれてだんだんと低くなってくる．粘膜固有層には**気管支腺**とよばれる混合腺がある．

気管支腺 bronchial glands.

■ B. 細気管支とその枝

細気管支になると軟骨はまったくなくなる．粘膜上皮は単層円柱上皮となり，さらに末梢にいくにつれて背が低くなって，単層立方上皮になる．**線毛細胞**は存在するが，杯細胞は失われ，これにかわって**クララ細胞**という無線毛細胞が現われる（図11-7，図11-9）．この細胞は，表面活性物質をはじめとした多様な蛋白質を分泌しており，吸入された有害物質（発癌物質など）に対して，細気管支の上皮を保護するのに役立っていると考えられている．上皮の下の粘膜固有層の大部分は弾性線維と平滑筋で占められるようになる．

クララ細胞 Clara cells.

> 気道の平滑筋は内径の調節にあずかっている．**気管支喘息**の発作は，花粉などの抗原刺激によって，細気管支の平滑筋が痙攣を起こし，気道を閉塞して呼吸困難をひき起こしたものである．

気管支喘息 bronchial asthma.

終末細気管支は直径が約0.5 mmと細くなるが，そのほかの構造は細気管支の場合とほぼ同じである．

呼吸細気管支になると，上皮は扁平になって，しだいに線毛もなくなる．一方，壁のところどころには肺胞が出現し，その表面は次に述べる肺胞上皮におおわれるようになる．上皮下の結合組織は弾性線維に富み，平滑筋もみとめられる．

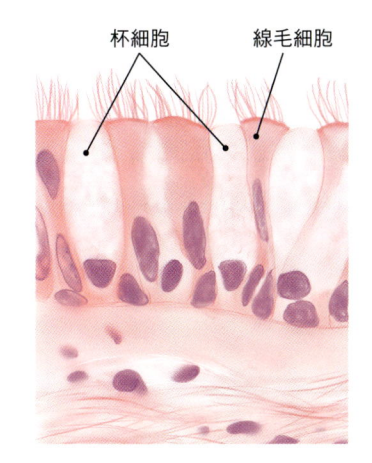

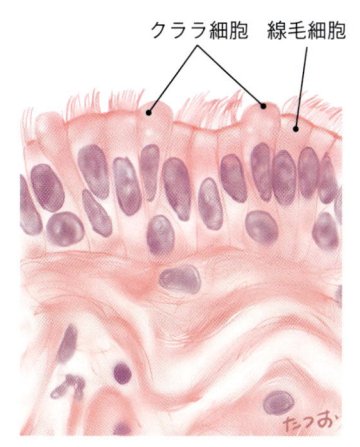

図11-7　気管支（左）と細気管支（右）の粘膜上皮（ヒト）（×1,000）

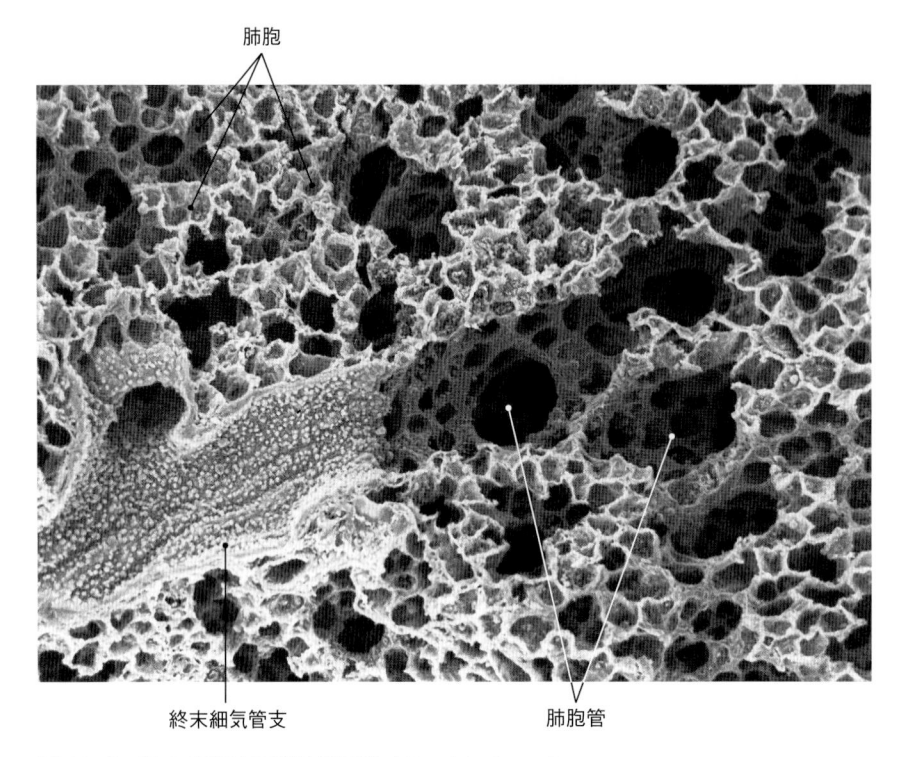

図 11-8 肺の走査電子顕微鏡写真（ラット）（×120）

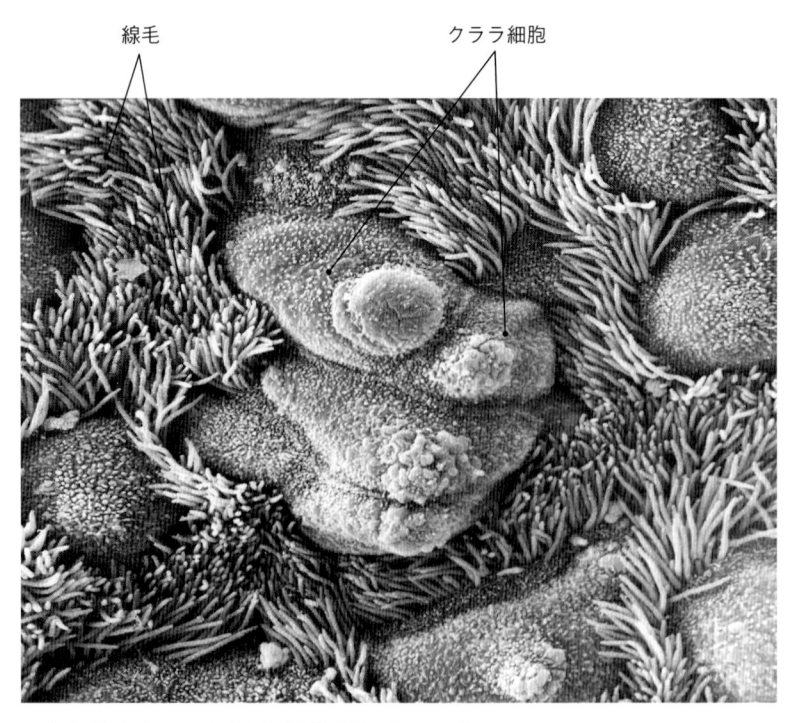

図 11-9 細気管支内面の走査電子顕微鏡像（ラット）（×1,500）

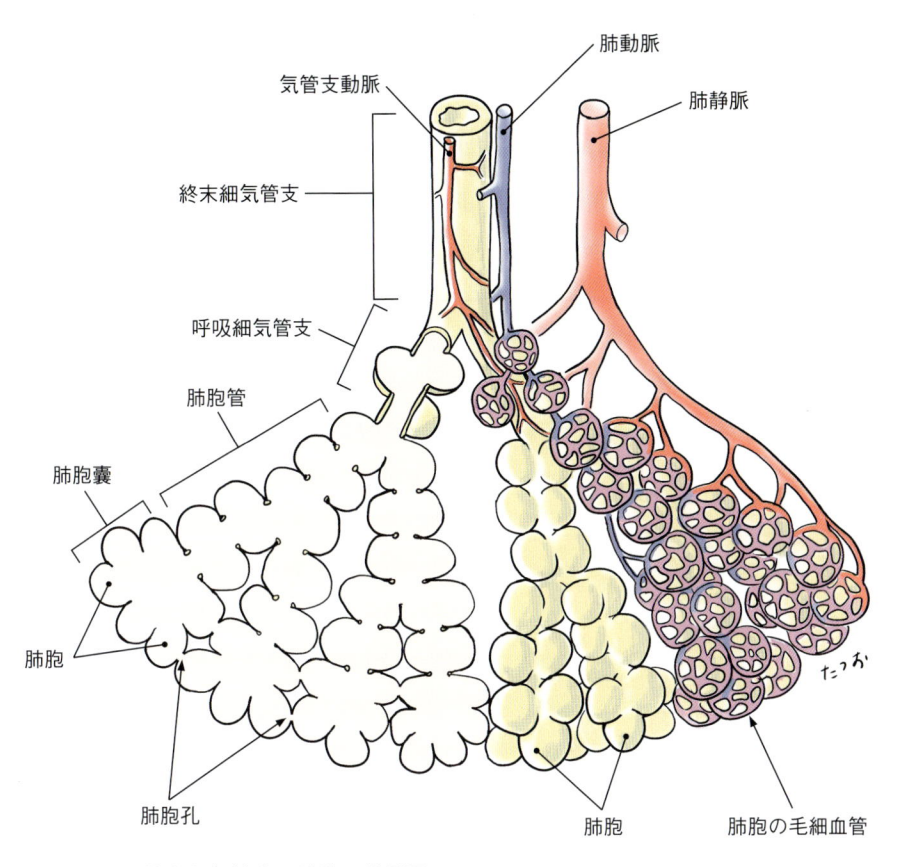

図 11-10　終末細気管支と肺胞の模型図

■ C. 肺胞の構造

　呼吸細気管支，肺胞管，肺胞嚢の壁からふくれ出した多数の半球状の袋を**肺胞**という．この肺胞こそ，**外気と血管のあいだのガス交換**をおこなうところなのである．

　肺胞の大きさは直径約 0.3 mm で，隣り合う肺胞どうしは1枚の壁（肺胞中隔）で隔てられている．両方の肺には約5億個の肺胞が存在する．

　肺胞の壁は肺胞上皮とその下の薄い結合組織でできている．上皮下の結合組織には毛細血管の緻密な網がはりめぐらされており，肺動脈からの血液（全身をかけめぐって炭酸ガスに満ちた静脈血）が流れ込んでいる（図 11-10）．

　肺胞上皮はⅠ型肺胞上皮細胞とⅡ型肺胞上皮細胞という2種類の細胞からできている（図 11-12，図 11-14）．

　Ⅰ型肺胞上皮細胞（扁平肺胞細胞）は非常に薄い膜状の細胞で，肺胞の内面のほとんどをおおっている．Ⅰ型細胞はその直下の毛細血管の内皮細胞とごく

肺胞 alveoli. 単数は alveolus.

Ⅰ型肺胞上皮細胞 type Ⅰ alveolar epithelial cells. または 扁平肺胞細胞 squamous alveolar cells.

終末細気管支　　肺胞管　　肺胞　　肺動脈

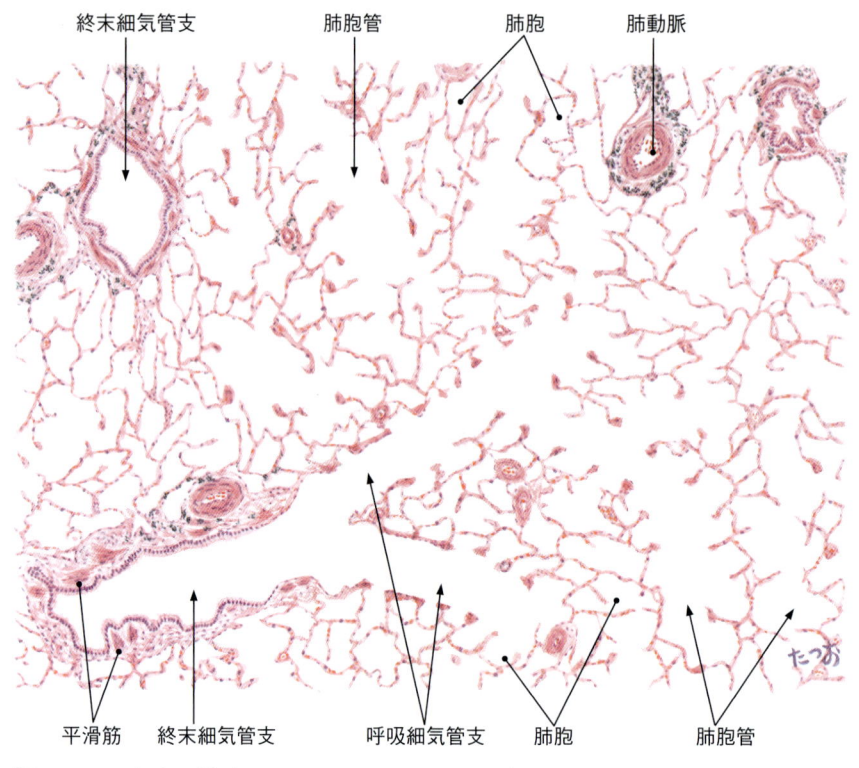

平滑筋　終末細気管支　　呼吸細気管支　肺胞　　　肺胞管

図 11-11　ヒトの肺（ヘマトキシリン-エオジン染色）（×30）

薄い 1 枚の基底膜を介して接している（図 11-13）．

　　肺胞内の酸素と毛細血管内の二酸化炭素のガス交換は，① I 型肺胞上皮細胞，②基底膜，③毛細血管内皮細胞を通しておこなわれる．そのため，この 3 層でできた膜を**血液空気関門**とよんでいる．

　II 型肺胞上皮細胞（大肺胞細胞）は，I 型細胞に挟まって 1 個ないし 2 〜 3 個の群をつくった，背の高いふっくらとした細胞である．この細胞の細胞質にはオスミウムで黒染する特有の小体が含まれている．**層板小体**とよばれるこの小体は**表面活性物質を含んだ分泌果粒**で，肺胞内に放出されて，肺胞表面に表面活性物質の薄い膜をつくる．これにより肺胞内の表面張力が低下して，肺胞がつぶれないようになっている．

　　　II 型肺胞上皮細胞の機能がまだ不完全で，表面活性剤の産生が十分でないままに生まれた未熟児では，肺胞がうまく拡がらないで，激しい呼吸困難を起こすことがある．これが**特発性呼吸窮迫症候群**（肺硝子膜症）である．

　肺胞壁の結合組織は弾性線維に著しく富んでいる．このため，空気の出入りにさいして肺胞壁が伸び縮みすることができる．とくに呼気時に肺が収縮する

血液空気関門 blood-air barrier.
II 型肺胞上皮細胞 type II alveolar epithelial cells. または大肺胞細胞 great alveolar cells.

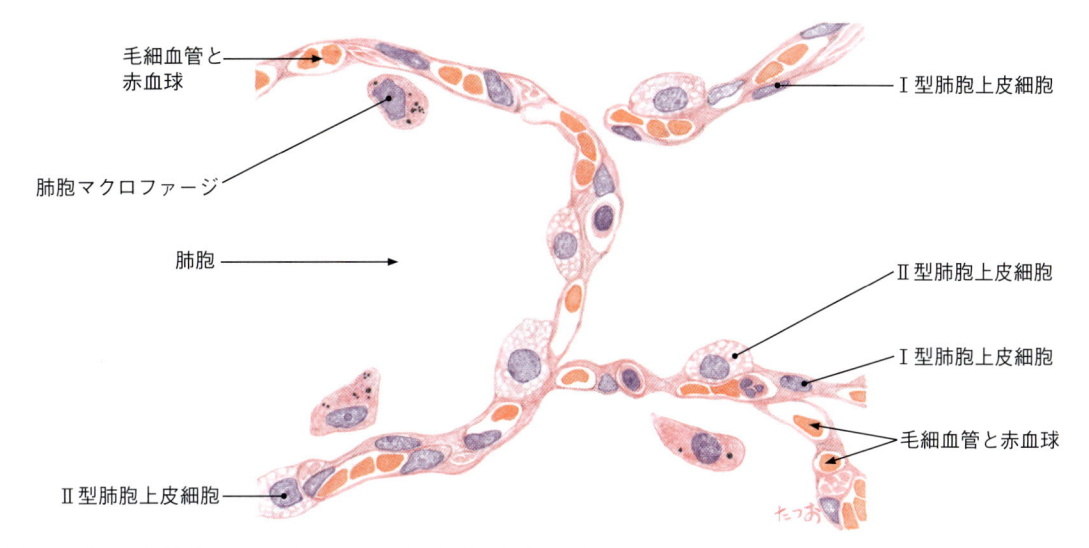

図 11-12 ヒト肺胞（ヘマトキシリン-エオジン染色）（×800）

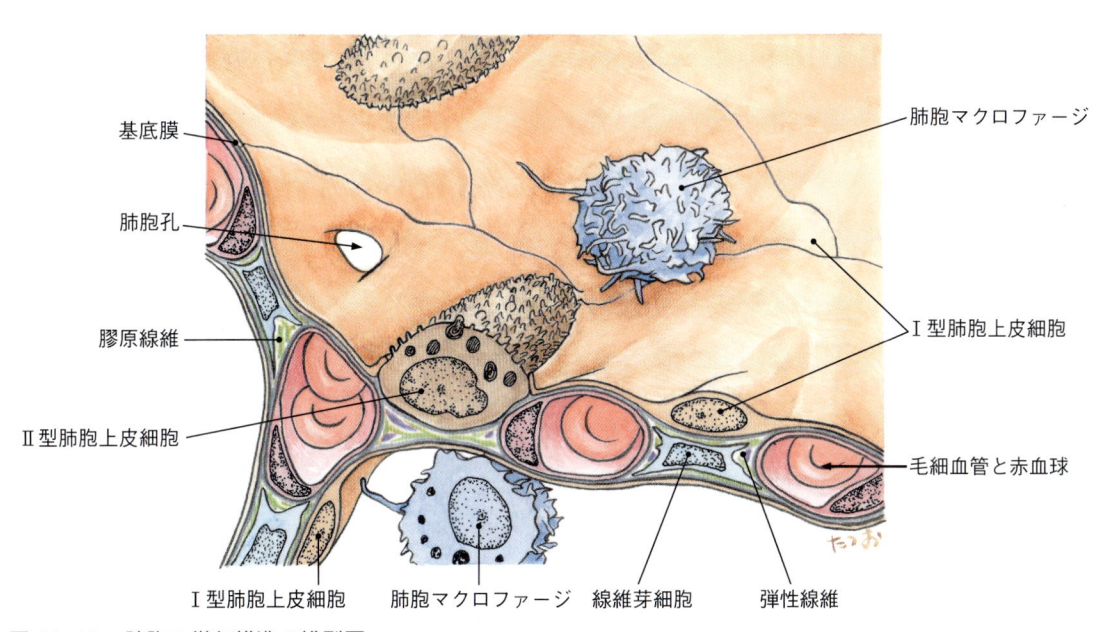

図 11-13 肺胞の微細構造の模型図

のは，この弾性線維の力によっている．

　肺胞腔内には，異物を細胞内に取り込んだマクロファージが存在している．この細胞は**肺胞マクロファージ**とか**塵埃細胞**とよばれる．この肺胞マクロファージは吸気とともにはいってきた塵埃や細菌，異物を食べている（図11-14）．

肺胞マクロファージ alveolar macrophages．または**塵埃細胞** dust cells．

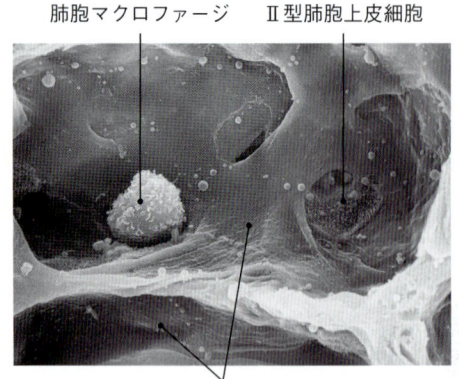

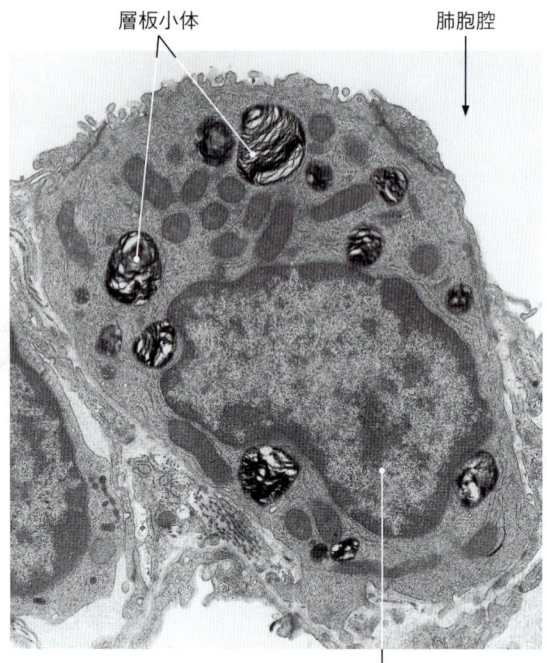

図11-14 肺胞の走査電子顕微鏡写真（左）（×1,500）とⅡ型肺胞上皮細胞の透過電子顕微鏡写真（ラット，肺）（右）（×8,500）

D. 肺の血管系

肺の血管には，血液のガス交換に関与する血管系（機能血管系）と，肺の組織そのものに栄養をあたえる血管系（栄養血管系）の2つの系統がある（図11-10）．

機能血管系の肺動脈は，肺門から気管支とともに肺にはいり，一緒に枝分かれをくり返し，呼吸細気管支より先で毛細血管となって肺胞をとり囲む．この毛細血管でガス交換が行われる．毛細血管はしだいに集まって，小葉間の結合組織の中で静脈となり，さらに集まり**肺静脈**となって肺門から外へ出ていく．

肺動脈 pulmonary artery.

栄養血管系の気管支動脈は肺動脈よりずっと細く，胸大動脈から出て，気管支とその枝に沿って進み，それぞれの壁の組織に酸素や栄養を与えている．これらの毛細血管は集まって**気管支静脈**となって肺門から出ていくが，一部は肺動脈の末梢部と連絡している．

気管支動脈 bronchial artery.

第12章 泌尿器系

　私たちは1日に1〜1.5 l の尿を排泄している．尿を産生する腎臓と，尿を体外に導く尿路（尿管，膀胱，尿道）をあわせて**泌尿器系**という（図12-1）．泌尿器系は体内の不要な代謝産物を体外に排出するとともに，水や電解質を選択的に取捨し，体液の量や組成を一定に保つ機能を担っている．

泌尿器系 urinary system.

1 腎　臓

　腎臓は左右1対のインゲンマメのような形の器官で，腹腔の後壁に埋まっている．腎臓の表面は薄い緻密な結合組織の被膜でおおわれ，その周囲はさらに脂肪組織につつまれている．

　腎臓の内側縁の中央のへこみは**腎門**といわれ，ここから尿管，腎動脈および腎静脈が出入りする．

　腎臓の断面を肉眼でみると，外がわは暗くざらざらした感じだが，内がわは

腎臓 kidney．ラテン語名は ren，これから renal（腎臓の）などの言葉が派生している．

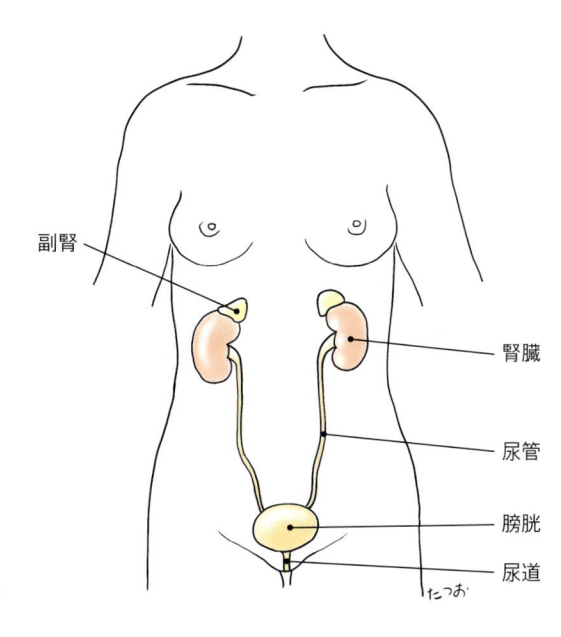

図12-1　泌尿器系の模型図

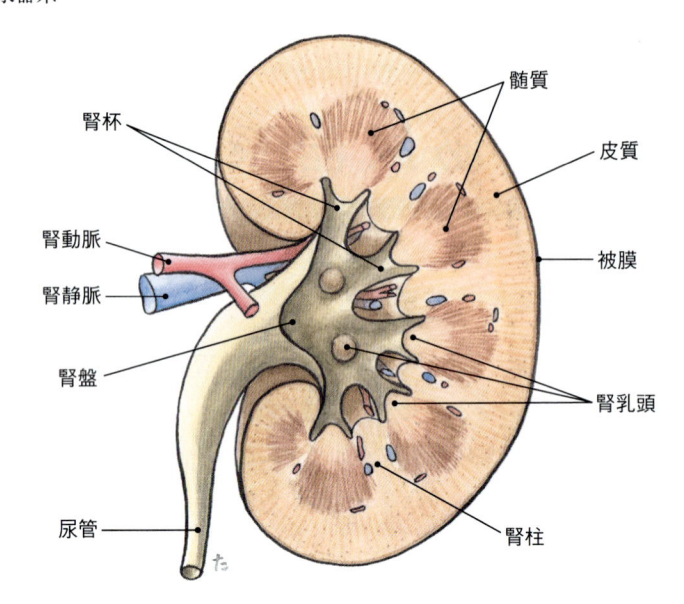

図 12-2　腎臓の断面の模型図

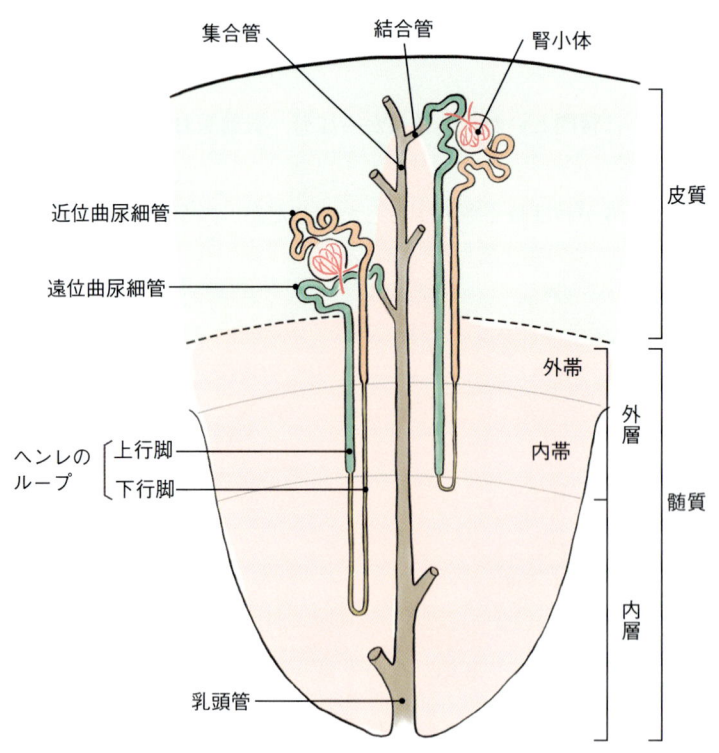

図 12-3　ネフロンと集合管の関係を示す模型図
　腎小体とそれに続く尿細管（近位曲尿細管，ヘンレのループ，遠位曲尿細管）をあわせてネフロンとよぶ．

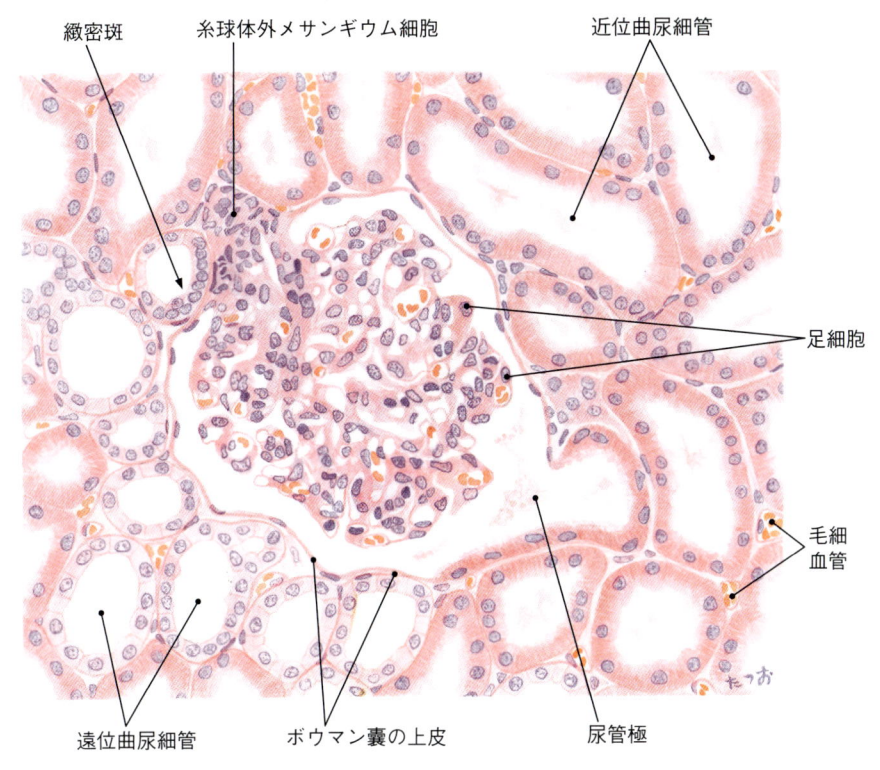

図12-4 ヒト腎小体とその周辺（ヘマトキシリン-エオジン染色）（×250）
近位曲尿細管の上皮細胞の基底部にこまかい線条（基底線条）がみられることに注意.

明るく滑らかで，円錐状の構造物（錐体）がいくつか集まったようにみえる（図12-2）．この外がわの部分を**皮質**，内がわを**髄質**という．

顕微鏡で観察すると，皮質は腎小体と，そのまわりにとぐろをまく尿細管からなり，髄質は直行する尿細管と，さらに太い集合管からできていることがわかる．髄質を構成する管はところどころ束をなして皮質に侵入しており，肉眼でもみえる髄放線をつくっている．

腎小体とこれに続く尿細管は，腎臓の構造上・機能上の最小の単位なので，**腎単位またはネフロン**という（図12-3）．

皮質 cortex.
髄質 medulla.

腎単位またはネフロン nephron.

A. 腎小体

腎小体は直径 0.2 mm ほどの球形の構造物で，血液から尿のもとをつくるという重要なはたらきをしている．ヒトでは一側の腎臓に約 100 万個の腎小体がある．

腎小体は糸玉のような毛細血管の集団と，それを包む袋からなる（図12-4,

腎小体 renal corpuscle.

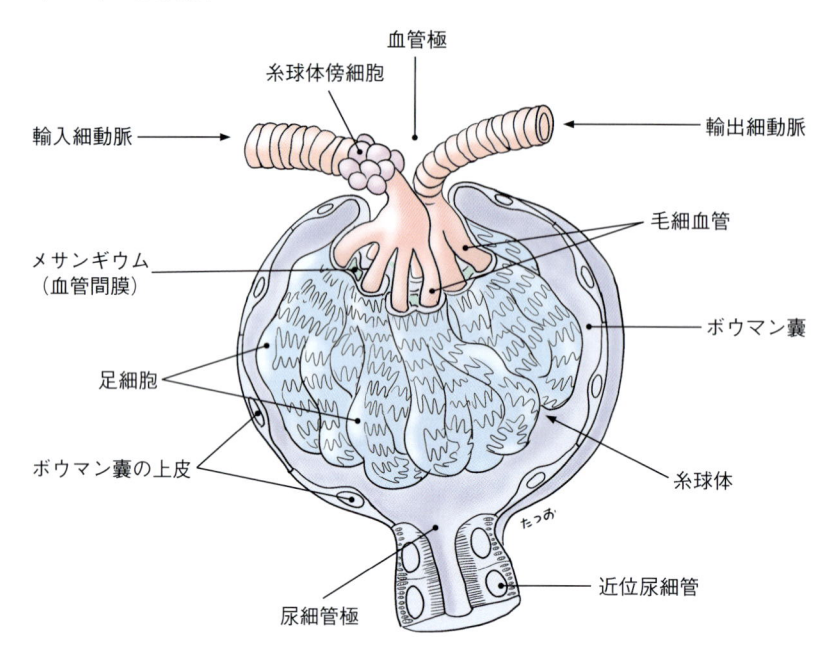

図 12-5　腎小体の模型図

（図 12-5，図 12-6）．前者は**糸球体**，後者は**ボウマン嚢**とよばれる．ボウマン嚢は尿細管とつながっている．この尿細管との移行部を腎小体の**尿細管極**という．尿管極の反対側には 2 本の細い動脈が腎小体に出入りしている．この部分を腎小体の**血管極**という．

血管極から侵入する細動脈は**輸入細動脈**とよばれ，腎小体にはいるとすぐに二股に分かれ，それがさらに何本にも枝分かれして複雑な毛細血管網を形成したのち，再び合流して**輸出細動脈**となって腎小体から出てゆく．この毛細血管の集まりが糸球体なのである．

糸球体を構成する毛細血管は**窓あき毛細血管**で，内皮細胞には，直径 50〜100 nm のあなが無数にあいている．内皮細胞の外がわには，厚さ 0.2〜0.4 μm の**基底膜**を挟んで，タコが足を伸ばすように突起を伸ばした細胞がまきついている．この細胞を**足細胞**または**タコ足細胞**という（図 12-7，図 12-8）．

電子顕微鏡で足細胞をよく観察すると，核のある細胞体は基底膜から離れており，そこから伸びた数本の太い突起が，シダの葉のような細かい多数の突起（**終足**）を出して，毛細血管にまきついている（図 12-9）．

足細胞の終足は，となりの足細胞の終足と互いに狭いすきまをへだてて嚙み合っており，その突起のあいだには薄い膜（スリット膜）がはられている（図 12-10）．

糸球体 glomerulus.
ボウマン嚢 Bowman's capsule.
尿細管極 urinary pole.
血管極 vascular pole.
輸入細動脈 afferent arteriole.
輸出細動脈 efferent arteriole.

足細胞（タコ足細胞）podocytes. 糸球体上皮細胞 glomerular epithelial cells ともいう．
終足 end-foot.

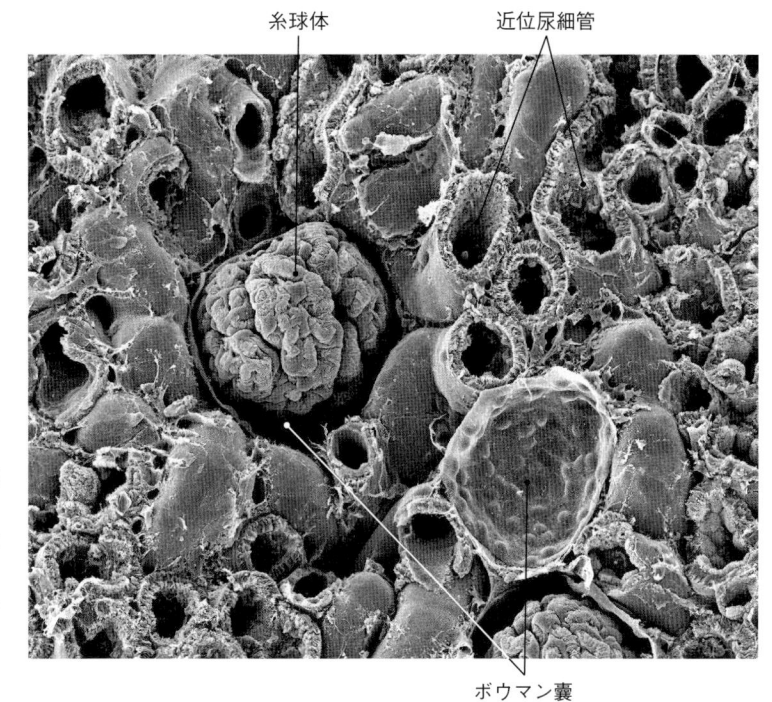

図12-6 腎小体の走査電子顕微鏡写真（ラット）（×250）
ボウマン嚢を割って，中の糸球体がみえるようにしてある．ラットでは腎小体の直径は約100μmである．

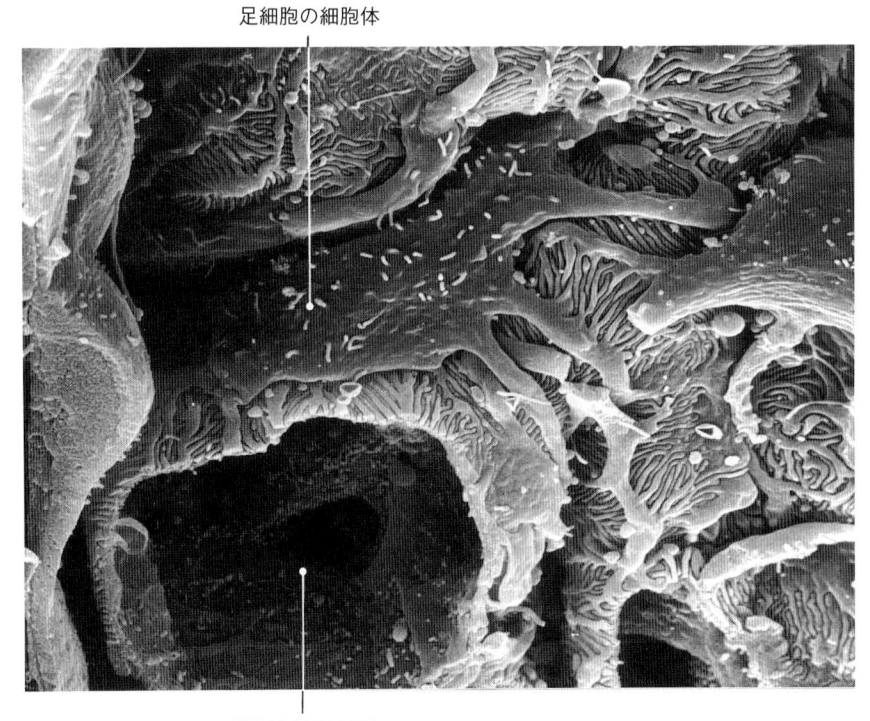

糸球体　近位尿細管　ボウマン嚢

図12-7 糸球体の一部の走査電子顕微鏡写真（マウス）（×2,800）
画面の左下では毛細血管が割断されている．足細胞がシダの葉のような突起を出して，この血管にまきついている．

足細胞の細胞体　毛細血管の内面

第12章 泌尿器系

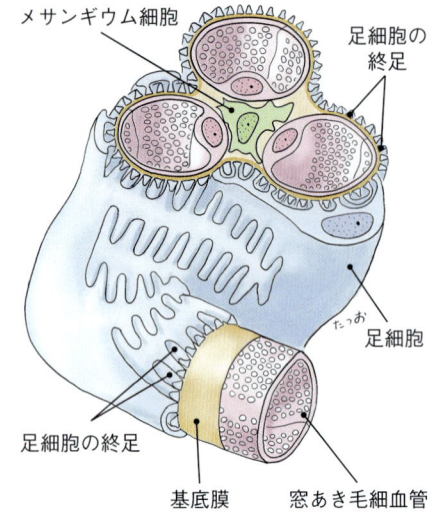

図 12-8　糸球体の一部の模型図（マウス）
①毛細血管の内皮細胞の小孔，②基底膜，③足細胞の終足間のスリット膜でつくられる構造を血液尿関門という．

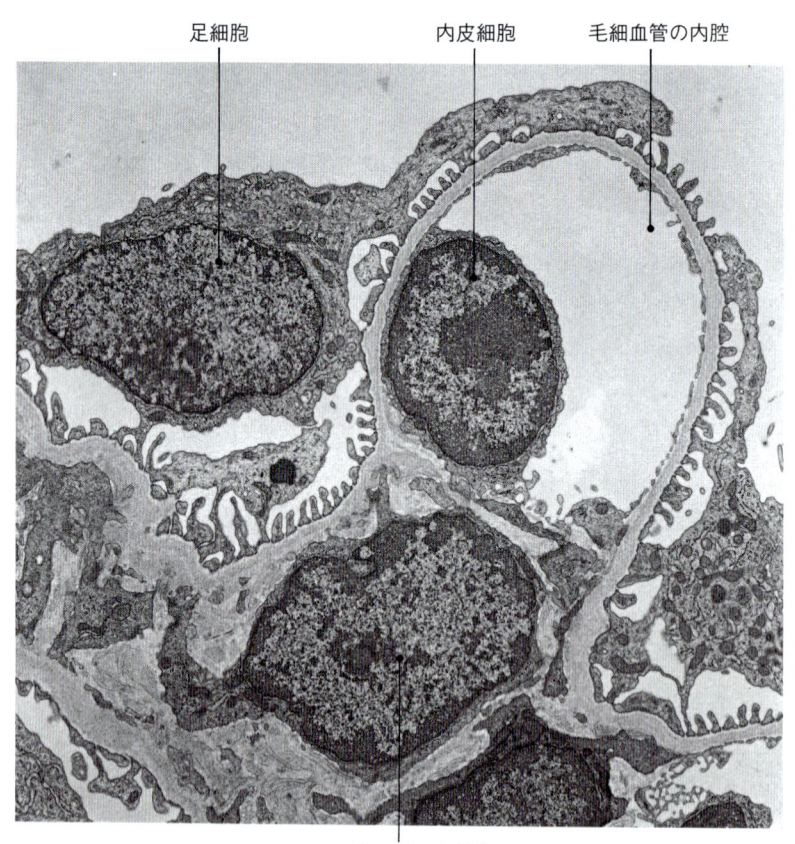

図 12-9　糸球体の一部の透過電子顕微鏡写真（マウス）（×7,200）
（岩手医科大学 吉田康夫氏撮影，1989）

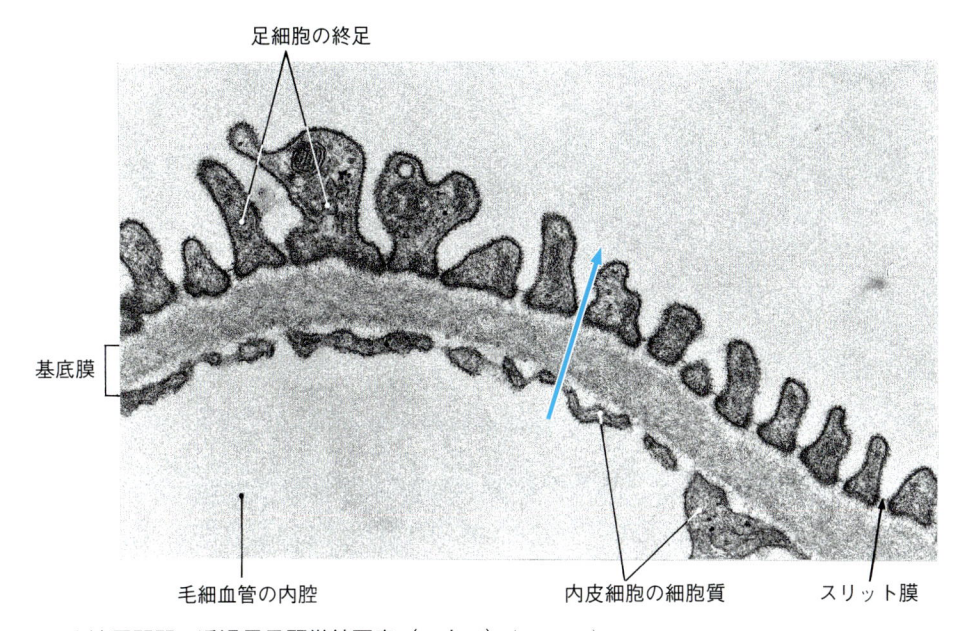

図 12-10 血液尿関門の透過電子顕微鏡写真（マウス）（×30,000）
矢印の方向に血液が濾過される．
（岩手医科大学 吉田康夫氏撮影, 1989）

　糸球体の毛細血管を流れる血流の血漿成分は，上に述べたような構造，すなわち，①内皮細胞の小孔，②基底膜，③足細胞の終足間のスリット膜という3つの関門を通り，ボウマン嚢の中に濾過される（図 12-8，図 12-9，図 12-10）．これを**血液尿関門**とか**糸球体濾過膜**という．

血液尿関門 blood-urine barrier. 糸球体濾過膜 glomerular filtration membrane ともいう．

> この関門（濾過膜）があるために，大きな分子（分子量約6万以上）は物理的に通過することができない（いわゆるサイズバリア）．さらにこの関門全体が陰性に荷電しているので，低分子でも陰性荷電をもつものは通過しにくい（荷電バリア）．
>
> 糸球体でこのようにしてこされた濾液は，尿の元という意味で"原尿"とよばれる．原尿の量は1日に140〜200 lにも及んでいる．

　糸球体の毛細血管はところどころで，ごく少量の結合組織成分によってつなぎとめられている．これを**メサンギウム**（血管間膜）といい，ここには**メサンギウム細胞**（血管間膜細胞）という細胞が存在する．この細胞は，互いにギャップ結合で連結しており，糸球体の形態維持や毛細血管をしめつけるような役割があると考えられている．

メサンギウム mesangium.
メサンギウム細胞 mesangial cells.

> 溶連菌感染などによって，糸球体に急性の非化膿性の炎症が起きる場合がある．これを**急性糸球体腎炎**という．こうした炎症では糸球体のメサンギウム細胞が増加し，好中球が浸潤してくるとともに基底膜に瘤状の沈着物が出現する．このように糸球体が破壊されるので，血尿，蛋白尿，浮腫，高血圧などの症状が現われる．

■ B. 尿細管

尿細管は腎小体でつくられた原尿を運ぶとともに，水や体内に必要な物質を血液の中に再吸収するという役割を担っている．糸球体で1日に濾過される140〜200 *l* の原尿は，99％までが この尿細管を通過するあいだに 再吸収される．

尿細管の長さは約10〜20 cm で，その管壁は単層の上皮細胞で構成されている．壁の構造から，近位尿細管，中間尿細管，遠位尿細管の3つの部分に分けたり，走行のしかたから，近位曲尿細管，ヘンレのループ，遠位曲尿細管と区分している（図12-3, 表12-1）．

尿細管 urinary tubule.

1. 近位尿細管

腎小体につづく太い（径40〜60 μm）尿細管を**近位尿細管**という（図12-4）．近位尿細管の大部分は腎小体の周辺でとぐろをまいており，その後は髄質に向かってまっすぐに下行する．このうち，最初のうねりくねった部分は，近位尿細管の**曲部**または**近位曲尿細管**とよばれ，最後の直行する小部分は，**直部**または**近位直尿細管**とよばれる．

近位尿細管 proximal tubule.

近位尿細管の上皮細胞は比較的大きい円形の核をもった立方形の細胞で，管腔面には背の高い（長さ約1 μm）**微絨毛**が密生しているのが特徴である（図

表12-1 尿細管の名称と区分

尿細管の形と太さによる分類		尿細管の走行による分類	
近位尿細管 （太さ40〜60 μm）	曲部（近位曲尿細管）	近位曲尿細管	
	直部（近位直尿細管）	ヘンレのループ	下行脚
中間尿細管 （太さ10〜15 μm）			
遠位尿細管 （太さ30〜40 μm）	直部（遠位直尿細管）		上行脚
	曲部（遠位曲尿細管）	遠位曲尿細管	

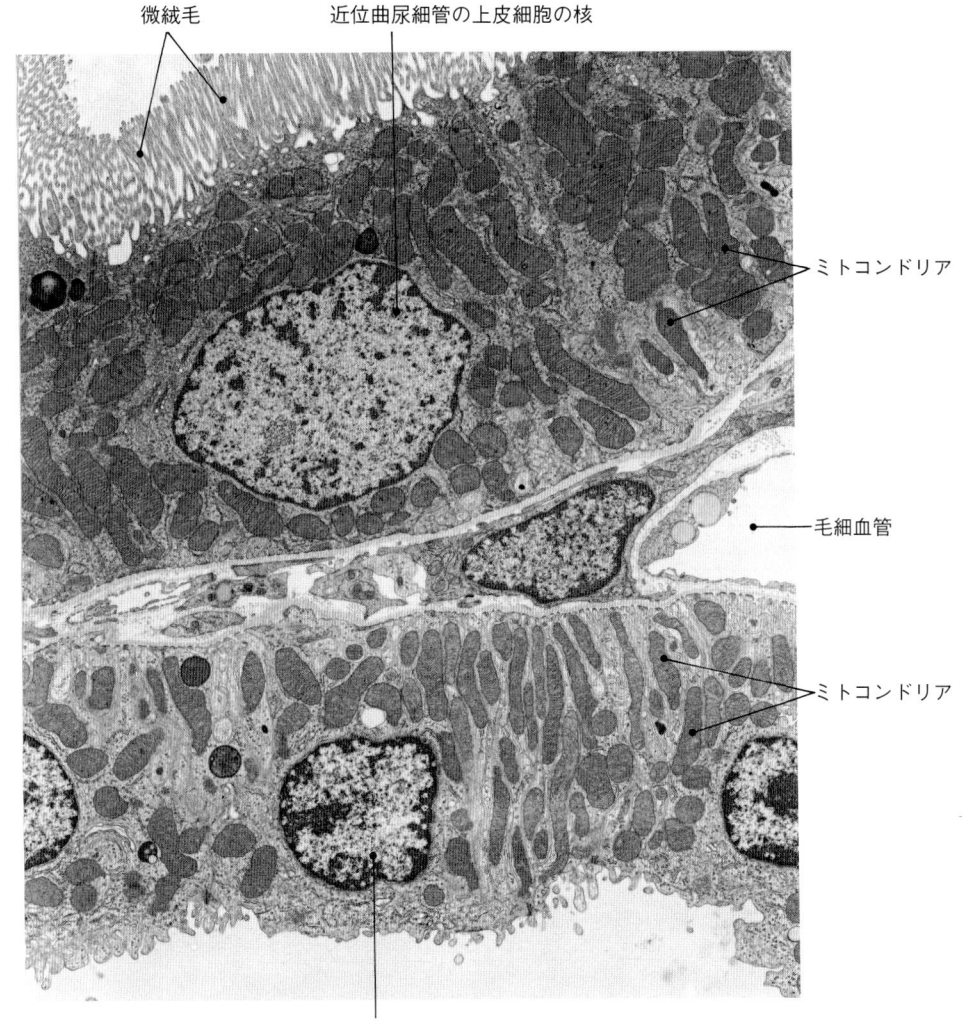

図12-11 近位曲尿細管(上)と遠位曲尿細管(下)の透過電子顕微鏡写真(マウス)(×5,400)
近位曲尿細管には微絨毛が密生している．どちらの上皮細胞にもミトコンドリアがたくさんつまっている．
(岩手医科大学 吉田康夫氏撮影，1989)

12-11，図12-12)．光学顕微鏡標本ではこの構造がブラシの毛のようにみえるので，刷子縁とよばれる (36頁)．微絨毛の表面には粘液多糖類からなる糖衣がかぶさっている．

細胞の基底部は深いひだをつくり，となりの細胞のひだと深く噛み合っている．この基底部のひだの中には細長いミトコンドリアが ぎっしりとつまっている．光学顕微鏡の標本でみられる**基底線条**という構造は，基底部のひだにはまったミトコンドリアを反映している．

基底線条 basal striation.

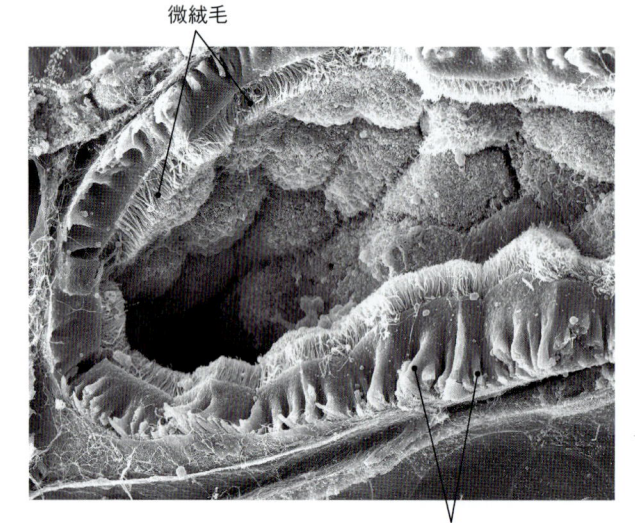

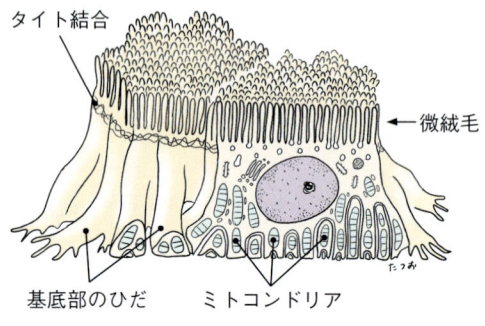

220　第12章　泌尿器系

図12-12　近位尿細管（ラット）の走査電子顕微鏡写真（左）（×1,300），と近位尿細管上皮細胞の模型図（右）　　（写真は新潟大学 甲賀大輔助教撮影，2013）

　近位尿細管では原尿の**水分と電解質**（おもに Na⁺ と Cl⁻）の**75％が再吸収**される．また糸球体で無差別に濾過された**ブドウ糖**や**アミノ酸**も能動的に再吸収される．基底部に存在する大量のミトコンドリアは，これらの物質の再吸収に必要なエネルギーを供給し，微絨毛は吸収面積を増やすのに役立っている．

> 　近年，ここでの水の再吸収は細胞膜の**水チャンネル**（アクアポリン）によりおこなわれることがわかってきている．また，糖の吸収は細胞膜のグルコーストランスポーター（糖輸送体）によることが知られている．

2. 中間尿細管とヘンレのループ

　近位尿細管の曲部に続く直部（近位直尿細管）は髄質の中にはいり込んでから，突然径15μmたらずの細い管に移行する．この管が**中間尿細管**である．中間尿細管は管が細いだけでなく，扁平な細胞からなるのが特徴である．中間尿細管は，髄質の深部へ向かってまっすぐ下行し，やがてUターンすると径30μmほどの太い管（遠位直尿細管）になって，もとの腎小体のところへもどってくる．全体がヘアピンをえがくこの部分の尿細管をまとめて**ヘンレのループ**とよぶことが多い．またこのループの下行部をヘンレの下行脚，上行部をヘンレの上行脚とよんだりする．つまり，ヘンレのループは近位直尿細管の一部，中間尿細管，遠位直尿細管の一部で構成されることになる（図12-13）．
　ヘンレのループの部分で，尿の水分はさらに再吸収（原尿の5％）される．

中間尿細管
intermediate tubule.

ヘンレのループ
Henle's loop. ヘンレ Jacob Henle（1809-85）はドイツの組織学者．近代組織学の開拓者として知られている．

ヘンレのループの細い部分（中間尿細管）　集合管

ヘンレのループの太い部分　毛細血管　ヘンレのループの細い部分
（遠位直尿細管）　　　　　　　　　　（中間尿細管）

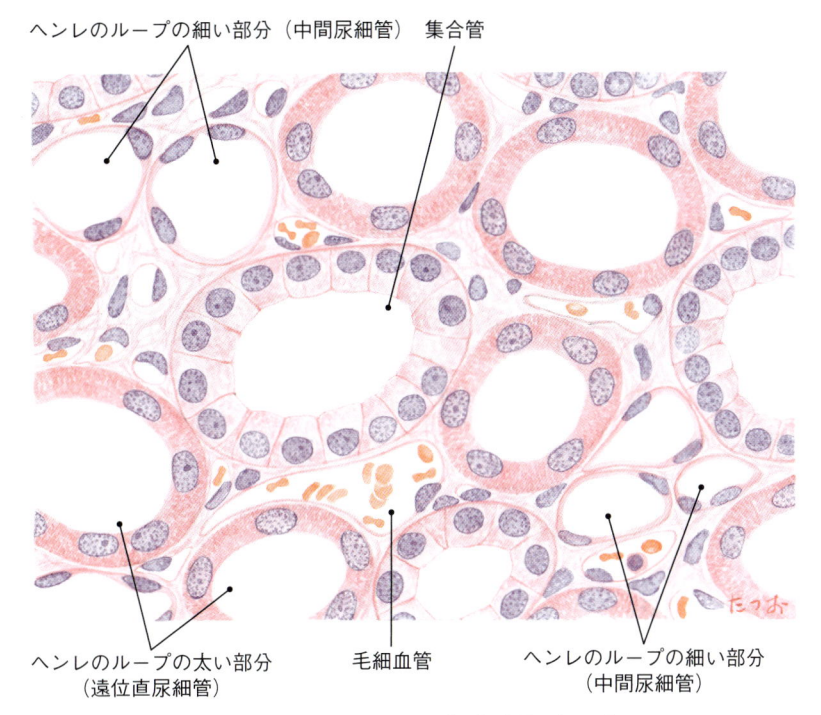

図12-13　腎臓の髄質にみられるヘンレのループと集合管（サル）
（ヘマトキシリン-エオジン染色）（×600）

> ヘンレのループの**上行脚**はNa⁺とCl⁻を**能動的に再吸収**するが，水は透過しない．このため髄質の間質液（組織液）が高張になり，物質の出入りの自由な**下行脚から水が再吸収**される．
> 　ヘンレのループの長さはネフロンにより異なっている．すなわち，ループが腎髄質の外層（浅い層）で折れ返る短いもの（短ループネフロン）と内層（深部）まで伸びる長いもの（長ループネフロン）が区別される（図12-3）．

3. 遠位尿細管

　ヘンレのループの太い部分は遠位尿細管の直部（遠位直尿細管）として上行し，皮質にはいると，もとの腎小体の近くにもどってきて，そのまわりで再びとぐろをまく．この直径約40μmの管を遠位尿細管の**曲部**または**遠位曲尿細管**という．遠位直尿細管と遠位曲尿細管の構造はよく似ており，あわせて遠位尿細管とよぶことも多い．
　遠位尿細管の上皮細胞は，近位尿細管より少し背が低く，細胞質が明るく，刷子縁がみられないが，基底線条（細胞基底部のひだの嚙み合いと，その中の

遠位曲尿細管 distal tubule.

ミトコンドリア）は非常によく発達しているのが特徴である．

遠位尿細管は**水**（原尿の15%）**とNa⁺を再吸収**する一方で，K⁺やアンモニアの分泌をおこなっている．

  この部分の水分の再吸収は，下垂体後葉から放出される**バゾプレッシン**（抗利尿ホルモン）によって促進される（276頁）．また，Na⁺の吸収は副腎皮質のアルドステロンによって促される（286頁）． バゾプレッシン vasopressin.

遠位尿細管はその走行中に，かならず一度，腎小体の血管極に接近し，**緻密斑**（ちみつはん）という特殊な構造をつくる．ここでは腎小体に接する面だけ，背の高い円柱上皮が密集している．緻密斑はこの部分を通過する尿細管の濾液のCl⁻濃度を感知し，濾液の流量の調節にかかわることが知られている（224頁）． 緻密斑 macula densa.

■ C. 集 合 管

遠位尿細管は短い結合管を介して，髄放線の中の**集合管**に連絡する．集合管は多くのネフロンの尿細管と合流して，管の太さを増しながら髄質の奥の方に下行していく． 集合管 collecting duct.

  集合管が腎乳頭に近づいて，外径200～300μmの太い管となると**乳頭管**とよばれるようになる．

集合管の壁は，細いもの（外径約40μm）では単層立方上皮でできているが，しだいに太さを増すにつれて細胞の背丈が増して単層円柱上皮となる．

集合管や乳頭管の上皮細胞は細胞内小器官が乏しく，微絨毛の発達もわるい．光顕的には，染色性の弱い，明るい細胞として観察される（図12-13）．

集合管では**最終的な水の再吸収**（原尿の4%）がおこなわれる．集合管の水分の再吸収も，遠位尿細管と同様に，バゾプレッシンにより制御されている．

■ D. 糸球体傍装置

輸入細動脈の壁をつくる平滑筋は，糸球体の血管極にはいる直前で，**糸球体傍細胞**という特殊な細胞に変化している．この細胞には多数の分泌顆粒が含まれており，**レニン**という物質を産生，分泌していることが知られている（図12-14，図12-15）． 糸球体傍細胞 juxta-glomerular cells.
レニン renin.

  レニンは一種の蛋白分解酵素で，アンギオテンシノゲンという血漿蛋白質にはたらき，それをアンギオテンシンIに転換する．アンギオテンシンIは血中のアンギオテンシン変換酵素によって，さらにアンギオテンシンIIに変わる．このアンギオテンシンIIは血管平滑筋にはたら

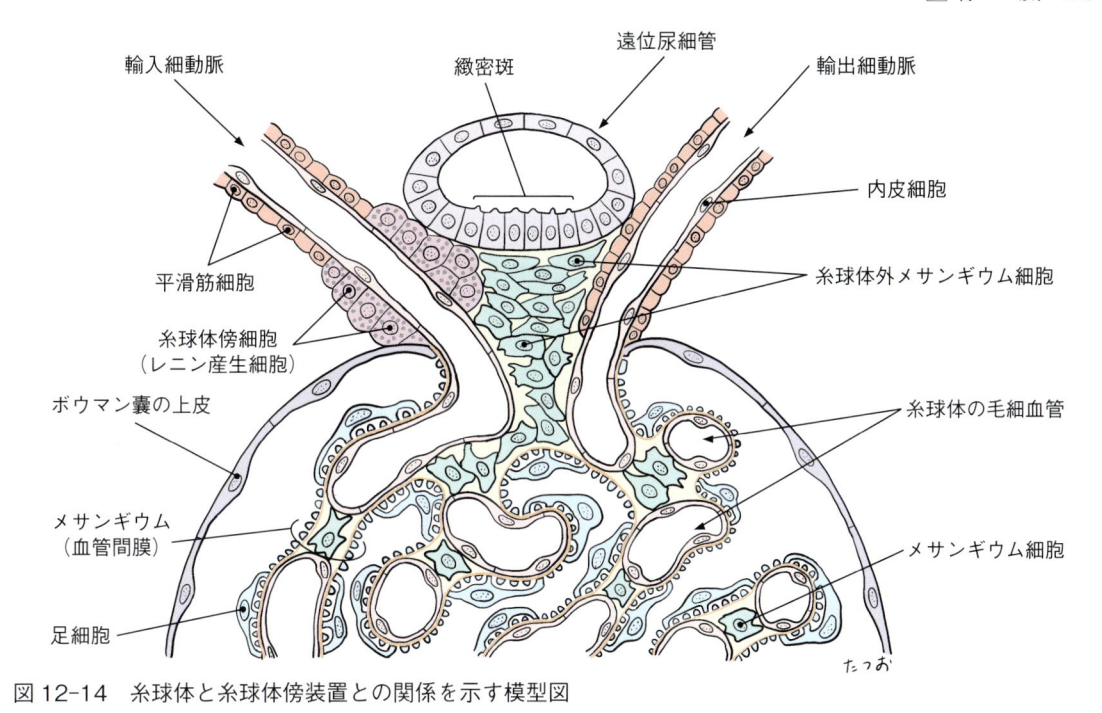

図12-14 糸球体と糸球体傍装置との関係を示す模型図

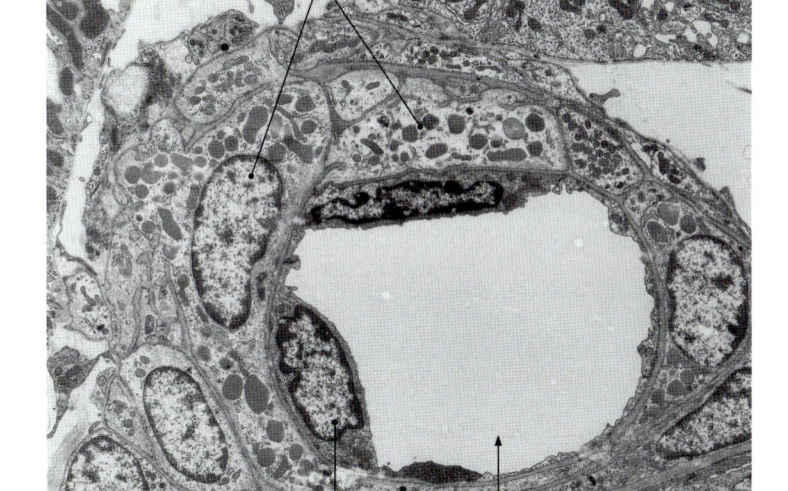

図12-15 輸入細動脈と糸球体傍細胞の透過電子顕微鏡写真（ラット）（×4,000）
糸球体傍細胞の中にある不規則な形をした果粒が分泌果粒である．

（筑波大学 松葉尚子氏撮影，1989）

き，末梢の血管を収縮させて血圧を上昇させると同時に，副腎皮質の球状帯に作用してアルドステロン分泌を促す．このような調節系を**レニン-アンギオテンシン-アルドステロン系**という．

血管極で，緻密斑と輸入細動脈・輸出細動脈が囲むあいだには，扁平な細胞が密集している．この細胞を**糸球体外メサンギウム細胞**という．糸球体傍細胞と緻密斑，糸球体外メサンギウム細胞の三者は密接な関係にあるので，まとめて**糸球体傍装置**とよばれる．

糸球体外メサンギウム細胞 extraglomerular mesangial cells.

糸球体傍装置 juxtaglomerular apparatus.

> 糸球体傍装置を構成する細胞群は，連携して，糸球体濾過量を調節していることが知られている．たとえば緻密斑の濾液量が増加すると輸入細動脈を収縮させて，糸球体濾過量を減らすことができる．一方，緻密斑の濾液量が減少すると，レニン分泌が促され，血圧が上昇する．また，輸入細動脈の血圧が低下した場合もレニン分泌が促される．

■ E. 腎臓の血管系

腎門から侵入した**腎動脈**は，おのおのの錐体のあいだに分けいり（**葉間動脈**），皮質と髄質の境界部で枝分かれして，境界部を弓なりに走る**弓状動脈**になる．この動脈から，一定の間隔で，皮質に向かって**小葉間動脈**が何本も出ていく（図12-16）．

葉間動脈 interlobar arteries.

弓状動脈 arcuate arteries.

小葉間動脈 interlobular arteries.

小葉間動脈の分布はネフロンの構造に密接に関連している．すなわち，この動脈が皮質の表層に向かうあいだに，おのおのの腎小体に**輸入細動脈**を出しているのである．輸入細動脈が腎小体の中で毛細血管となって，糸球体をつくったのちに，再び集まって**輸出細動脈**として腎小体から出てくることはすでに述べた（214頁）．

> 心房筋から分泌される心房性ナトリウム利尿ペプチド（ANP）（112頁）は 腎動脈を拡張させて腎血流量を増加させるとともに，輸入細動脈を拡張させ，輸出細動脈を収縮させることで，糸球体濾過量を増加させる．さらに髄質の集合管におけるNa^+と水の再吸収を抑制することで利尿を促進している．

腎小体から出た輸出細動脈は，尿細管の周囲で再び毛細血管網をつくる．そのさい，皮質表層の輸出細動脈はすぐに毛細血管網をつくるが，皮質深層の輸出細動脈は，直細動脈として髄質に向かって まっすぐ下行したのちに 毛細血管網をつくっている．これらの毛細血管網は小静脈（直細静脈）に移行し，やがて各動脈と伴行する小葉間静脈，弓状静脈に集められて，腎門までたどりつくと腎静脈となって腎臓から出てゆく．

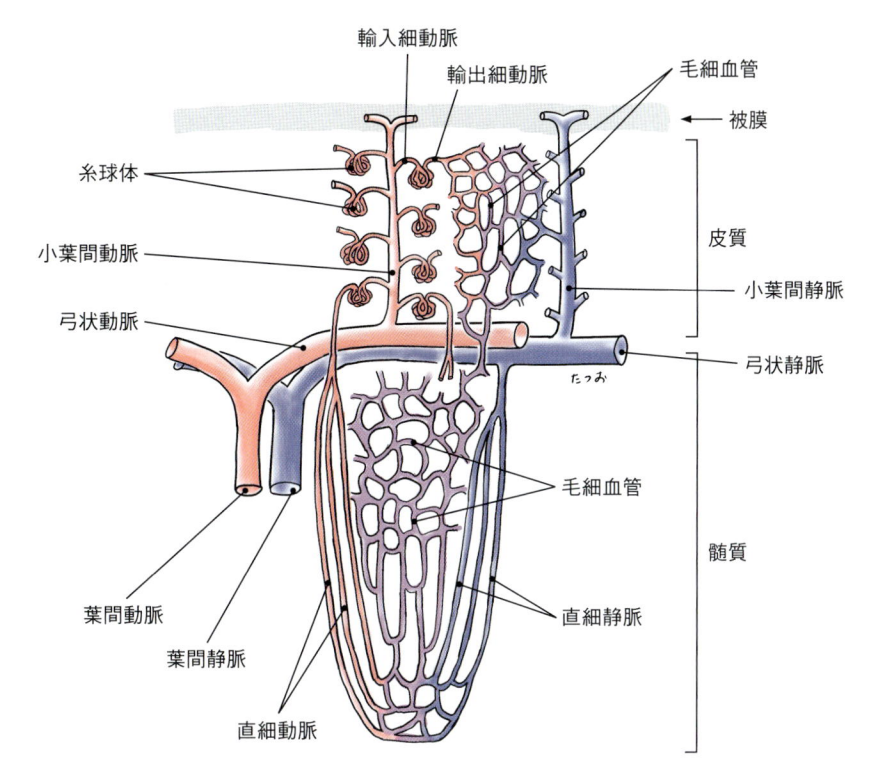

図 12-16 腎臓の血管系の模型図

2 腎杯，腎盤，尿管，膀胱

乳頭管から**腎杯**にそそいだ尿は，**腎盤（腎盂）**に集められて，**尿管**によって膀胱へ運ばれる．

腎杯から膀胱までの経路の壁の構造は，基本的には同じで，粘膜，筋層，外膜でできている．粘膜の表面は**移行上皮**でおおわれている．粘膜筋板はない．

尿管と膀胱について，もう少し詳しく述べておこう．

腎杯 renal calyces.
腎盤（腎盂）renal pelvis.

■ A. 尿 管

尿管は，尿を腎臓から膀胱に運ぶ直径約 5 mm，長さ 25 〜 27 cm の細い管である．内面をおおう粘膜は移行上皮と，薄い粘膜固有層でできている．

粘膜の外がわの筋層は，非常によく発達しており，尿管の上部 2/3 では内縦，外輪の 2 層から，下部 1/3 では内縦，中輪，外縦の 3 層からなる．これらの平滑筋層が周期的に収縮（蠕動）することで，尿が膀胱の方へしぼり出されるのである．

尿管 ureter.

B. 膀　胱

　膀胱は，尿を一時的にたくわえるための伸縮性に富んだ袋状の器官である．成人で 300 〜 500 ml ほどの容量がある．

　膀胱の内面も尿管と同様，**移行上皮**でおおわれている．膀胱が縮んでいるときには，この上皮は 6 〜 8 層の細胞でできているが，尿が充満して膀胱がふくらむと，扁平な細胞の 2 〜 3 層となる（39 頁）．

　粘膜固有層には，ところどころに平滑筋線維束がみとめられるが，はっきりとした粘膜筋板はなく，深部で筋層とゆるく結合する．

　筋層はよく発達しており，内縦，中輪，外縦の 3 層の平滑筋層からなるが，三者の境界は明瞭ではない．これらの筋は，排尿時に収縮して，内腔の尿を押し出すので，排尿筋ともよばれる．筋層には神経（交感および副交感性）が豊富に分布している．

　筋層の外がわは疎性結合組織の外膜でおおわれる．膀胱の上面半分では，さらにその表面を腹膜（漿膜）がおおっている．

膀胱 urinary bladder.

3 尿　道

　尿道は尿を膀胱から体外に導く管である．男性の尿道は長さ約 15 〜 20 cm とかなり長いが，女性では 4 cm たらずの短いものである．

　　膀胱炎は女性に多い．これは，尿道が短く，外からの細菌感染を起こしやすいからである．

　尿道の粘膜上皮は，男女とも膀胱の壁を貫くところでは**移行上皮**だが，尿道の出口では非角化性の**重層扁平上皮**となっている．上皮内には杯細胞や小粘液腺が散在しており，上皮下にも粘液腺（**尿道腺**）がたくさんみとめられる．これらの粘液腺のはたらきで，尿道の内面はなめらかにうるおされている．粘膜固有層には静脈叢がよく発達している．男ではこの静脈叢がとくに巨大に発達して，陰茎の尿道海綿体となっている（242 頁）．

　粘膜は内縦，外輪の 2 層の平滑筋層でとり囲まれている．

尿道 urethra.

第13章　男性生殖器

　子供をつくり，種族の維持をはかるための器官を**生殖器系**という．生殖器系は男と女で著しい違いがあるので，まず男の生殖器系（男性生殖器系）を述べたあとで，章をあらためて女の生殖器系（女性生殖器系）について述べる．
　男性生殖器系は，精子を産生する精巣と，精子を体外に導く導管系（精巣上体，精管，尿道）およびそれに付属した腺でできている（図13-1）．

男性生殖器系 male reproductive system.

1　精　巣

　精巣（睾丸）は陰嚢の中にある1対の器官（長径4〜5cm）で，縦に細長い卵形をしている．

精巣（睾丸）testis.

　　精巣は最初に腹腔の中にできたものが，胎児期のあいだにしだいに下へ移動して，鼠径管を通って陰嚢の中におさまったものである．
　　この精巣の下降に異常をきたして，生後も精巣が腹腔内に残っている場合を**停留精巣**という．

停留精巣 cryptorchidism.

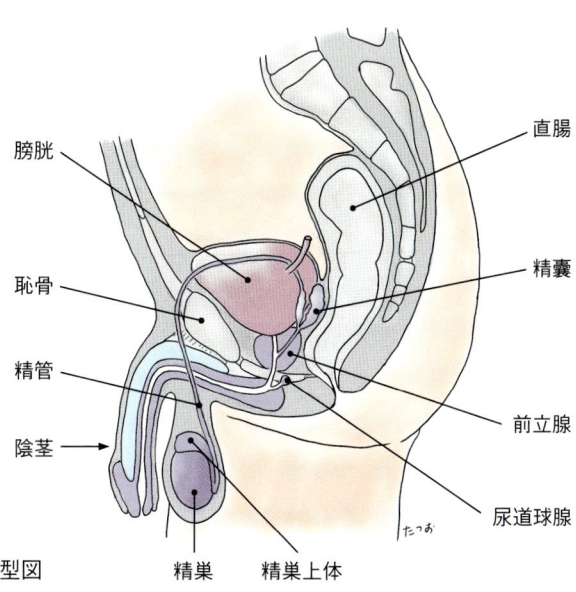

図13-1　男性生殖器の模型図

第13章 男性生殖器

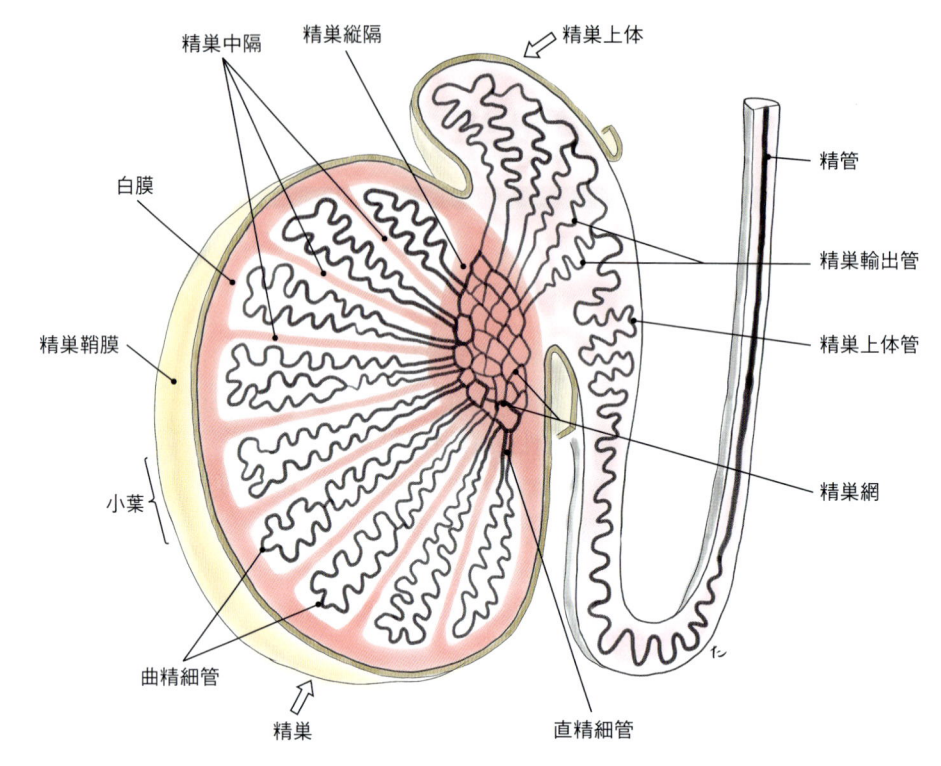

図13-2 精巣と精巣上体の構造を示す縦断模型図
精細管とその導管系のつながりがわかるように簡略化して示した．

　精巣の表面は，腹膜がおち込んでできた漿膜（**精巣鞘膜**）によっておおわれている．薄い漿膜の下には，密性結合組織でできた厚い（約0.5 mm厚）被膜が存在する．この被膜は，多量の膠原線維のために白くみえるので**白膜**とよばれる（図13-2）．

白膜 tunica albuginea.

　白膜は精巣の後面上部で厚くなって，実質内に半球状に伸び出している．この白膜の肥厚部を**精巣縦隔**という．この精巣縦隔から薄い板状の結合組織（精巣中隔）が，実質に向かって放射状に伸びて，精巣の実質を200〜300の区画，すなわち**小葉**に分けている．

小葉 lobules.

　精巣の各小葉は，複雑に蛇行する**曲精細管**と，そのあいだを埋める疎性結合組織（間質）からできている．この曲精細管の中で精子がつくられている．曲精細管は精巣縦隔に近づいて，直精細管となったのちに縦隔の中で互いに合流して，精細管の網（**精巣網**）をつくっている．

曲精細管 seminiferous tubules.

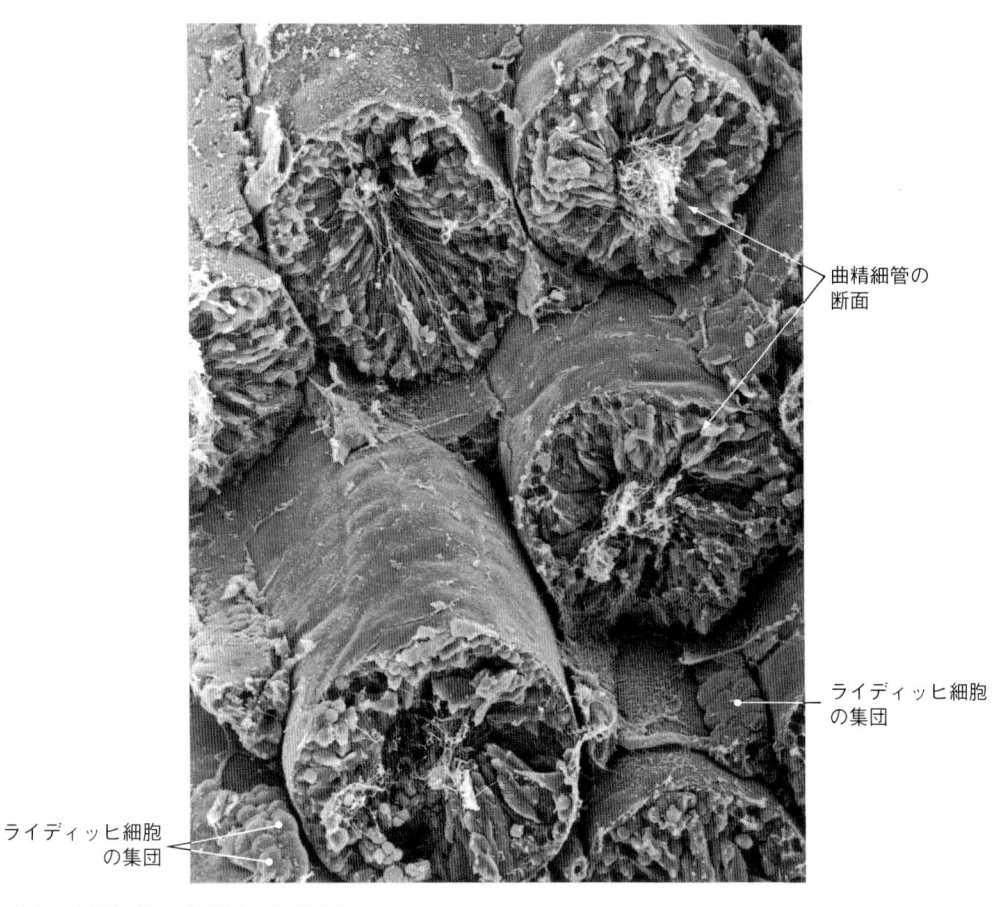

図 13-3　曲精細管の走査電子顕微鏡写真（×1,700）
マウスの精巣を割って，その内面を眺めたもの．曲精細管が割れて，壁の構造もみえている．

A. 曲精細管

曲精細管は太さ約 0.2 mm の非常に複雑に曲がりくねった管で，1つの小葉に1〜4本おさまっている．1本の曲精細管は 30〜100 cm で，1個の精巣に約 500 本の曲精細管があるので，その全長は 250 m にも及んでいる（図 13-2，図 13-3）．

曲精細管の壁は，精子を産生する複雑な重層上皮からなり，**精上皮**とよばれる（図 13-5）．その外側は基底膜を介して，数層の扁平な細胞でできた膜でおおわれている．

精上皮には2つの系統の細胞がある．1つは**セルトリ細胞**とよばれる支持細胞で，もう1つは精子を産生する一連の細胞（**精子発生細胞**）である．

精上皮 seminiferous epithelium.

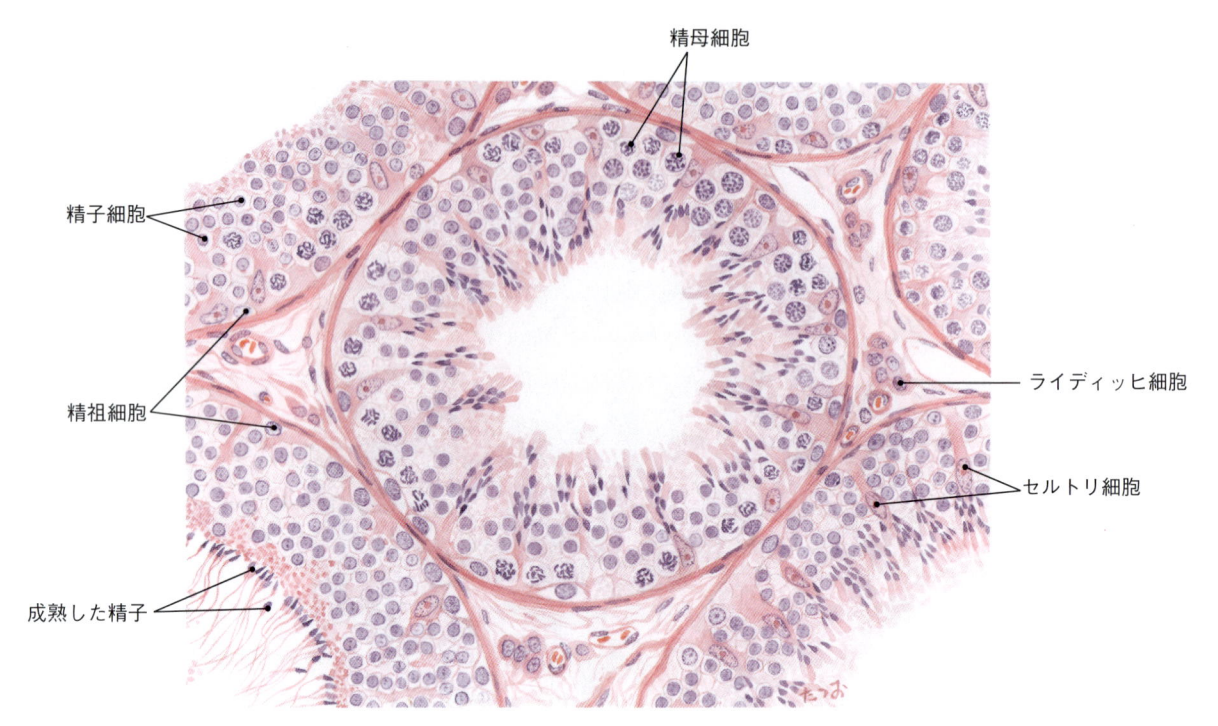

図 13-4　精巣の曲精細管と間質（サル）（ヘマトキシリン-エオジン染色）（×250）

1. セルトリ細胞

　セルトリ細胞は，精上皮の中で一定の間隔をおいて存在し，精上皮の基底面から内腔面に向けて樹木のようにそそり立っている．大きな核小体をもった明るい卵円形の核を，細胞の基底側にもっているのが特徴である（図13-4，図13-5）．

　セルトリ細胞はその側面から多数の樹枝状の突起を伸ばして，あいだの精子発生細胞をかかえ込んでいる．このような複雑な かたちをしているので 光学顕微鏡では細胞の境界がはっきりしない．

　隣りどうしのセルトリ細胞は，精上皮の基底層の すぐ上でタイト結合によって互いに手をつないで，精上皮の管腔側と基底側をへだてる仕切りをつくっている．この構造は**血液精巣関門**とよばれ，血液由来の有害因子や個体の免疫系から成熟中の精子発生細胞を守るはたらきがあると考えられている．

　セルトリ細胞は，**精子発生細胞の支持や保護のほかに，こうした細胞に栄養をあたえる**はたらきがある．また，セルトリ細胞は**アンドロゲン結合蛋白質**を合成・分泌しており，曲精細管の中のテストステロン濃度を高めるのに役立っている．さらに，精子形成細胞の不要な細胞質の貪食もおこなう．

セルトリ細胞 Sertoli cells．

血液精巣関門 blood-testis barrier．

アンドロゲン結合蛋白質 androgen binding protein（ABP）．

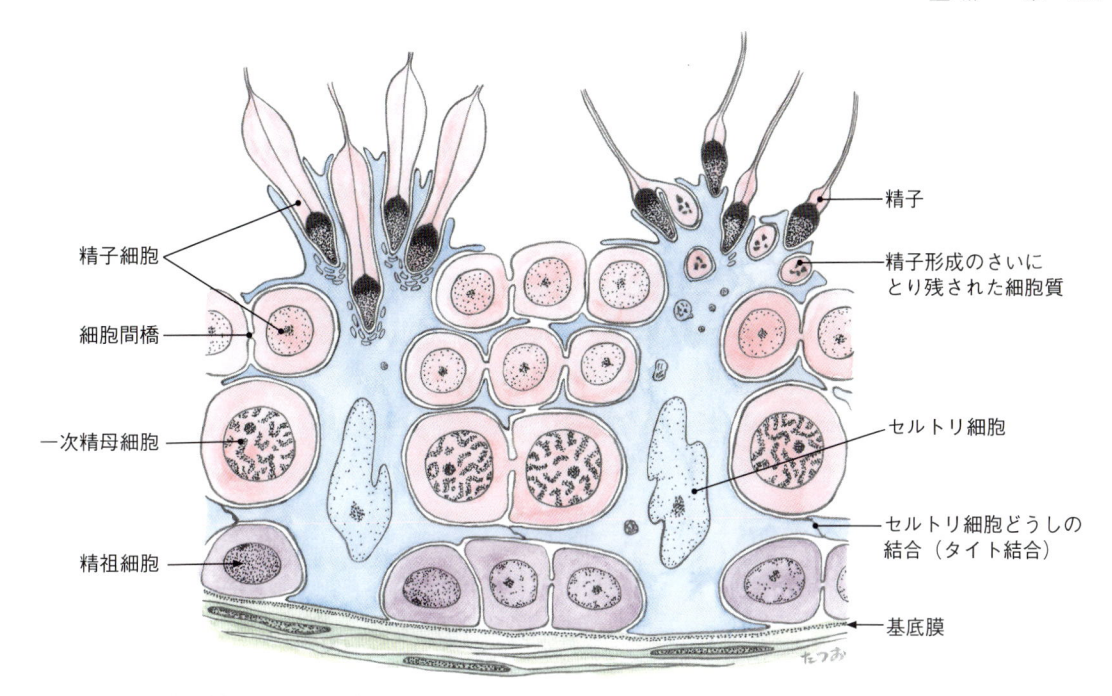

図 13-5 精上皮の構造を示す模型図
セルトリ細胞どうしが互いに手をつないで，精上皮の管腔がわと基底膜がわをしきっていることに注意しよう．この構造は血液精巣関門とよばれる．

2. 精子発生細胞と精子発生

精上皮の中にはいろいろな発育段階の精子発生細胞，すなわち，精祖細胞，精母細胞，精子細胞，精子が存在する．一般に，精祖細胞が精子になるまでの全過程を**精子発生**とよんでいる（図13-6）．

精祖細胞は，精上皮の基底層（セルトリ細胞のタイト結合より基底側）に並ぶ，直径10〜12μmのほぼ球形の細胞である．この細胞が有糸分裂をして，セルトリ細胞の突起でできた関門（血液精巣関門）を通りぬけたものを**一次精母細胞**という．一次精母細胞は体細胞と同様に46本（44 + XY）の染色体をもっている．

この精母細胞は次に減数分裂（25頁）の第一分裂をして，半分の染色体（22 + X または 22 + Y）しかもたない**二次精母細胞**（精娘細胞）となる．二次精母細胞は一次精母細胞よりも内腔がわに位置し，その大きさは半分である．二次精母細胞は短い分裂間期をおいて減数分裂の第二分裂をして**精子細胞**となる．

精子細胞は，もはや分裂をおこなわず，次に述べるような複雑な変態によって**精子**となる．

精子発生 spermatogenesis.
精祖細胞 spermatogonia.
一次精母細胞 primary spermatocytes.
二次精母細胞 secondary spermatocytes.
精子細胞 spermatids.

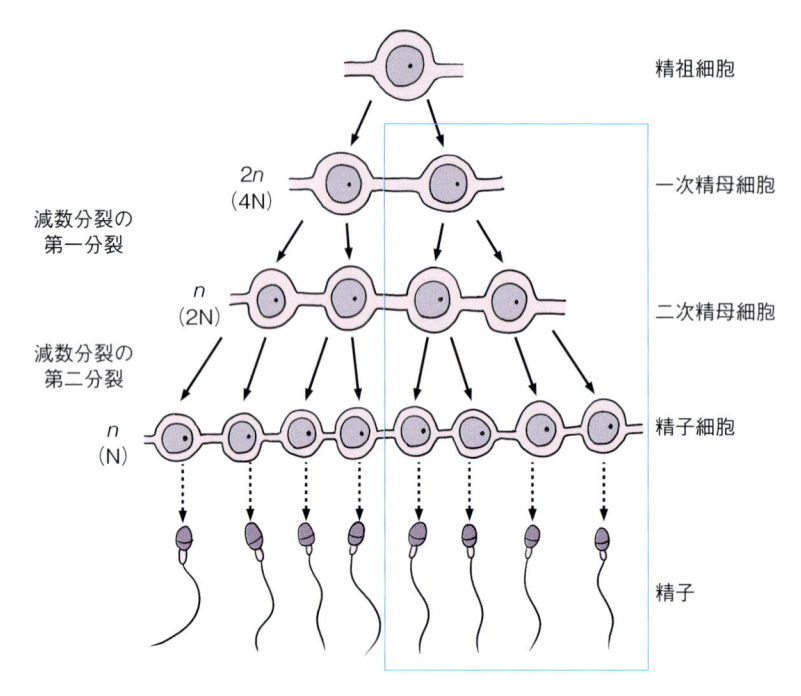

図 13-6　精子発生の模型図
　青枠で囲った部分は1個の一次精母細胞が精子になるまでの過程を示している．

　結局，1個の一次精母細胞から4個の精子細胞ができる（図13-6）．これらの細胞分裂においては，細胞体の分裂が完全にはおこなわれないで，分裂した細胞どうしが細い細胞質（細胞間橋）でつながっている．

3. 精子形成

　減数分裂によってできた精子細胞が，精子に分化する複雑な変態の過程を，とくに**精子形成**とよぶ（図13-7）．これには，先体の形成，鞭毛の発生，核の凝縮という3つの現象を伴う．

　まず，新しくできた精子細胞は，まるい核のかたわらに，よく発達したゴルジ装置と中心小体をもっている．精子形成の最初の変化は，ゴルジ装置の空胞の中に小果粒が多数出現することで，それらはやがて融合して1個の果粒（**先体果粒**）を含む大きな空胞となる（図13-8）．この空胞（**先体空胞**）は核の表面に密着して，ちょうど帽子をかぶせるように核の前2/3をおおうようになる．これを**先体**という．この部分が精子の頭の先端になる．

　一方，中心小体は先体の反対側に移動し，1本の中心小体から**鞭毛**が細胞表面に向けて伸び出してくる．やがてミトコンドリアが鞭毛の周囲に集まってき

精子形成 spermiogenesis.

先体 acrosome.

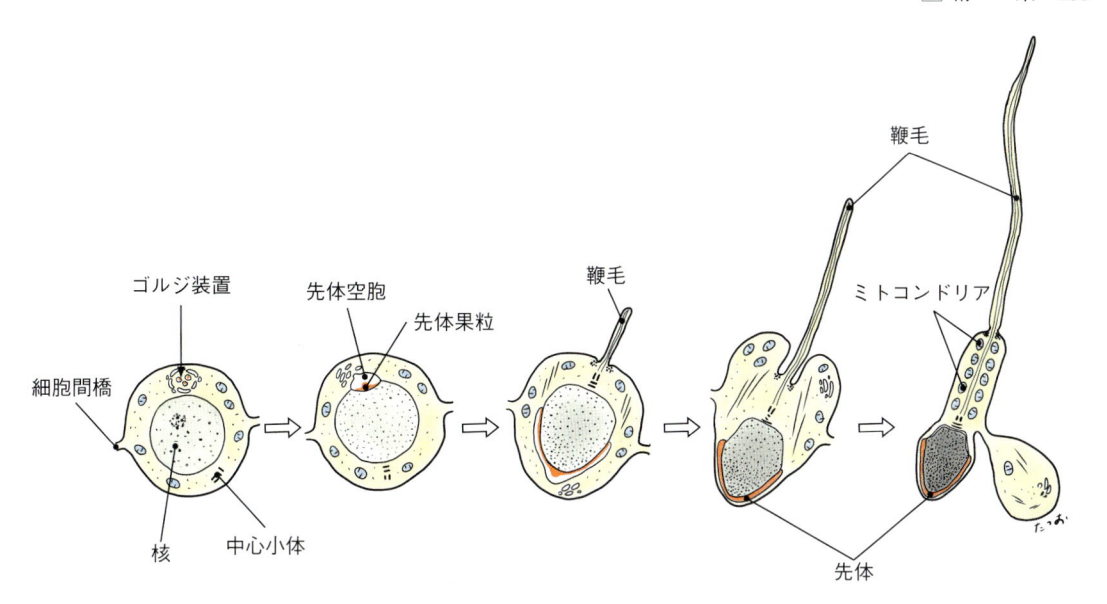

図13-7　精子形成の様子を示す模型図

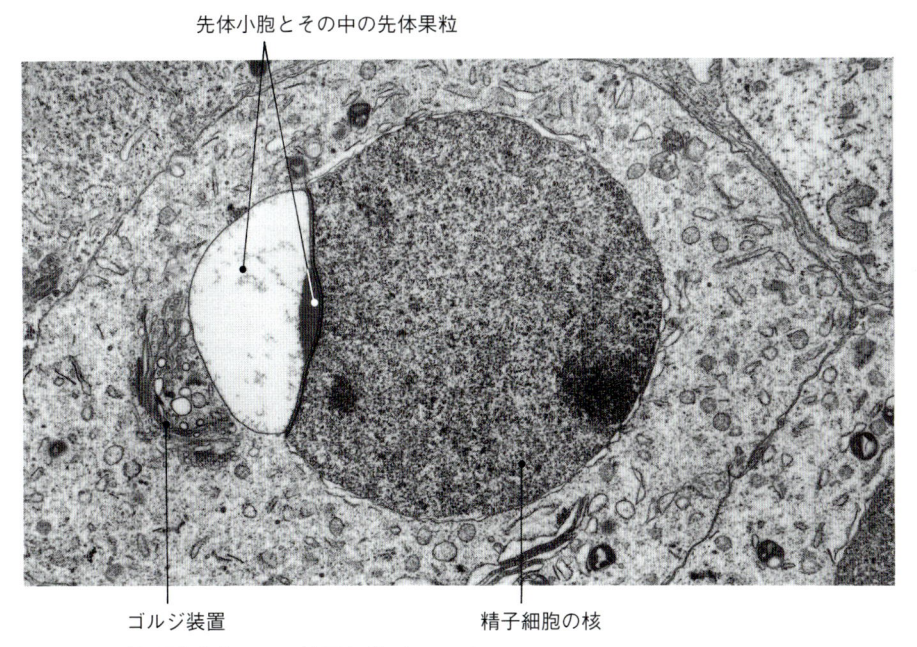

図13-8　精子形成中のヒト精子細胞（×8,500）

て，らせん状にまきついて，精子の尾の中間部を形成するようになる．
　同時に核も凝縮し，細長く扁平になり，先体とともに精子の頭を形成する．最後に余分な細胞質がセルトリ細胞に貪食されて成熟した精子ができあがる．

4. 精子とその構造

このようにしてできた**精子**は，頭と尾からなる 全長約 60 μm の細胞である（図 13-9）.

ヒトの精子の頭は，長さ 4〜5 μm，幅 3〜3.5 μm，厚さ 2〜2.5 μm の扁平な楕円体をしている．頭のほとんどは核でできているが，核の前 2/3 には**先体**がかぶさっている．先体の中には，受精のさいに卵膜を溶かすための融解酵素（アクロシンやヒアルロニダーゼ）が含まれている．

精子 sperms（または spermatozoa）.

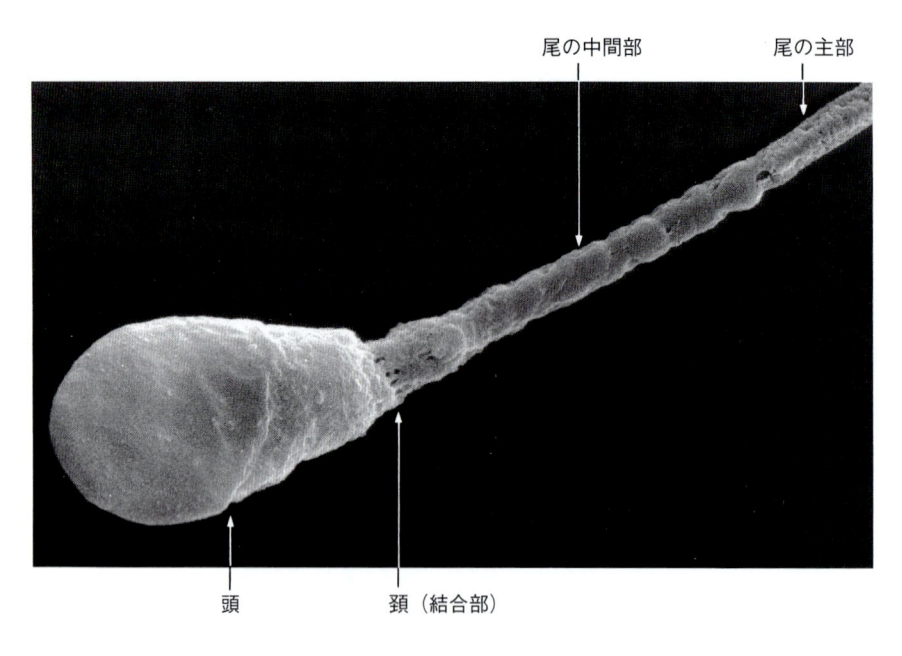

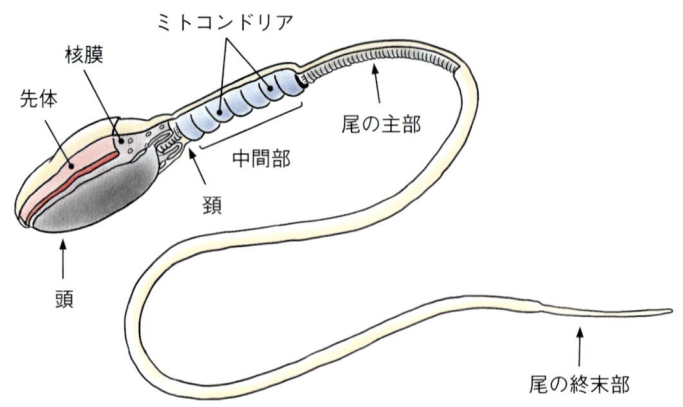

図 13-9 走査電子顕微鏡でみたヒトの精子（上）（×11,000）と模型図（下）
精子の頭に帽子がかぶさっているようにみえるのは，先体があるためである．
（電子顕微鏡写真は自治医科大学 後藤健太郎講師撮影，1989）

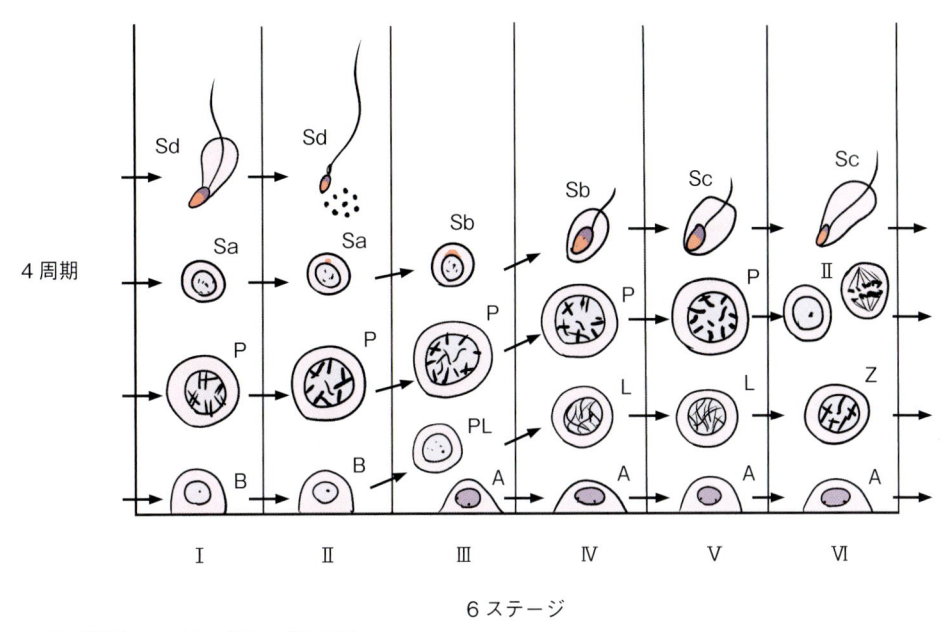

図 13-10 精子発生のステージと周期の図
　精祖細胞（A, B），一次精母細胞（PL, L, Z, P），二次精母細胞（Ⅱ），精子細胞と精子（Sa, Sb, Sc, Sd）の各段階は一定の組み合わせをつくっている．

　尾は長さ約 55μm で，頚（結合部），中間部，主部，終末部の 4 部からなる．このうち中間部にはミトコンドリアがらせん状にまきついており，精子が運動するさいのエネルギーを供給している．

5. 精上皮の周期的変化

　精子発生はある一定のリズムで絶えずくり返されている．そのため，精子形成の特定の段階にある精子は，いつも特定の発生段階の精母細胞や精祖細胞とセットで存在する．この細胞のセットをステージとよんでいる．ヒトの精上皮では 6 ステージからなる周期性変化をくり返している（図 13-10）．この 1 周期の長さは約 16 日で，1 個の精祖細胞が精子に成熟するのに 4 周期，つまり約 64 日かかるとされている．

B. 間質とライディッヒ細胞

　曲精細管のあいだを埋める**間質**には，結合組織に共通してみられる細胞（線維芽細胞など）のほかに，**ライディッヒ細胞**とよばれる特殊な細胞が存在している（図 13-3, 図 13-4）．

間質 interstitium.
ライディッヒ細胞 Leydig cells, 間細胞 interstitial cells（of Leydig）ともよばれる．

236　第13章　男性生殖器

　　　　　　ラインケの結晶　　　　　滑面小胞体

ライディッヒ細胞の核　　　　　　ミトコンドリア

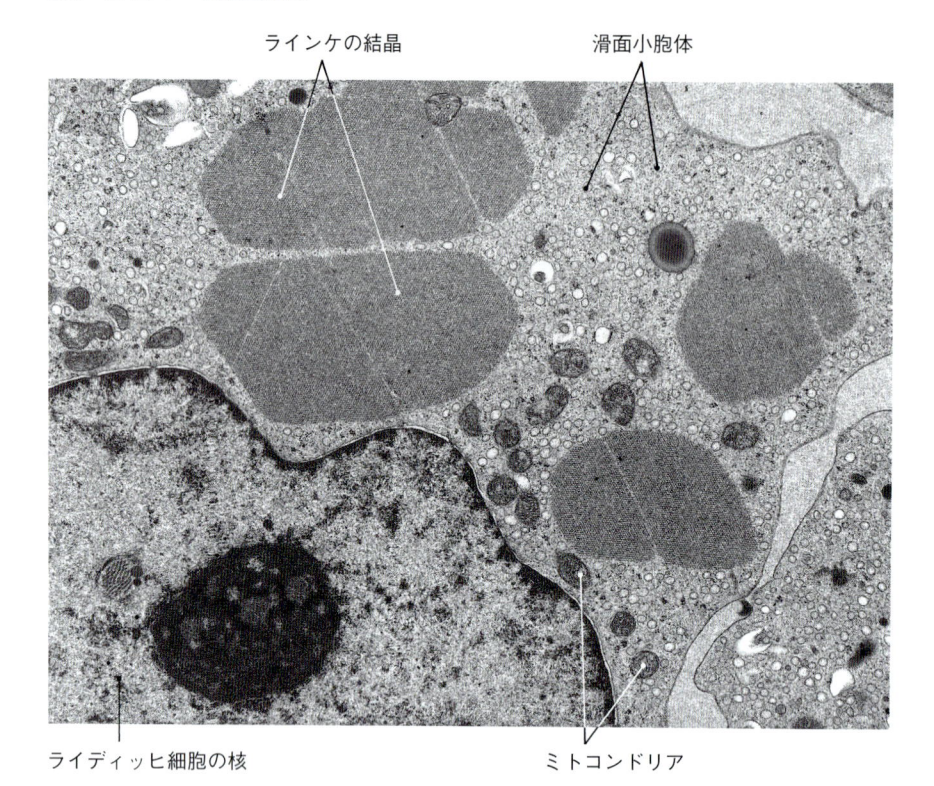

図 13-11　ヒトのライディッヒ細胞の透過電子顕微鏡写真（×10,600）
　細胞質に充満する滑面小胞体に注意しよう．この写真のように，ヒトのライディッヒ細胞には　独特な結晶構造がみられることがある．　　　（岩手医科大学 萬谷嘉明講師提供，1989）

　ライディッヒ細胞は，エオジンによく染まる多角形ないし球形の細胞で，毛細血管に沿って群れをなしている．この細胞を電子顕微鏡で観察すると，細胞質に管状の滑面小胞体が充満しており，ステロイドを分泌する細胞に特徴的な構造をしていることがわかる（図 13-11）．
　ライディッヒ細胞は**テストステロン**という男性ホルモンを産生し分泌する．テストステロンは曲精細管にはたらき，精子発生をうながすとともに，血中を介して精囊，前立腺の発達や二次性徴の発現などにかかわり，男性ホルモンの多様な機能を発揮する．

テストステロン
testosterone.

　　　ライディッヒ細胞は下垂体前葉の支配をうけている（274 頁）．思春期になって，前葉からゴナドトロピン（性腺刺激ホルモン）が分泌されると，その刺激によってライディッヒ細胞がテストステロンを分泌するようになり，二次性徴が現われる．

2 精巣上体と精管

精巣上体と精管は精巣でできた精子を尿道まで運ぶ導管である（図13-1）．

A. 精巣上体

精巣上体（副睾丸ともいう）は精巣の上から後ろへかけて，帽子をあみだにかぶるようにはりついた細長い器官で，肉眼的に，上方から頭部，体部，尾部の三部に分けられる．表面は薄い結合組織におおわれており，その内部には，精液を運ぶ精巣輸出管と精巣上体管が曲がりくねりながら，ぎっしりつまっている（図13-2, 図13-12）．

精巣輸出管は，精巣縦隔の中の精巣網から起こる10本ほどの管で，強く曲がりくねりながら，精巣上体の頭部の中につまっている．精巣輸出管の上皮は円柱上皮でできている．この上皮は背の高い部分と背の低い部分が交互に現われるので，管腔の内面が不規則な凹凸を示す．

精巣輸出管の円柱上皮細胞の大部分は**線毛**をもっている（図13-13）．この線毛は精子を精巣上体管におくる方向に運動している．精巣輸出管のまわりには，基底膜を挟んで，平滑筋が薄くとりまいている．

各精巣輸出管の長さは約20 cmで，しだいに合流して1本の精巣上体管に

精巣上体 epididymis.

精巣輸出管 efferent duct of testis.

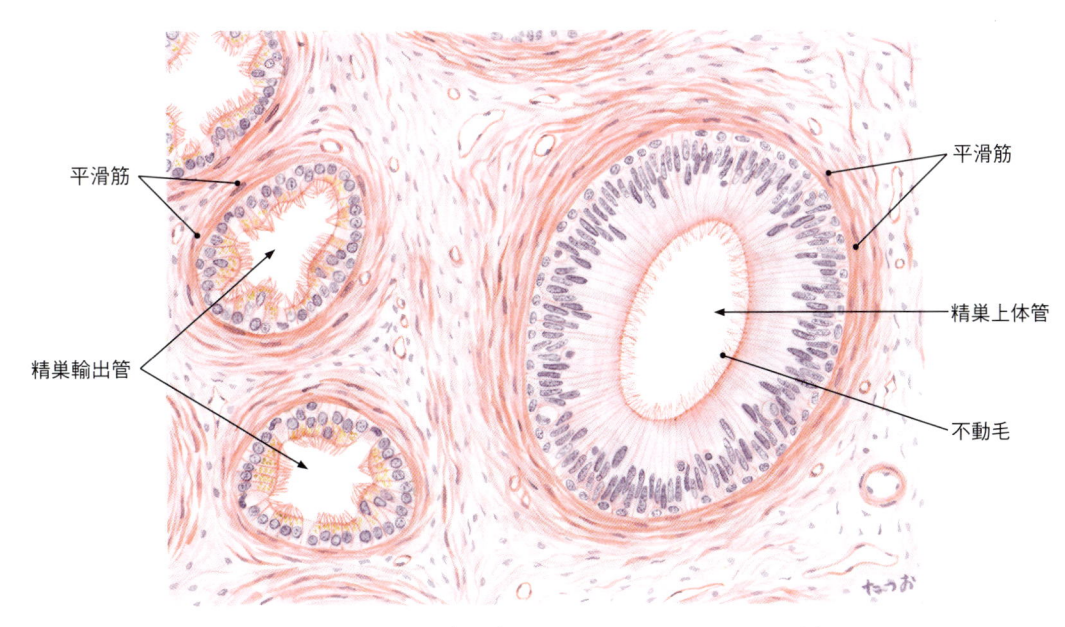

図13-12 精巣輸出管と精巣上体管の横断（ヒト）（ヘマトキシリン-エオジン染色）（×170）

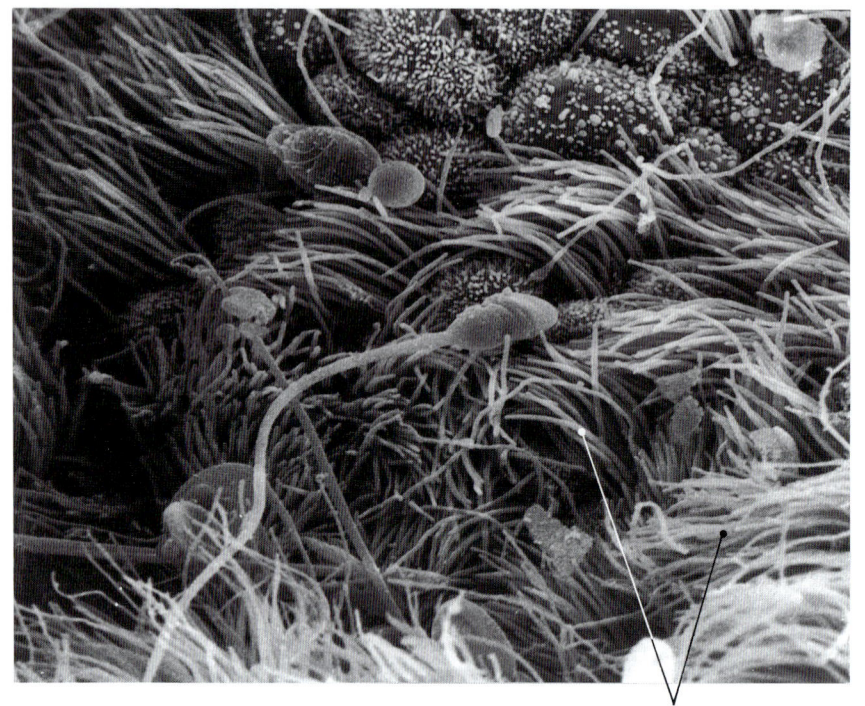

図 13-13　精巣輸出管の内腔面の走査電子顕微鏡像（ヒト）（×2,500）
写真のちょうど中央に精子がみえている．
（自治医科大学 後藤健太郎講師撮影，1989）

なる（図 13-2）．

精巣上体管は，長さ 4〜6 m もある 1 本の長い管で，強く曲がりくねって精巣上体の体部および尾部に収容されている．

精巣上体管の壁は背の高い**二列円柱上皮**でできている（図 13-12）．この上皮の管腔面には，線毛とよく似た"毛"が生えているのが特徴である．この毛は運動能をもたないので**不動毛**とよばれる．電子顕微鏡で観察すると，線毛の構造を示さず，分岐する長い微絨毛であることがわかる．

精巣上体管の上皮の周囲も基底膜を挟んで平滑筋がとりまいている．

精巣上体管は精巣上体の尾部に達すると，しだいに精管に移行する．

> 精巣上体管は，精巣で分泌され精巣輸出管を経て送られてきた液の吸収をおこなうとともに，精子の機能的成熟に重要な役割を担っている．すなわち，精巣でつくられた精子は，そのままでは運動能も卵子との受精能ももっていないが，精巣上体管を通過するあいだに，上皮細胞から分泌される種々の物質の影響を受け，こうした機能を獲得する．

精巣上体管 epididymal duct.

不動毛 stereocilia.

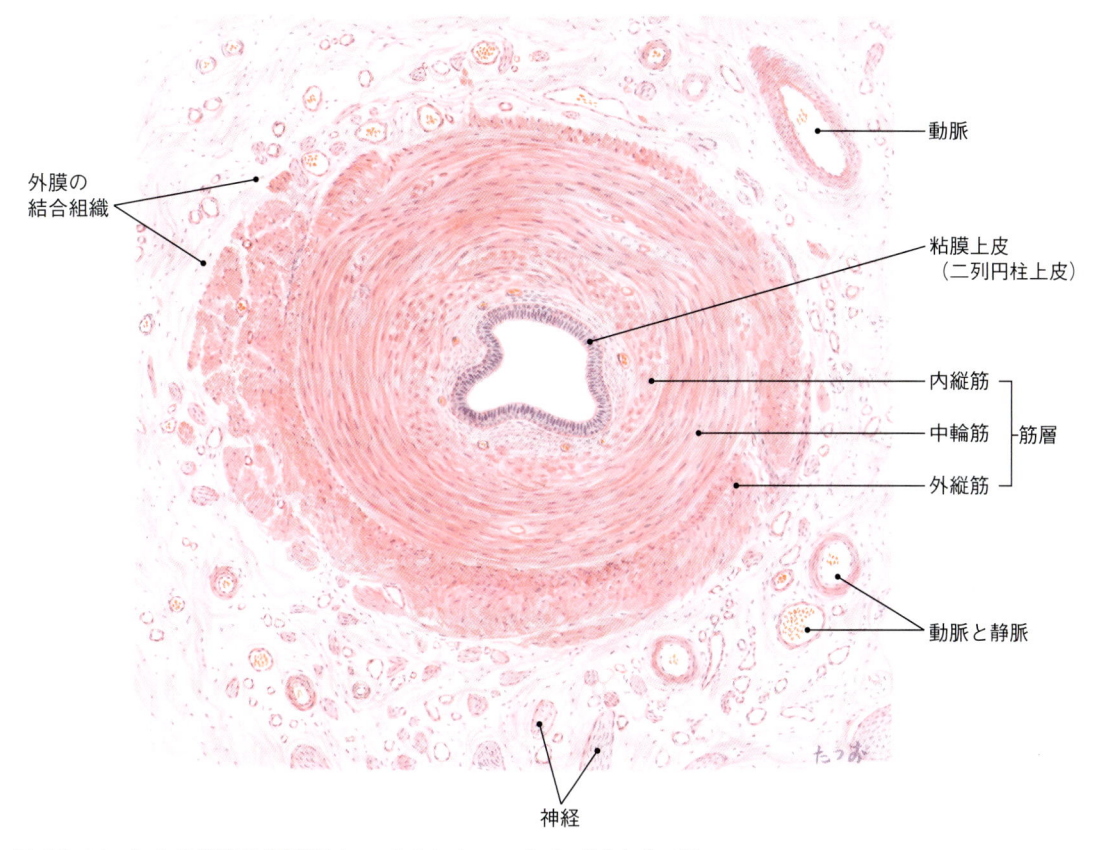

図13-14　ヒトの精管の横断面（ヘマトキシリン-エオジン染色）（×40）

B. 精　管

　精管は，精巣上体管と尿道とを結ぶ長さ40〜50 cmの管で，粘膜，筋層，外膜の3層構造からなる（図13-14）．粘膜には長軸方向にひだがあり，その内面は**二列円柱上皮**でおおわれている．細胞の内腔面の不動毛は，尿道に近づくにつれて消失する．

　精管の筋層は非常によく発達しており，内縦，中輪，外縦の3層の平滑筋層からなる．筋層の外がわの外膜はゆるい結合組織でできている．

　精管は前立腺を貫く前でふくらんで膨大部とよぶ部位をつくり，そののち射精管となって尿道にそそぐ．

　　精管は鼠径管にはいるところまでは，神経や血管（精巣動脈と蔓状静脈叢）とともに結合組織で束ねられて，太さ数mmの ひも のようになっている．これを**精索**という．精索のまわりは，精巣挙筋によってつつまれている．

精管 deferent duct.

精索 spermatic cord.

3 付属性腺と精液

男性生殖器の付属性腺には,精嚢,前立腺,尿道球腺がある(図13-15).

A. 精　嚢

精嚢は,1対の細長い袋状の器官で,膀胱の後下面で射精管にそそいでいる.精嚢の粘膜は内腔に向かって非常に複雑なひだをつくっており,それによって内腔は多数の区画に分けられる.

精嚢 seminal vesicle.

精嚢の粘膜上皮は**単層ないし二列円柱上皮**でできている.内腔に面する細胞の細胞質は,ヘマトキシリン-エオジン染色で明るく無構造にみえるが,実際は核上部に分泌果粒があり,分泌を営んでいる.

> 精嚢の分泌物は,黄色味をおびたゼリー状の弱アルカリ性の液で,精液の約60%をしめる.果糖とプロスタグランジンを多く含んでおり,果糖は精子の運動エネルギー源として使われ,プロスタグランジンは腟や子宮の平滑筋の収縮に役立つ.

精嚢の壁には平滑筋がよく発達しており,射精のさいに収縮して分泌物を射精管に排出する.

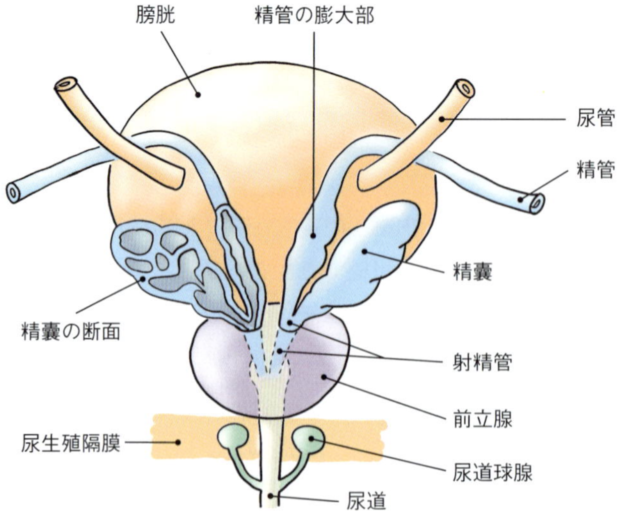

図 13-15　付属性腺の模型図(後ろからみたもの)

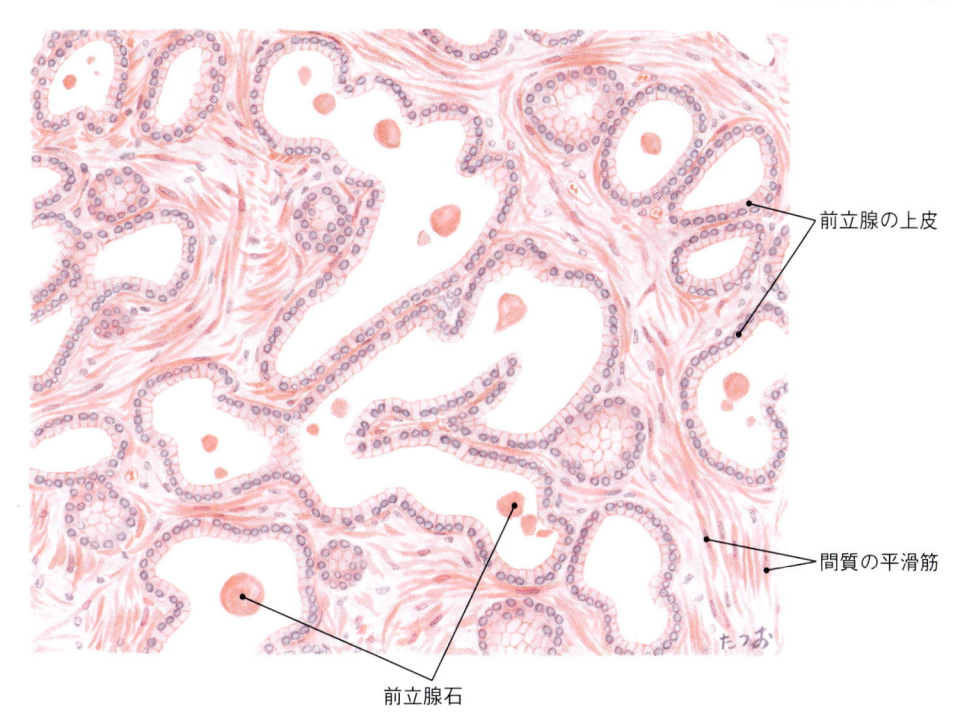

図 13-16　前立腺（サル）（ヘマトキシリン-エオジン染色）（×150）
　射精時には，間質にある多量の平滑筋が収縮するので，前立腺の分泌物が尿道にしぼり出される．

B. 前立腺

　前立腺は，栗の実のような大きさと形をした分泌器官で，膀胱の下にあり，中心部を上下に尿道が貫いている．

　前立腺の周囲は，平滑筋に富んだ密性結合組織の被膜につつまれており，その中に 30〜50 個の小さな複合管状腺が尿道をとり囲むように配列している．その導管は 20〜30 本を数え，別々に尿道にそそいでいる．

　前立腺の腺上皮は，一般に単層または多列の**円柱上皮**でできている．場所によっては，背の低い立方ないし扁平上皮となることもある（図 13-16）．この上皮細胞も核上部に多量の分泌果粒をもっており，分泌を営んでいる．

前立腺 prostate.

> 　前立腺の分泌物は，栗の花のような特有の匂いのする乳白色の液で，精液の約 20％ をしめる．クエン酸，亜鉛やいろいろな酵素（酸性ホスファターゼやフィブリン溶解酵素など）を含んでいる．また，特有の臭気はこの分泌液に含まれるポリアミン（スペルミンなど）による．

　前立腺の腺腔内にはしばしばエオジンによく染まる（直径 0.2 mm 以下の）結石がみとめられる．これを**前立腺石**という．

前立腺石 prostatic concretion.

前立腺の間質には多量の平滑筋が存在し，射精時にはこの筋が収縮して，前立腺の分泌物を尿道に放出する．

C. 尿道球腺

尿道球腺（カウパー腺）は，前立腺の下方で尿生殖隔膜の中に埋まっている，1対のグリーンピース大の腺である．この腺は複合管状胞状腺で，粘液性の唾液腺によく似た構造をしている．

尿道球腺 bulbourethral gland. またはカウパー腺 Cowper's gland.

　　尿道球腺の分泌物は透明な粘液で，性的興奮によって，射精に先だって尿道に分泌されて，尿道や亀頭を滑らかにする．

D. 精　液

射精によって出される**精液**は，黄白色または白色をしており，pHは7.2〜7.8である．精液には，精子のほかに，上で述べたように精囊，前立腺，尿道球腺の分泌液が含まれている．1回の射精における射出量は，数日間の休みの後では平均2〜4 mlであるが，射精をくり返すと，1回あたりの射出量は急速に減少する．ヒトの精液1 ml中にはふつう5,000万〜1億個の精子が含まれている．この精子の濃度が2,000万個/mlよりも少ない場合は**男性不妊症**をひき起こす．

精液 semen.

男性不妊症 male infertility.

4 陰　茎

陰茎は，柱状の**陰茎体**とその先端につく**亀頭**からなる．

陰茎体は，海綿体という3本の柱状の構造物が束ねられてできている．陰茎の背面にある2本の海綿体を**陰茎海綿体**といい，下面の1本を**尿道海綿体**という（図13-17）．尿道海綿体は，その中軸部を尿道が貫いており，先端は太くなって亀頭をつくっている．

陰茎および尿道海綿体は，洞様の血管（静脈洞）が網状迷路のようにかたまりをなしたもので，周囲は厚い密性結合組織の膜（白膜）でしっかりとつつまれている．

陰茎 penis.
亀頭 glans.

陰茎海綿体 corpus cavernosum penis.
尿道海綿体 corpus spongiosum urethrae.

陰茎は，性的刺激によって**勃起**する．これは，性的興奮にさいして，多量の動脈血が海綿体（とくに陰茎海綿体）の静脈洞に流れ込み，陰茎がふくらんで大きく固くなることによっている．

勃起 erection.

4 陰　茎　243

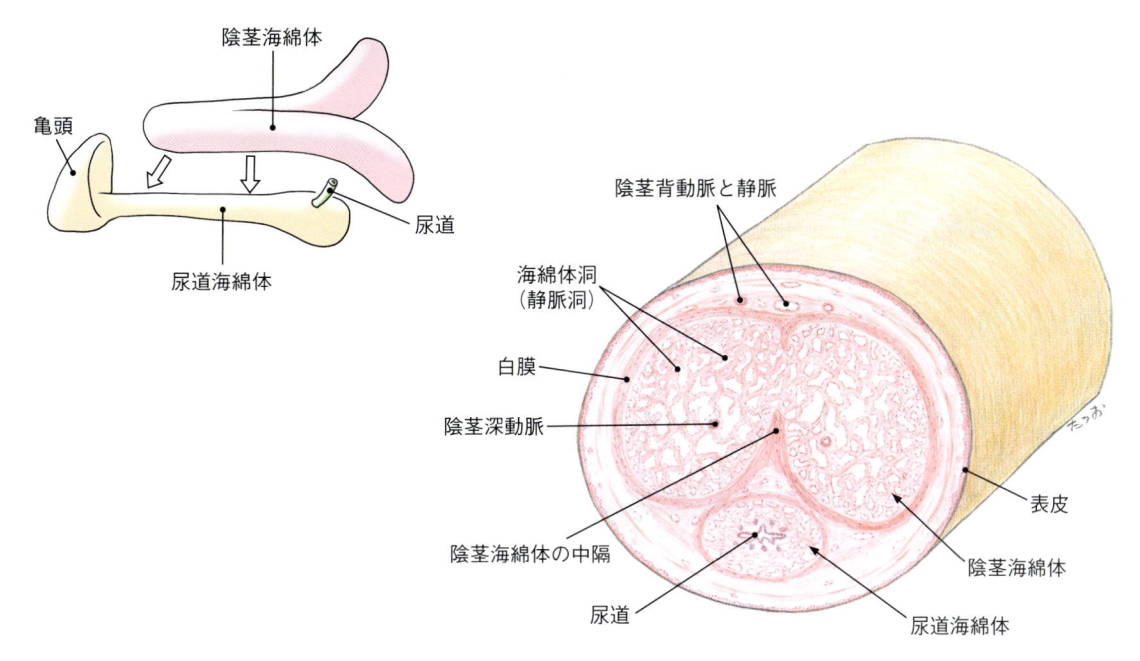

図13-17　陰茎の2つの海綿体（左）と横断模型図（右）
　右図で陰茎および尿道海綿体の静脈洞の中の血液はとり除いてある．

　陰茎海綿体の静脈洞への血液流入は，陰茎深動脈の枝の小動脈（らせん動脈）の先にある動静脈吻合（110頁）によりおこなわれる．性的な刺激により脳が興奮すると，副交感神経の終末からNO（酸化窒素），アセチルコリン，VIP（ペプチド性の信号物質）が放出される．これらの物質によりこの動静脈吻合が弛緩して，らせん動脈から静脈洞へ血液が急速かつ大量に流入する．さらに海綿体の壁の平滑筋も弛緩するので，海綿体が充血して勃起が起こる．このとき，白膜が，タイヤの圧を保つ周囲のゴムのように海綿体をしっかりつつみ込んでいるので，勃起した陰茎の硬度を保つことができる．

　陰茎の表面をつつむ皮膚は薄く，皮下の脂肪組織を欠いている．表皮にメラニンが多いので皮膚が浅黒くみえる．陰茎体と亀頭との移行部の皮膚はたるんでおり，とくに**包皮**とよばれる．包皮の内面と亀頭の後端部には**包皮腺**という一種の脂腺がよく発達している．

包皮 preputium.
包皮腺 preputial gland.

第 14 章　女性生殖器

女性生殖器系は，卵巣，卵管，子宮，腟と，外陰部からなる（図14-1）．この章では，さらに妊娠時につくられる胎盤についてもふれる．

女性生殖器系 female reproductive system.

1 卵　巣

卵巣は左右1対の細長い卵形をした器官（長径約4cm）である．

卵巣 ovary.

卵巣の表面は腹膜でおおわれている．これは単層の扁平ないし立方上皮でできている．この腹膜の下に，膠原線維が密に配列した被膜（白膜）があり，卵巣の実質をしっかりつつんでいる（図14-2）．

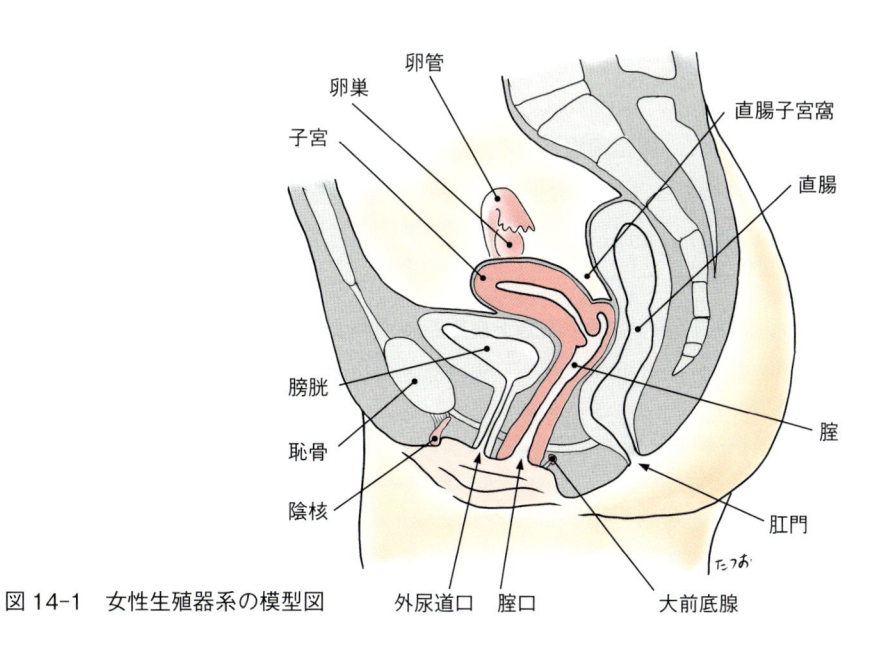

卵巣の実質は，表層部の**皮質**と中心部の**髄質**とに区別されるが，両者の境界ははっきりしない．皮質は，さまざまの発育段階にある卵子と，そのあいだを埋める特殊な結合組織でできている（図14-3）．髄質は比較的緻密な結合組織と，その中を走る大小の血管，リンパ管，神経からなる．

図14-1　女性生殖器系の模型図

246 第14章　女性生殖器

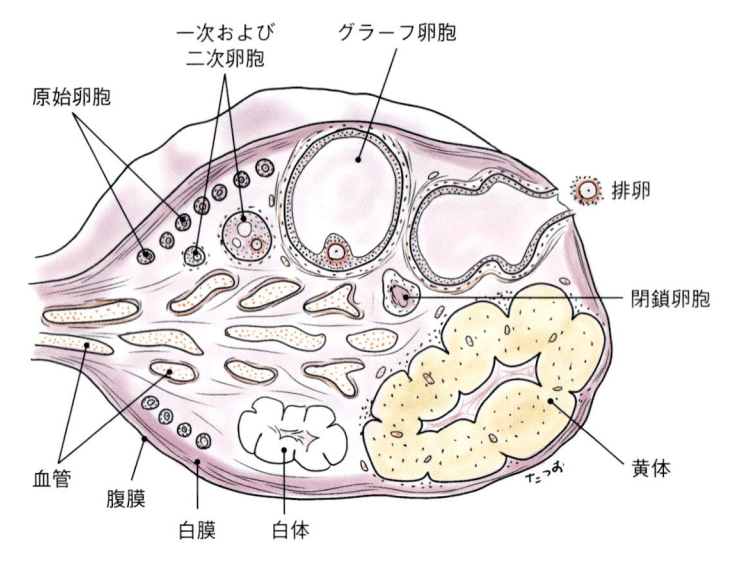

図 14-2　卵巣の構造を示す半模型図

　卵巣内の卵子は，かならずまわりを特別な上皮細胞の層（卵胞上皮）につつまれている．このように，卵子が卵胞上皮につつまれたものを，**卵胞**とよぶ．

卵胞 ovarian follicles.

　卵巣の構造と機能を理解するには，まず卵胞の発育の過程を理解することが大切である（図 14-4）．

■ A. 卵胞とその発育

　将来，卵子になるべく運命づけられた細胞（**原始生殖細胞**）は，胎生の早期（胎生3週末）に卵黄嚢の壁に出現する．この細胞が胎生5週ごろに，アメーバ運動をして卵巣の中に侵入してきて，**卵祖細胞**となる．卵祖細胞は，胎生期間中にさかんに分裂をおこない，数をふやし，出生の前に最後の分裂をおこなって，すべてが**一次卵母細胞**（直径約 40 μm）に移行する．したがって，生後の卵巣には，卵祖細胞はみられない．

　幼若な一次卵母細胞はその表面を1層の扁平な**卵胞上皮細胞**でつつまれている．これを**原始卵胞**という（図 14-4）．出生時には，一側の卵巣に 20 ～ 50 万個の一次卵母細胞が，この原始卵胞という形で存在している．原始卵胞はこの状態で，思春期を過ぎるまで十数年以上ものあいだ発育を止めてしまう．

　思春期になって，下垂体前葉から卵胞刺激ホルモンの分泌がはじまると，それに刺激されて，原始卵胞のいくつかが発育をはじめる．まず卵胞上皮細胞が分裂，増殖をはじめて，単層立方上皮からさらに多層の上皮となる．このよう

原始生殖細胞 primordial germ cells.

卵祖細胞 oogonia. 単数形は oogonium.

一次卵母細胞 primary oocytes.

卵胞上皮細胞 follicular epithelial cells.
原始卵胞 primordial follicle.

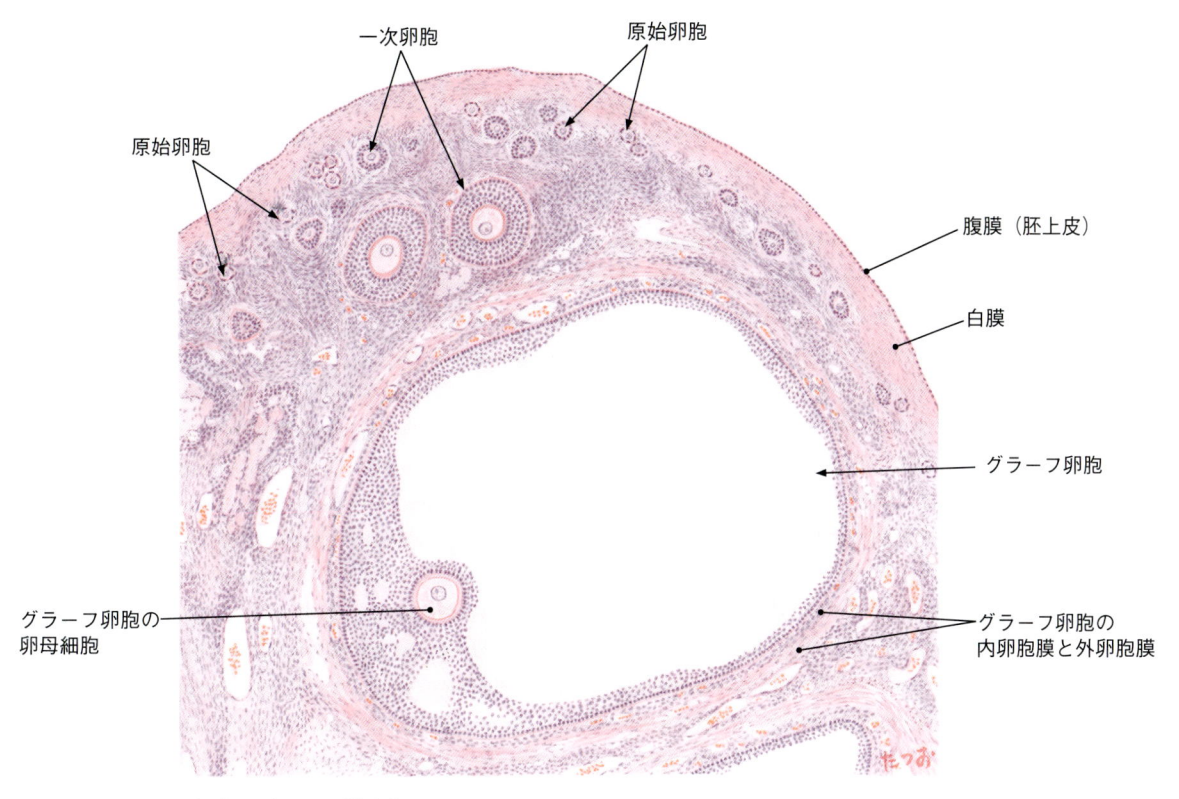

図14-3 サル卵巣の断面の弱拡大像（ヘマトキシリン-エオジン染色）（×40）

になった卵胞を**一次卵胞**という．

一次卵胞になると，卵母細胞も大きくなり（直径60〜80μm），その細胞のまわりは糖蛋白質からなる透明な膜（透明帯）でおおわれるようになる．一方で，卵胞の周囲の結合組織（線維芽細胞と膠原線維）が卵胞を同心円状にとりまいてきて，**卵胞膜**を形成する．

一次卵胞はさらに発育をつづけ，卵胞上皮細胞はどんどん増殖して，大きな卵胞となってくる．それにつれて，卵胞上皮の上皮細胞間に，液体に満たされた空所（卵胞腔）が何ヵ所か現われる．このような卵胞を**二次卵胞**とよぶ．二次卵胞では卵胞膜も厚くなって，内外2層が区別されるようになる．内層の**内卵胞膜**は，上皮様の特別な細胞に富み，毛細血管がよく発達している．外層の**外卵胞膜**は膠原線維に富んでいる．排卵直前になると，卵胞腔が集まって1つの大きな液腔をつくるようになる．このように大きな液腔をもつようになった卵胞を**成熟卵胞**ないし**グラーフ卵胞**とよぶ．卵胞の大きさは直径1.5〜2cmとなり，卵母細胞も直径100μmを超える大きさに成長する．卵胞壁は薄くなり，卵母細胞は卵胞腔の片隅に押しやられて，**卵丘**という構造をつくる．

一次卵胞 primary follicle.

卵胞膜 theca folliculi.

二次卵胞 secondary follicle.
内卵胞膜 theca interna.

外卵胞膜 theca externa.

成熟卵胞 mature follicle またはグラーフ卵胞 graafian follicle.

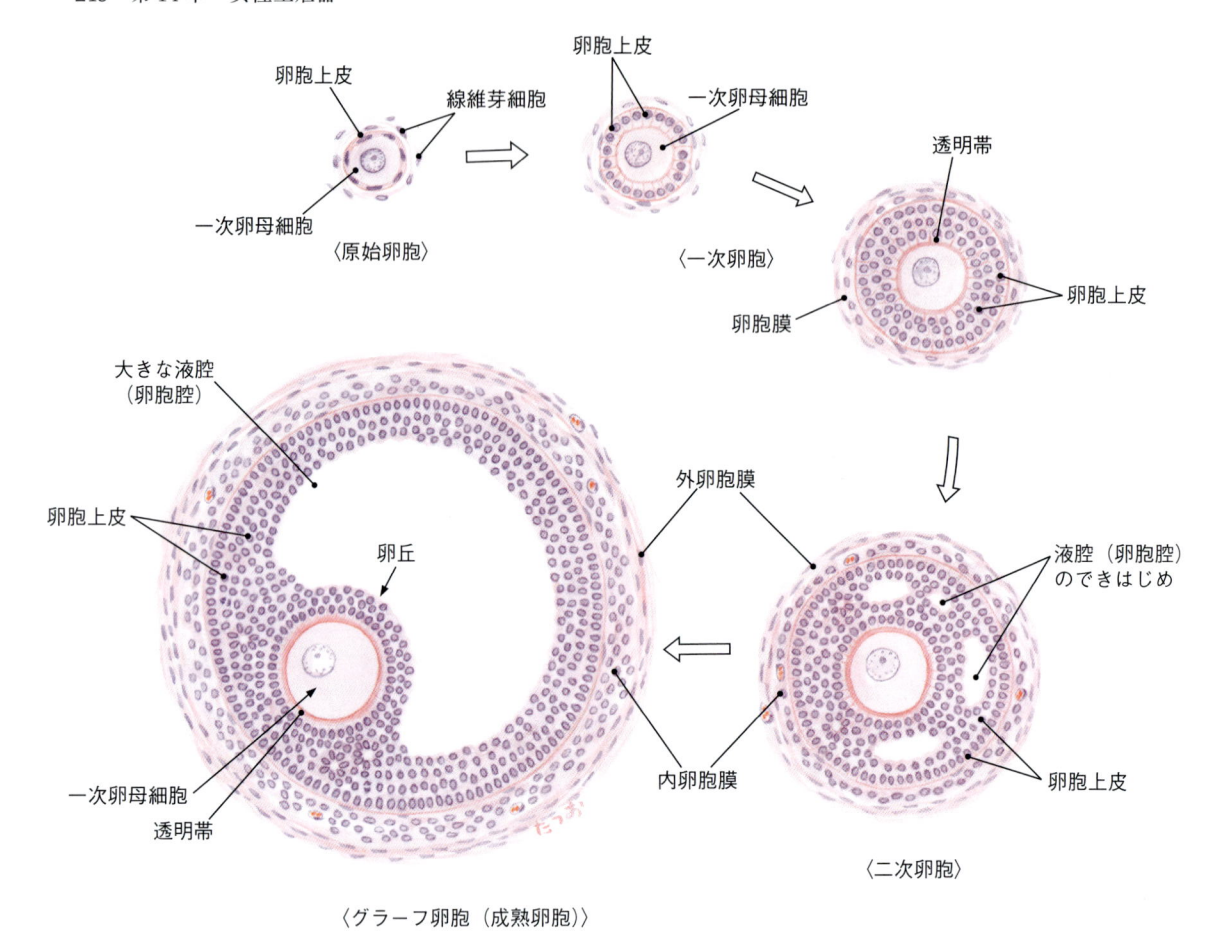

図14-4 卵胞の成熟を示す半模型図

　内卵胞膜をつくる細胞は，細胞質に脂肪を多く含み，ステロイドホルモンを分泌する細胞の特徴をもっている．この細胞は，エストロゲンの原料となるアンドロゲンを産生し，基底膜を介して卵胞上皮細胞（果粒層細胞）にこのホルモンを受けわたす．果粒層細胞はこのホルモンをさらに**エストロゲン**（卵胞ホルモン）に転換している．こうしてつくられたエストロゲンは，卵胞の発育を促すとともに，血中に分泌されて，女性ホルモンとしての多様な機能を発揮する．

エストロゲン（卵胞ホルモン）estrogen.

B. 排卵と卵子の成熟

　グラーフ卵胞は，大きくなると卵巣の表面を圧排して，半球状に膨隆してくる．そしてこの部分が非常に薄くなって，ついには破れて，中の卵母細胞が腹

腔内にとび出す．このように，グラーフ卵胞が破れて卵母細胞が腹腔内に放出される現象を**排卵**という．放出された卵母細胞はすぐに卵管采（252頁）から卵管の中に回収される．

排卵 ovulation.

ヒトの場合，排卵はおよそ28日に1回の周期で，左右の卵巣から交互に起こるのがふつうである．通常，1回の排卵で1個の卵子が放出される．

> 卵胞の成熟によりエストロゲンの血中濃度が上昇し高濃度（200〜300 pg/ml）の状態が持続するようになると，視床下部が刺激され，下垂体から黄体形成ホルモン（LH）が大量に放出される現象（**LHサージ**という）が生じる（図14-10）．このLHサージがひきがねになり，排卵が起こる．
>
> 不妊症の治療で排卵誘発剤を用いたような場合には1回に数個の卵子が排出されることがあり，これらが1度に受精すると，五つ子や六つ子というような**多胎妊娠**が起こる．

LHサージ LH surge.

卵母細胞は，排卵の直前に減数分裂（25頁）の第一分裂をおこなう．この分裂では染色体は等分されるが，細胞質はほとんどすべて一方の細胞にひき渡されてしまう．細胞質の大部分をうけたものは**二次卵母細胞**（卵娘細胞）となり，他方は，**第一極体**という小体となって押しのけられる（図14-5）．

二次卵母細胞 secondary oocytes.
第一極体 primary polar body.

二次卵母細胞は受精の能力があり，成熟卵子ともいう．この細胞の受精可能な期間は12〜24時間ほどで，このあいだに精子に出あって受精（精子が卵子内に侵入）すると，すぐに減数分裂の第二分裂がひき起こされる．この分裂でも細胞質は不均等に分かれて，小さな**第二極体**が捨てられる．こうして，はじめて精子の核と卵子の核が融合し，**受精卵**が形成されて，卵割がはじまる．

第二極体 secondary polar body.
受精卵 fertilized egg. 接合子 zygote ともいう．

一方，二次卵母細胞が受精可能な期間に精子に出あわない（受精が起こらない）場合は，減数分裂の第二分裂が完了しないままに二次卵母細胞が自己融解を起こしてしまう．

C. 黄　体

排卵のあとの卵胞は，空気の抜けたビーチボールのように，くしゃくしゃにしぼんでしまう．それとともに卵胞膜の血管が破れて，しぼんだ卵胞腔に血液が満たされる．

卵胞上皮細胞はまもなく著しく大きさを増して，黄色い脂質果粒をたくさん含んだ細胞になる．これを**果粒層黄体細胞**という．一方，内卵胞膜の細胞も大きくなり，**卵胞膜黄体細胞**となる（図14-6）．このような変化は排卵後2〜4日のうちに起こり，肉眼的にこの部位全体が黄色いかたまりに見えるので**黄体**とよばれる．その後，黄体はさらに大きさを増し続けて，排卵10日ごろには

果粒層黄体細胞 granulosa lutein cells.
卵胞膜黄体細胞 theca lutein cells.
黄体 corpus luteum.

250　第14章　女性生殖器

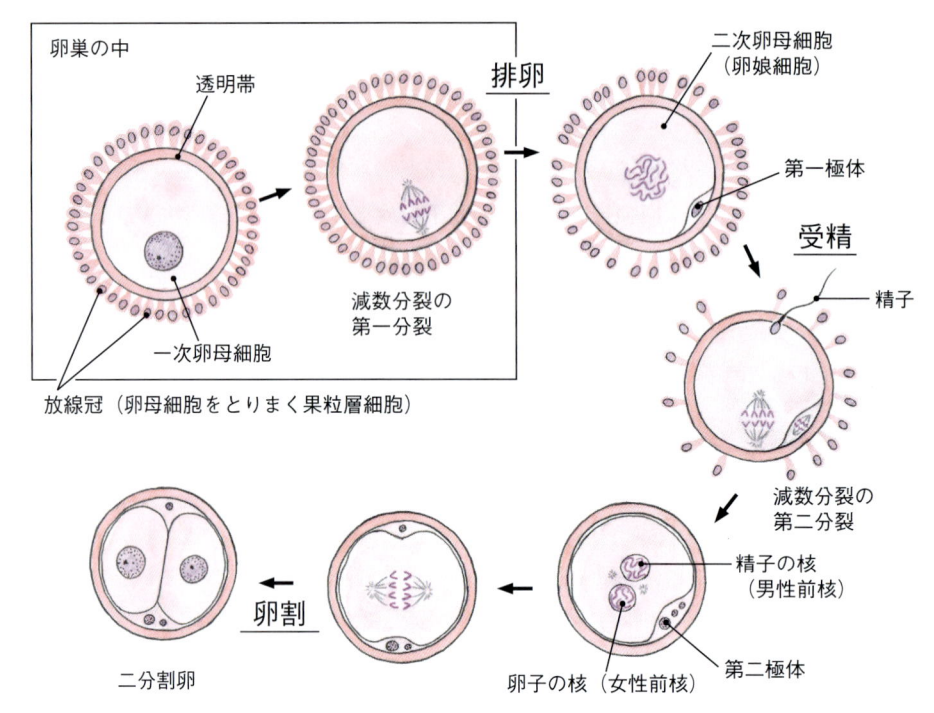

図14-5　卵子の成熟の過程を示す模型図

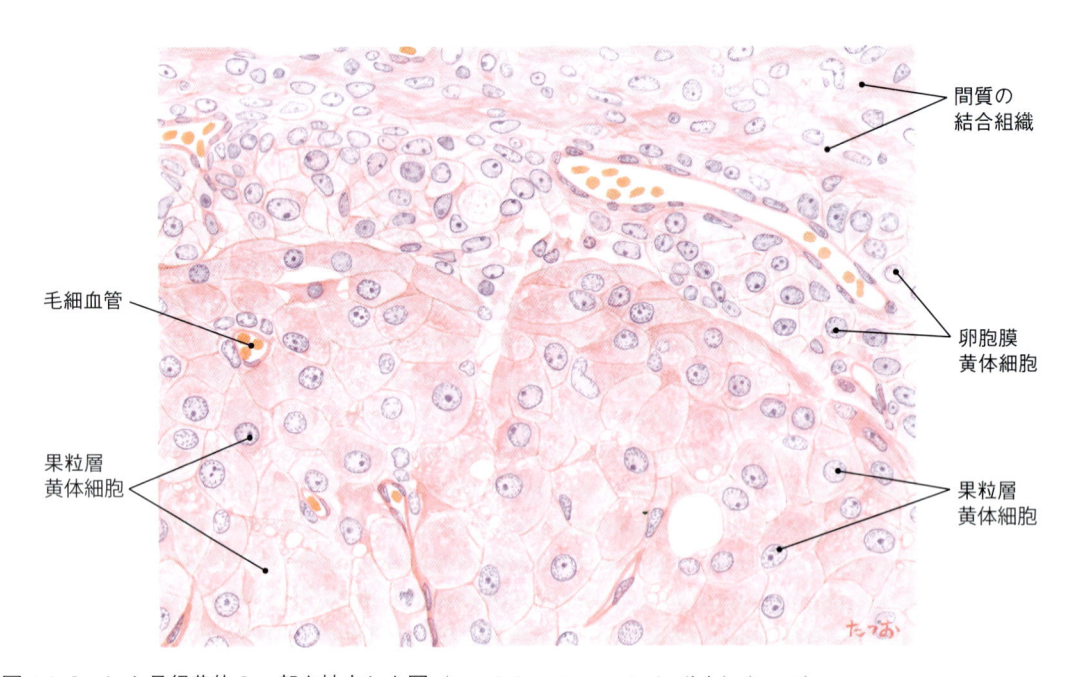

図14-6　ヒト月経黄体の一部を拡大した図（ヘマトキシリン-エオジン染色）（×300）

直径 1 ～ 2 cm に達する.

　果粒層黄体細胞と卵胞膜黄体細胞は，いずれも内分泌性の細胞で，**プロゲステロン（黄体ホルモン）**を産生し分泌している.

  プロゲステロンは，月経周期の分泌期において，子宮内膜の分泌を亢進させ，受精卵の着床に好都合な環境をつくる．なお，黄体ホルモンには体温を上昇させる作用があることから，排卵後は体温が若干上昇する．したがって基礎体温（朝の安静時の体温）を測定すると，排卵前（卵胞期）にくらべて，排卵後（黄体期）では 0.3 ～ 0.5℃ ほど体温が上昇した状態が続くようになる（図 14-10）.

　排卵 10 日以後の黄体の変化は，妊娠の成立の有無によって大きく左右されるので，個別に述べることにする.

プロゲステロン（黄体ホルモン）progesterone.

1. 月経黄体

　妊娠が起こらなかった場合の黄体は，排卵後 10 ～ 12 日ごろに急速に退縮しはじめ，プロゲステロンの分泌も急激に減少し，約 14 日間で分泌をやめてしまう．このような運命をたどる黄体を**月経黄体**という.

　月経黄体では，果粒層黄体細胞も卵胞膜黄体細胞も萎縮変性し，結合組織に置き換わり，白い瘢痕組織となってしまう．これを**白体**という．白体は，数ヵ月かけてゆっくり消失する.

  なんらかの病的な原因で黄体の寿命が 9 日以内に短縮された場合は**黄体機能不全症**とよばれ，プロゲステロンの不足のために不妊症などの原因となる.

月経黄体 corpus luteum of menstruation.

白体 corpus albicans.

2. 妊娠黄体

　排卵された卵子が受精し，妊娠が成立すると，黄体は増大をつづけ，さかんにプロゲステロンを分泌するようになる．このような黄体を**妊娠黄体**という．妊娠黄体は直径約 3 cm にも達するが，妊娠 4 ヵ月を過ぎると胎盤に機能をゆずり，しだいに退縮をはじめ，分娩後は急速に変性して白体となる.

  プロゲステロンは，エストロゲンとの協同作用によって，妊娠の維持に重要な役割を演じる．そのため，妊娠初期（4 ヵ月まで）に黄体ないし卵巣を取り去ると流産が起こってしまう.

妊娠黄体 corpus luteum of pregnancy.

■ D. 卵胞の閉鎖

　新生児の一側の卵巣に 20 ～ 50 万個の原始卵胞が含まれることは すでに述

べた．ところで，ひとりの女性が排卵をおこなうのは，思春期から閉経期までの 30 〜 35 年であるから，28 日周期で規則正しく排卵が起こったとしても，排卵される卵胞の総数は，せいぜい 400 個にすぎないことになる．結局，残る大部分の卵胞は，排卵されずに退化変性していく運命にある．このような現象を**卵胞の閉鎖**という．

卵胞の閉鎖 atresia of follicles.

卵胞の閉鎖は幼児期から起こっており，思春期にはすでに半数ほどの卵胞が失われている．思春期以後では，各月経周期のはじめに，同時に数十個の卵胞が発育をはじめるが，そのうち 1 個のみが排卵されて，発育途上の残りの卵胞は閉鎖して死滅してしまう．こうして排卵のたびに数十個の卵胞が失われてゆき，30 〜 35 年経つと卵巣の中の卵胞はすっかりなくなって，排卵がみられなくなる．

> 閉経期に近づくと，卵胞数が低下し，卵胞の成熟も低下してくる．そのためエストロゲンやプロゲステロンの分泌は減少する．こうした卵巣のホルモンの減少は，加齢に伴うからだの衰えと重なって，種々の不定愁訴（ほてりやめまい，頭痛など）をひき起こす．これが**更年期障害**である．

E. 卵巣の周期的変化

成熟女性の場合，卵胞の発育，成熟，排卵，黄体の形成と退化という一連の変化が，およそ 28 日を周期として，規則正しく，つねにくり返されている．これを**卵巣周期**という．このような卵巣の周期的な変化は，下垂体前葉から分泌される卵胞刺激ホルモン（FSH）と黄体形成ホルモン（LH）によって調節されている（273 頁）．

卵巣周期 ovarian cycle.

卵巣周期は子宮粘膜の周期的変化（月経周期）と密接に関係している．これについては後で述べる（256 頁）．

2 卵　管

卵管は長さ 10 〜 15 cm の管で，一端は子宮内腔と交通し，他端は卵巣のすぐ近くで腹腔に開いている（図 14-7）．卵管は，卵巣から放出された卵子を吸いとって子宮腔に運ぶとともに，受精に必要な環境を提供する．

卵管 oviduct.

卵管の腹腔への開口部は，ラッパの口のように拡がっている．この部分を**卵管漏斗**という．漏斗の口の部分には深い切れ込みがたくさんはいって，**卵管采**とよばれる房をなしている．一方，卵管が子宮につづく部分は卵管腔が非常に

卵管漏斗 infundibulum.

卵管采 fimbria.

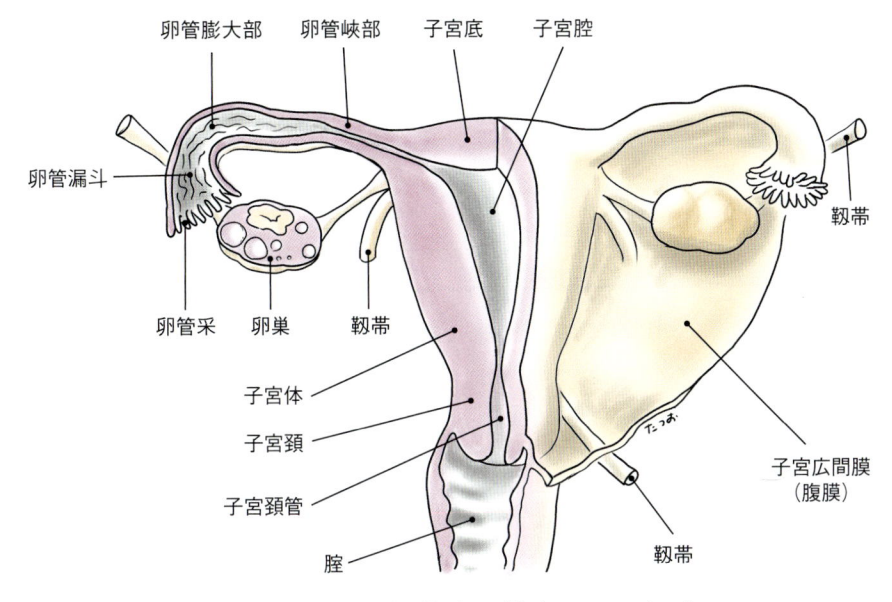

図14-7 卵管と子宮の構造を示す断面模型図（後方からみたもの）

狭くなっており，**卵管峡部**とよばれる．卵管漏斗と卵管峡部のあいだ約7cmの部分は卵管腔も広く，**卵管膨大部**という．

卵管峡部 isthmus.
卵管膨大部 ampulla.

A. 卵管の構造

卵管の壁は粘膜，筋層，漿膜の3層からなっている．

卵管の粘膜は，内腔に向けて，縦走する多数のひだを突出している．このひだは，卵管膨大部でとくに複雑によく発達している（図14-8）．ひだの表面は，**線毛細胞と分泌細胞からできた単層円柱上皮**でおおわれている．線毛は子宮に向かって波打っており，分泌物は栄養に富んでいる．

卵管の上皮細胞は，卵巣周期にともない周期的変化を示す．つまり，卵胞の成熟期には線毛細胞が増加し，その背丈も増すのに対し，排卵後は分泌細胞が数を増し，その分泌活動も活発になる．

卵管上皮の下には，繊細な結合組織でできた粘膜固有層がある．その下の**筋層**は平滑筋でできており，膨大部では薄く，峡部では発達して厚い．筋層の筋線維はらせん状に走るが，内層では輪走，外層では縦走の傾向が強い．

筋層の外側は漿膜でおおわれている．

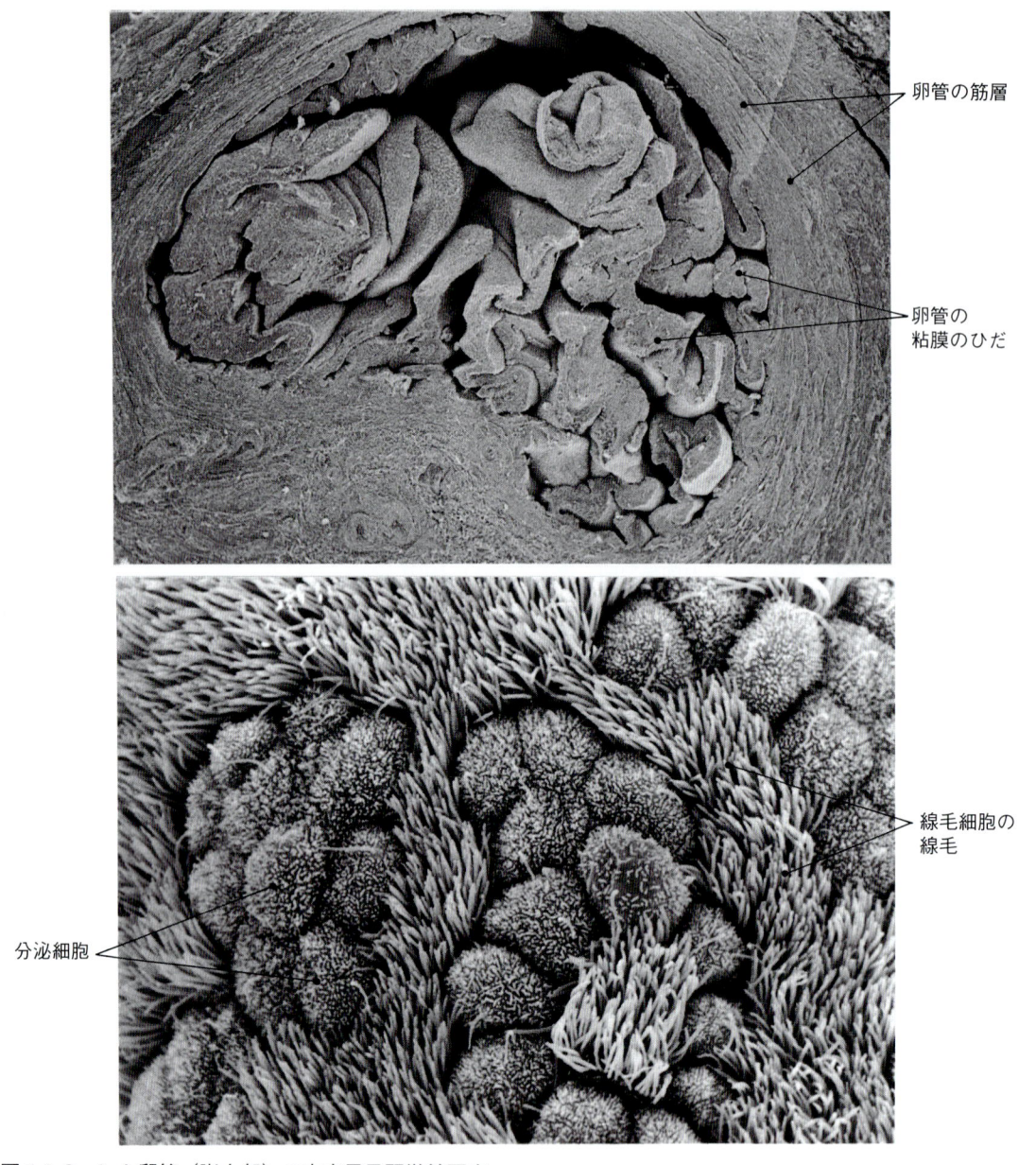

図 14-8　ヒト卵管（膨大部）の走査電子顕微鏡写真
　　上：卵管膨大部の横断面．粘膜のひだがよく発達している（×90）．
　　下：卵管の内腔面を拡大してみたもの．線毛細胞と分泌細胞がよくわかる（×360）．
（岩手医科大学 小野大志氏撮影，1989）

■ B. 卵子の輸送

　卵管内を泳いできた精子は，ふつう卵管膨大部で卵子と遭遇し，受精をおこなう．卵管上皮の線毛はすでに述べたように子宮に向かって波打つことから，

卵管分泌物に流れができている．さらに卵管壁の平滑筋が蠕動運動をおこなうことでその流れを促進することから，受精卵はこの流れにそって子宮腔へと輸送される．この間に受精卵は，卵管分泌物から栄養を受けながら細胞分裂をくり返す．こうして受精後4日ほどかけて子宮内に到達し，さらに2日ほどして，子宮内膜に**着床**する．

着床 implantation.

> 受精卵が子宮まで運ばれないうちに，卵管の粘膜に着床してしまった場合を**卵管妊娠**という．また，卵管采から腹腔にこぼれ出て，着床した場合は腹膜妊娠という．**子宮外妊娠**（子宮体以外で起こる妊娠）の中では卵管妊娠がもっとも多く，とくに膨大部に起こることが多い．

3 子　宮

子宮は，受精卵を養って胎児として育てる器官で，骨盤の中央，膀胱と直腸に挟まれた位置にある．前後にやや扁平な西洋梨の形をしており，上方2/3のまるみをおびた部分を**子宮体**，下方1/3の細く管状になった部分を**子宮頚**とよぶ（図14-7）．

子宮 uterus.

子宮体 corpus uteri.
子宮頚 cervix uteri.

子宮の壁は1.5〜2 cmの厚さがあり，粘膜（子宮内膜），子宮筋層，漿膜（子宮外膜）の3層からなる．子宮体と子宮頚ではその構造も機能も異なるので，個別に述べることにする．

A. 子宮体の構造

子宮内膜は，表面をおおう**単層円柱上皮**と，その下の厚い**粘膜固有層**からできている（図14-9）．

子宮内膜 endometrium.

子宮内膜の上皮は，卵管と同様に，線毛細胞と分泌細胞で構成されている．この上皮は，粘膜固有層内に向かって多数の管状のおちこみをつくっている．これを**子宮腺**という．子宮腺の腺上皮細胞も，線毛細胞と分泌細胞で構成されるが，大部分は分泌細胞でできている．

子宮腺 uterine glands.

粘膜固有層は，主に繊細な細網線維と星形の線維芽細胞からなる独特な結合組織でできている．

子宮内膜は周期的に剥離と増殖をくり返しているが，これについては，項目をあらためて述べることにする．

> 子宮内膜は，妊娠とともに大きく変化して**脱落膜**となる．固有層の線維芽細胞も，脱落膜細胞という特殊な細胞に変化する（265頁）．
> 子宮内膜が本来の場所からはなれて，子宮筋層内や卵巣などで増殖

脱落膜 decidua.

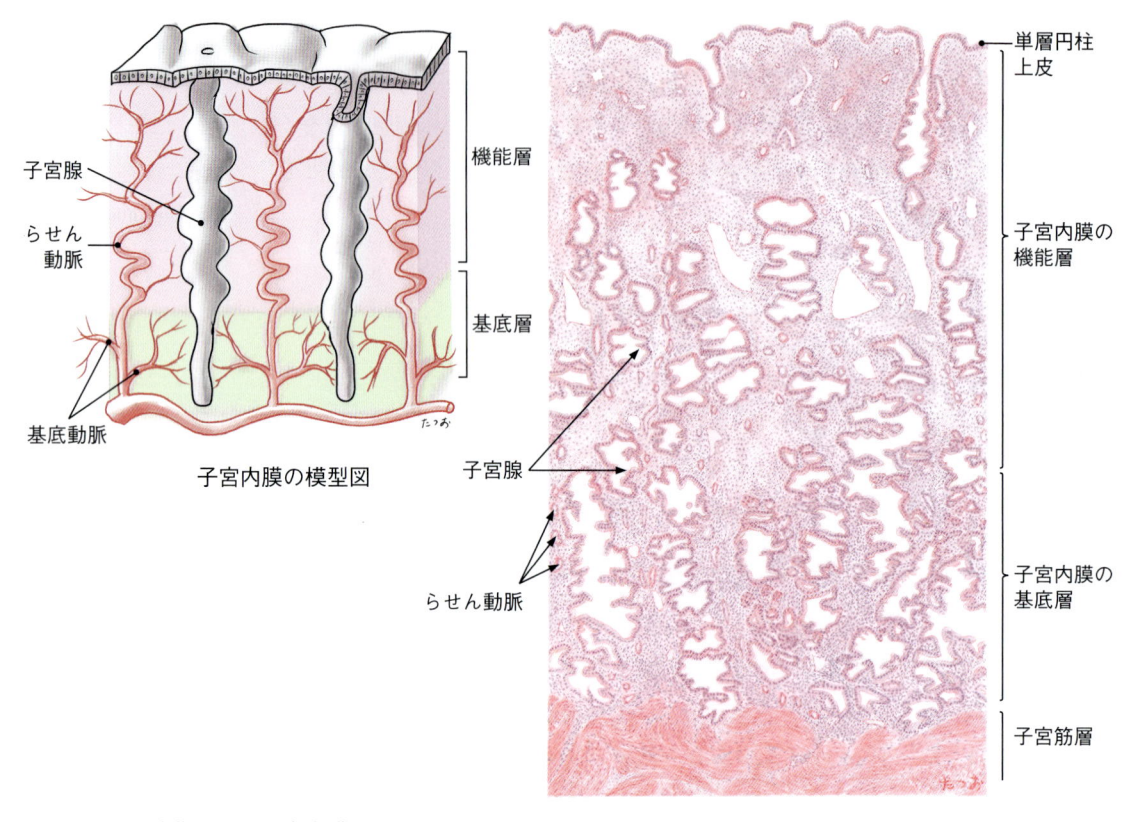

図 14-9 分泌期のヒト子宮内膜（ヘマトキシリン-エオジン染色）（×28）
　子宮内膜の粘膜固有層は表層（機能層）と深層（基底層）に区別される．月経のさいには機能層が子宮から剝げ落ちて，基底層のみが残される．

をして，いろいろな症状をひき起こすことがある．これを**子宮内膜症**という．

　子宮筋層は平滑筋の厚い（厚さ1cm以上）層でできている．この平滑筋線維は，ふつう長さ約30〜50μmであるが，妊娠によって著しく長く大きくなって0.5mmを超えるほどになり，その数も増す．出産のあとは，平滑筋線維は急速に小さくなり，一部分は変性して数も減る．

　　子宮の筋組織からは良性腫瘍（平滑筋腫）が発生しやすい．子宮の平滑筋腫を**子宮筋腫**という．子宮筋腫は筋層内に限らず，粘膜下や漿膜下に生じることがある．

子宮筋層 myometrium.

B. 月経と子宮内膜の周期的変化

　成熟女性の子宮内膜は，卵巣周期にあわせて，約28日を1周期とする周期

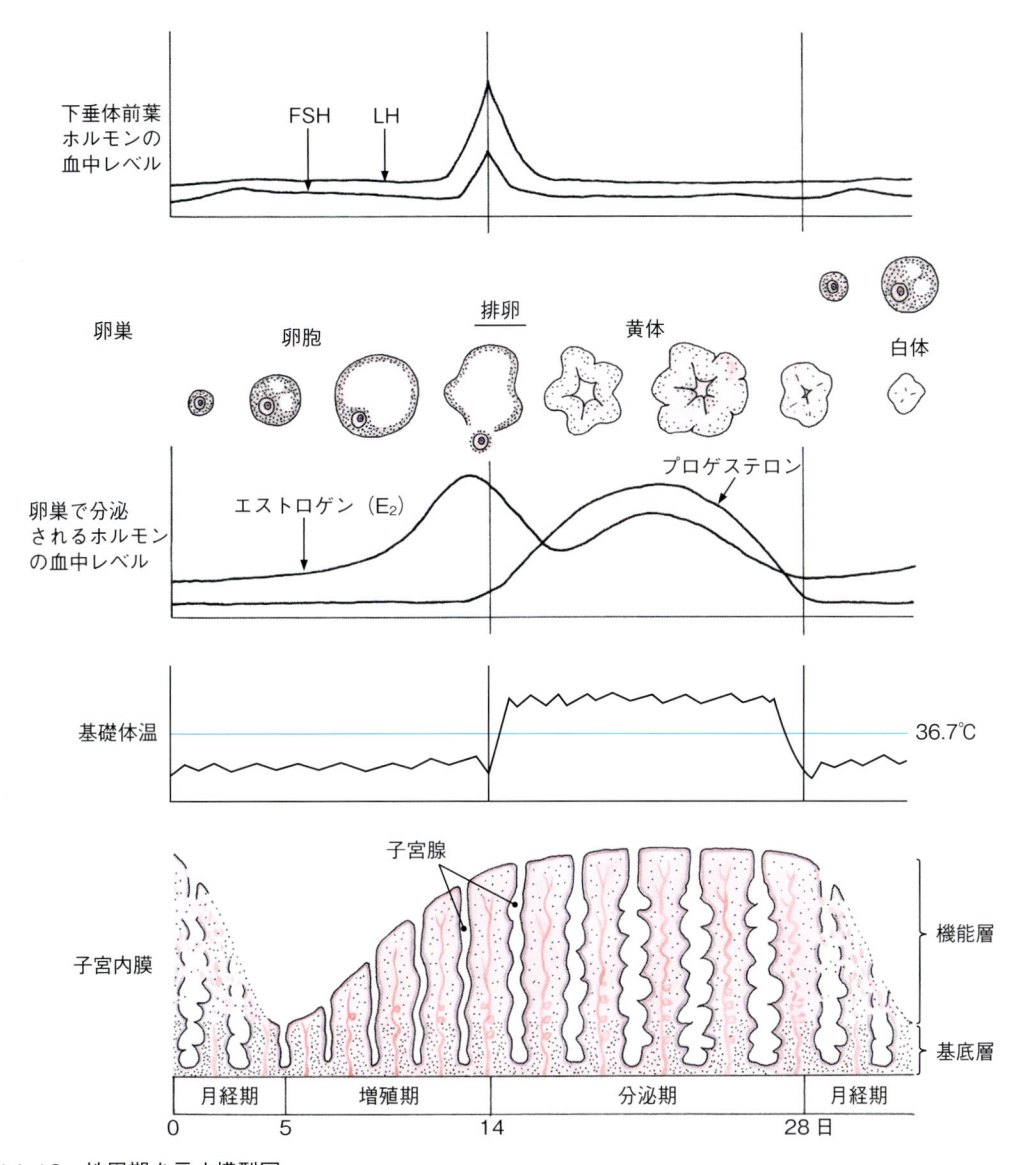

図 14-10　性周期を示す模型図

的な変化をしている（図 14-10）．子宮内膜のこのような周期を**月経周期**という．月経周期は増殖期，分泌期，月経期の 3 期に分けることができる．

月経周期 menstrual cycle.

1. 増 殖 期

　月経終了後から排卵までの約 2 週間を**増殖期**という．このあいだに子宮内膜はエストロゲンの影響を受けて増殖し，しだいに厚さを増す．増殖期の初期には子宮内膜の厚さは 0.5 mm ほどであるが，後期には 3〜4 mm となる．子宮

増殖期 proliferative stage.

腺も数と長さを増し，その腺細胞は背の高い円柱状になる．粘膜固有層にはらせん動脈がつくられる．

2. 分泌期

　排卵から月経発来直前までの期間を**分泌期**という．分泌期のあいだに，子宮内膜はプロゲステロンの影響を受けて浮腫状になり，さらに肥厚して 7 mm ほどの厚さとなる．子宮腺は内腔が拡張し，著しく蛇行してくる．腺細胞も肥大して，さかんに分泌がおこなわれるようになる．この分泌物はグリコゲンに富み，受精卵の成育に必要な栄養に満ちている．粘膜固有層の**らせん動脈**も発達して子宮内膜の表層近くまで進入する．

　分泌期における内膜の変化は受精卵を着床させる好都合な状態であるが，受精が起こらない場合は，次の月経期にはいる．

分泌期 secretory stage.

らせん動脈 coiled arteries.

3. 月経期

　排卵後 10 〜 12 日して，月経黄体が退縮しはじめ，プロゲステロンの血中レベルが低下してくると，子宮内膜のらせん動脈が間欠的に収縮を起こすようになる．そのため内膜の表層部（機能層）の酸素欠乏が起こり，組織が死んで（壊死），機能層はその下の層（基底層）を残して剝げ落ちてしまう．このように剝離した子宮内膜は，滲み出した血液とともに子宮外に排出される．これが**月経**である．

　月経期は約 3 〜 7 日間つづき，その出血量は 50 〜 150 g 程度が一般的である．月経のあとに残された子宮内膜の基底層では，粘膜上皮が新生し，新しく発育を始めた卵胞から分泌されるエストロゲンの作用をうけて，ふたたび増殖期の変化にはいる．

月経期 menstrual stage.

月経 menstruation.

　　卵巣周期と月経周期をあわせて**性周期**という．性周期においては，
　　月経がもっとも顕著な現象なので，これを指標として日数を数え，月経
　　第1日から次の月経の第1日までを1周期とすることが多い．

■ C. 子宮頸の構造

　子宮頸の壁は，いろいろな点で子宮体と異なっている．

　子宮頸の内面をおおう粘膜には，深い複雑なひだがある．粘膜上皮は，背の高い円柱上皮で，線毛細胞と無線毛細胞が混在している．上皮は固有層内に管状におち込んで多数の**子宮頸腺**をつくっている．この腺はアルカリ性の粘液を分泌している．

子宮頸 cervix uteri.

子宮頸腺 cervical glands.

子宮頚の粘膜は，子宮体と違って，月経周期にともなう厚さの変化を示さず，月経期に組織の剥離も起こらない．また，子宮頚の筋層は子宮体に比べてかなり薄く，はっきりとした層構造もつくらない．

子宮頚のうちで腟内腔に突出した部分は，**子宮腟部**とよばれる．この部分の表面は，腟と同様に，角化しない重層扁平上皮でおおわれている．この重層扁平上皮と頚管（子宮頚の内腔）の単層円柱上皮との移行は，頚管の出口のところで突然に生じる．

> 子宮頚の重層扁平上皮と単層円柱上皮の移行帯は癌の好発部位として知られている．近年の研究によると，この移行部の細胞が性交などによりヒトパピローマウイルス（HPV）に長期間感染することにより，癌化することが**子宮頚癌**の原因であるという．そこで，感染予防のためにHPVのワクチン接種がおこなわれるようになってきている．

4 腟

腟は子宮と外陰部をつなぐ長さ約8cmの管で，ふだんは前後に押しつぶされている．陰茎を受け入れる交接器であるが，分娩時には産道となる． 腟 vagina.

腟の壁は粘膜，筋層，外膜の3層でできている．

ひだに富む**粘膜**は，角化しない**重層扁平上皮**と，その下の粘膜固有層からなる．重層扁平上皮の表層部の細胞は，多量の**グリコゲン**を含んでいるのが特徴である．この上皮細胞は絶えず剥離し，自己融解して腟の内腔にグリコゲンを供給している．内腔に出たグリコゲンは，そこに常在する細菌（デーデルライン杆菌）によって分解されて乳酸となるので，**腟内は常に強い酸性**（pH 4〜5）に保たれる．このような酸性の環境は，絶えず侵入する細菌に対して強い殺菌作用をもたらしている．

筋層は，さまざまな方向に交錯して走る平滑筋線維の束からなっている．筋層の外がわの外膜は疎性結合組織でできており，尿道や直腸に子宮を結びつけている．

> 腟壁や子宮壁から自然にまたは人工的に剥離した細胞を，塗抹（ガラスにぬりつけること）してパパニコロウ染色という専用の染色をした後に観察する方法が産婦人科でよく用いられる．この細胞診は子宮頚癌の早期診断に重要な役割を果たすだけでなく，月経周期の判定や卵巣機能を知る手がかりとして有用である．

5 外陰部

外陰部は陰核，大陰唇，小陰唇，腟前庭から構成されている（図14-11）．

陰核は男の陰茎に相当し，陰茎海綿体と同じような海綿体（陰核海綿体）を芯にしてできている．体表に出ている部分は小さいが，海綿体は長い左右の脚をもって恥骨につき，男性の陰茎と同様に性的興奮により勃起する．陰核の表面は薄い重層扁平上皮でおおわれている．粘膜固有層には多数の知覚装置がみとめられ，性感の形成にあずかっている．

小陰唇は，血管や神経に富んだ結合組織を芯として，その表面を重層扁平上皮がおおう薄い板状のひだである．皮下脂肪はみられない．小陰唇に毛はないが，脂腺が多数みられる．

大陰唇は男の陰嚢に相当する大きな皮膚のひだで，毛や脂腺，汗腺をもち，皮下脂肪が豊富である．

腟前庭は小陰唇で囲まれた部分で，小陰唇と同じような重層扁平上皮でおおわれている．上皮下の結合組織には，男の尿道海綿体に相当する静脈叢のかたまり（前庭球）が左右1対埋まっている．さらに，前庭には小さな粘液腺（小前庭腺）と，エンドウ豆大の**大前庭腺**（バルトリン腺）がみとめられる．これらの腺は腟前庭に開口して，その表面をうるおしている．

陰核 clitoris.

小陰唇 labia minora.

大陰唇 labia majora.

腟前庭 vestibule.

大前庭腺 major vestibular glands（of Bartholin）.

6 胎 盤

卵管で受精した卵子は，約4日かかって子宮に達し，さらに2日ほどしてから子宮粘膜の中にはいり込んで着床する．着床が起こり，受精卵がさらに成長

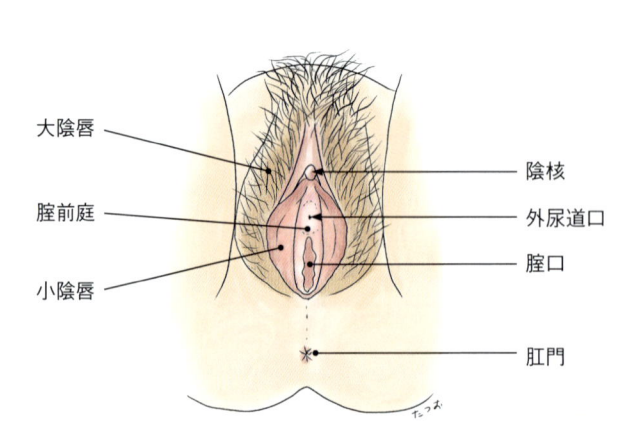

図14-11 女性の外陰部の模型図

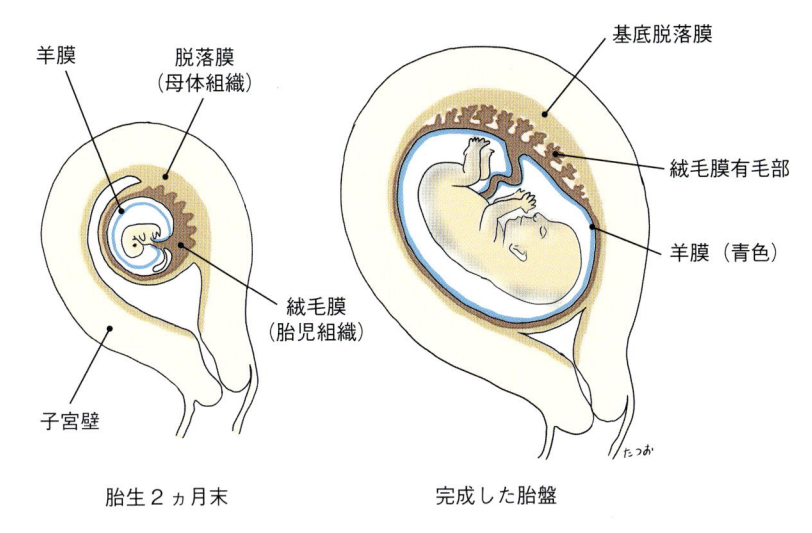

図 14-12　胎盤の形成を示す模型図

していくには，胎芽に効率よく酸素や栄養を供給するための装置が必要となる．そのために発達したものが**胎盤**である．

胎盤 placenta.

胎盤が完成するのは，妊娠第 4 月末で，その後も発育をつづけ，妊娠末期には，直径 15 cm，厚さ 3 cm ほどの大きな円板状の構造物となる．

胎盤を構成する組織は，胎児の組織に由来する**羊膜**と**絨毛膜**，母体の組織（子宮内膜）に由来する**脱落膜**の 3 つからなっている（図 14-12）．

羊膜 amnion.
絨毛膜 chorion.
脱落膜 decidua.

胎盤の胎児側の面は羊膜でおおわれ，一部に臍帯が付着している（図 14-13）．この羊膜に接着して，絨毛膜でできた板（**絨毛膜板**）があり，そこから母体側に向かって，約 20 本ほどの樹状の突起（**絨毛膜絨毛**）が伸び出している．この絨毛の樹は，それぞれ脱落膜でできた壁で不完全に仕切られている．この仕切りを**胎盤中隔**という．胎盤の底は脱落膜（基底脱落膜）からできている．絨毛膜絨毛と脱落膜で囲まれた腔所は**絨毛間腔**とよばれ，この中に母体の血液が満ちている．ちょうど絨毛の"樹"が母体の"血の海"の中に浮かんでいるようにみえる．

絨毛間腔 intervillous space.

A．絨毛の構造

絨毛膜絨毛は，絨毛膜板から出た幹（絨毛幹）と，そこから複雑に分岐した枝（絨毛枝）からなる．このような絨毛は，結合組織を芯にして，その表面を**栄養膜**という細胞性の膜がおおってできている．

栄養膜は，**外がわの合胞体性栄養膜と内がわの細胞性栄養膜の 2 層に区別**

絨毛膜絨毛 chorionic villi.
合胞体栄養膜 syncytiotrophoblast.
細胞性栄養膜 cytotrophoblast.

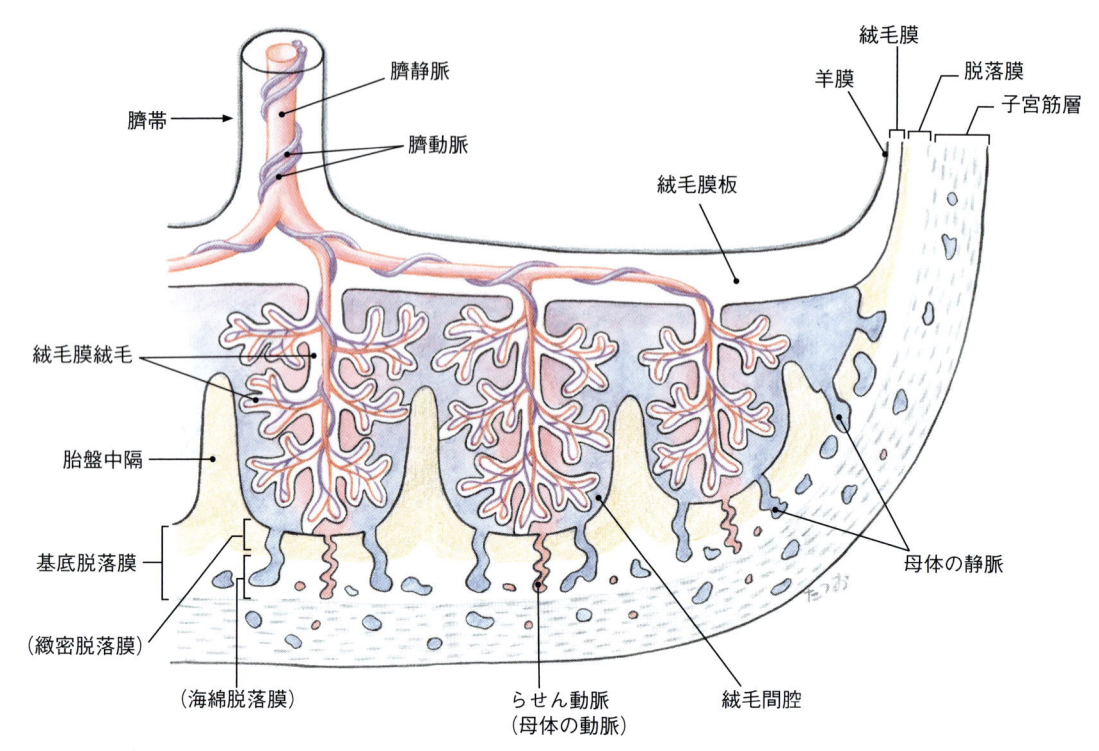

図14-13 胎盤の構造を示す模型図
胎盤は羊膜，絨毛膜，脱落膜の3つの組織からなっている．絨毛間腔には母体の血液が満ちていることに注意しよう．

される（図14-14，図14-15，図14-16）．

外がわの合胞体栄養膜をつくっている細胞（合胞体栄養膜細胞）は，細胞の境界を失い互いに細胞質を融合させている．この細胞の表面には多数の微絨毛が生えている．

> ヒトの胎盤からは**ヒト絨毛性ゴナドトロピン（hCG）**というホルモンが分泌されている．このホルモンは合胞体栄養膜細胞で産生され，妊娠初期の妊娠黄体の維持に関わっている．合胞体栄養膜細胞は，このほかヒト胎盤性ラクトーゲンというホルモンを産生し，妊娠後期にはエストロゲンとプロゲステロンの産生にも関与する．

内がわの細胞性栄養膜をつくる細胞は，**ラングハンス細胞**ともよばれ，合胞体栄養細胞の下面に一列に並んでいる．この細胞は活発に分裂増殖し，合胞体性栄養膜に加わっている．ラングハンス細胞は妊娠初期では密に配列しているが，胎生第4月ごろから減少しはじめて，妊娠末期にはまばらになる．

栄養膜の下には基底膜があり，その下が絨毛の結合組織である．この結合組

ヒト絨毛性ゴナドトロピン human chorionic gonadotropin（hCG）．

ラングハンス細胞 Langhans cell. Theodor Langhans（1839-1915）はドイツの病理学者．結核などの肉芽腫にみられる巨細胞を発見したことでも知られる．Paul Langerhans が発見した「ランゲルハンス細胞」（301頁）と混同しないように注意．

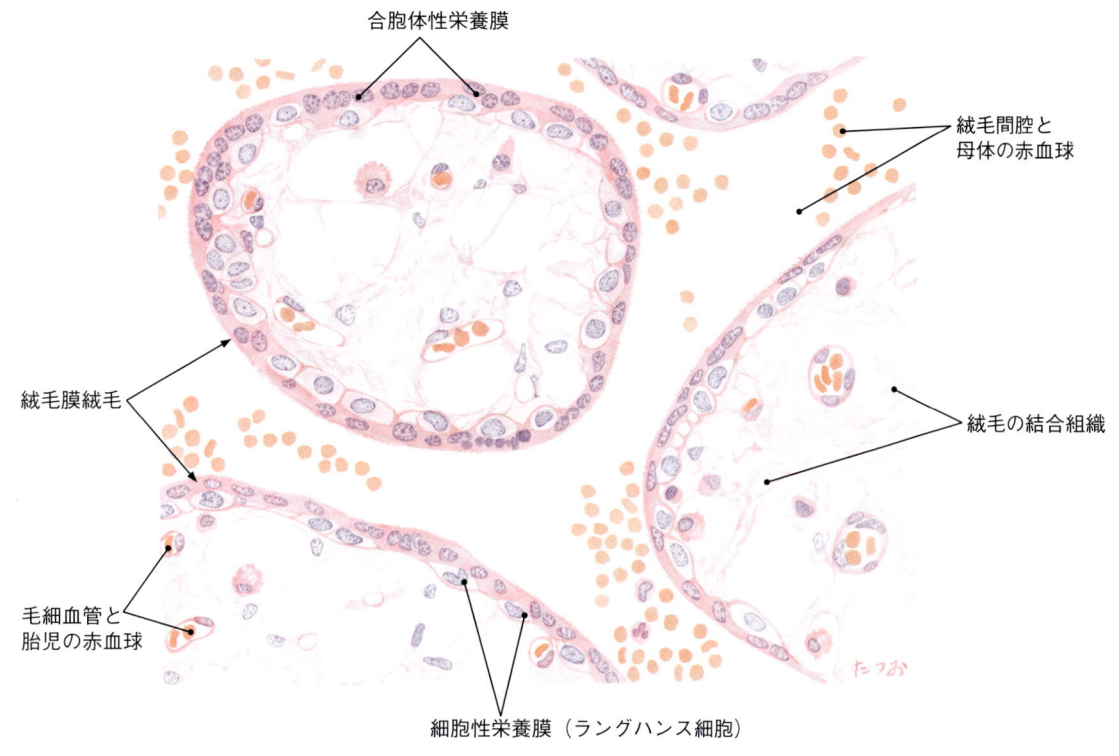

図 14-14 妊娠 7 ヵ月の胎盤絨毛の横断図（ヘマトキシリン-エオジン染色）（×350）

（ラベル：合胞体性栄養膜，絨毛間腔と母体の赤血球，絨毛膜絨毛，絨毛の結合組織，毛細血管と胎児の赤血球，細胞性栄養膜（ラングハンス細胞））

織は臍帯と同じ膠様組織でできており，臍動脈と静脈につながる毛細血管がよく発達している．

　胎児は胎盤で母体側の血液から酸素や栄養をうけとり，逆に炭酸ガスや不用の代謝産物などを母体血中におくり出しているが，母体側の血流と胎児側の血流のあいだには上で述べたような細胞や結合組織の層が介在している．すなわち，①絨毛の栄養膜，②基底膜，③絨毛の結合組織，④絨毛内の毛細血管壁，という層をへだてて物質の交換がおこなわれるのである．そのさいに このような層は，物質の通過に対して選択性をもち，関門としてはたらいている．これを**胎盤関門**という（図 14-16）．

　このように胎盤関門があることで母体と胎児の血液がまじり合うことなく，ガス交換や物質の受けわたしができる．一方で，一部のウイルス（風疹など）や薬物がこの胎盤関門を通過することができることにも注意する必要がある．

胎盤関門 placental barrier.

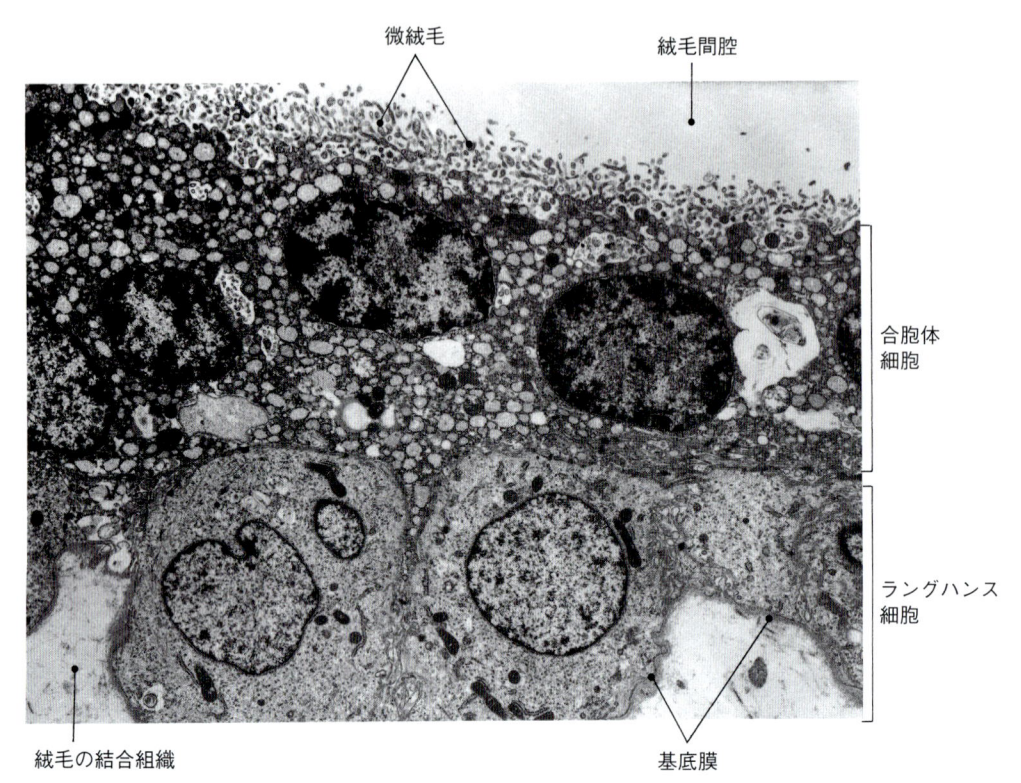

図 14-15　合胞体性栄養膜と細胞性栄養膜の透過電子顕微鏡写真（×4,500）
ヒト妊娠2ヵ月の胎盤．

（岩手医科大学 小野大志氏撮影，1989）

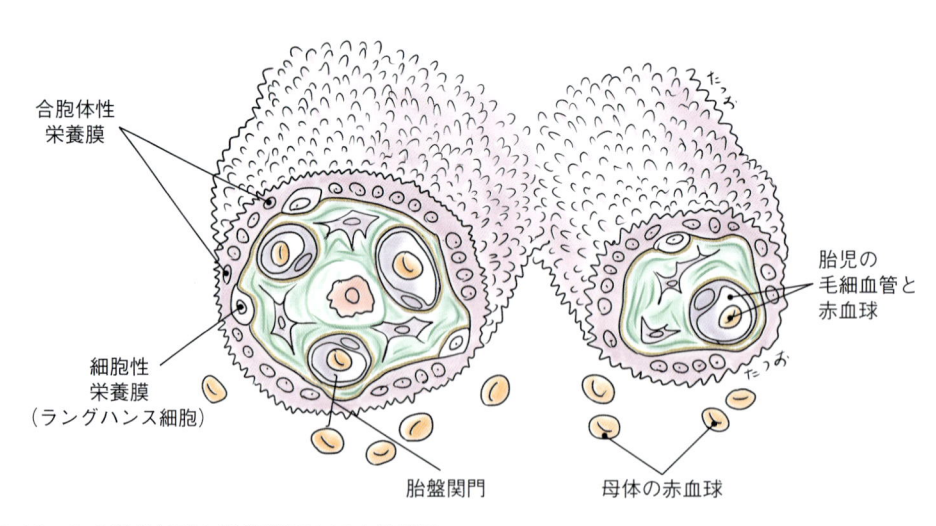

図 14-16　ヒト胎盤絨毛と胎盤関門を示す模型図

B. 脱落膜の構造

脱落膜は子宮内膜の肥大したもので，絨毛間腔に面した表層と子宮筋層に接した深層の2層に区別される（図14-13）．

表層の脱落膜（緻密脱落膜）には**脱落膜細胞**という明るい大型の細胞が密在し，子宮腺は強く圧平されている．これに対して，深層の脱落膜（海綿脱落膜）では，子宮腺が拡張しており，脱落膜細胞はそのあいだに散在する程度である．脱落膜細胞は，子宮内膜の線維芽細胞が変化したものと考えられる．

脱落膜には，もともと子宮内膜に含まれていた らせん動脈や静脈が たくさん存在し，これらが絨毛間腔に開いている．これによって母体の血液が絨毛間腔を循環することができるのである．

> 脱落膜は，分娩時に胎盤が剥離する部分でもある．分娩時に胎児が娩出されると，子宮腔の容積は著しく縮小するが，胎盤はあまり縮まない．そのため，両者の付着面にひずみが生じ，海綿脱落膜がさけて，胎盤が子宮壁から剥離するのである．

脱落膜細胞 decidual cells.

第15章　内分泌系

　腺のうちで，分泌物を結合組織の中に放出し，血管を介して特定の組織や細胞に作用を及ぼすようなものを**内分泌腺**とよぶ．内分泌腺には，外分泌腺にみられるような導管はない（第3章参照）．内分泌腺から分泌され特定の生理作用をもつ物質は**ホルモン**とよばれる．それぞれのホルモンは，ある決まった器官（標的器官）に作用を及ぼしている．

　一般に内分泌腺という場合は，下垂体，甲状腺，副腎，上皮小体のように，内分泌を専業とする器官をさす（図15-1）．また，膵臓は消化液を分泌する外分泌腺の中に，ランゲルハンス島という内分泌腺をふくんでいる（193頁）．

　さらに，ほかの機能をもった器官でありながら，その中に内分泌をおこなう細胞がまじっている器官もある．これらも内分泌腺ということができる．精巣や卵巣（性ホルモンを分泌する），胃と腸（消化管ホルモンを分泌），腎臓（レ

内分泌腺 endocrine glands.

ホルモン hormone.

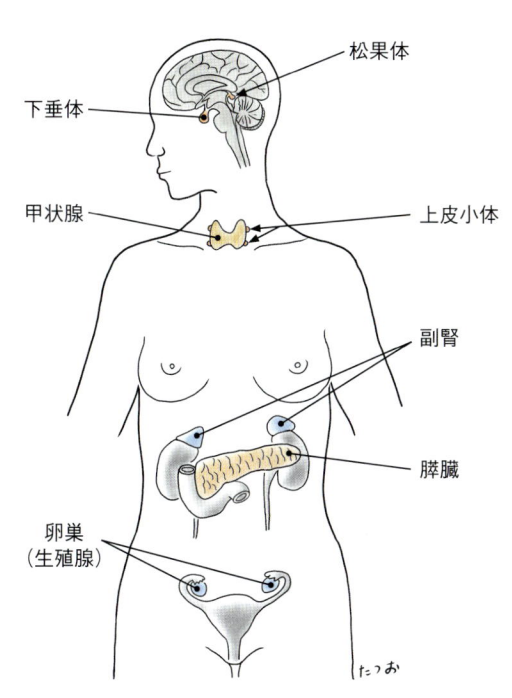

図15-1　主な内分泌系の模型図

ニンを分泌），胸腺（胸腺ホルモンを分泌），心房（心房性ナトリウム利尿ペプチドを分泌）などがそうである．

この章では，まず内分泌腺の一般的な構造について述べたのちに，下垂体，甲状腺，副腎，上皮小体，消化管の内分泌について 少し詳しく ふれることにする．

1 内分泌腺の一般的な構造

内分泌腺は主に蛋白を合成分泌する細胞系（ペプチド-アミン分泌系）と，ステロイドを合成分泌する細胞系（ステロイド分泌系）の2系に大別することができる．甲状腺だけは，このどちらにも属さない特殊な分泌様式をもつが，これについては あとで具体的に述べる．

A. ペプチド-アミン分泌系

内分泌腺の細胞が明瞭な果粒をもち，その中にペプチド性のホルモン（と多くの場合はアミン性信号物質）が含まれるようなものが**ペプチド-アミン分泌系**である（図15-2）．下垂体（前葉，中間葉，後葉），副腎髄質，胃腸膵内分泌系，松果体，上皮小体の細胞など多くの内分泌腺が，この系統に属する．こ

ペプチド-アミン分泌系 peptide-amine secreting system.

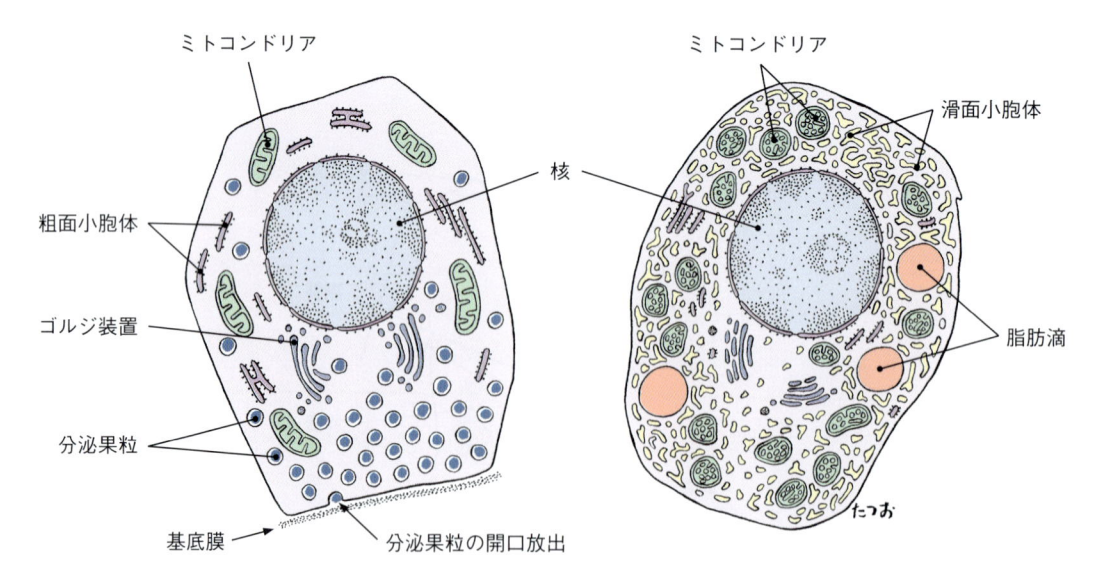

図15-2 ペプチド-アミン分泌系の細胞（左）とステロイド分泌系の細胞（右）の基本構造（模型図）

れらの内分泌腺の細胞は，ペプチドや蛋白質を**粗面小胞体-ゴルジ装置系**で産生し，分泌果粒としてたくわえたのちに，開口放出によって果粒内容を基底側（結合組織側）に放出している．

■ B. ステロイド分泌系

ステロイド核をもつ一連のホルモン（ステロイドホルモン）を分泌する細胞系を**ステロイド分泌系**という．副腎皮質の細胞と，卵巣や精巣の特定の細胞がこれに属する．ステロイドホルモンを分泌する細胞は**滑面小胞体**と**ミトコンドリア**がよく発達しており，さらに**脂肪滴**を含むのが特徴である．こうした細胞では，脂肪滴に含まれるコレステロールを原料として，ミトコンドリアと滑面小胞体に含まれる酵素によってホルモンがつくられる．なおステロイド分泌系の細胞のミトコンドリアは特徴的な管状のクリスタ（8頁）をもっていることが多い．

ステロイド分泌系 steroid secreting system.

2 下垂体

下垂体は，間脳の下面に細い柄でぶらさがっているまるい器官で，頭蓋底の小さなくぼみ（トルコ鞍）の中に埋まっている（図15-3）．1g弱のごく小さな器官ではあるが，何種類ものホルモンを産生・分泌し，からだ全体のホルモンバランスを制御している重要な器官である．

下垂体は発生学的にまったく異なる2つの部分，**腺性下垂体**と**神経性下垂体**

下垂体 hypophysis, または pituitary gland.

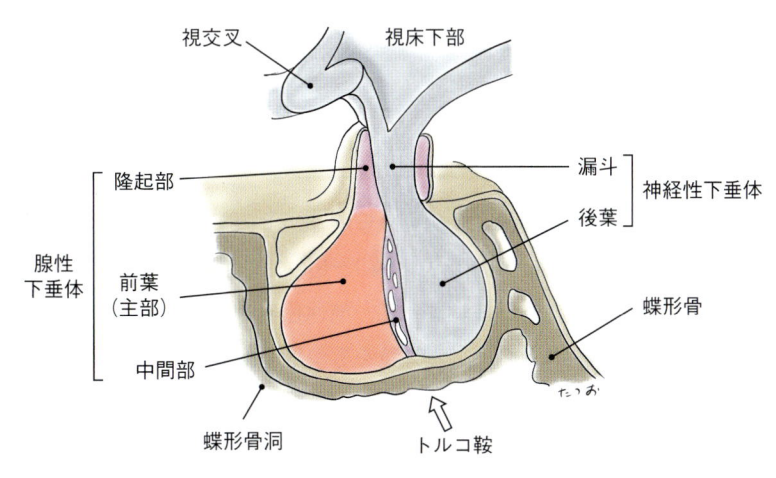

図15-3 ヒトの下垂体の構造を示す模型図

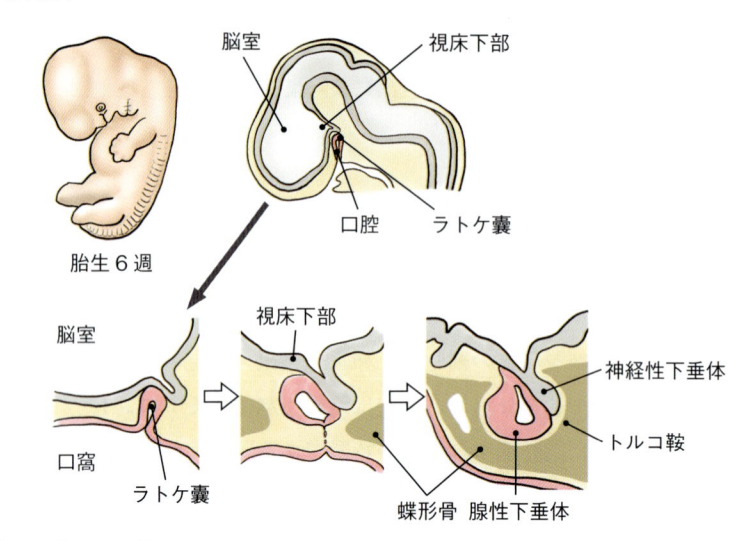

図 15-4　下垂体の発生を示す模型図
　右上の図は胎生 6 週のヒト胎児の頭部縦断面である.
　下の図は下垂体の発生の過程を示している.

が癒着してできている（図 15-4）．神経性下垂体は脳の一部が伸び出してきてできた神経組織であるが，腺性下垂体は咽頭の上皮（ラトケ嚢）がおち込んでできた上皮組織（上皮細胞の集まり）である．

A．腺性下垂体

　腺性下垂体は，さらに隆起部，主部，中間部の 3 つの部分に分けられる（図 15-3）．主部（ときに隆起部と合わせて）は**前葉**ともいう．中間部は，私たちヒトでは発達がわるく，その機能もよくわからない．ここでは前葉に限って，もう少し詳しく述べることにする．

腺性下垂体 adeno-hypophysis.
前葉 anterior lobe.

1．前葉ホルモンと前葉細胞

　下垂体の前葉は数種類の腺細胞が集まって細胞索をつくっており，そのまわりを疎性結合組織と洞様毛細血管が囲んでいる（図 15-5，図 15-6）．
　前葉の腺細胞（下垂体前葉細胞）は，その染色性によって，酸性色素に赤く染まる果粒をもつ**酸好性細胞**，塩基性色素に青く染まる果粒をもつ**塩基好性細胞**，どちらにも染まらない**色素嫌性細胞**に分けられる．一方，前葉からは 6 種類の主要なホルモン，すなわち，成長ホルモン，乳腺刺激ホルモン（プロラクチン），副腎皮質刺激ホルモン，甲状腺刺激ホルモン，卵胞刺激ホルモン，黄

酸好性細胞 acidophilic cells.
塩基好性細胞 basophilic cells.
色素嫌性細胞 chromophobic cells.

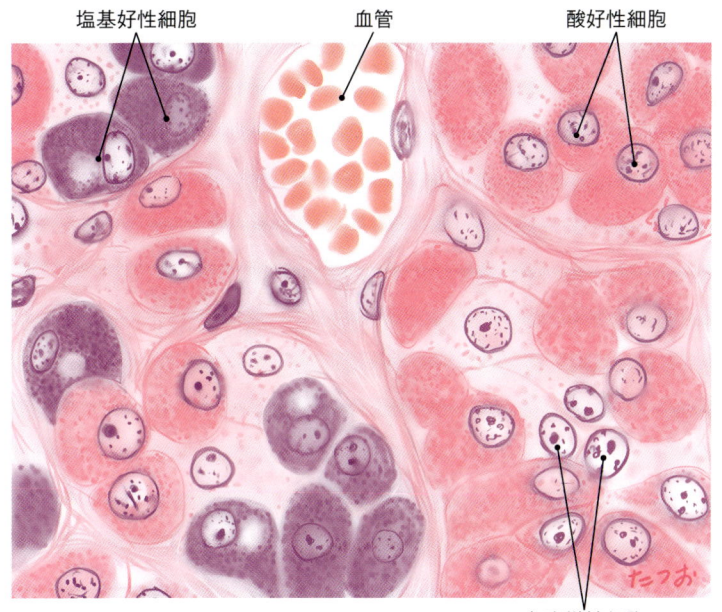

図15-5 下垂体前葉（ヒト）のHE染色標本（×1,000）
この染色では酸好性細胞が2種類，塩基好性細胞が2ないし3種類に区別される．

体化ホルモンが産生・分泌されることも知られている．これらのホルモンの抗体を用いた免疫組織化学により，6種類のホルモンは，次のような5種類の細胞で産生・分泌されることがわかってきている（図15-6）．

下垂体前葉にはこのほかにホルモンの産生にかかわらない**濾胞星状細胞**が存在する（図15-7）．
免疫組織化学でホルモンの局在を調べることができなかった時代は，アザン染色やアルデヒドフクシン-マッソン-ゴールドナー染色などにより酸好性細胞と塩基好性細胞をさらにこまかく分類していた．しかし，この方法での正確な同定は難しいので，現在ではあまり用いられない．

濾胞星状細胞 folliculostellate cells.

1）成長ホルモン分泌細胞（GH細胞）

成長ホルモン（GH）は，191個のアミノ酸からなるペプチドホルモンで，からだの細胞の増殖をうながすことにより，成長を促進するはたらきがある．このホルモンを産生・分泌しているのが**成長ホルモン分泌細胞**（GH細胞）である．

この細胞は円形で均一な大きさの**酸好性細胞**として観察され，電子顕微鏡でみると黒くてまるい大型（径約350 nm）の果粒が充満しているのが特徴であ

成長ホルモン growth hormone.

成長ホルモン分泌細胞（GH細胞）somatotroph.

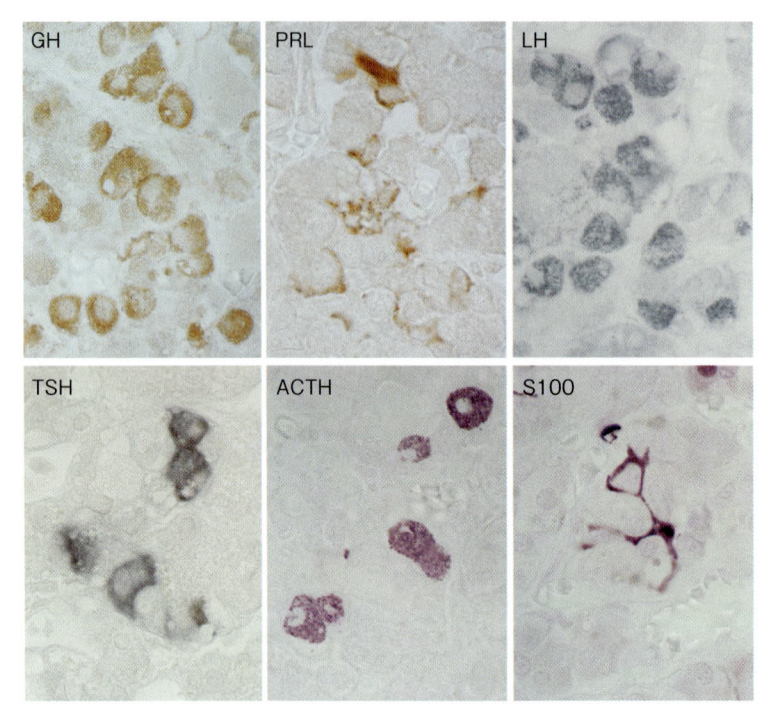

図15-6 下垂体前葉の免疫組織化学の写真（ヒト）（×190）
　5種類のホルモン分泌細胞をそれぞれに特徴的なホルモンの抗体を用いて免疫染色を行い，その分布を示してある．また濾胞星状細胞をS100という蛋白質の抗体で標識してある．
（新潟大学　甲賀大輔助教撮影，2013）

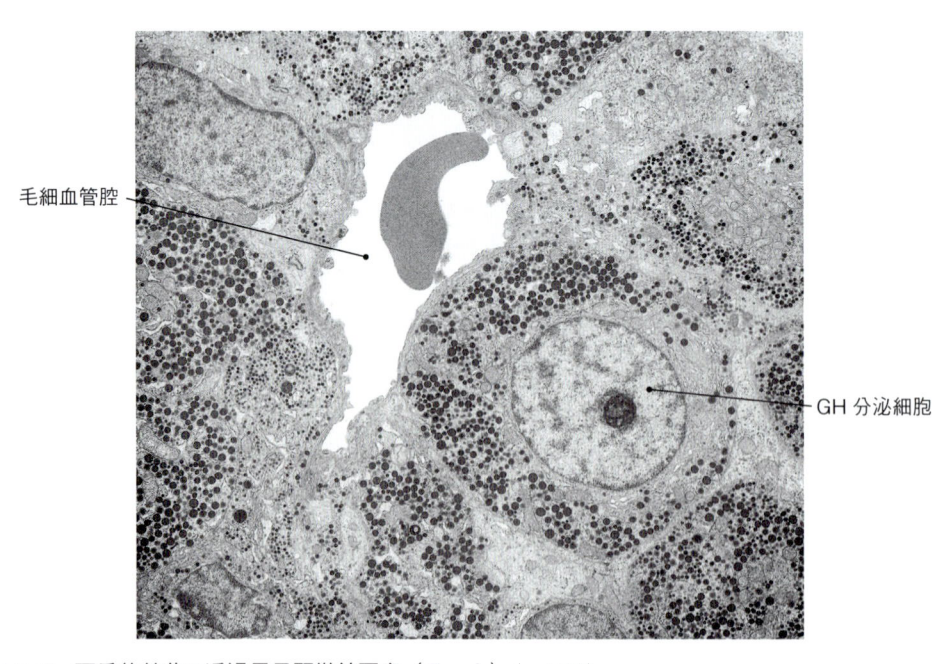

図15-7 下垂体前葉の透過電子顕微鏡写真（ラット）（×4,000）
　前葉の細胞はそれぞれ特徴的な分泌顆粒をもっている．（新潟大学　甲賀大輔助教撮影，2013）

る（図15-7）．GH細胞は前葉にもっとも多くみられる細胞で，前葉細胞の約50%をしめる．

> 成長ホルモンはとくに骨端軟骨の活動を支配しており，このホルモンの分泌過剰が成長中の子供に起こると，背が異常に高くなって**巨人症**をひき起こす．反対に分泌が不足すると，（下垂体性）**小人症**を起こす．また大人になってから，このホルモンの分泌過剰が起きると，**末端肥大症**といって，指，ひたい，鼻，あご などが大きくなる病気になる．

巨人症 gigantism.
小人症 dwarfism.

2) プロラクチン分泌細胞（PRL細胞）

プロラクチン（乳腺刺激ホルモンともいう）は199個のアミノ酸からなるペプチドホルモンで，乳腺の発育をうながし，乳汁を分泌させるはたらきがある．このホルモンを産生・分泌しているのが**プロラクチン分泌細胞（PRL細胞）**である．PRL細胞もGH細胞と同様に**酸好性細胞**であるが，形は星形をしているものが多い．前葉細胞の15〜20%をしめる．

プロラクチン prolactin
乳腺刺激ホルモン lactotrophic hormone ともいう．
プロラクチン分泌細胞（PRL細胞）mammotroph

> 乳腺刺激ホルモンは女性の妊娠および授乳期に多量に分泌される．この時期の下垂体前葉をみると，PRL細胞が肥大・増殖している．男性におけるプロラクチンの役割はまだよくわからない．

3) 副腎皮質刺激ホルモン分泌細胞（ACTH細胞）

副腎皮質刺激ホルモンは39個のアミノ酸からなるポリペプチドで，副腎皮質にはたらいて，その分泌機能をうながしている．このホルモンを産生・分泌しているのが副腎皮質刺激ホルモン分泌細胞（ACTH細胞）である．ACTH細胞は大型でやや角ばった形をしており，弱い塩基好性を示すことが多い．前葉細胞の15〜20%をしめるという．

副腎皮質刺激ホルモン adrenocorticotrophic hormone.

4) 甲状腺刺激ホルモン分泌細胞（TSH細胞）

甲状腺刺激ホルモンは分子量28,000の糖蛋白質で，甲状腺の濾胞上皮細胞を刺激して，甲状腺ホルモンの合成・分泌をうながしている．このホルモンを産生・分泌しているのが甲状腺刺激ホルモン分泌細胞（TSH細胞）である．TSH細胞は，角ばった塩基好性細胞として観察される．また，分泌物が糖蛋白質であるため，PAS（過ヨウ素酸-シッフ）反応（354頁）をおこなうと陽性になるのが特徴である．

甲状腺刺激ホルモン thyroid-stimulating hormone.

5) ゴナドトロピン分泌細胞（GTH細胞）

卵胞刺激ホルモン（FSH）は分子量約41,000の糖蛋白質で，女性では卵巣

卵胞刺激ホルモン follicle-stimulating hormone.

にはたらいて卵胞を成熟させ，エストロゲンの分泌をうながす．男性では，精巣の精細管の発育をうながしている．一方，**黄体形成ホルモン**（LH）は分子量約 26,500 の糖蛋白質で，女性では卵巣の成熟卵胞の完全な発育と卵胞ホルモンの分泌を促進し，排卵後は黄体形成をうながしている．男性においては，卵胞刺激ホルモンと協力して，精巣のライディッヒ細胞にはたらき，テストステロンを分泌させる．このように FSH も LH も性腺を刺激するホルモンなので，まとめて，**ゴナドトロピン**（**性腺刺激ホルモン，GTH**）ともよばれる．また，この2つのホルモンは同一の細胞によって産生・分泌されることが知られている．この細胞が**ゴナドトロピン分泌細胞**である．ゴナドトロピン分泌細胞は，**小型の塩基好性細胞**で，分泌物の性状から，TSH 細胞と同様に PAS 反応に陽性を示す．

黄体形成ホルモン luteinizing hormone.

ゴナドトロピン（GTH）gonadotropin.

ゴナドトロピン分泌細胞 gonadotroph.

2．下垂体門脈系と調節ホルモン

　上で述べたように，下垂体前葉はさまざまなホルモンを分泌して，ほかの内分泌腺のホルモン分泌をコントロールしており，内分泌系の中枢的な立場にあるといえる．しかし，この前葉のはたらきも，**間脳の視床下部**という部分によってコントロールされている．

視床下部 hypothalamus.

　腺性下垂体は内頸動脈の枝（上下垂体動脈）から血液をうけている．この動脈は，隆起部の上端から隆起部に侵入し，神経下垂体の漏斗の部分で，まず洞様毛細血管の網（第一次毛細血管網）をつくる（図 15-8）．この毛細血管網は，隆起部で数本の静脈に集まったのちに，前葉に達し，ここでもう一度，洞様毛細血管の網（第二次毛細血管網）をつくっている．第一次と第二次の毛細血管網のあいだを結ぶ静脈は一種の門脈とみなすことができるので，このような血管系を**下垂体門脈系**とよぶ．

下垂体門脈系 hypophyseal portal system.

　第一次の毛細血管網の周囲には，視床下部の神経細胞から伸びてきた神経突起の終末が存在し，ここから**腺性下垂体を調節するホルモン**が血中に放出されている．このようなホルモンはいずれもペプチドで，下垂体前葉の各ホルモンの放出を促進するもの（**放出ホルモン**）と放出を抑制するもの（**抑制ホルモン**）がある（表 15-1）．こうしたホルモンが下垂体門脈系を介して，前葉の第二次毛細血管網に達し，前葉の各細胞のホルモン分泌を調節している．

放出ホルモン releasing hormone.
抑制ホルモン inhibitory hormone.

■ B．神経性下垂体

　神経性下垂体は漏斗と後葉という部分に分けることができる．後葉は，間脳の視床下部の一部が伸び出してきたもので，漏斗は後葉と視床下部をむすぶ部

神経性下垂体 neurohypophysis.

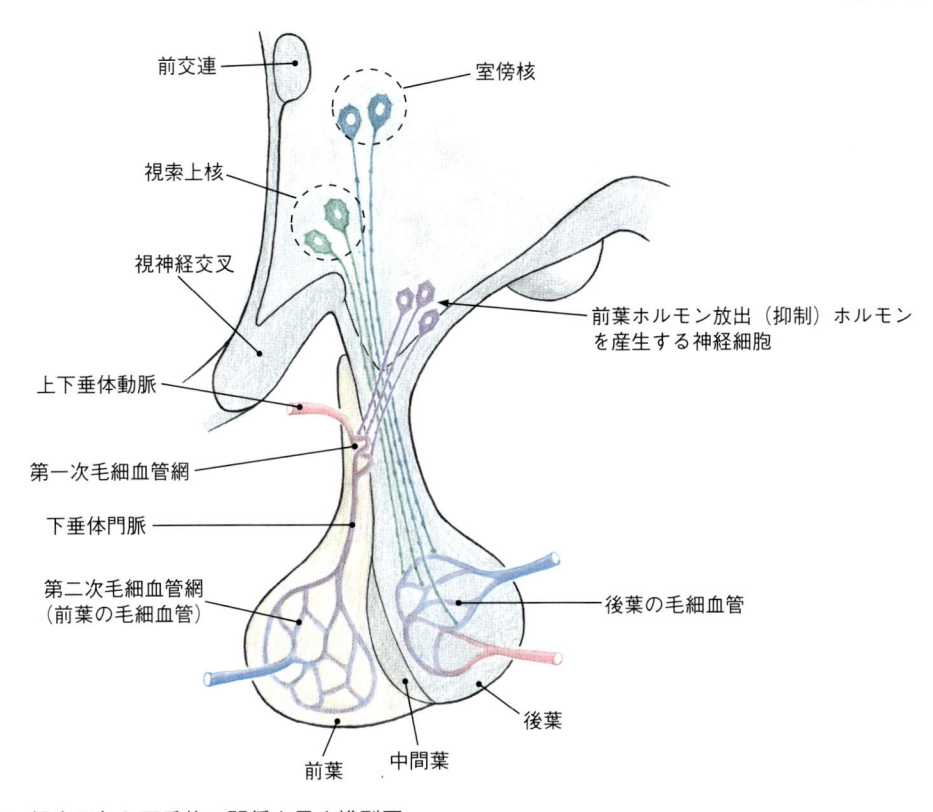

図 15-8 視床下部と下垂体の関係を示す模型図

表 15-1 下垂体前葉ホルモンとその調節ホルモン

下垂体前葉ホルモン	放出ホルモン	抑制ホルモン
成長ホルモン （GH） 乳腺刺激ホルモン （プロラクチン：PRL） 副腎皮質刺激ホルモン （ACTH） 甲状腺刺激ホルモン （TSH） 卵胞刺激ホルモン （FSH） 黄体形成ホルモン （LH）	成長ホルモン放出ホルモン （GRH） 副腎皮質刺激ホルモン放出ホルモン （CRH） 甲状腺刺激ホルモン放出ホルモン （TRH） ゴナドトロピン放出ホルモン （GnRH）	成長ホルモン放出抑制ホルモン （ソマトスタチン：GIH） 乳腺刺激ホルモン放出抑制ホルモン （PIH）

分にあたる．どちらも本質的には中枢神経と同じ構造をしており，多数の**無髄神経線維**と，そのあいだに散在する**神経膠細胞**（**後葉細胞**という）でできている（図15-9）．この無髄神経線維は，視床下部の特定の神経核（視索上核と室傍核）にある神経細胞から伸びてきた軸索突起で，その神経終末は後葉の毛細

後葉細胞 pituicytes.

276　第15章　内分泌系

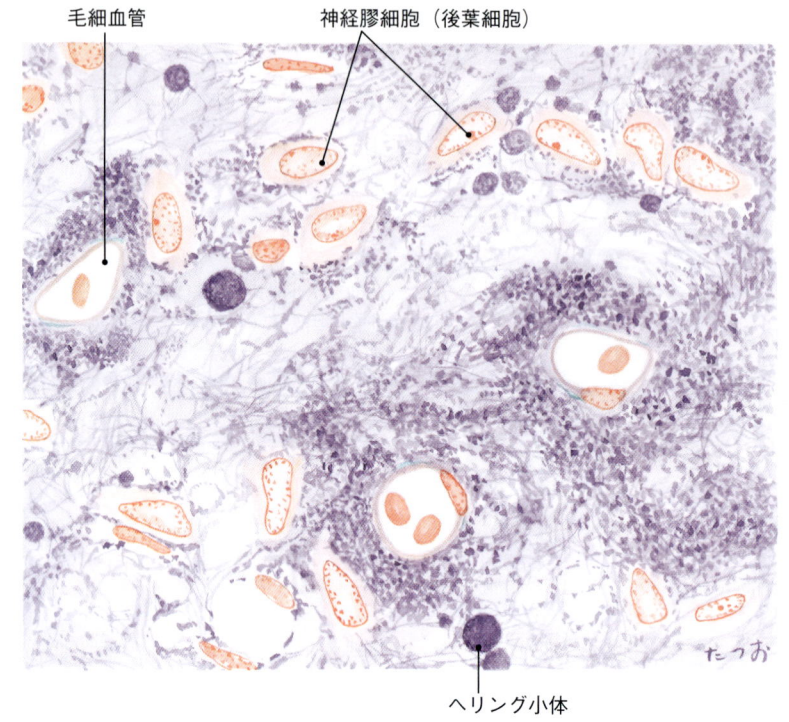

図15-9　下垂体後葉（サル）（アルデヒドフクシン-マッソン-ゴールドナー染色）（×700）
この染色では神経分泌物が紫色に染まってみえる．血管の周囲に紫色の分泌物が多いことに注意しよう．図の中のヘリング小体という構造は，神経線維のところどころで，分泌物が貯留してできたものである．

血管壁に終わっている（図15-8）．
　後葉からはバゾプレッシンとオキシトシンという2種類のホルモンが分泌される．**バゾプレッシン**（抗利尿ホルモン）は9個のアミノ酸からなる小さいペプチドホルモンで，小動脈の平滑筋を収縮させて血圧を高め，また腎臓の集合管での水の再吸収をうながして利尿を抑える．

バゾプレッシン vasopressin．または抗利尿ホルモン antidiuretic hormone（ADH）．

　　なんらかの原因で，バゾプレッシンが欠乏すると水のような薄い尿が大量（1日4ℓ以上）にでる病気になる．これが尿崩症である．

　オキシトシンもバゾプレッシンとよく似た9個のアミノ酸からなるペプチドホルモンであるが，妊婦の子宮筋層の平滑筋を収縮させて陣痛を起こし，また乳腺の筋上皮細胞にはたらいて射乳を起こす作用がある．オキシトシンは，このほか脳にはたらいて，安心や信頼という感情をはぐくむことにかかわることが知られている．

オキシトシン oxytocin．

　こうした後葉の両ホルモンは，先に述べた視床下部の神経核の神経細胞でつくられ，長い軸索の中を分泌果粒として後葉まで運ばれてきて，毛細血管に放

出される．このように神経細胞が分泌物を血中に直接放出することを**神経分泌**とよぶ．

神経分泌 neurosecretion.

3 松 果 体

松果体は，第三脳室の背側壁が後方へ伸び出してできた（長さ5〜8 mmの）器官で，松の実のような形をしているのでこの名がある．

松果体 pineal gland.

松果体の外面は脳軟膜の結合組織によっておおわれている．この結合組織は松果体の中に侵入して 実質を多数の小葉に分けている．

各小葉には，明るい大きな核をもった松果体細胞と，暗くやや小さな核をもった神経膠細胞（星状膠細胞の一種）が存在する．

松果体細胞は，神経細胞の一種で，突起を血管周囲に伸ばし，**メラトニン**という物質を血管周囲腔へ分泌している．この松果体細胞や血管壁には，上頚神経節に由来する**無髄神経線維**の神経終末もたくさんみられる．

松果体細胞 pinealocytes.
メラトニン melatonin.

ヒトでは松果体の実質の細胞間隙に，**脳砂**とよばれる小石のような沈着物が観察される（図15-10）．これは，リンやカルシウムを主体とする石灰の沈着

脳砂 brain sand.

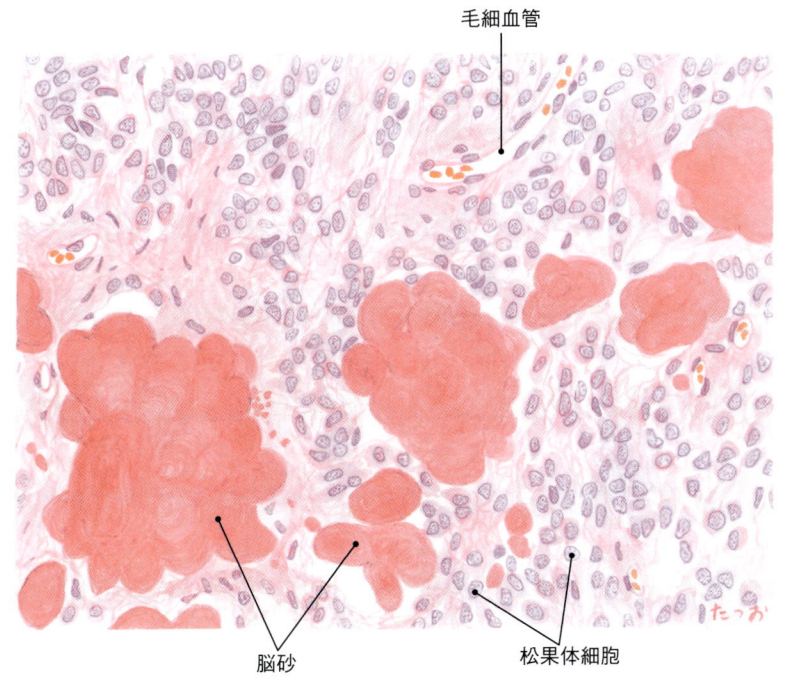

図15-10 ヒトの松果体（ヘマトキシリン-エオジン染色）（×280）
　この標本で松果体細胞と神経膠細胞を区別するのは必ずしも容易ではない．

で，とくに高齢者に多くみとめられる．

　松果体細胞の分泌するメラトニンは，下等動物（両生類や魚類）では，皮膚のメラニン細胞を収縮させて体色を明るくさせるはたらきがある．ヒトを含めた哺乳類ではメラトニンにこのような作用はないが，性腺にはたらき，その発育を**抑制**することや，**日内リズム**（概日リズム）や眠気に関係することがわかってきている．

日内リズム（概日リズム）circadian rhythm.

> 　松果体の活動は，外界の光に影響された日内変動を示しており，昼間はメラトニンの合成分泌が抑制され，夜間にはメラトニンの合成が促進される．これは松果体細胞の分泌活動が，間脳の視交叉上核に支配されていることによる．視交叉上核の神経細胞は，眼球（網膜）からの光刺激の影響をうけて，からだの日内リズムをつくっている．松果体は交感神経を介して，この神経核に支配されているので，分泌の日内変動を示す．

4 甲 状 腺

　甲状腺は，喉頭の前面を下からとり囲むようにはりついている内分泌器官で，甲状軟骨のすぐ近くにあることからこの名がある．左右の両葉とそのあいだをつなぐ峡部からなり，全体で蝶が羽を拡げたような形をしている（図15-11）．

甲状腺 thyroid gland.

> 　甲状腺は，胎児期（胎生第4週）に咽頭の上皮が結合組織の中におち込んでできた器官である．甲状腺の原基の出発点は，大人になっても

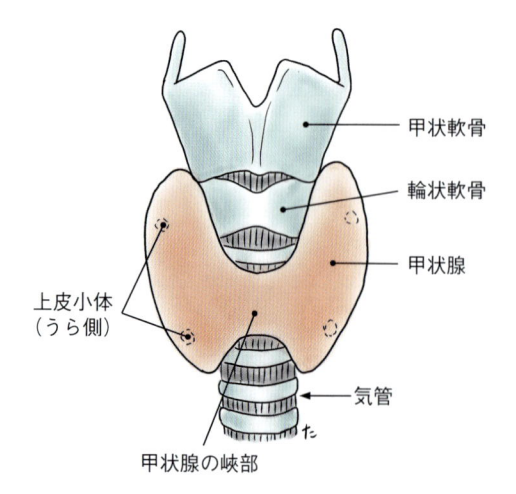

図 15-11　甲状腺の模型図

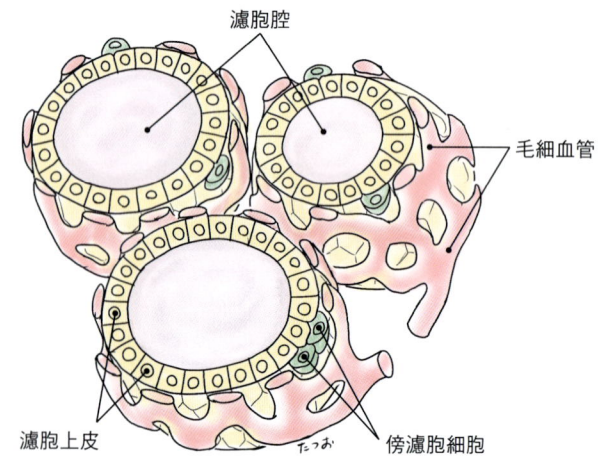

図 15-12　甲状腺濾胞の模型図

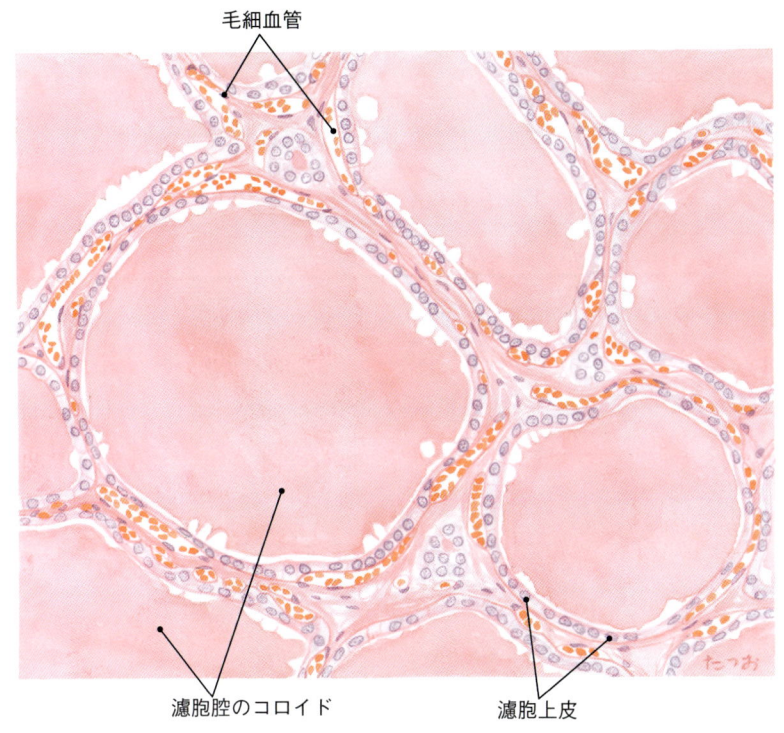

図 15-13 ヒトの甲状腺（ヘマトキシリン-エオジン染色）（×250）

舌盲孔として舌の表面に残っている（151頁，図10-5）．

甲状腺の表面は結合組織の被膜でおおわれている．この結合組織は甲状腺の内部に進入し，腺の実質を多数の小葉に分けている．各小葉内には，**濾胞**（小胞）という大小さまざま（直径0.05～0.9 mm）の袋がつまっており，そのあいだを毛細血管に富んだ結合組織が満たしている（図15-12，図15-13）．

それぞれの濾胞は，単層立方ないし円柱の**濾胞上皮**によって囲まれており，その中（濾胞腔）には**コロイド**とよばれる均一な液体がはいっている．また，濾胞上皮の中や，濾胞間の結合組織の中には，**傍濾胞細胞**という別の内分泌細胞もみとめられる．

濾胞 follicle.

濾胞上皮 follicle epithelium.
コロイド colloid.

A．濾胞上皮細胞と甲状腺ホルモン

濾胞上皮の細胞（**濾胞上皮細胞**）は，球形の明るい核をもった細胞で，**甲状腺ホルモンを分泌している**（図15-12，図15-13，図15-14）．一般に，分泌機能が高まっているときは背が高く，低下したときには背が低い．細胞の基底側には，粗面小胞体がよく発達している．

濾胞上皮細胞 follicle epithelial cells.

甲状腺ホルモン thyroid hormone.

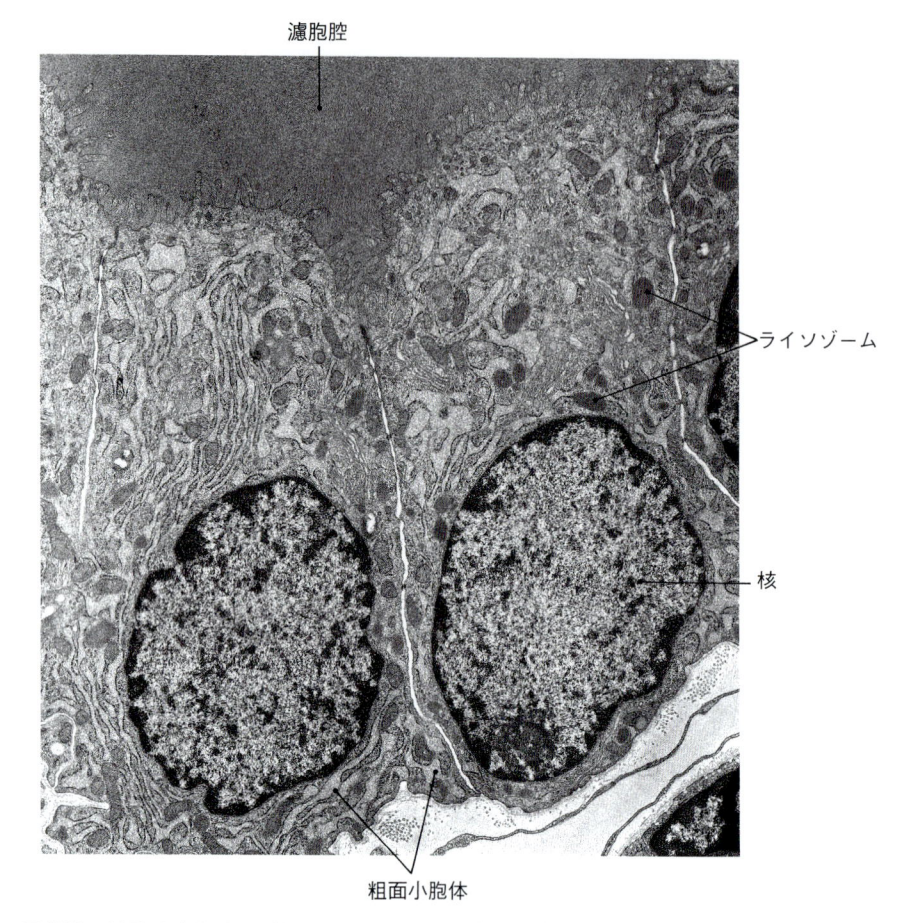

図15-14 甲状腺の濾胞上皮細胞の透過電子顕微鏡写真（ラット）（×7,400）
（岩手医科大学 石田欣二氏撮影，1989）

甲状腺ホルモンは**サイロキシン**（T₄）と**トリヨードサイロニン**（T₃）からなり，細胞の新陳代謝を高めたり，からだの正常な発育を維持するのに重要な役割を負っている．このホルモンの分泌が，下垂体前葉から出される甲状腺刺激ホルモンによってうながされることは，すでに述べた（273頁）．

　甲状腺ホルモンの分泌が異常にさかんになると，代謝が亢進し，体温が上がってたくさん汗をかき，呼吸運動も脈拍も速くなり，多飲多食をしても体重がいっこうに増さないという状態になる．これが**甲状腺機能亢進症**である．こうした機能亢進症のうち，甲状腺の腫大，頻脈，眼球突出という特徴的な症状を示すものは**バセドウ病**といわれる．
　一方，甲状腺ホルモンが不足すると，代謝機能が低下し，子供では身体と精神の発育が著しく障害されて，**クレチン病**という一種の低身長症（小人症）になる．また成人においては，**粘液水腫**といって，からだ

サイロキシン thyroxine.
トリヨードサイロニン triiodothyronine.

甲状腺機能亢進症 hyperthyroidism.

クレチン病 cretinism.
粘液水腫 myxedema.

④ 甲状腺　281

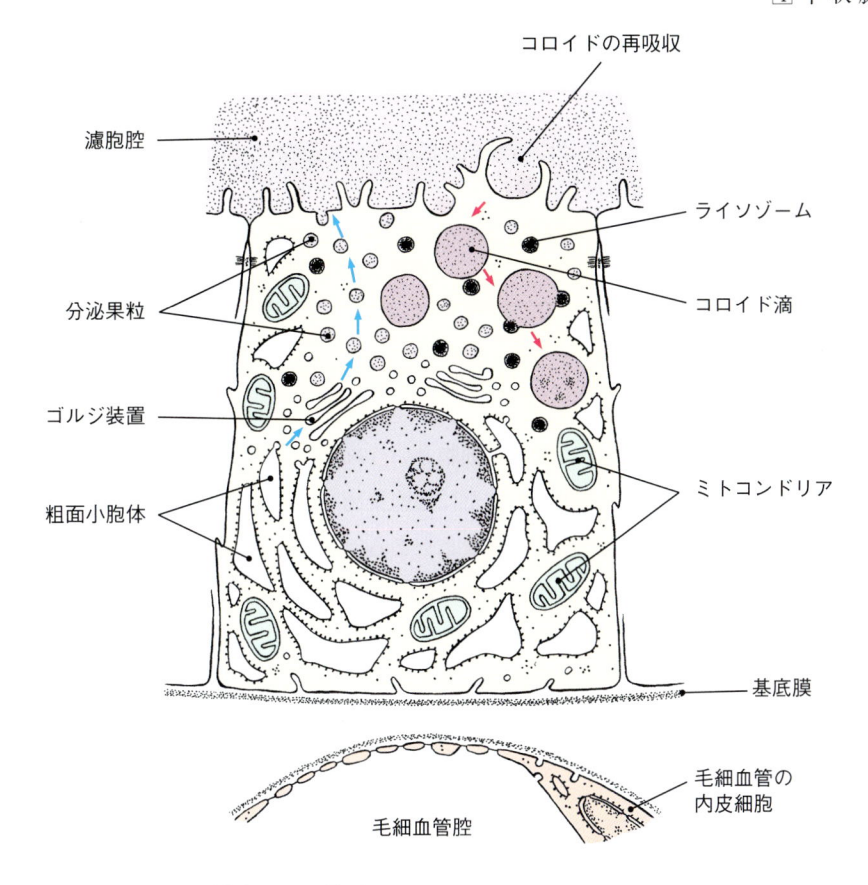

図 15-15　甲状腺の濾胞上皮細胞の構造を示す模型図
　青い矢印はサイログロブリンの合成と濾胞腔への放出を示す．一方，赤い矢印はコロイドの再吸収を示している．

に粘液状の組織液がたまり，精神と肉体の活動が著しくおとろえる病気となる．

　濾胞上皮細胞が甲状腺ホルモンを産生・分泌する機構は，ふつうの内分泌細胞のものとかなり異なっている（図 15-15）．

　濾胞上皮細胞は，まず**サイログロブリン**という巨大な（分子量 66 万）糖蛋白質を粗面小胞体-ゴルジ装置系で合成し，分泌果粒に収納したのちに，開口分泌によってこの糖蛋白質を濾胞腔に放出する．サイログロブリンは濾胞腔の中のヨードと結合しヨード化されたのちに，チロシン残基どうしが縮合して，再び濾胞上皮細胞の中に飲作用や食作用により取り込まれる．

　再吸収されたコロイド滴は互いに融合し合って大きさを増すが，その過程で，細胞内の水解小体と融合し，サイログロブリンが加水分解をうけ，サイロキシンとトリヨードサイロニンを遊離する．このようにしてできた甲状腺ホル

サイログロブリン
thyrogloblin.

モンは脂溶性なので，濾胞上皮細胞の基底部から，濾胞間の結合組織の中に放出され，血管やリンパ管にはいり，からだの中のあちこちの器官へ運ばれる．

甲状腺の濾胞上皮はこのような特殊な分泌様式をとるので，**ヨード化アミノ酸分泌系**などとよんで，他の内分泌系（ペプチド-アミン分泌系とステロイド分泌系）から区別される（268頁）．

B. 傍濾胞細胞とカルシトニン

甲状腺には濾胞上皮細胞のほかに**傍濾胞細胞**という細胞がある（図15-16）．

一般に，傍濾胞細胞は濾胞と濾胞のあいだに細胞集団をつくっているが，濾胞上皮細胞に挟まって単独でみとめられることもある．ネコやイヌでは傍濾胞細胞がたくさんみとめられるが，ヒトでは他の動物に比べてその数は著しく少なく，ふつうの光顕標本では，まずみつけることができない．

傍濾胞細胞は，一般に甲状腺の両葉の後上部で，上皮小体の近くに

濾胞傍細胞 parafollicular cells. 明るい（clear）細胞なので，C細胞ともよばれる．

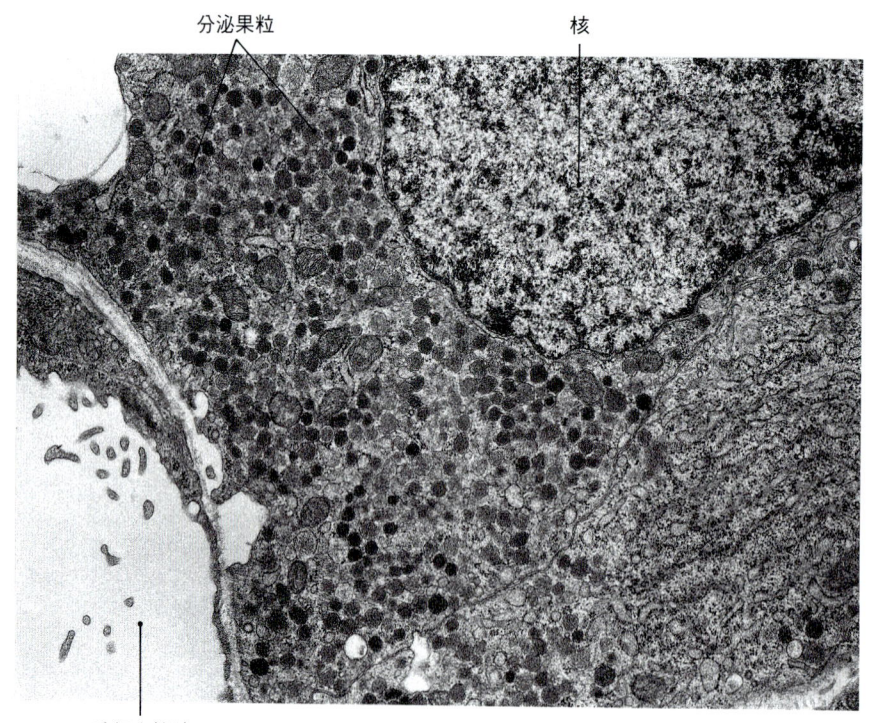

図15-16 濾胞傍細胞の透過電子顕微鏡写真（ラット）（×1,400）
細胞内に分泌果粒が豊富にみとめられる．

多くみとめられる．ヒトでもこの部分にはかなりの数の傍濾胞細胞がみとめられるという．

傍濾胞細胞は**カルシトニン**というホルモンを産生・分泌する．カルシトニンは32個のアミノ酸からなるポリペプチドで，骨の中の破骨細胞に直接はたらき，その活動（骨吸収）を低下させることによって，骨からのカルシウムイオン（Ca^{2+}）の遊離を抑制し，**血液中のカルシウムの量を低下させるはたらきがある**．

カルシトニン calcitonin.

5 上皮小体（副甲状腺）

上皮小体は 甲状腺の左右両葉の裏がわ（後面）に付着している 米つぶ大（長径6 mm以下）の小さな内分泌腺で，**副甲状腺**とよばれることもある．上下2対，つまり全部で4個あるのがふつうだが，5個以上みとめられることもある．上皮小体は結合組織の薄い被膜でつつまれており，これによって甲状腺とへだてられている．

上皮小体 parathyroid glands.

上皮小体の実質は球状や索状の細胞集団からなっており，そのあいだを毛細血管と少量の結合組織が埋めている．実質の細胞には，主細胞と酸好性細胞の2種類がある（図15-17）．

主細胞は大きな核をもった多角形の細胞で，電子顕微鏡で観察すると細胞内に暗調の果粒（直径200〜300 nm）がみとめられる．この果粒の中には，上皮小体ホルモンである**パラトルモン**（PTH）が含まれている．この分泌果粒の開口放出によって，主細胞からパラトルモンが分泌される．

主細胞 chief cells.

パラトルモン parathormone.

パラトルモン（PTH）は，84個のアミノ酸からなるポリペプチドで，骨の中の破骨細胞の活動（骨吸収）を促進し，腎尿細管でのCa^{2+}の再吸収を促進することで**血液中のカルシウム量を増加させる**はたらきがある．

> 甲状腺の手術などで，あやまって上皮小体をとってしまったような場合には，パラトルモンの不足のために，血中のカルシウム量が減少し，筋肉の強い痙攣状態（テタニー）をひき起こす．

酸好性細胞は，ヒトを含めた一部の動物（サル，ウシ，カメなど）にのみ存在する大型の細胞で，豊かな細胞質にミトコンドリアが充満しているので，酸性の色素によく染まり赤っぽくみえる．この細胞の意義については，よくわかっていない．

酸好性細胞 oxyphilic cells.

284　第15章　内分泌系

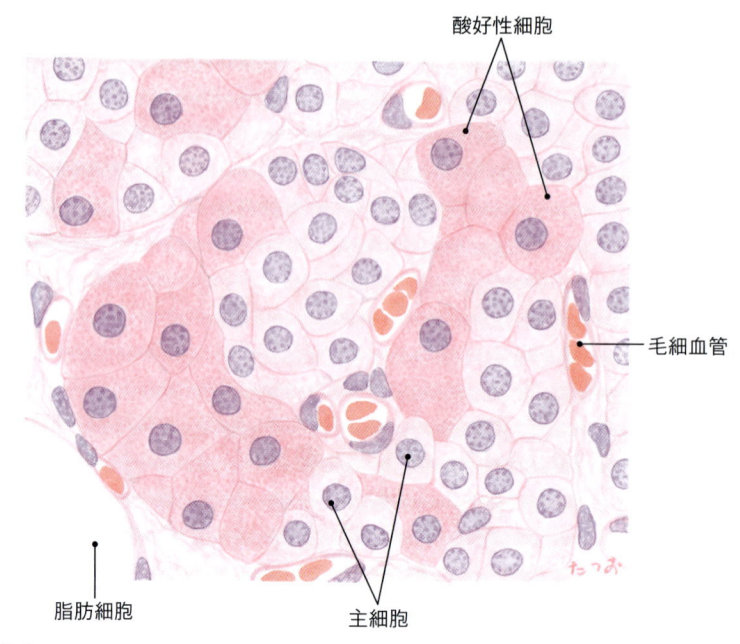

図15-17　ヒト上皮小体（ヘマトキシリン-エオジン染色）（×800）

6 副　腎

　副腎は　左右の腎臓の上に　帽子をかぶせたように乗っている1対の内分泌腺である（図15-1）．表面は脂肪に富んだ結合組織の被膜でおおわれており，さらにその外側を腎臓と共通の脂肪被膜がつつんでいる．

　副腎の実質は，表層の**皮質**と中心部の**髄質**に区別される．両者は由来も構造も機能もまったく異なっているので，個別に説明することにする．

> 　副腎の皮質は腹膜上皮から発生する（中胚葉性の）器官で，腎臓や性腺などに　近い関係にある．一方，髄質は，交感神経節細胞と由来を同じくする（外胚葉性の）器官で，神経組織と近い関係にある．

副腎 adrenal gland.

A. 副腎皮質

　副腎皮質は，主に腺細胞の配列の違いによって，表層から球状帯，束状帯，網状帯の3層に区別される（図15-18，図15-19）．この3層はしだいに移行するので，各層の境界は明瞭でない．いずれの層の腺細胞も**ステロイド分泌細胞の特徴**をそなえており，ミトコンドリアと滑面小胞体がよく発達している点では共通している（図15-20）．

副腎皮質 adrenal cortex.

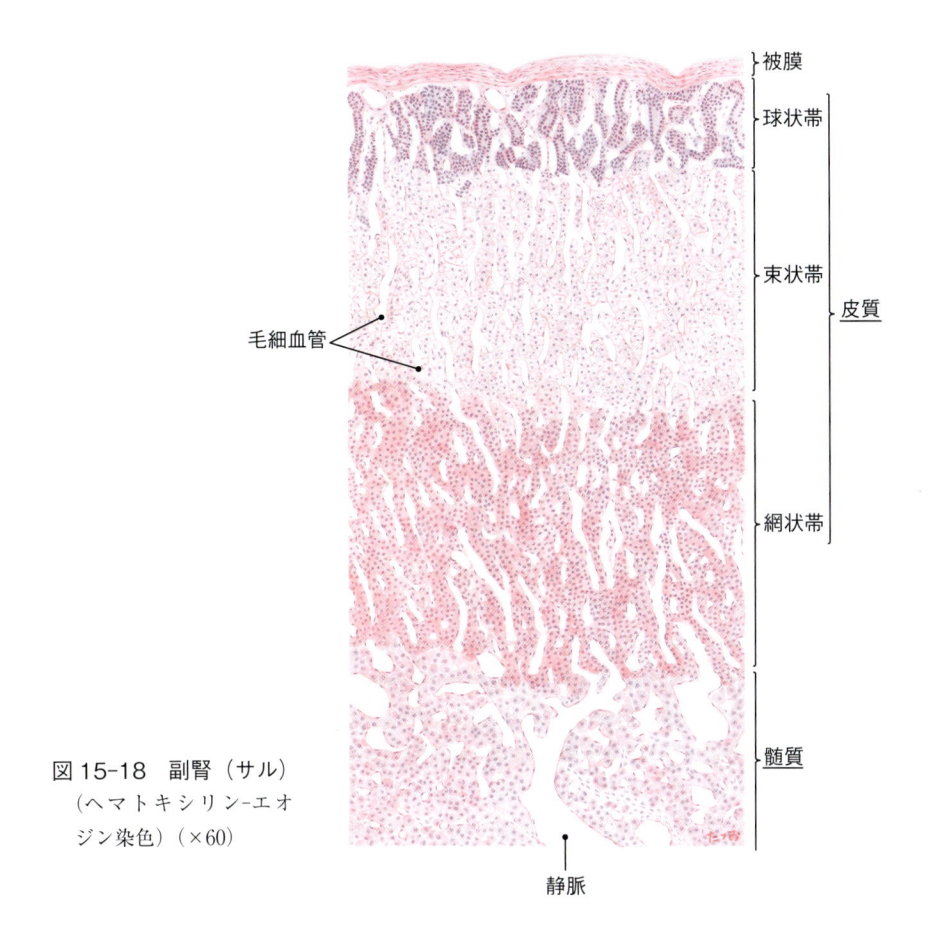

6 副　腎　285

図 15-18　副腎（サル）
（ヘマトキシリン-エオジン染色）（×60）

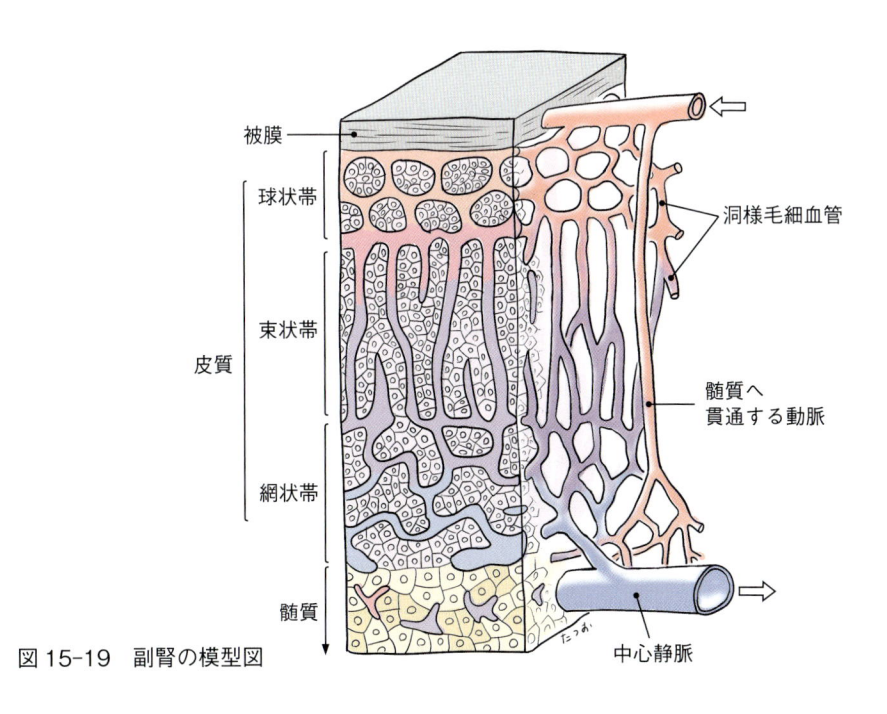

図 15-19　副腎の模型図

脂肪滴

ミトコンドリア　　核

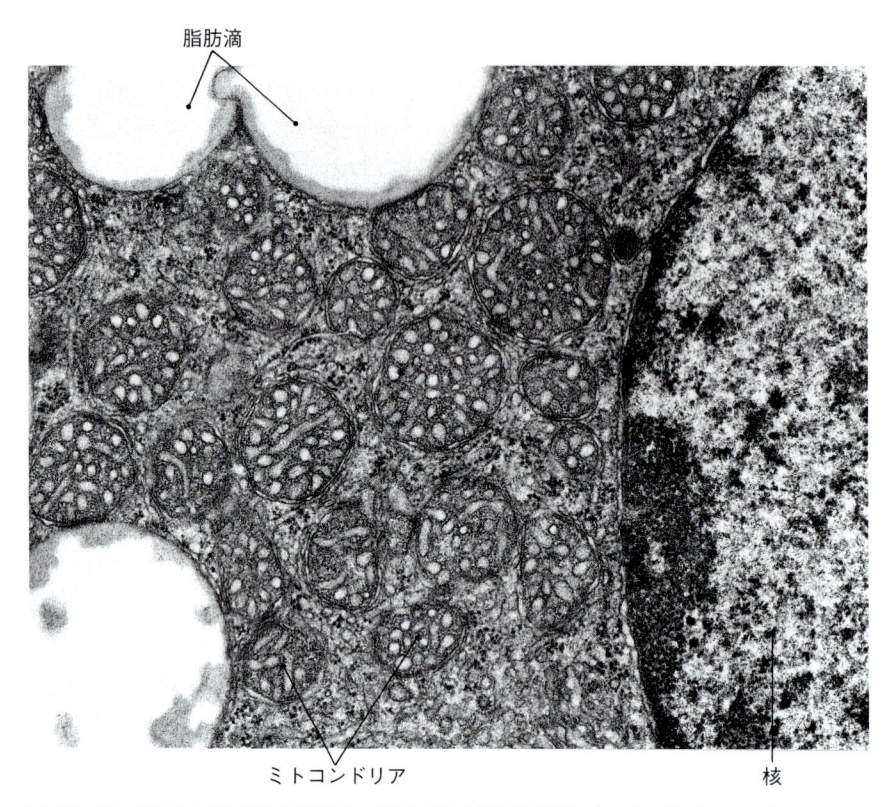

図15-20　副腎皮質の束状帯細胞の透過電子顕微鏡写真（マウス）（×25,000）
副腎皮質の細胞は典型的なステロイドホルモン産生細胞の像を示す．
（岩手医科大学 髙塩 稔氏撮影，1989）

球状帯は被膜のすぐ下に存在する層で，腺細胞が小さな球状の集団をつくっているのでこの名がある．細胞集団のあいだには洞様毛細血管が走っている．球状帯の腺細胞（球状帯細胞）は，他の層の細胞に比べて小さい．この細胞は，**電解質コルチコイド**という副腎皮質ホルモンを分泌している．

電解質コルチコイドは，腎臓の遠位尿細管と集合管の細胞にはたらいて，Na^+の再吸収を促し，体内の電解質のバランスを正常に保っている．電解質コルチコイドのうちでもっとも強力なものは**アルドステロン**である．

　副腎皮質の腫瘍などでアルドステロンが過剰に分泌されると，尿や汗からのナトリウム排泄が抑えられ，Na^+が体内に貯留し，K^+はたりなくなる．その結果，高血圧，手足の麻痺，多飲，多尿などの症状を示す．これが**アルドステロン症**である．

束状帯は，皮質の中間部をしめる厚い層で，腺細胞が表層から深層に向かって柱状に並んでできている．細胞の柱と柱のあいだには洞様毛細血管がよく発達している．束状帯の腺細胞（束状帯細胞）は，細胞内に脂肪滴をたくさ

球状帯 zona glomerulosa.

電解質コルチコイド mineralocorticoids.

アルドステロン aldosterone.

束状帯 zona fasciculata.

んもつために，ふつうの光学顕微鏡標本では空胞に満ちた細胞にみえる．この細胞からは，**糖質コルチコイド**という皮質ホルモンが分泌される．

糖質コルチコイド（主としてコルチゾール）は糖と脂質の代謝の調整にあずかるが，そのほかに免疫反応を抑制したり，炎症を抑えるなど，たくさんのはたらきがある．

糖質コルチコイド glucocorticoids.

> 糖質コルチコイドは**ストレス**に対しても重要な役割を演じている．生体がストレス（寒冷，火傷，低血糖，精神的ショックなど）にさらされると，大脳皮質を介して，下垂体前葉からACTHが分泌され，糖質コルチコイドの分泌をうながし，これによって血圧上昇，血糖上昇，体温上昇などの生体の防御態勢がととのえられる．
> 　下垂体からACTHが過剰に分泌されたり，副腎皮質に腺腫が発生して，糖質コルチコイドの分泌が過剰になると肥満，高血糖，高血圧などの症状をきたす．このような病気を**クッシング症候群**という．

網状帯は皮質の深層をつくっている細胞層で，細胞索が不規則，網状に配列しているのでこの名がある．細胞索のあいだには洞様毛細血管が分布している．網状帯の腺細胞（網状帯細胞）は主に**男性ホルモン**（アンドロゲン）を分泌している．

網状帯 zona reticularis.

副腎から分泌される男性ホルモンは，精巣から出される男性ホルモンと同じようにはたらく．その作用は弱いので，男性ではあまり重要なはたらきをしていないが，女性では，唯一の男性ホルモンとして，性ホルモンのバランスを保っている．

男性ホルモン androgens.

> 精巣でつくられる男性ホルモンはテストステロンであるが，副腎から分泌される男性ホルモンの主体はデヒドロエピアンドロステロン（DHEA）である．
> 　副腎の男性ホルモンがなんらかの原因で過剰分泌されると，子供に陰毛が生え，性器が大きくなったり，女性に口ひげが生えるというような症状が現われる（副腎性器症候群）．

B. 副腎髄質

副腎髄質は，球状や索状の細胞集団からできており，そのあいだに毛細血管をともなった結合組織がはいり込んでいる（図15-18，図15-19）．

副腎髄質 adrenal medulla.

髄質を構成する細胞（髄質細胞）は交感神経系の細胞が特殊に分化したもので，まるい大きな核をもったふっくらとした細胞である．この細胞は，標本作製時に重クロム酸カリウムを含む固定液で処理すると黄褐色に染まってくる．

ノルアドレナリン分泌細胞の核

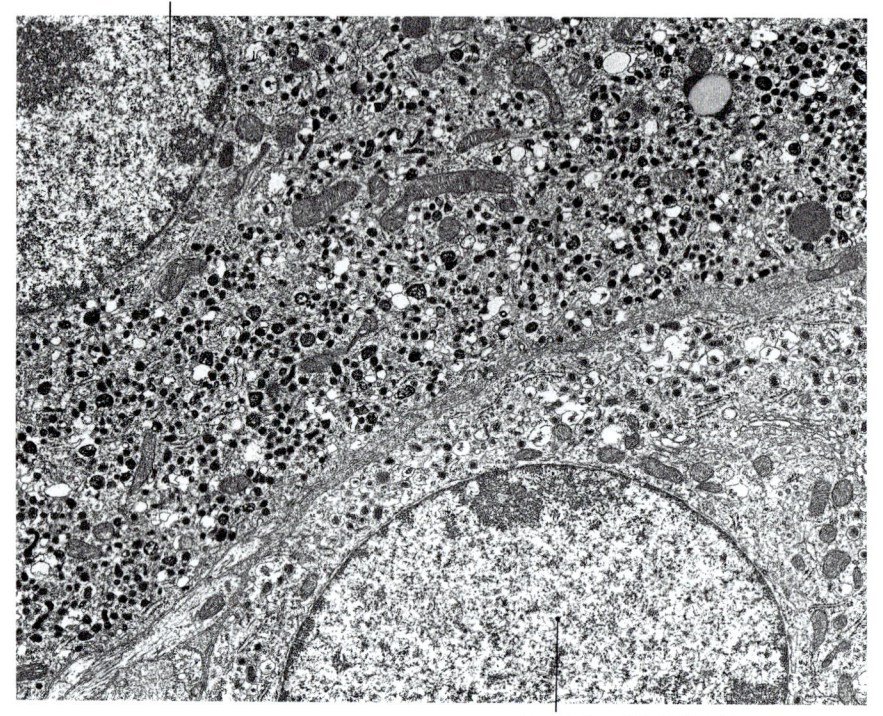

アドレナリン分泌細胞の核

図15-21　副腎髄質のアドレナリン分泌細胞とノルアドレナリン分泌細胞の透過電子顕微鏡写真（マウス）（×9,000）
どちらの細胞も分泌果粒をたくさん含んでいるが，ノルアドレナリン細胞の果粒の方が黒く濃くみえる．
（岩手医科大学　高塩　稔氏撮影，1989）

このようにクロム塩に対する親和反応（クロム親和反応）を示すので，髄質細胞を**クロム親和細胞**ともよぶ．

髄質細胞はアドレナリンやノルアドレナリンのような**カテコールアミンを産生**し，血中に分泌している．その分泌物の性状から，アドレナリン分泌細胞とノルアドレナリン分泌細胞の2種類に区別することができる（図15-21）．

アドレナリン分泌細胞（A細胞）はクロム親和性が弱いが，トルイジンブルーのような塩基性色素でよく染まる．透過電子顕微鏡でみると円型で灰色の分泌果粒を多数みとめる．

ノルアドレナリン分泌細胞（NA細胞）は，強いクロム親和反応を示す細胞で，電子顕微鏡でみると，いびつで黒い分泌果粒がたくさんみとめられる．

これらの副腎髄質細胞の分泌果粒にはカテコールアミンのほかに，モルヒネ様ペプチド（エンケファリン）や蛋白質（クロモグラニン），ATPなども含まれる．

クロム親和細胞
chromaffin cells.

アドレナリン分泌細胞
adrenaline-secreting cells.

ノルアドレナリン分泌細胞 noradrenaline-secreting cells.

副腎髄質には**交感神経**から**多量の無髄神経線維**が侵入しており，髄質細胞とのあいだにシナプスを形成している．そのため，強いおどろき，おそれ，興奮などのさいに，こうした交感神経を介して，副腎髄質細胞から血中に大量のカテコールアミンが分泌される．

アドレナリンとノルアドレナリンは，平滑筋にはたらいて血管を収縮させるとともに，心臓の拍動を促進し，血圧を上昇させる．そのほか，気管支の拡張，腸管の運動の抑制，血糖の上昇などの作用がある．

> 副腎髄質細胞が腫瘍化すると，アドレナリンやノルアドレナリンが過剰に分泌されて，高血糖と一時的な血圧上昇をひき起こす．このような病気を**褐色細胞腫**という．

褐色細胞腫
pheochromocytoma.

7 消化管の内分泌と胃腸膵内分泌系

胃や腸の粘膜上皮に，**基底果粒細胞**とよばれる内分泌細胞が散在していることはすでに述べた（第10章参照）．この点からするならば，胃と腸はそれ自体が大きな内分泌器官であるということができる．胃腸の消化吸収作用は，自律神経系（腸管神経叢）による神経性の調節のほかに，このような消化管内分泌細胞による体液性の調節をうけており，両者が協調することによって成り立っている．

消化管の内分泌細胞は，細胞の基底部に分泌果粒をたくさんもっているのが特徴的である．細胞の上端は腸管の内腔に面していることが多い（図15-22，

基底果粒細胞 basal-granulated cells.

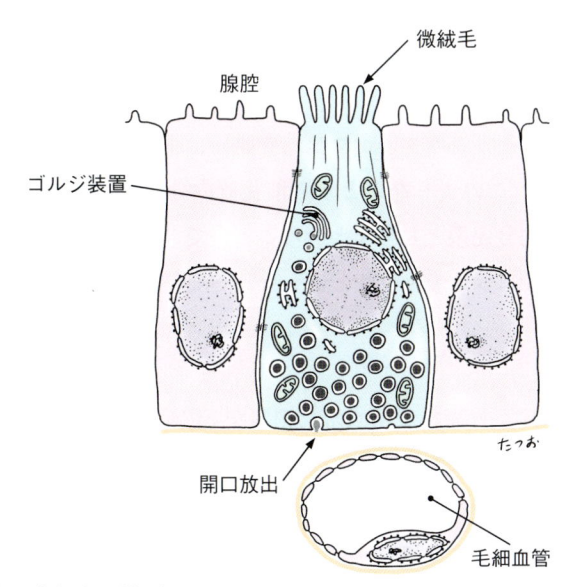

図15-22 典型的な消化管内分泌細胞の模型図

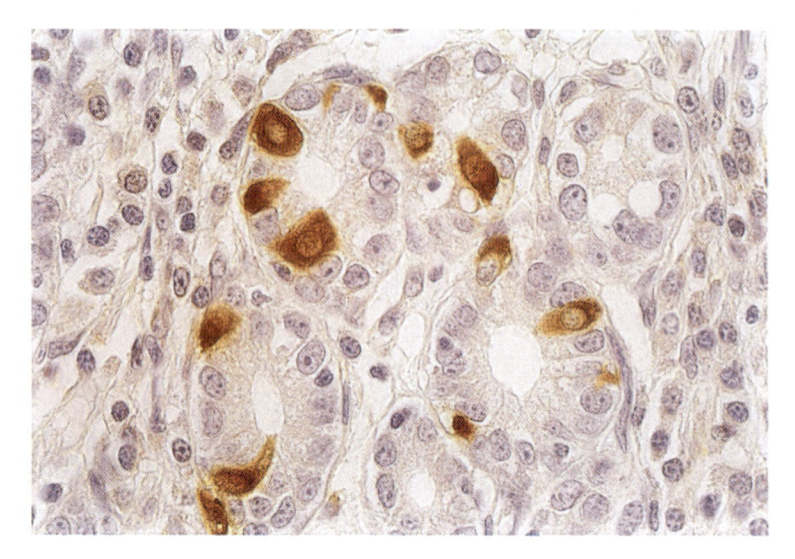

図 15-23　ヒトの幽門腺にみられたガストリン分泌細胞（×560）
ガストリンの免疫組織化学により，ガストリン分泌細胞が茶色に染まっている．
（新潟大学　岩永敏彦氏提供，1989）

図 15-24）．

> 典型的な消化管内分泌細胞では，腸管の内腔に面した頂上部に微絨毛をもち，それがセンサーとしてはたらいている．そこで受けとった刺激により基底部からの分泌果粒が放出される．

　基底部の分泌果粒の中には，さまざまなホルモンがつまっている．このようなホルモンをまとめて**消化管ホルモン**とよぶ．一般に，異なるホルモンには，異なる固有の分泌細胞があるものと考えられている（図 15-25）．

　消化管内分泌細胞は，すでに第 10 章で述べた膵臓のランゲルハンス島（膵島）の腺細胞と形態や機能がよく似ている．また，グルカゴンやソマトスタチンをはじめとして，消化管とランゲルハンス島（膵臓）にまたがって存在するホルモンも知られている．このようなことから消化管内分泌細胞と膵島細胞は，全体として，**胃腸膵内分泌系**としてまとめることができる．ここでは，代表的な基底果粒細胞の種類についてもう少し詳しく述べる．

1. EC 細胞

　胃から直腸下部まで，広く分布する基底果粒細胞が EC 細胞である（図 15-25）．この細胞は**セロトニン**を分泌することが知られている．セロトニンの腸管における役割は多岐におよび不明の点も多いが，小腸ではおもに腸液分泌を促進したり腸管の蠕動を促進するのに役立っている．また，細胞毒素などの危険因子を認識し，下痢や嘔吐をひき起こすのもこの細胞である．

消化管ホルモン gut hormone.

胃腸膵内分泌系 gastro-entero-pancreatic（GEP）endocrine system.

EC 細胞 EC cells. enterochromaffin cells の略名．
セロトニン serotonin.

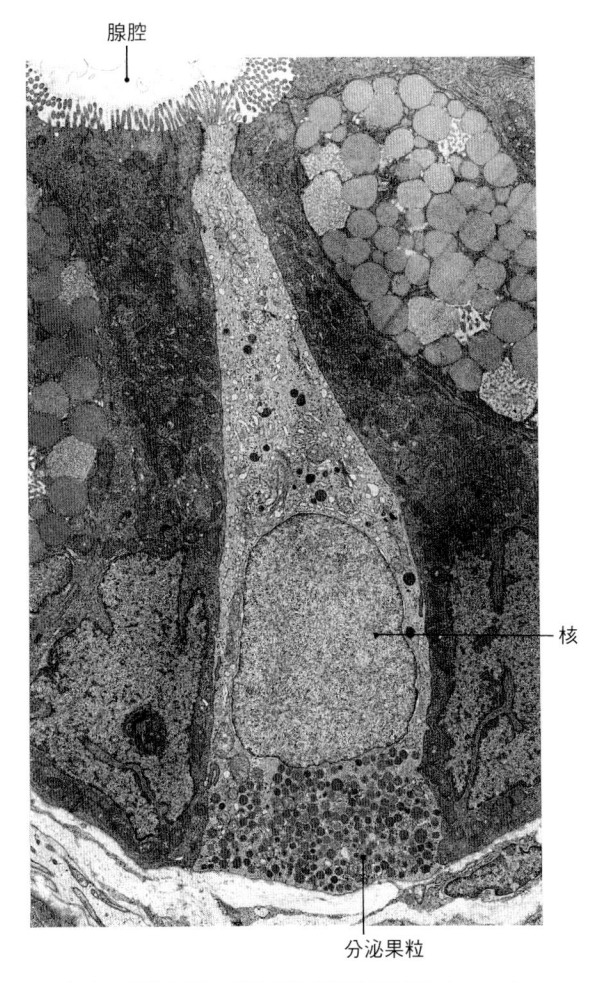

図 15-24　ヒト十二指腸のソマトスタチン分泌細胞の透過電子顕微鏡写真 (×3,900)
細胞の基底部に分泌果粒がたくさんあることに注意.

(岩手医科大学 神谷亮一氏撮影, 1989)

2. ガストリン分泌細胞 (G細胞)

　胃の幽門部には，**ガストリン**というホルモンを分泌する基底果粒細胞が存在する．このような細胞を**G細胞**という（図15-23）．この細胞はビア樽型の細胞で，胃小窩や幽門腺の内腔に頭を出して，幽門部の内腔のpHの変化を感じとっている．胃の中に食べ物がはいり，胃内のpHが上昇したり，アミノ酸や酒（アルコール）が到来すると，ガストリン細胞が細胞上端部でこれらの化学的情報を感受して，細胞基底部からガストリンを分泌する．これがホルモンとして循環血にはいり，標的細胞である胃体の壁細胞を刺激し，その塩酸分泌を亢進させる．

ガストリン gastrin.
G細胞 G cells.

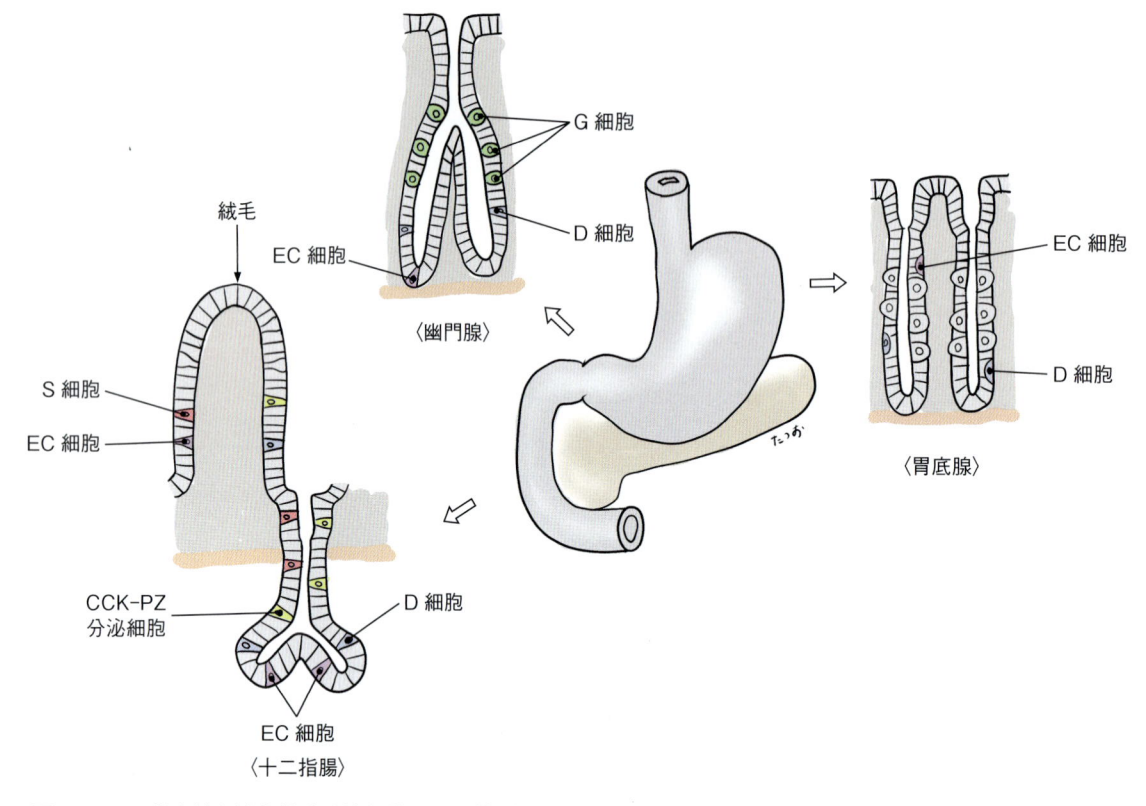

図15-25 代表的な消化管内分泌細胞を示す模型図
　異なるホルモンを分泌する内分泌細胞がそれぞれ異なる分布をしていることに注意．

3. ソマトスタチン分泌細胞（D細胞）

　ランゲルハンス島（膵島）に存在するD細胞と同様に，**ソマトスタチン**を分泌する細胞が腸管全体に散在している．この細胞は膵島のD細胞と同じものであり，**D細胞**とよばれる（図15-24）．ソマトスタチンはガストリンをはじめとする種々のホルモンの分泌を抑制し，おそらく腸腺，十二指腸腺などの外分泌も抑制していると考えられている．

ソマトスタチン somatostatin.
D細胞 D cells.

4. セクレチン分泌細胞（S細胞）

　十二指腸の粘膜上皮には**セクレチン**というホルモンを分泌する基底果粒細胞が存在する．この細胞は**S細胞**とよばれる．十二指腸の内面は，ふつうの状態では中性ないしアルカリ性に傾いているが，ここに胃酸をまじえた食物が到達すると，S細胞からセクレチンが放出される．セクレチンは血液を通って，膵臓や肝臓にはたらいて，重曹（NaHCO$_3$）に富んだアルカリ性の膵液や胆汁を分泌させる．

セクレチン secretin.
S細胞 S cells.

5. コレシストキニン-パンクレオザイミン (CCK-PZ) 分泌細胞

　十二指腸の粘膜上皮には，以上のほかに**コレシストキニン-パンクレオザイミン (CCK-PZ)** というホルモンを分泌する基底果粒細胞も存在する（図15-25）．この細胞は十二指腸に特定の物質（スープに含まれるアミノ酸など）がやってきたときに，CCK-PZ を血中に放出し，これによって，胆嚢を収縮させ，膵臓の消化酵素の分泌を促す．

コレシストキニン-
パンクレオザイミン
cholecystokinin-pan-
creozymin（CCK-PZ）.

第16章 皮　　　膚

　皮膚は からだの表面をおおう膜のようなもので，機械的な障害から からだを守っている．皮膚には，このほかにもさまざまな機能があり，体温の調節，温・冷・触・痛覚を感受する感覚器としてもはたらいている．

　一般に，皮膚は ①**表皮**，②**真皮**，③**皮下組織**の3層からなる（図16-1）．表皮は上皮組織であるのに対して，真皮と皮下組織は結合組織によってできている．**毛**や**爪**，**汗腺**，**脂腺**は表皮が局所的に特殊化したものである．

皮膚 skin.

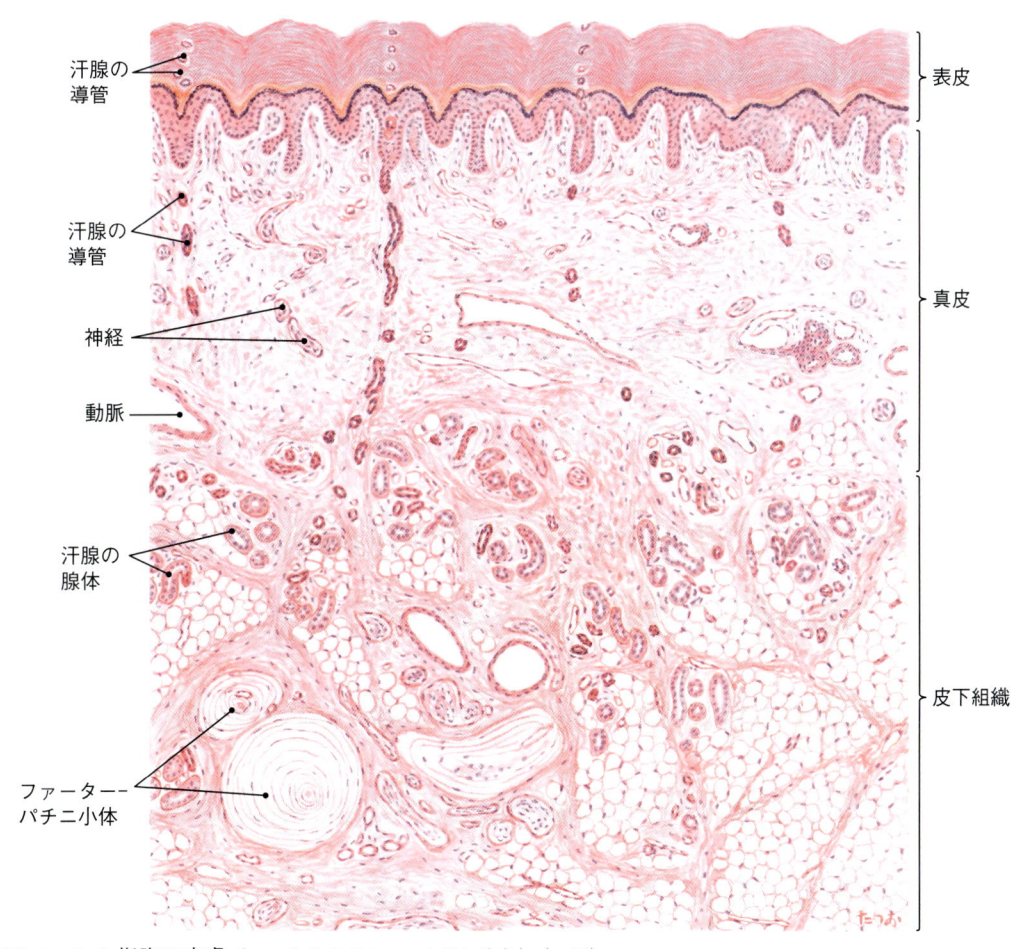

図16-1　ヒト指腹の皮膚（ヘマトキシリン-エオジン染色）（×30）

皮膚は口唇，鼻腔，眼瞼，外陰部，肛門などで粘膜に移行しているが，その境界は明瞭ではない．

1 表　皮

皮膚の最表層をなす**表皮**は，**重層扁平上皮**でできている．手掌や足底の皮膚ではとくに表皮が厚く，1〜1.5 mm の厚さをもつが，ふつうの皮膚の表皮の厚さは 100 μm 前後にすぎない．

> 手掌や足底の皮膚は，表皮の厚さ以外にもいろいろな点でほかの部分の皮膚と構造が異なっている．そのため，手掌や足底の皮膚を**手掌型の皮膚**（厚い皮膚）といい，他の部位の皮膚（薄い皮膚）と区別することが多い．

表皮は，基底膜を介して，すぐ下の真皮と接している．

表皮 epidermis.

A．表皮の一般的な構造

表皮はいくつかの細胞層に区分することができる．手掌型の皮膚ではとくに明瞭で，深部から基底層，有棘層，果粒層，淡明層，角質層の 5 層に分けられる（図 16-2）．他の皮膚では淡明層がなく，各層の区別も手掌型の皮膚ほど明瞭ではない（図 16-4）．これらの層はいずれも**ケラチノサイト**（角質産生細胞）でできており，深層から表層に向かって分化していく過程で形がかわるので，このような異なる層にみえる．

ケラチノサイト（角質産生細胞）keratinocytes.

1．基 底 層

表皮のもっとも深い 1 層を**基底層**という．この層には，粗大なメラニン果粒（後述）をもった円柱状の細胞が基底膜の上に並んでいる．この細胞は，基底膜を介してその下の真皮と接するとともに，絶えず有糸分裂をおこなって，表皮の表層へ新しいケラチノサイトを供給している．なお，後で述べるが基底層にはメラニンを産生するメラノサイトという細胞も点在している．

基底層 stratum basale. または basal layer.

2．有 棘 層

基底層のすぐ上の，多面体の細胞が並んでいる数層をまとめて**有棘層**という．この層は基底層でつくられたケラチノサイトが押しあげられたもので，隣りあう細胞どうしは棘のような細胞質突起を伸ばして，互いにデスモゾームで手をつないでいる（図 16-3）．

有棘層 stratum spinosum. または spinous layer.

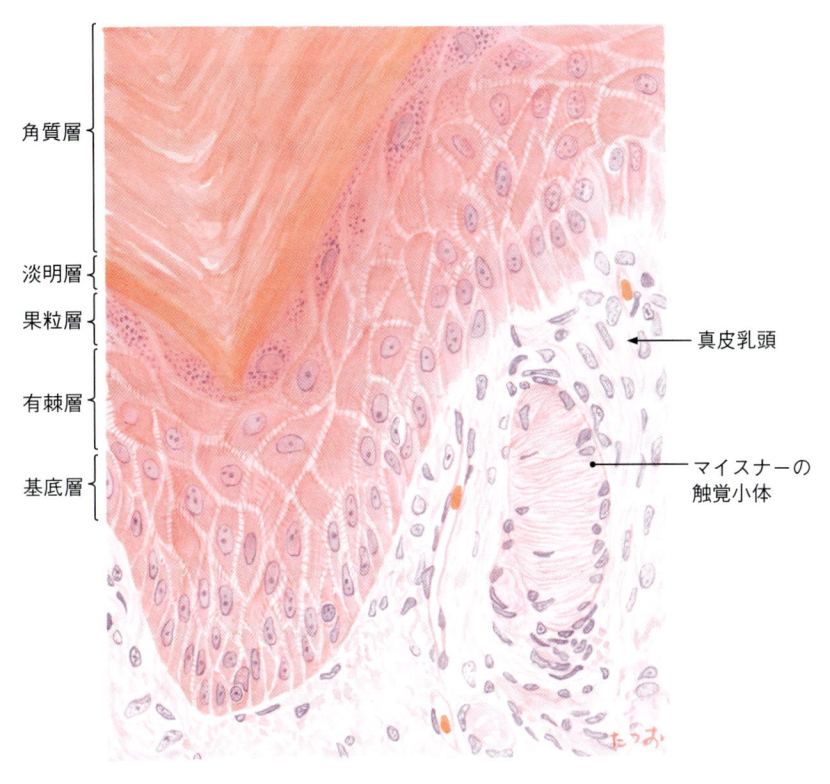

図16-2 指腹の皮膚の一部拡大像（ヒト）（ヘマトキシリン-エオジン染色）（×400）
有棘層の細胞どうしが棘のような突起で互いに手をつないでいることに注意．

　細胞内には**張フィラメント**という中間径フィラメント（19頁）がたくさんある．このフィラメントはしばしば束（張原線維）をなして細胞内を走り，細胞質突起の中に伸びて，デスモゾームの部分に集まっている（32頁）．
　基底層と有棘層とをまとめて**マルピギー層**ということもある．

張フィラメント tonofilaments. トノフィラメントともいう．

マルピギー層 Malpighian layer.

3. 果粒層

　有棘層の上にある1〜3層の扁平な細胞の層を**果粒層**という．この層のケラチノサイトは，ヘマトキシリンに濃染する粗大な果粒をもつのが特徴である（図16-2）．**ケラトヒアリン果粒**とよばれるこの果粒には，張フィラメントの凝集にかかわる蛋白質がつまっている．

果粒層 stratum granulosum. または granular layer.

ケラトヒアリン果粒 keratohyalin granules.

4. 淡明層

　手掌型の皮膚の果粒層の上には，色素に染まりにくい明るい1層がみとめられる．これを**淡明層**という．手掌や足底以外の薄い皮膚にはみられない．
　この層では，細胞はすでに変性し，核もケラトヒアリン果粒も消失している．

淡明層 stratum lucidum. または lucid layer.

298　第16章　皮　膚

張原線維

メラニン果粒　　　核

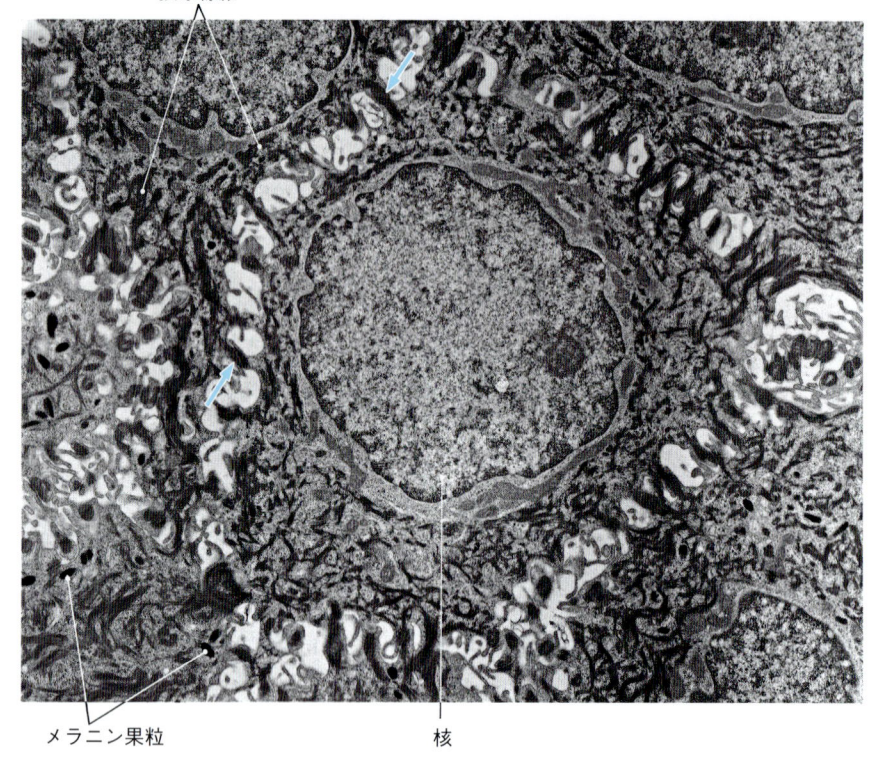

図16-3　有棘層の細胞の透過電子顕微鏡写真（ヒト）（×6,700）
　　細胞内の黒い線維状の物質は張原線維である．棘状の細胞質突起（→）には，デスモゾームがある．

5. 角質層

　角質層は表皮の最表層をなし，扁平な鱗状の細胞がつみ重なってできている．この層は，手掌型の皮膚ではとくに厚い．

　角質層はすでに死んだケラチノサイトの細胞層で，細胞の中には核も細胞小器官もみとめられない．かわりに張フィラメントが凝集した**ケラチン**（角質）という物質に満たされている．このように，ケラチンが沈着することを**角化**という．

　　　ケラチンは上皮細胞の中間径フィラメントを構成する不溶性の硬蛋白質である．表皮のケラチノサイトでは，角質層で凝集し，表皮に強度と柔軟性を与えている．また後で述べる毛や爪に含まれるケラチンは，硬ケラチンとよばれるもので，これらの組織の硬度をつくる重要な蛋白質である．

角質層 stratum corneum. または horny layer.

ケラチン keratin.
角化 keratinization.

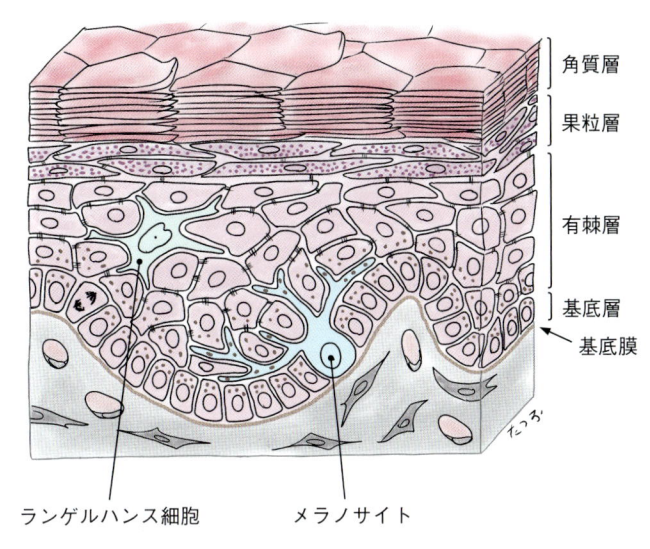

図 16-4　メラノサイトとランゲルハンス細胞の模型図

B. 表皮を構成する細胞

　上で述べたように表皮の主体をなすのは**ケラチノサイト**である．表皮にはこの細胞のほかに，**メラノサイト，ランゲルハンス細胞，メルケル細胞**なども存在するので，ここで整理して個別に述べる．

1. ケラチノサイト

　すでに述べたように，**ケラチノサイト**は，表皮の基底層にある細胞が分裂することによって，絶えず新生されている．新生した細胞はケラチンを産生しながらしだいに表層に押し上げられるとともに 形を変えて，ついには角化した扁平な細胞になって 剥げ落ちる．基底層で新生した細胞が 角質層に達して剥げ落ちるまでの期間は，およそ 15～30 日といわれている．

ケラチノサイト keratinocytes.

2. メラノサイト

　表皮の基底層には，上で述べたケラチノサイト以外に，**メラニンという色素を産生する細胞**が点在している．この細胞を**メラノサイト**（メラニン細胞）という（図 16-4，図 16-5）．

> 　メラノサイトは一般の表皮細胞（ケラチノサイト）と細胞の由来を異にしている．すなわち，この細胞は胎生期に神経堤から遊走して，皮膚に侵入してきたもので，神経細胞の親戚にあたる細胞である．

メラニン melanin.
メラノサイト melanocytes.

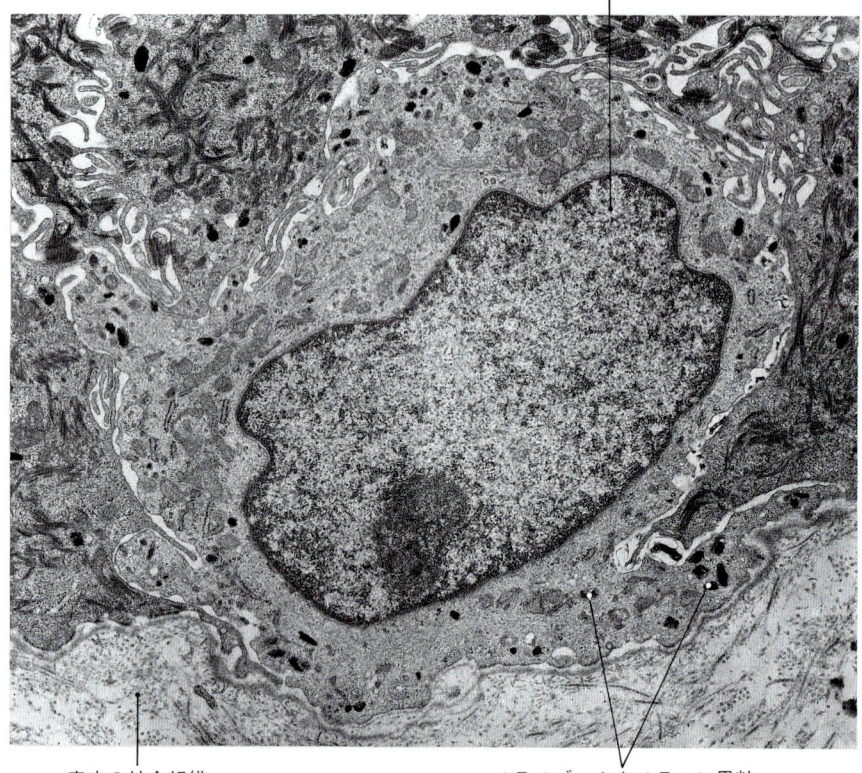

図 16-5 メラノサイトの透過電子顕微鏡写真（ヒト）（×6,000）
張原線維をもたないので細胞質が明るくみえる．細胞質にはメラノゾームやメラニン果粒がみとめられる．
(岩手医科大学 石田欣二氏撮影，1989)

メラノサイトは 木の枝のような突起をもった細胞で，皮膚 1 mm² あたりに平均 1,500 個ほど存在している．とくに額，頬，外陰部に多い．

メラノサイトは血液からチロシンというアミノ酸をうけとって，自分のもつ酵素（チロシナーゼ）によって酸化し，ジヒドロキシフェニルアラニン（DOPA）を経て，メラニンを産生している．この過程は，細胞内の**メラノゾーム**という小体の中で行われる．このようにして産生されたメラニン果粒は，メラノサイトの樹枝状の突起から，周囲のケラチノサイトに分配される．

メラノゾーム melano-some.

> メラノサイトは，ふつうの染色標本ではあまりはっきり識別することができない．しかし，皮膚をドーパ液の中に浸しておくと，メラノサイトの細胞体が黒化して よくわかるようになる（DOPA 反応）．DOPA が メラノサイトの酵素によって メラニンに変えられたのである．また，現在では，メラノサイトに特異的なマーカー（メラン A やチロシナーゼなど）による免疫組織化学により同定が可能である．

メラニンは光を吸収し，紫外線に対するバリアとしてはたらく重要な色素である．また**皮膚の色調を決める主要な色素**でもある．

表皮に分布するメラノサイトの数は人種間であまり差はない．**人種による肌の色の違いは**，こうしたメラノサイトの数の差ではなく，メラノサイト自身の色素産生能力と，分配された色素の分布状態によっている．すなわち，白人ではメラニンの量が少なく，しかも表皮の深層のみに分布している．一方，黒人ではメラニンの量も多く，その分布も表皮の全層に拡がっている．

> メラノサイトが先天的にメラニン産生能力をもたないような場合には，皮膚や毛髪，眼が真っ白な子供となる．これが**白皮症**である．またなにかの異常で，皮膚の局所でメラノサイトが消失したり，色素産生能が低下すると，その部分の皮膚だけ白くなってしまう（**白斑症**）．
>
> メラノサイトは紫外線に刺激されて，メラニン形成をさかんにする．肌を日光に長時間さらすと，"**日焼け**"して黒くなるのは，紫外線によってメラノサイトが刺激され，大量のメラニンが基底層と有棘層の細胞に分配されるためである．

白皮症 albinism．

日焼け（黒化）suntan．急性期に炎症で皮膚が赤くなる日焼け（日光皮膚炎）は sunburn といい区別する．

3．ランゲルハンス細胞

表皮の有棘層には，明るい細胞質の中にヘマトキシリンに濃染する核をもった細胞が散在している．昔は塩化金を用いた特殊な染色により同定したが，今では ATPase 染色やある種のマーカー蛋白質（CD1a など）の抗体を用いた免疫組織化学により同定する．このような方法を用いると，樹枝状の突起を伸ばした特別な細胞として染めだされてくる．この細胞を，発見者の名にちなんで**ランゲルハンス細胞**とよんでいる（図 16-4，図 16-6）．

> ランゲルハンス細胞を透過電子顕微鏡で観察すると，テニスのラケットのような形をした果粒が細胞質に散在している（図 16-6）．**ランゲルハンス果粒**（またはバーベック果粒）とよばれるこの果粒の意味については不明だが，ランゲルハンス細胞の同定に役だっている．

ランゲルハンス細胞は，皮膚の免疫能に関係した重要な細胞であることが，最近わかってきている．この細胞は，表皮内を動きまわることができ，表皮に抗原物質が侵入してきたときに，それを処理して，その抗原情報をTリンパ球に伝達するという役割を負っている．

ランゲルハンス細胞 Langerhans cells．この細胞を発見した Paul Langerhans（1847-88）は，膵島の発見者と同一人物（196 頁）．塩化金を用いた特殊な染色により，この細胞を発見した．

> 表皮にアレルギー物質（抗原）が存在すると，ランゲルハンス細胞はこの抗原を取り込み，真皮に移動する．そこで毛細リンパ管（117 頁）にはいり込み，所属のリンパ節に移動し，抗原情報をTリンパ球に伝達する．こうして感作されたTリンパ球が皮膚に移行し，抗原に

302　第16章　皮　膚

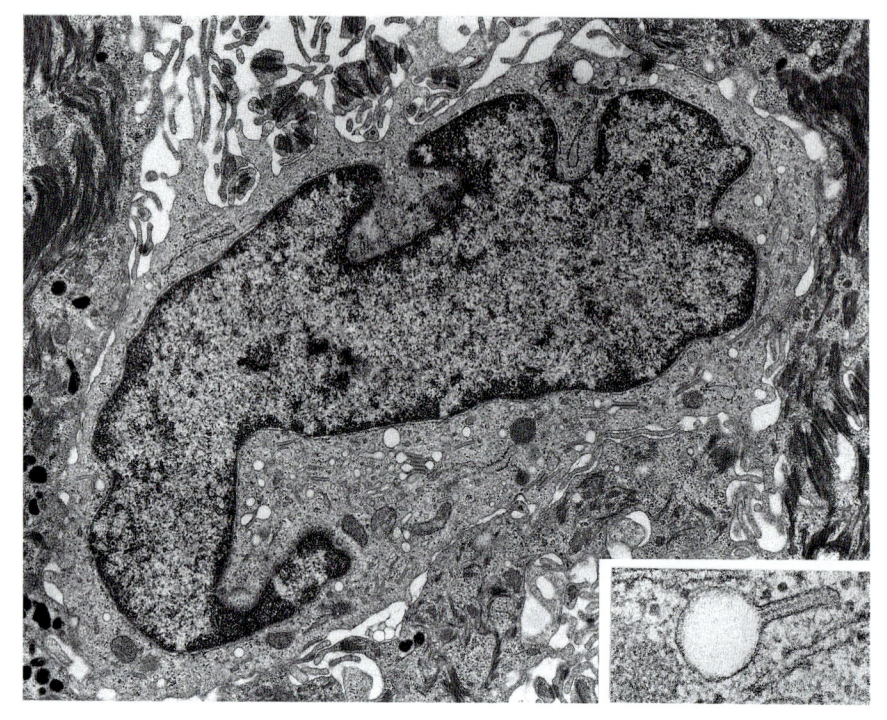

図16-6　ランゲルハンス細胞の透過電子顕微鏡写真（ヒト）（×7,000）
細胞質に特徴的なランゲルハンス果粒がたくさんみとめられる．（挿図：×15,000）
（岩手医科大学 石田欣二氏撮影，1989）

出会うとサイトカインを放出し，異物を殺したり炎症をひき起こしたりする．この反応が過敏になると，**接触皮膚炎**がひき起こされる．

4. メルケル細胞

　表皮の基底層には，上記の細胞以外に，**メルケル細胞**とよばれる特別な細胞もみとめられる．この細胞については あとでふれる（316頁）．

メルケル細胞 Merkel cells.

２ 真　皮

　真皮は表皮の下にある密性結合組織の層である．真皮の厚さは体の部位によって異なり，手掌や足底では厚く3mm以上に達するが，眼瞼では薄く0.6mmに満たない．
　真皮は主として膠原線維と弾性線維でできていて，そのあいだに線維芽細胞やマクロファージ，肥満細胞などがはいっている．また，その中を神経と血管

真皮 dermis.

2 真　皮　303

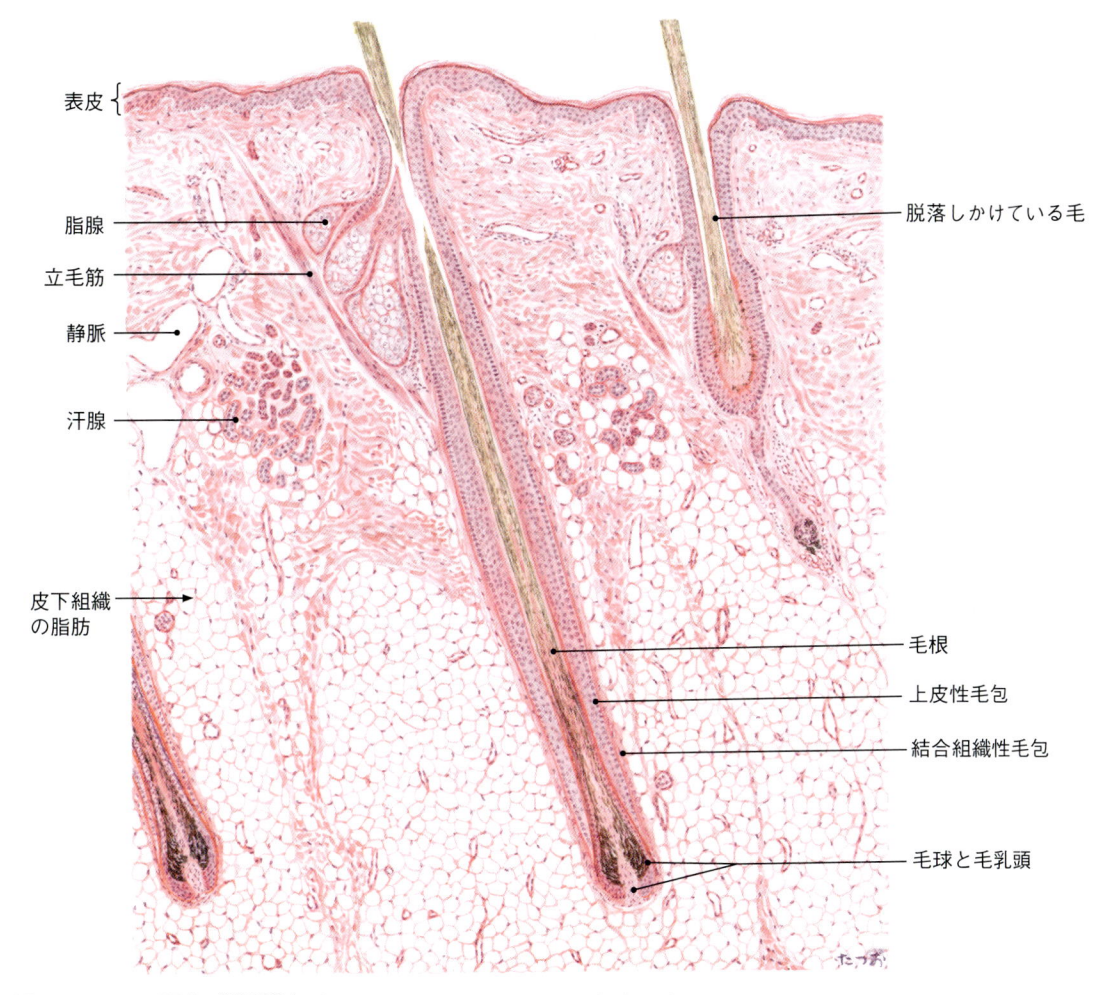

（図中ラベル）
表皮
脂腺
立毛筋
静脈
汗腺
皮下組織の脂肪
脱落しかけている毛
毛根
上皮性毛包
結合組織性毛包
毛球と毛乳頭

図 16-7　ヒト頭皮（縦断像）（ヘマトキシリン-エオジン染色）（×30）

が通りぬける．

　真皮が表皮に接する部分では両者が複雑に入り組んでいることが多い．表皮が真皮に向かって突出する部分は表皮突起という．また，表皮に向かって，真皮が円錐状の隆起をつくる部分は**真皮乳頭**という（図 16-2）.

真皮乳頭 dermal papillae.

　　真皮乳頭はとくに手掌や足底の皮膚でよく発達しており，その中には毛細血管がループ状にはいり込んでいる．また，この乳頭の中にしばしばマイスナーの触覚小体（後述）がみとめられるのも手掌や足底の皮膚の特徴である．

　真皮においては，ところどころで血管が動静脈吻合をつくっている（110頁）．寒冷時にはこの動静脈吻合をバイパスにして，血液を流すことで，熱の放散をふせぐことができる．とくに，指腹や爪床（そうしょう）（308頁）には，糸球状の動

静脈吻合が発達しており，ホイヤー-グローサー器官（またはグロームス器官）とよばれる．

ホイヤー-グローサー器官 Hoyer-Grosser's organ.

3 皮下組織

真皮の下には**皮下組織**がある．皮下組織は脂肪細胞に富んだ疎性結合組織で，真皮を皮膚の下の構造物（筋膜や骨膜）に結びつけている．脂肪細胞は膠原線維によって大小の集団にまとめられて，**皮下脂肪組織**をつくっている（図16-1，図16-7）．

皮下組織 hypodermis. または subcutaneous tissue.

皮下脂肪組織 subcutaneous adipose tissue.

> 皮下の脂肪組織は栄養を蓄積するとともに，体温の放散を防ぎ，保温作用をもっている．また外力に対してクッションのような保護作用もある．

脂肪組織は頰，乳房，殿部，大腿，手掌，足底などの部位でとくによく発達しているが，その量は性，年齢，個体によって異なる．

4 角質器—毛と爪

毛と爪は，表皮が変形し，ケラチンを多量に含んで硬くなったもので，角質器と総称される．

A. 毛

毛は，哺乳動物の皮膚に特徴的な器官で，ほとんど全身の皮膚にみとめられる．ヒトでは頭髪で約10万本，からだ全体では約130万本の毛が生えている．

毛 hair.

> ヒトの毛には**硬毛**と**軟毛**（うぶ毛）がある．硬毛には頭毛，ひげ，腋毛，陰毛などの長い毛と，眉毛，まつ毛，鼻毛，耳毛などの短い毛がある．軟毛は，からだ全体をおおう，短くて柔らかい毛だが，この中には陰毛，腋毛，男性の手足の毛，胸毛，ひげのように思春期になると硬毛に変わるものがある．

毛のうちで，皮膚の表面から伸び出している部分を**毛幹**といい，皮膚の中に埋まった部分を**毛根**という．毛根の下端は まるくふくらんで**毛球**とよばれる構造をつくっており，そこに**毛乳頭**という結合組織が，下からはまり込んでいる．毛根全体は上皮と結合組織からなる鞘につつまれている．この鞘を**毛包**という（図16-7）．

毛幹 hair shaft.
毛根 hair root.
毛球 hair bulb.
毛乳頭 hair papilla.
毛包 hair follicle.

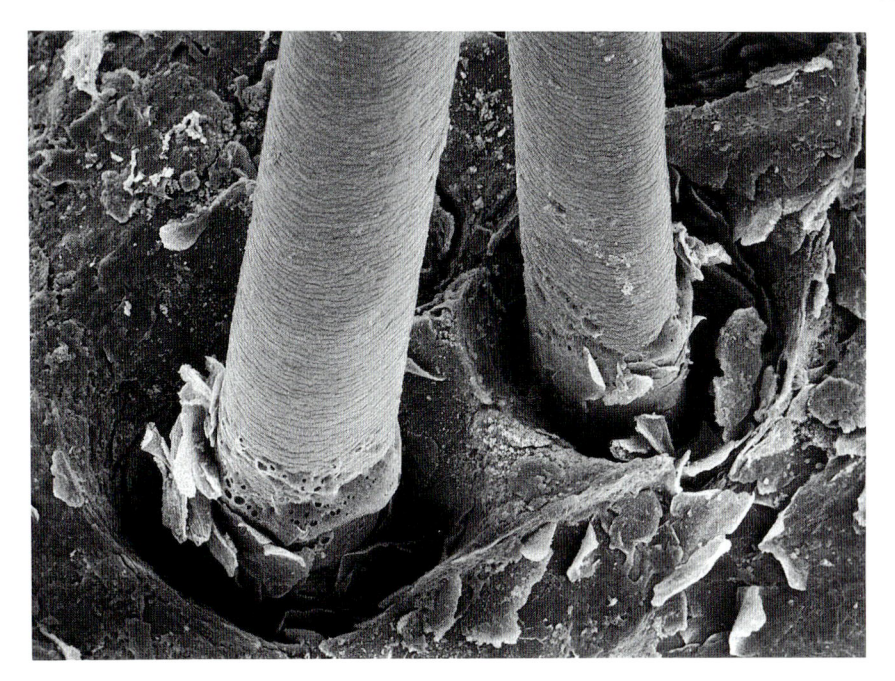

図16-8　ヒト頭毛の走査電子顕微鏡写真（×200）

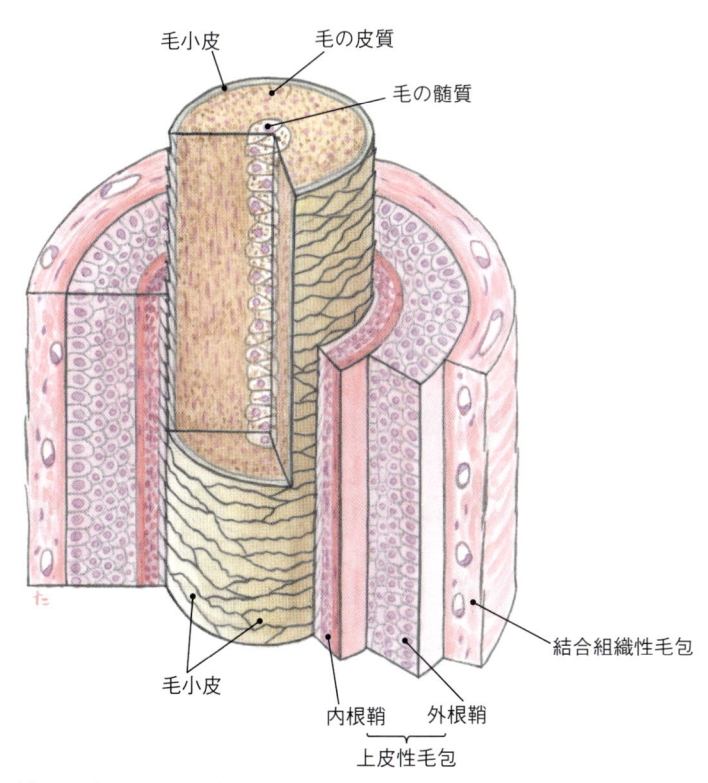

図16-9　毛と毛包の関係を示す模型図

1. 毛の構造

毛は一般に髄質，皮質，毛小皮の3層でできている（図16-9）．ただし，細い毛では髄質はなく，太い毛でも髄質は毛幹の途中で欠けたりしている．

髄質は毛の芯にあたる部分で，明るい大きめの細胞が柱状に並んでできている．角化の程度は低くメラニンも乏しい．細胞内や細胞間には空気を含んだスペースがある．

毛の髄質 medulla.

皮質は毛の主体をなし，メラニンを大量に含む紡錘形の角化細胞が重なり合ってできている．

毛の皮質 cortex.

毛小皮は，皮質の表面をとりまく1層のごく薄い細胞層で，強く角化した扁平な細胞が屋根瓦状に重なり合ってできている（図16-8，図16-9）．

毛小皮 cuticle.

> 毛の色は，主に皮質のメラニンの量と，髄質の含気量によっている．メラニンが多い毛は黒く，少ないと色が薄くなる．また，皮質のメラニンが少なく，髄質の含気量が多いと，毛は金色にみえる．

2. 毛包の構造

毛根が**毛包**とよばれる鞘でつつまれていることは，すでに述べた．この毛包の内層は表皮につづく上皮で，外層は結合組織でできているので，それぞれ，**上皮性毛包**と，**結合組織性毛包**とよんでいる．上皮性毛包は，さらに内根鞘と外根鞘の2層に分けることができる（図16-7，図16-9）．

毛包 hair follicle.

上皮性毛包 epithelial root sheath.

内根鞘は毛根の下2/3部（脂腺の開口部より下方）にみとめられる，表皮の浅い層（淡明層や果粒層）と連続している．内根鞘の最内層は鱗状の細胞からなる薄層（根鞘小皮）で，毛の毛小皮と噛み合うように接している．この根鞘小皮のすぐまわりには，粗大な果粒（トリコヒアリン果粒）をもった細胞層（ハックスレイ層）が，さらにその外がわを，扁平な細胞の層（ヘンレ層）がつつんでいる．

内根鞘 inner root sheath.

外根鞘は表皮のマルピギー層（有棘層と基底層）のつづきで，表皮のそれとほぼ同様の構造をしている．

外根鞘 outer root sheath.

外根鞘のまわりには線維性の結合組織が鞘状にとりまいている．これが**結合組織性毛包**である．この中には外根鞘に接して，知覚神経の終末が豊富に存在している（後述）．

結合組織性毛包 connective tissue sheath.

3. 毛の成長と生えかわり

毛の成長（伸び）は毛球の中の未分化な細胞の細胞分裂にもとづいている．この細胞は，毛乳頭をとり囲むような位置に存在している．この部分を**毛母基**という．毛乳頭の最先端に接する毛母基の細胞は毛の髄質に，その外がわの細

毛母基 hair matrix.

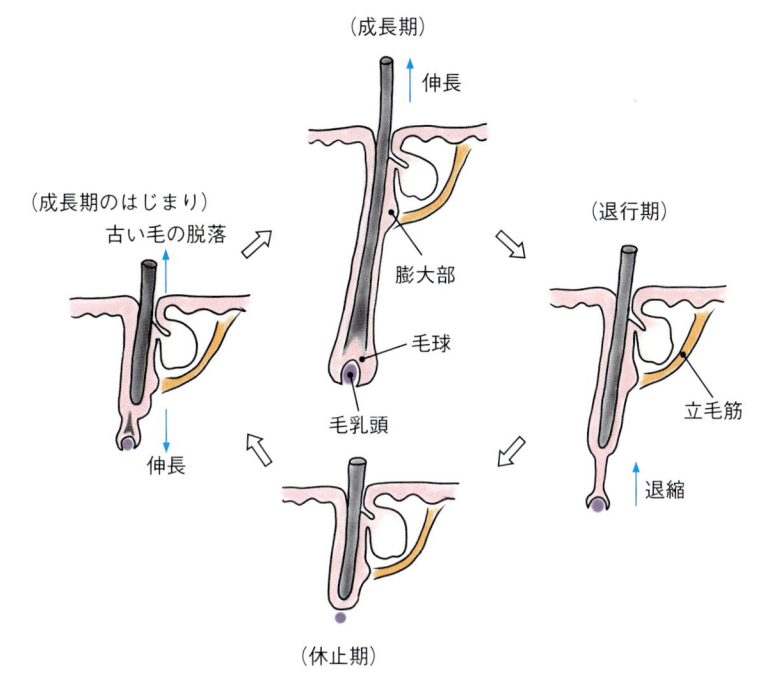

図 16-10 毛周期の模型図
 毛周期は成長期，退行期，休止期の3相からなっており，毛は一定の期間で生えかわっている．

胞は皮質に，さらに外がわの細胞は上皮性毛包の細胞に分化する．毛母基細胞のあいだには**メラノサイト**が存在し，メラニンを毛の細胞に供給している．

 毛には一定の寿命がある．一定期間成長すると成長がとまり，脱毛して，新しい毛が生えかわる．このように新しい毛が次の毛に置き換わる周期を**毛周期**という．毛周期は毛の種類によって異なり，頭髪では3～6年，眉毛は3～4ヵ月といわれる．

毛周期 hair cycle.

 毛周期は成長期，退行期，休止期の3相からなっている（図 16-10）．
 成長期は毛母基細胞がさかんに細胞分裂をくり返して，毛が伸びている期間をいう．成長期が終わると，毛の成長はとまり，毛母基と毛乳頭がしだいに退化してくる．この期間が**退行期**である．さらに**休止期**にはいると，毛根は毛乳頭から離れ細く棍棒状となって，真皮の浅いところにかろうじて留まった状態となる．この時期には，退化した毛の下に新しい毛がつくられており，これが伸び出すにつれて，古い毛はぬけおちる．

> 各相の期間は，毛の種類によって異なるが，頭髪では成長期が2～6年，退行期が2週間，休止期が3～4ヵ月といわれている．

4. 毛の付属器官

毛の付属器官として脂腺と立毛筋がある（図16-7，図16-12）．

脂腺は毛根の上部で，毛と上皮性毛包のあいだのすきまに開口している．

立毛筋は，脂腺を下から抱くようにして，毛包と真皮の表層を結ぶ平滑筋の小束である．この筋が収縮すると，文字どおり毛が立ち上がる．立毛筋は交感神経の支配をうけているので，交感神経が刺激されると，筋が収縮していわゆる"鳥肌"が立つのである．

脂腺 sebaceous gland.

立毛筋 arrector pili muscle.

B. 爪

爪は手足の指先の背面にある半透明の板で，表皮が特別に変化してできたものである．

爪のうちで，表面からみえる部分を**爪体**，爪の根もとで皮膚に埋まってみえない部分を**爪根**という（図16-11）．爪体のつけねには三日月型の白い部分があり，とくに**半月**という．

爪体は表皮の角質層にあたり，扁平な角化細胞がびっしりと重なり合ってできている．爪体の下面にある皮膚（爪床）は膠原線維によって骨と強く結合しており，爪が剝がれにくいようになっている．

爪の伸長は，爪根と半月の下面の細胞増殖によっておこなわれる．この部分を**爪母基**という．爪母基の最下層（基底層）は円柱状の細胞でできており，この細胞がさかんに分裂増殖し，ななめ上方に押し上げられながら扁平化し，角化して，爪となるのである．このようにして大人では1日約0.1 mm，子供では0.5 mmほど爪が伸びている．

爪 nail.

爪母基 nail matrix.

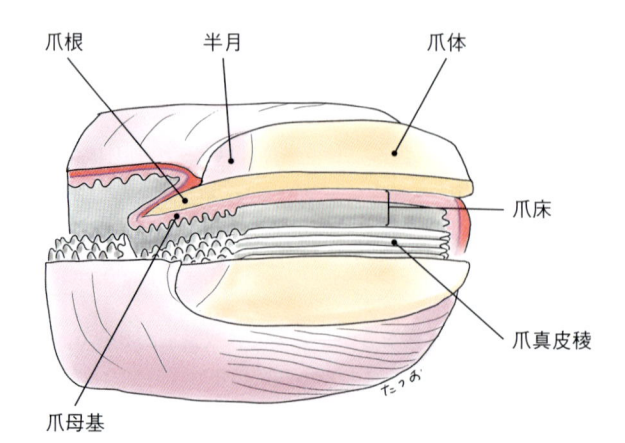

図16-11 爪の模型図

5 皮膚腺

皮膚には汗腺や脂腺が分布している．そのほか，乳腺も特殊な皮膚腺ということができる．

■ A. 脂腺（皮脂腺）

脂肪に富んだ分泌物を出す皮膚腺を**脂腺**または**皮脂腺**という．多くの場合，脂腺は毛に付属している（図16-12）．逆に脂腺をもたない毛はないので，毛の分布に一致して全身に広く分布しているということもできる．したがって毛のない手掌や足底の皮膚には脂腺もない．

各脂腺は，まるい袋状の腺房が数個集まってできており，1本の短い導管によって，毛包の上部に開口している（図16-7）．

> 口唇，鼻翼，陰茎亀頭，包皮，小陰唇，乳頭などの特別な部分では，毛とは関係なく，直接皮膚の表面に開く脂腺が存在しており，**独立脂腺**とよぶ．

脂腺の腺房は重層する上皮細胞でできている．腺房のもっとも外がわの細胞は，球形の核をもった扁平な細胞で，脂肪滴はもたない．この細胞が分裂して腺房の内がわに細胞をおくり出している．腺房の細胞は内がわに向かうにつれ

脂腺（皮脂腺）
sebaceous gland.

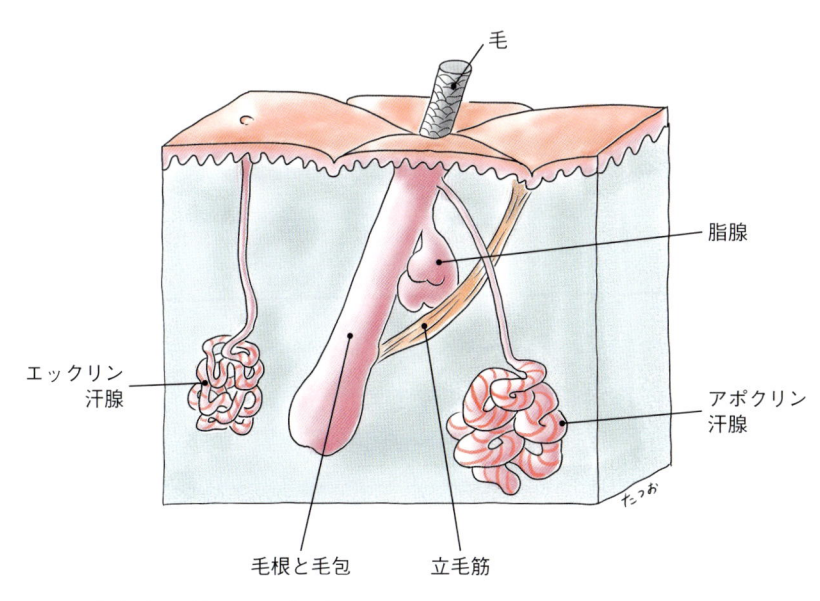

図16-12 皮膚腺の種類を示す模型図

て，脂肪滴が増加し，最後には細胞質が脂肪滴に満たされる．核は萎縮して，ついには消失する．このように変化した細胞は，やがて上皮から剥がれ，そのまま分泌物となって導管から放出される．つまり，脂腺の分泌は**全分泌**という様式でおこなわれる（44頁）．

> 脂腺の分泌物（**皮脂**）は，汗と一緒になって表皮の表面に薄い膜をつくり，皮膚をなめらかにし，乾燥を防いでいる．
> 脂腺は男性ホルモンの影響をうけて思春期に発達し，皮脂分泌がさかんになる．顔面や胸などには大きな脂腺をもった毛包があり，この毛あながなんらかの原因で閉ざされると，その中に皮脂がたまり，慢性の炎症をひき起こす．これが**尋常性痤瘡**，いわゆる"にきび"である．

皮脂 sebum.

尋常性痤瘡 acne vulgaris.

B. 汗　腺

汗を分泌している腺を**汗腺**という．汗腺にはエックリン汗腺とアポクリン汗腺の2種類がある．

汗腺 sweat gland.

1. エックリン汗腺

全身に分布するふつうの汗腺を**エックリン汗腺**という．からだ全体には約

エックリン汗腺 eccrine sweat gland.

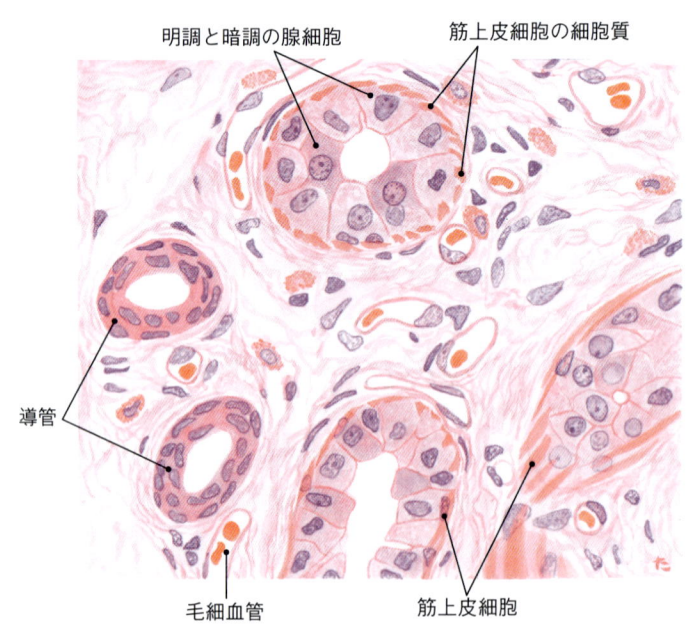

図 16-13　エックリン汗腺の終末部と導管（ヒトの指腹）
（ヘマトキシリン-エオジン染色）（×450）

200〜400万個のエックリン汗腺がある．その分布密度はからだの部位によって異なり，手掌や足底で多く，尻や背中などでは少ない．また口唇と外陰部には存在しない．

エックリン汗腺は細長い単一管状腺で，終末部（分泌部）は真皮の深層ないし皮下組織にあり，糸玉のようにとぐろをまいている（図16-1，図16-7，図16-12）．

終末部の腺細胞は，分泌顆粒をもたない明るい細胞（明調細胞）と，細胞上部に分泌顆粒をもった暗い細胞（暗調細胞）の2種類の細胞で構成されている（図16-13）．また腺細胞の基底部には，終末部をとり囲んで**筋上皮細胞**がよく発達している．この細胞の収縮により，終末部の分泌物をすみやかに導管へと押し出すことができる．終末部の周囲の結合組織には，毛細血管が豊富に分布している．

筋上皮細胞 myoepithelial cells.

> エックリン汗腺の分泌物は99％以上が水で，のこりは食塩，尿素，アンモニア，ムコ多糖などである．明調細胞は主として水と電解質を分泌し，暗調細胞はムコ多糖などを分泌するものと考えられている．

エックリン汗腺の導管は，2層の立方上皮でできている．導管は真皮の中を表層に向かってまっすぐ上行し，表皮を貫いて体表面に開口する（図16-1，図16-12）．

> エックリン汗腺は体温の調節に重要な役割を演じている．暑いときには汗が多量に出されて，体温の調節がおこなわれるのである．また手掌や足底のエックリン汗腺は精神的な緊張にさいして分泌が高まる．

2. アポクリン汗腺

ヒトの**アポクリン汗腺**は，腋窩，外耳道，眼瞼，乳輪，肛門周囲など，特定の部位にのみ存在する大型の特殊な汗腺である．

アポクリン汗腺 apocrine sweat gland.

アポクリン汗腺の終末部（分泌部）は，エックリン汗腺に比べて，管径も管腔もはるかに大きい．この終末部を構成する腺細胞は，エオジンに好染する大型の細胞の1種類だけからなり（図16-14），しばしば腺腔に向かって乳頭状の細胞質突起を出している．この突起の根元がくびれ，細胞質がちぎれおちて分泌物になるような分泌のしかた（**アポクリン分泌**）がおこなわれると考えられたのでこの名がある．しかし透過電子顕微鏡による観察では，この突起が直接ちぎれるのではなく，アポクリン汗腺においても分泌物は開口放出により分泌されることがわかっている．腺細胞の基底部には，エックリン汗腺と同様に，終末部をとり囲んで筋上皮細胞がよく発達している．

アポクリン分泌 apocrine secretion.

アポクリン汗腺の導管も，2層の立方上皮からなるが，エックリン汗腺のも

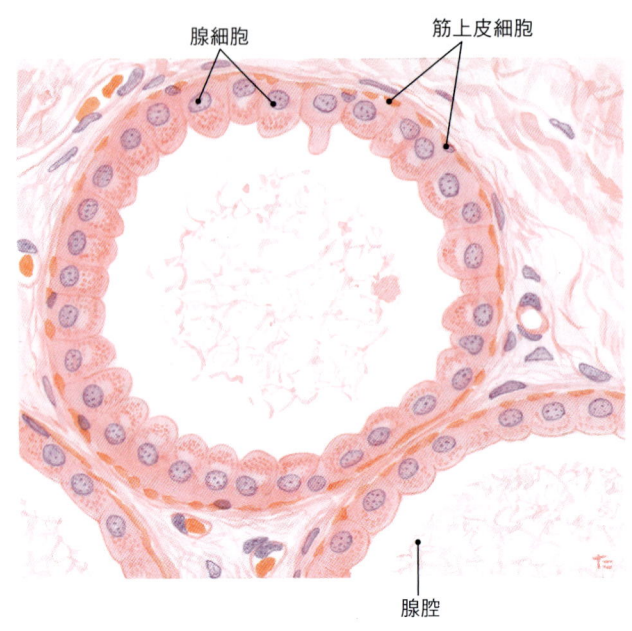

図16-14 アポクリン汗腺の終末部(ヒトの腋窩)
(ヘマトキシリン-エオジン染色)(×450)

のより太い.導管は毛包の上部,脂腺の開口部よりやや上方に開口する.

> アポクリン汗腺の分泌物は,脂質,糖質,蛋白質など,有機成分を多く含んだ,ミルク様の粘り気のある分泌物である.一般に,この分泌物そのものに臭いはないが,分泌されて皮膚表面に住む細菌に分解されると,特有な臭いを発するようになると考えられている.これが**腋臭**(わきが)である.

C. 乳　腺

　乳腺は乳汁を分泌する特殊な皮膚腺である.男性の乳腺は一生を通じて痕跡的にとどまっているが,女性の乳腺は,大きさや形が年齢や妊娠,授乳などによって変化する.まず,女性が思春期になると,二次性徴の現われとして乳腺が発達し,乳房のふくらみをつくるようになる.さらに妊娠が起こると乳腺の終末部の形成がすすみ,分娩とともにさかんに分泌をおこなうようになる.

　女性の乳腺は,十数個の腺が**乳頭**(ちくび)を中心に,放射状に並んでできている(図16-15).それぞれの腺は密性結合組織と脂肪組織でできた仕切りによってへだてられて,錐体状の**葉**をなしており1本ずつの導管(乳管)を出して,それぞれ独立に乳頭の先端に開いている.各葉の中では,導管が枝分か

乳腺 mammary gland.

乳頭 nipple.

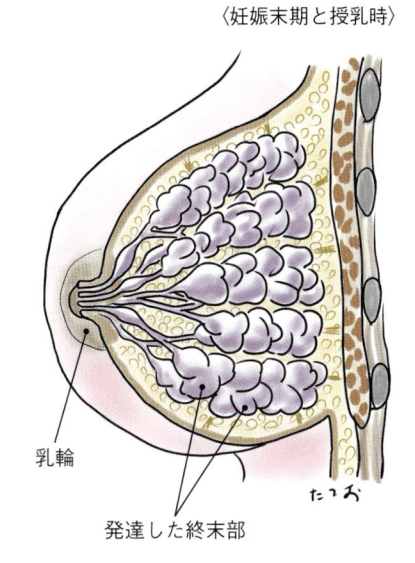

図 16-15　ヒトの乳房と乳腺の関係を示す模型図

れをくり返して，ぶどうの房のような**小葉**を形成している．

　乳腺は，妊娠していないふつうのときと，妊娠期や授乳期とで，その終末部の形態が大きく変化する（図 16-15）．

　非妊娠時（休止期）の乳腺では，腺の主な要素は細い分岐した導管であり，その先端は わずかにふくらむが，はっきりとした終末部は みとめられない．

> 非妊娠時の乳房のふくらみは，乳腺の導管系をとりまく脂肪組織の発達によるものである．その発達の度合いで乳房のふくらみの程度が異なる．

　妊娠が成立すると，乳腺の導管の先端でさかんに細胞分裂が起こり，立方ないし円柱状の上皮細胞と，それをとり囲む筋上皮細胞でできた太い終末部が形成されるようになる．妊娠末期になると，大きくふくらんだ乳房の中は乳腺組織で埋めつくされる．この時期の終末部は分泌をはじめるので，腺腔内に分泌物がたまってくる．

　分娩後，乳腺はさかんに分泌をいとなむようになる．終末部は乳汁の分泌，貯留，排出をくり返すが，その周期が各終末部でまちまちなので，同じ小葉内でもさまざまな時期の終末部がまざってみられる．終末部に分泌物が充満して腺腔が拡がっているところでは，その腺細胞の背は低く，腺腔の狭いところでは，腺細胞の背は高い．

　分泌中の腺細胞では，細胞上端部に大小の脂肪滴や，微細な分泌果粒がみと

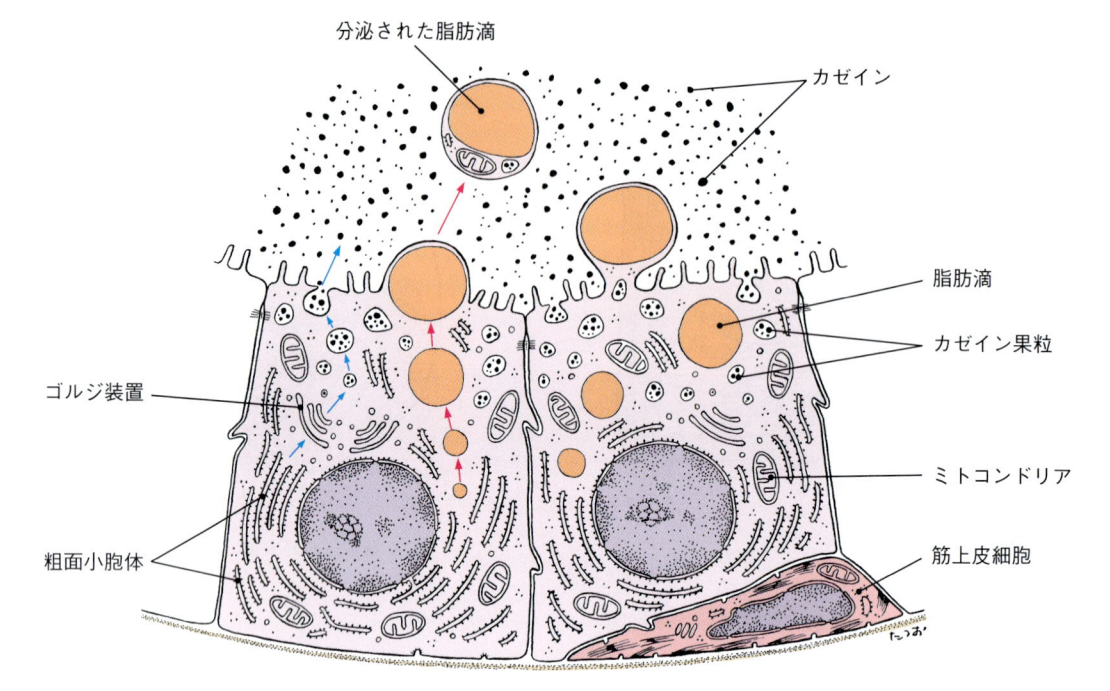

図16-16 授乳期における乳腺の腺細胞（模型図）
赤い矢印は脂肪成分が分泌される過程を，青い矢印は蛋白成分が分泌される過程を示している．

みとめられる（図16-16）．**乳汁の脂肪成分**は，最初，細胞質内の小滴として現われ，これが細胞上部へ移動しながら成長し，2〜5μmの脂肪滴となって，アポクリン分泌される．

一方，**乳汁の蛋白成分**（カゼイン）は，腺細胞の基底部によく発達した粗面小胞体の中で合成され，ゴルジ装置におくられて分泌果粒（カゼイン果粒）となる．分泌果粒の一部は細胞上面で開口分泌によって放出され，一部は脂肪滴とともにアポクリン突起の中にはいり，アポクリン分泌される．

> 授乳期における腺細胞のこのような乳汁の産生と分泌は，下垂体前葉の**プロラクチン**によって促進される（273頁）．また，腺腔に分泌，貯留した乳汁が，導管を通って乳頭から放出されるには，下垂体後葉の**オキシトシン**が重要な役割を演じている（276頁）．乳児が乳頭を律動的に吸うと，乳頭の知覚神経から間脳へ興奮が伝わり，下垂体後葉からオキシトシンが分泌される．これが乳腺の終末部の筋上皮細胞を収縮させるので，乳汁が終末部からしぼり出される．

授乳期が終わると，乳汁の分泌はまもなく停止し，腺組織は退化し休止期の状態にもどる．

6 皮膚の知覚装置

皮膚が温・冷・触・痛覚を感受する感覚器であることは，すでに述べた．皮膚には多数の知覚神経が分布し，表皮に侵入して**自由終末**をつくったり次のようないろいろな**知覚装置**をつくっている（図16-17）．

自由終末 free nerve ending.
知覚装置 sensory apparatus.

A. マイスナーの触覚小体

毛のない皮膚の真皮乳頭の中にある卵形（径約30〜100μm）の終末装置を**マイスナーの触覚小体**という（図16-2，図16-17）．とくに指先や口唇，外陰部などの敏感な部分に数多くみとめられる．結合組織の被膜につつまれた小体の内部には，シュワン細胞に由来する板状の細胞（薄板細胞）がつみ重なっており，そのあいだを神経線維がうねりながら走っている．

マイスナー小体は触覚にかかわる知覚装置で，表皮にものが触れてこの小体にひずみが生じると，小体内の神経線維が刺激されて感覚が生じるという．

マイスナーの触覚小体 Meissner's tactile corpuscle. または単純にマイスナー小体ともよぶ．

B. ファーター–パチニの層板小体

ファーター–パチニの層板小体は真皮の下層や皮下組織にある径0.3〜3mmほどの楕円体の装置である．この小体もマイスナーの小体と同様，手の指腹に

ファーター–パチニの層板小体 corpuscle of Vater-Pacini. 単にパチニ小体ともよぶ．

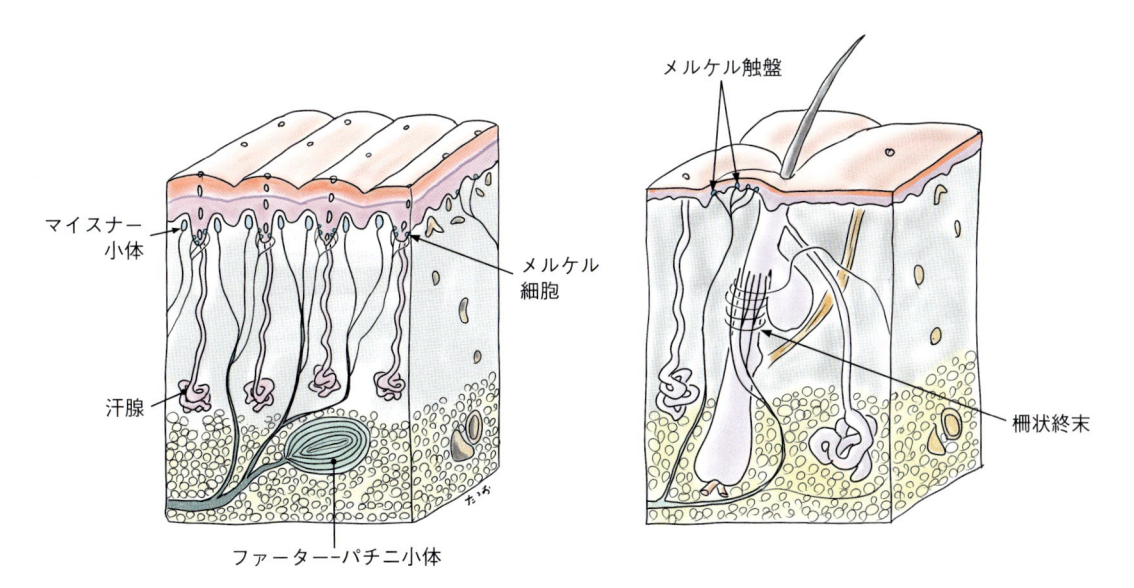

図16-17 ヒトの厚い皮膚（左）と薄い皮膚（右）に分布する知覚装置

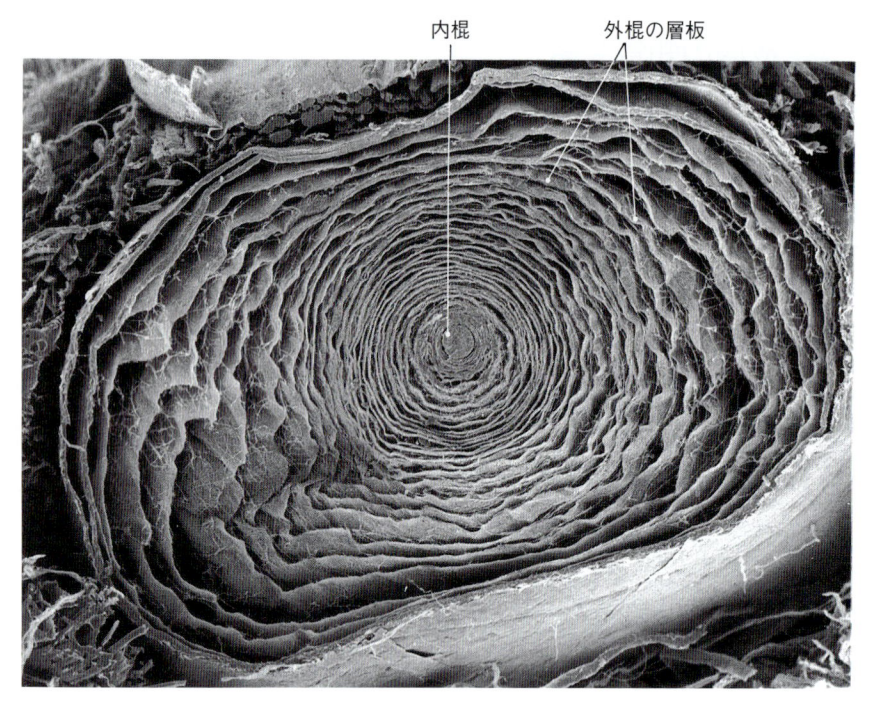

図 16-18 ファーター–パチニの層板小体の走査電子顕微鏡写真（ネコ）（×200）
この写真ではよくみえないが，内棍の中心部に神経線維が走っている．

もっとも多く，そのほか手掌，足底，外陰部などに数多くみとめられる．ファーター–パチニ小体は，神経線維を中心にして，そのまわりを，タマネギの皮のような薄い細胞が何層にもとりまいてできている（図16-18）．この層板をつくる細胞は，小体の内がわ（内棍）ではシュワン細胞に由来し，外がわ（外棍）では神経周膜の細胞に由来する．

ファーター–パチニ小体は**圧力や振動を感受する知覚装置**であると考えられている．

C. メルケル細胞

表皮の基底層に存在する**メルケル細胞**も，単細胞性の知覚受容器と考えられている．この細胞は光学顕微鏡ではなかなか見分けがつかないが，電子顕微鏡でみると知覚神経終末と接しており，細胞内には分泌果粒がみとめられる（図16-19）．また，数本の棒状の微絨毛を，まわりの表皮細胞のあいだに突き出している．メルケル細胞は周囲の機械的な刺激を感じとりその情報を神経に伝える細胞で，口唇や指先などの皮膚感覚が敏感な部分に多く存在している．

メルケル細胞 Merkel cell.

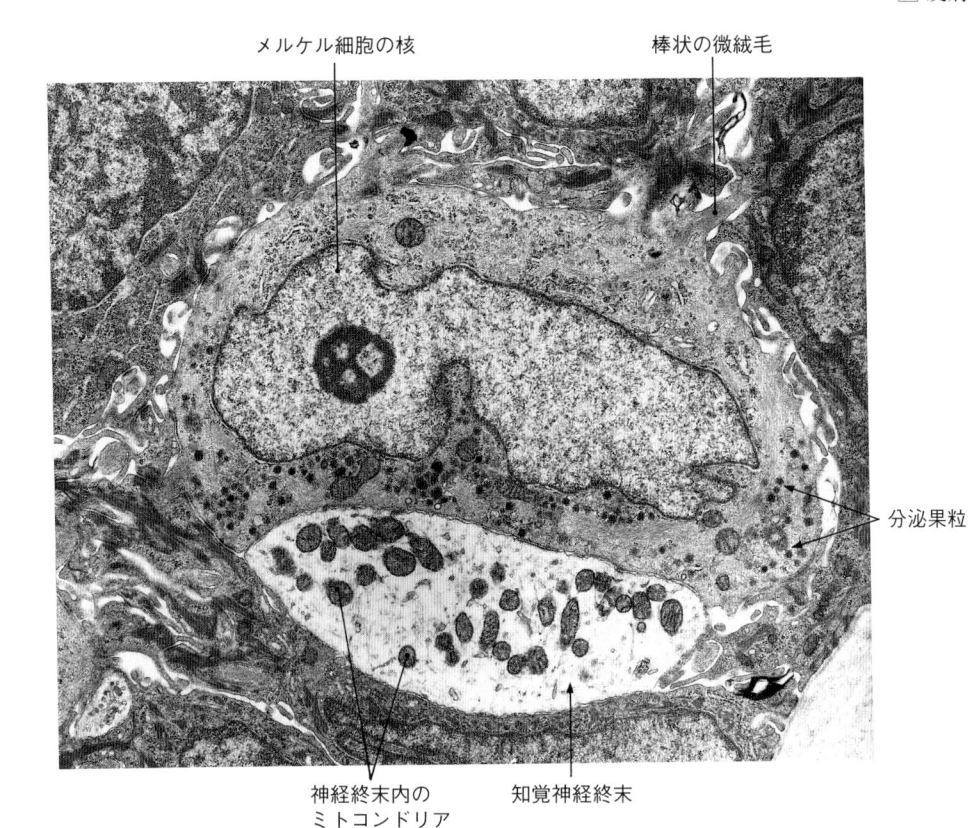

図 16-19　メルケル細胞の透過電子顕微鏡写真（ウサギ，口唇）（×8,500）
細胞内に多数の果粒がみられることに注意．
（岩手医科大学 遠山稿二郎助教授提供，1989）

また，毛のある皮膚では**メルケル触盤**とよばれる構造が存在する（図16-17）．この構造は毛のわきに出現することが多いので毛盤ともよばれ，メルケル細胞が集合して，一種の触覚装置をつくっている．

メルケル触盤 Merkel's tactile disc. または touch dome.

D. 毛の柵状神経終末

毛のある皮膚では，上述したメルケル触盤のほかに，毛包の周囲に知覚神経終末が集まっている．すだれをまいたように毛包をつつみ，特殊な知覚装置をつくる（図16-17）．**柵状神経終末**とよばれるこの装置のおかげで，毛幹の動き（ゆれ）を毛根で感じとることができる．その点では，毛は一種の鋭敏な触覚受容器ということもできる．

柵状神経終末 palisade nerve ending.

第 17 章　感覚器系

　私たちは絶えず光や音，熱，機械的な力，化学物質などを感じとっている．このように外界の刺激をうけとることを専門とする器官を**感覚器**という．一般に感覚器といえば，目（視覚器），耳（平衡聴覚器），鼻（嗅覚器），舌（味覚器）および皮膚（触圧覚，温覚，痛覚などの受容器）の 5 つをさしている．皮膚については すでに前章で詳しく述べたので，ここでは 視覚器，平衡聴覚器，嗅覚器，味覚器についてとりあつかう．

感覚器 sense organs.

1　視　覚　器

　光を感じとる器官を**視覚器**という．私たちの視覚器（目）は光の受容器である眼球とその付属器からできている．

視覚器 visual organ.

■ A．眼球とその壁

　眼球は，眼窩に挟まった直径 24 mm ほどの球状の器官で，前面は眼瞼によって保護されている．
　眼球の壁は，外がわから**眼球線維膜**，**眼球血管膜**，**眼球内膜**（**網膜**）の 3 層でできている．このような 3 層構造の壁でつつまれた眼球の中に，眼房水，水晶体，硝子体がはいっている（図 17-1）．

眼球 eyeball.

1．眼球線維膜

　眼球線維膜の前 1/6 の部分は透明な**角膜**で，後ろ 5/6 は白色の**強膜**でできている．どちらも非常に厚く強靱で，眼球の形を保つのに役立っている．

眼球線維膜 fibrous coat.

1）角　　膜

　"黒目"の表面をつくっている透明な膜が**角膜**である．直径 10～12 mm，厚さ約 1 mm の膜で，時計皿のような曲面をもち，辺縁部は 強膜に移行している．角膜は単なる光の通り道（通光系）であるだけでなく，レンズ（屈折

角膜 cornea.

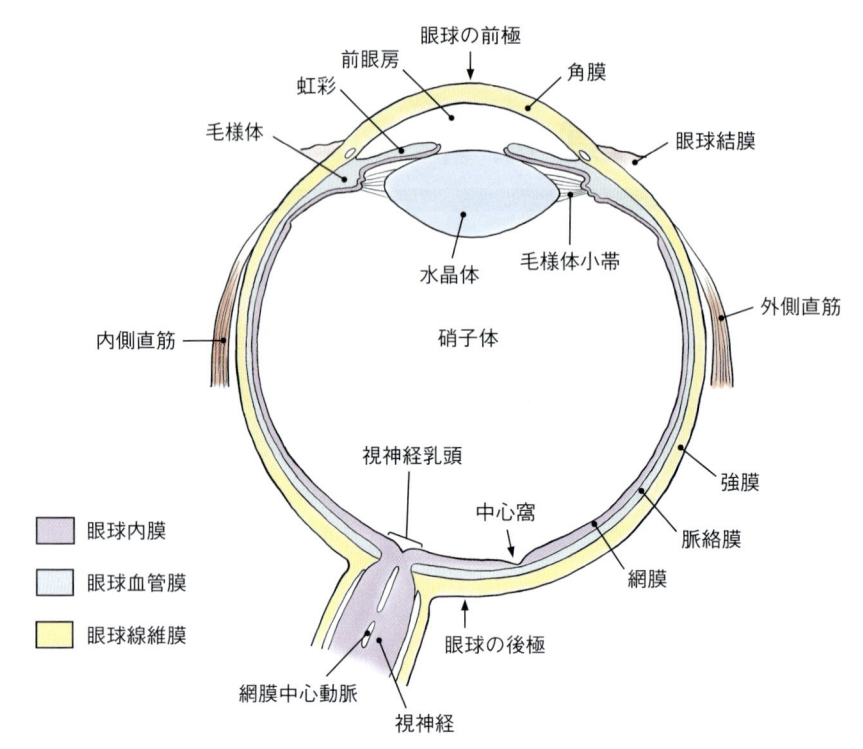

図 17-1　眼球の断面模型図
右眼を水平断して上からみたもの．眼球の壁の3層構造に注意しよう．

系）としてのはたらきをもっている．

角膜は前面から後面に向かって，①角膜上皮，②前境界板，③角膜固有質，④後境界板，⑤角膜内皮の5層構造をしている（図17-2）．

①**角膜上皮**は，5～6層の細胞からなる非角化性の重層扁平上皮でできており，厚さは約50μmである．上皮内には多数の知覚神経終末が分布している．

②**前境界板**は光学顕微鏡では均質無構造にみえる厚さ数μmの層で，**ボウマン膜**ともよばれる．この層は微細な膠原線維が密に配列してできており，すぐ下の角膜固有質が特殊化したものといえる．

③**角膜固有質**は，角膜全体の厚さの約9割を占める厚い密性結合組織の層である．固有質の膠原線維は角膜表面に平行に板状に配列し，これが何層も積み重なって層板構造をなしている（図17-3）．隣りあう層板の膠原線維の方向は，互いに交わるようになっている．層板のあいだには平たく細長い線維芽細胞が散在している．この細胞は**角膜細胞**ともよばれる．固有質には血管は存在しない．

角膜上皮 corneal epithelium.

前境界板 anterior limiting layer, またはボウマン膜 Bowman's membrane.

角膜固有質 substantia propria.

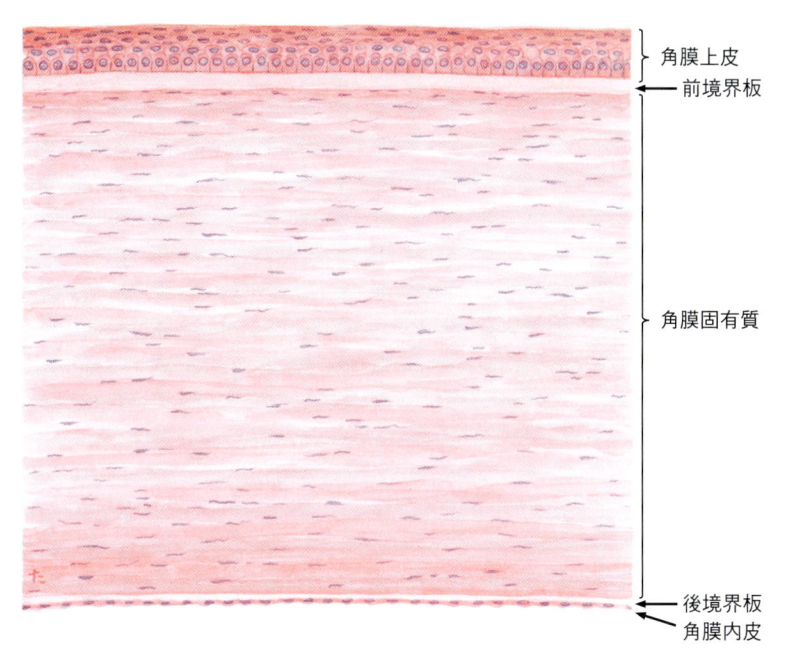

図 17-2　ヒトの角膜（ヘマトキシリン-エオジン染色）（×100）

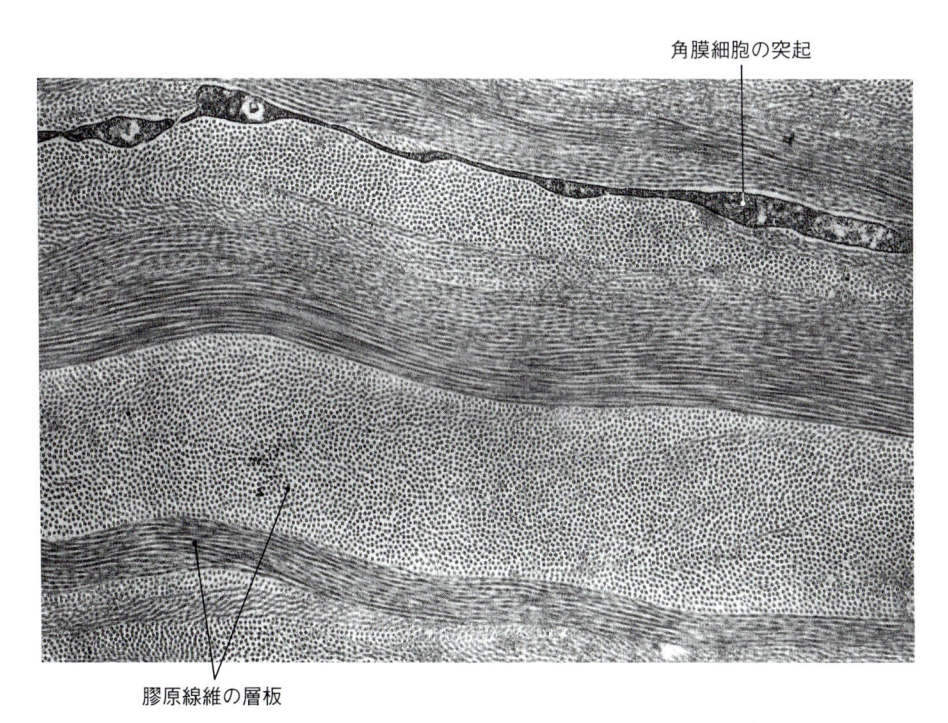

（角膜上皮／前境界板／角膜固有質／後境界板／角膜内皮）

図 17-3　角膜固有質の透過電子顕微鏡写真（ヒト）（×15,000）
膠原線維が層板状に規則正しく配列している．
（岩手医科大学 高橋俊明氏撮影，1989）

> 　角膜固有質の膠原線維は均一の太さ（直径約20 nm）のコラーゲン細線維がグルコサミノグリカン（主にケラタン硫酸とコンドロイチン硫酸）に富んだ基質の中で密に配列したものである．このような結晶様の構造が角膜を透明にしている．

　④**後境界板**は別名**デスメ膜**という厚さ6〜8 μmの均質な膜である．この膜は，角膜内皮の基底膜にあたると考えられている．

　⑤**角膜内皮**は角膜の後面をおおう単層扁平上皮でできている．

> 　角膜内皮は扁平なたよりない層にみえるが，角膜の栄養や代謝産物の交換輸送はすべてこの層を介して眼房水との間でおこなわれている．とくに角膜内皮は水を固有層から汲み出すはたらきがあることから，角膜内皮が障害されると角膜の浮腫が起こり，角膜が白濁することが知られている．この場合，ヒトの角膜内皮の再生能力が低いことから，角膜移植が必要となる．

後境界板 posterior limiting layer，またはデスメ膜 Descemet's membrane．

角膜内皮 corneal endothelium．

2）強　　膜

　強膜は密性結合組織でできた，白く不透明な膜で，眼球の後方5/6の外壁をつくっている．"しろめ"といわれる部分は，この強膜が眼球結膜（334頁）を透かしてみえているのである．強膜の厚さは場所によって異なるが，平均約0.5 mmである．強膜の膠原線維は，強膜表面に平行に，さまざまな方向に走っている．この不規則な線維走行が強膜を白く不透明にしている．膠原線維のあいだには弾性線維の繊細な網と扁平な線維芽細胞がある．強膜のところどころには太い血管が通りぬけているが，強膜自身を養う血管は乏しい．

　強膜と角膜の移行部で内面に近いところには，角膜をとりまくように輪走する管がある．これは**強膜静脈洞（シュレム管）**とよばれ，眼房水の吸収にあずかっている（図17-4）．

強膜 sclera．

強膜静脈洞 scleral venous sinus，またはシュレム管 canal of Schlemm ともいう．

2．眼球血管膜

　眼球血管膜は眼球の壁の中層をなす疎性結合組織の膜である．メラニンを含んだ色素細胞と血管に富んでいるので，肉眼的には赤黒く，ぶどうの皮のような膜にみえる．そのためぶどう膜ともよばれる．眼球血管膜はさらに，脈絡膜，毛様体，虹彩の3部に区別される（図17-1）．

眼球血管膜 vascular coat．ぶどう膜 uvea ともいう．

1）脈絡膜

　脈絡膜は強膜の内面に接する薄い結合組織の層である．脈絡膜は，**網膜外層に栄養を与える**とともに，**カメラの暗箱のようなはたらき**をしている．

脈絡膜 choroid．

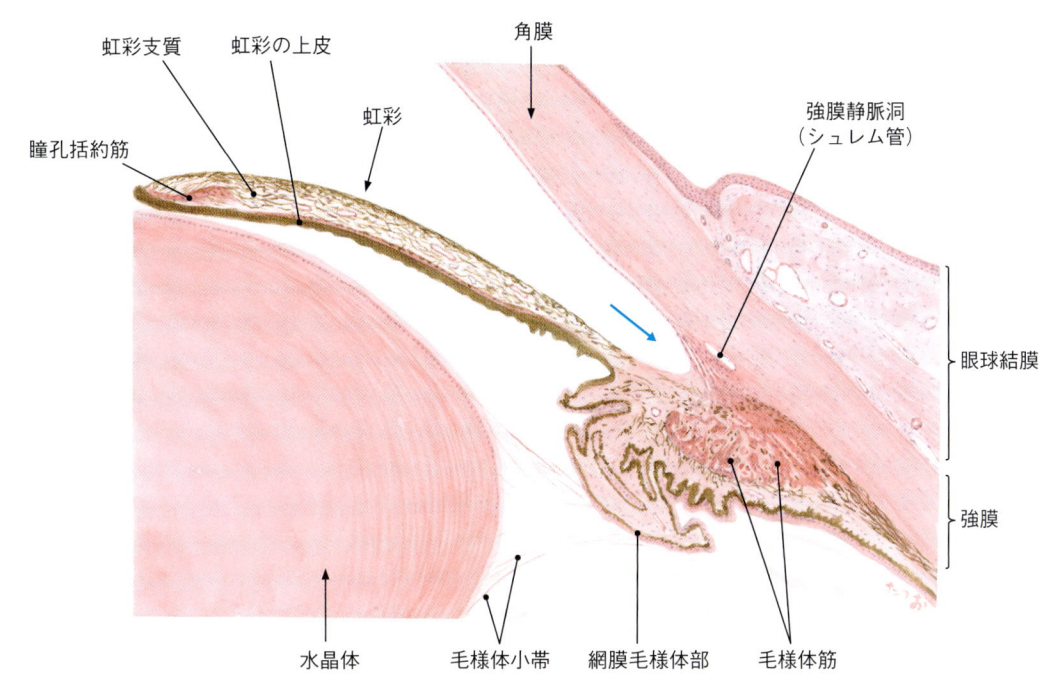

図17-4 ヒト眼球の毛様体と虹彩（ヘマトキシリン-エオジン染色）（×30）
青い矢印の示す部分は虹彩角膜角隙（フォンタナ腔）とよばれる．

　脈絡膜は外がわから，①血管板，②脈絡毛細血管板，③基底板の3層に分けることができる（図17-6）．**血管板**は脈絡膜の主体をなす層で，色素細胞に富んだ疎性結合組織でできている．この色素細胞のメラニンのために，脈絡膜が黒くみえる．血管板には大小の動・静脈（毛様体動脈と静脈の枝）も通っている．**脈絡毛細血管板**は，すぐ内がわの網膜に沿って毛細血管が平面的に拡がり，網をつくった薄い層である．この毛細血管の網が，網膜の外層（色素上皮層から外果粒層まで）に栄養をあたえている．**基底板**（ブルック膜）は脈絡膜の最内層で，網膜の色素上皮とのあいだにみられる均一無構造のごく薄い（厚さ1～4μmの）層である．

2）毛 様 体

　毛様体は，脈絡膜の前方において，水晶体を輪状にとり囲むようにしてみられる眼球血管膜の高まりである．毛様体は外から内に向かって，①毛様体筋，②血管層，③網膜毛様体部の3層に大別される（図17-4）．

　①**毛様体筋**は平滑筋でできており，筋線維は大ざっぱに3方向（経線状，放射状，輪状）に走っている．

毛様体 ciliary body.

毛様体筋 ciliary muscle.

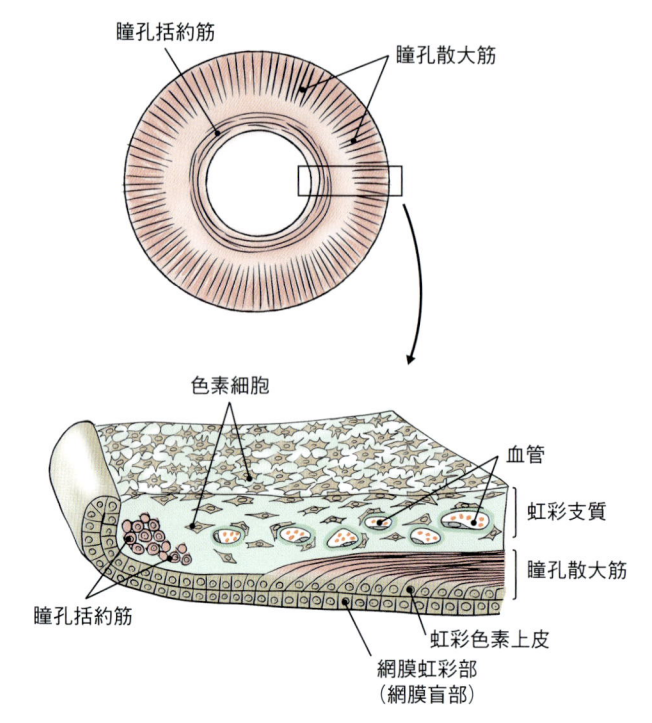

図17-5　虹彩の模型図

　これらの毛様体筋が収縮すると毛様体の隆起が高まる．その結果，水晶体を吊っている毛様体小帯（332頁）がゆるむので水晶体は自身の弾力により厚みを増す．逆に毛様体筋が弛緩すると毛様体の隆起は低くなり，水晶体は毛様体小帯にひっぱられて薄くなる．このように毛様体筋は**眼の遠近の調節**に重要な役割を演じている．

　②**血管層**は，毛様体筋の内がわにあり，脈絡膜の血管板のつづきにあたる．血管板と同様に血管に富んではいるが，色素細胞はほとんどない．

　③**網膜毛様体部**は，毛様体の内面をおおう2層の上皮でできている．血管層に接する外がわの上皮は，**色素上皮**とよばれ，細胞内に多量のメラニン色素を含んでいる．内がわの上皮は，色素をもたない円柱状の細胞でできており，非色素上皮とよばれる．**非色素上皮は毛様体小帯をつなぎとめるとともに眼房水を産生するのに役立っている．**

3）虹　彩

　虹彩は眼球血管膜の最前部をなす円板状の膜で，中央に瞳孔というまるいあながあいている．虹彩は色素細胞や血管を含む疎性結合組織（虹彩支質）でできており，後面のみ上皮でおおわれている（図17-4，図17-5）．

虹彩 iris.
瞳孔 pupil.

虹彩は透明な角膜を通して"黒目"としてみえる．虹彩の色調は人種によって異なるが，これは色素細胞の数や色素の量によっている．色素が豊富な場合には，虹彩は褐色にみえるが，色素の量が少ないと青色にみえるのである．

虹彩は，**カメラのしぼりにあたるもの**で，2つの筋肉によって瞳孔を収縮させたり散大させたりして，眼球内に入射する光量を調節している．このうち，瞳孔を収縮させる筋（**瞳孔括約筋**）は，瞳孔をとり囲むように輪走する平滑筋細胞の束でできている．一方，瞳孔を散大させる筋（**瞳孔散大筋**）は，虹彩の後面に並ぶ上皮細胞（虹彩色素上皮細胞）が変化してできた薄い平滑筋様の層で，瞳孔を中心に放射状に走っている（図17-5）．

瞳孔括約筋 sphincter of the pupil.
瞳孔散大筋 dilator of the pupil.

瞳孔括約筋は副交感神経（動眼神経）の支配を，瞳孔散大筋は交感神経の支配をうけている．興奮すると瞳孔が開くが，これは交感神経の刺激が高まることによる．

3．眼球内膜（網膜）

眼球内膜は，眼球壁の最内層をつくる膜で，一般に**網膜**とよばれる．眼球の後方の大部分（後ろ3/4）で，脈絡膜の内面をおおう網膜は，光の感受装置としての機能を果たしているので，とくに**網膜視部**とよばれる．

眼球内膜 internal coat. または網膜 retina.

眼球の前方（虹彩と毛様体の内面をおおう部分）の網膜は，薄くなって，光の感受にあずからないので**網膜盲部**といって区別する．

網膜視部は，外（脈絡膜側）から内（硝子体側）に向かって順に，①色素上皮層，②杆状体錐状体層，③外境界膜，④外果粒層，⑤外網状層，⑥内果粒層，⑦内網状層，⑧神経細胞層，⑨神経線維層，⑩内境界膜の10層構造をなしている（図17-6，図17-7）．

①**色素上皮層**は六角柱状をした**色素上皮細胞**が単層に配列してできている．細胞の底面は脈絡膜に面し，上面は杆状体や錐状体とゆるやかに接している．色素上皮細胞の中には大きいメラニン果粒がたくさん含まれている．このメラニン果粒のおかげで眼球内に入射した**光を吸収**し反射散乱を防ぐことができる．また色素上皮細胞は，杆状体に**レチナールを供給**するという重要な役割を担う一方で，杆状体の外節の古くなった先端部をたべ込むことで処理をするというはたらきがある．

色素上皮層 layer of pigment epithelium.

326　第17章　感覚器系

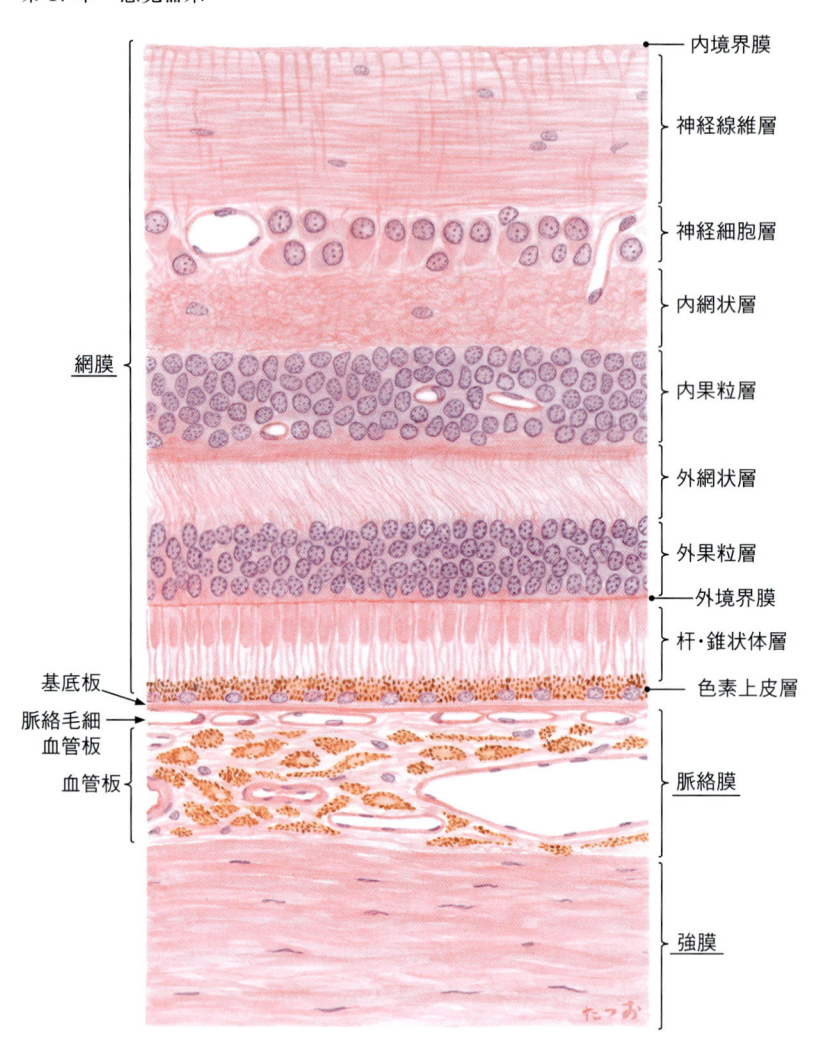

図17-6　ヒトの網膜と脈絡膜（ヘマトキシリン-エオジン染色）（×400）

　色素上皮層は上述のように杆状体や錐状体と接しているが，このあいだが病的に分離することがある．この状態は**網膜剥離**とよばれ，視野欠損や視力低下をひき起こす．
　レチナールはビタミンAのアルデヒド型で，色素上皮内でビタミンAからつくられる．からだのビタミンAが欠乏すると，レチナールが不足し，杆状体のロドプシン合成が阻害され**夜盲症**（とりめ）となる．

　②**杆状体錐状体層**は，視細胞（杆状体細胞と錐状体細胞）の突起である杆状体と錐状体が並んでいる層にあたる．視細胞の細胞体は後で述べる外果粒層にある．**杆状体は明るさの感覚にあずかり，錐状体は色の感覚にあずかっている**．ヒトの1個の眼には杆状体が1億個以上，錐状体が600〜700万個ほど存

杆状体錐状体層 layer of rods and cones.

杆状体 rods.
錐状体 cones.

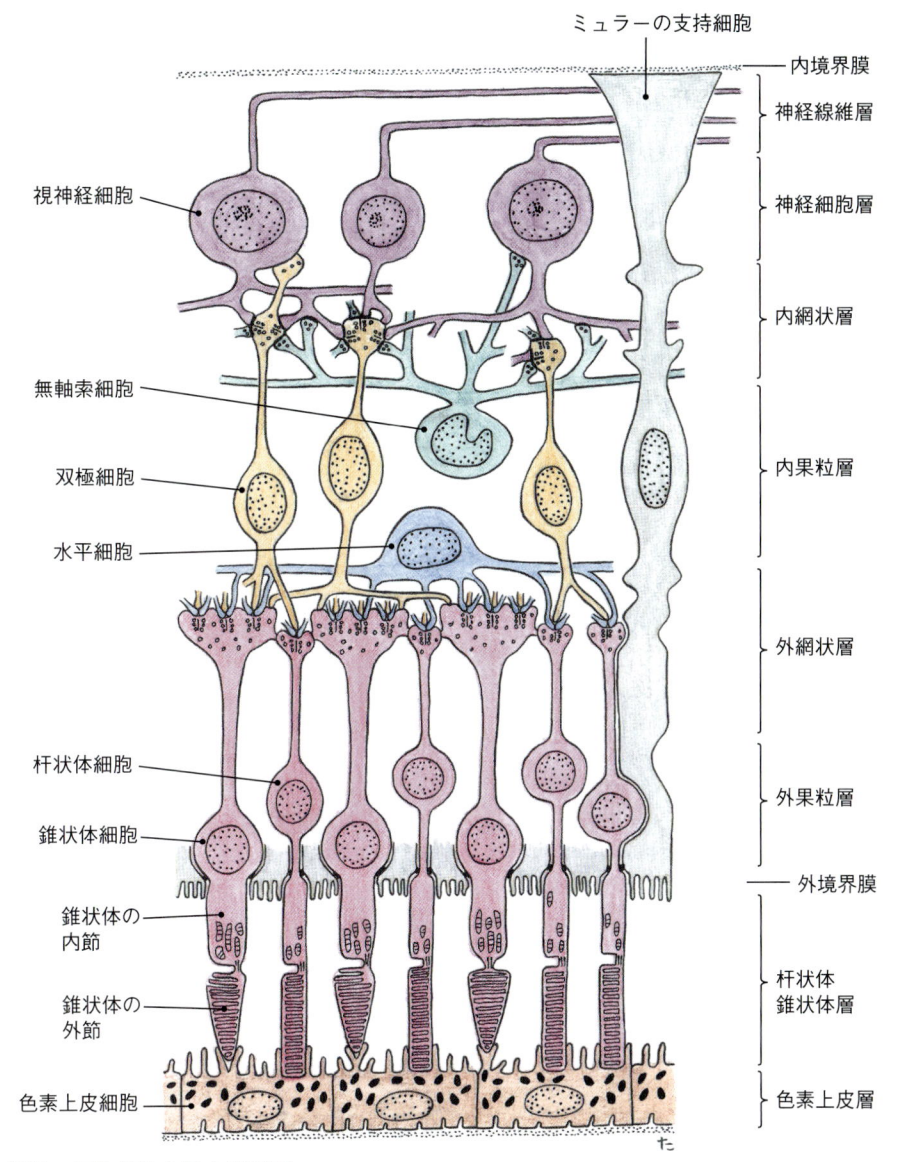

図17-7　網膜の細胞構築を示す模型図

在している.

　杆状体と錐状体は，ともに内節と外節という2つの部分からできている（図17-7, 図17-8, 図17-9）. **外節**は円柱状の細胞突起で，視細胞の線毛の先端がふくらんで特殊な分化をとげたものである．電子顕微鏡で外節をみると，扁平な円板が何百枚もつみ重なっているようにみえる（図17-9）．この円板をそれぞれ**杆状体円板**, **錐状体円板**とよぶ．これら円板は，細胞膜がおち込んでできた扁平な袋で，**杆状体ではロドプシン**が，**錐状体ではヨードプシン**が膜の中に

外節 outer segment.

杆状体円板 rod discs.
錐状体円板 cone discs.
ロドプシン rhodopsin.
ヨードプシン iodopsin.

328　第17章　感覚器系

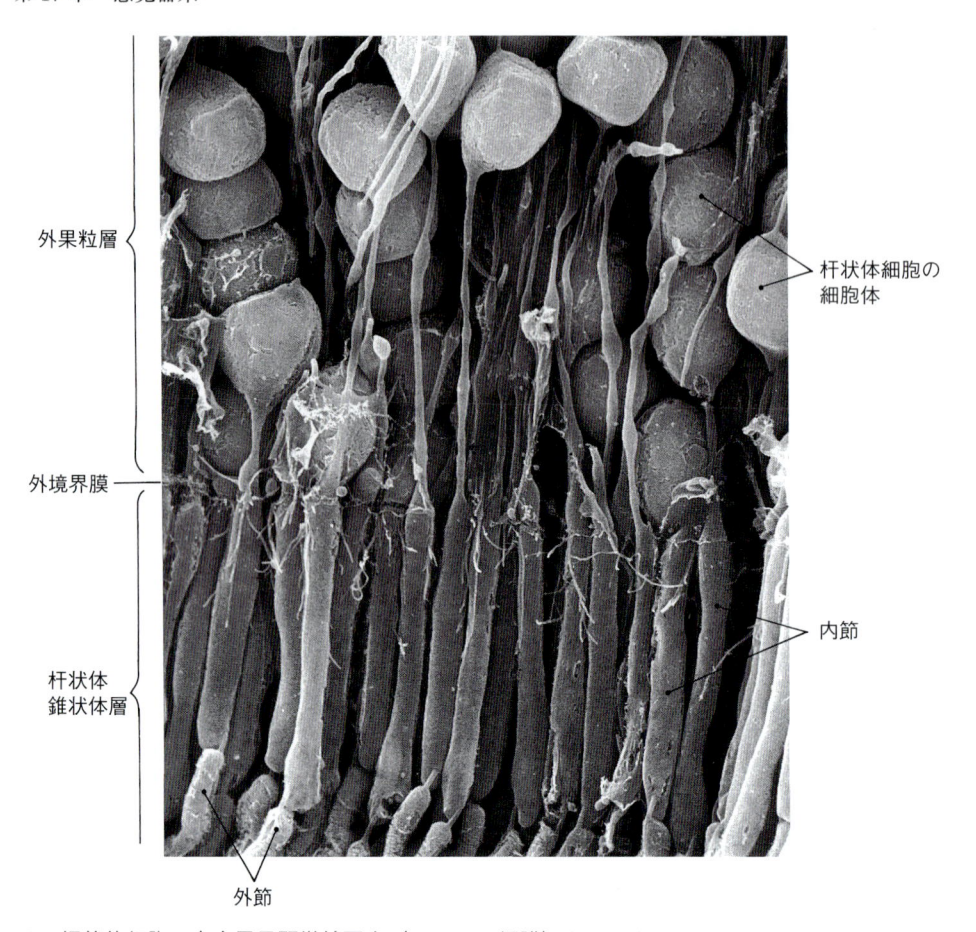

図17-8　杆状体細胞の走査電子顕微鏡写真（ラット，網膜）（×3,000）

含まれている．

　　　　杆状体の外節のロドプシンは，光（とくに緑の光）にあうとレチナールとオプシンという物質に分解する．この過程で，杆状体細胞に興奮がひき起こされる．光がなくなると，これらの物質は再びロドプシンに合成される．一方，錐状体の外節のヨードプシンは青・緑・赤の3色光に反応する視物質で，これらの光によって，レチナールとフォトプシンという物質に分解し，錐状体細胞に興奮をひき起こす．

　外節は細く短い部分で内節と結合する．この結合部は，線毛と似た構造をしており，**結合線毛**とよばれる．

　内節の上半部（脈絡膜側）には多数のミトコンドリアが集まっており，下半部にはゴルジ装置や粗面小胞体がみとめられる．

　③**外境界膜**は，杆状体錐状体層と外果粒層とのあいだに光学顕微鏡でみとめられる，ごく薄い膜のような構造である．電子顕微鏡で観察すると，ミュラー

内節 inner segment.

外境界膜 outer limiting membrane.

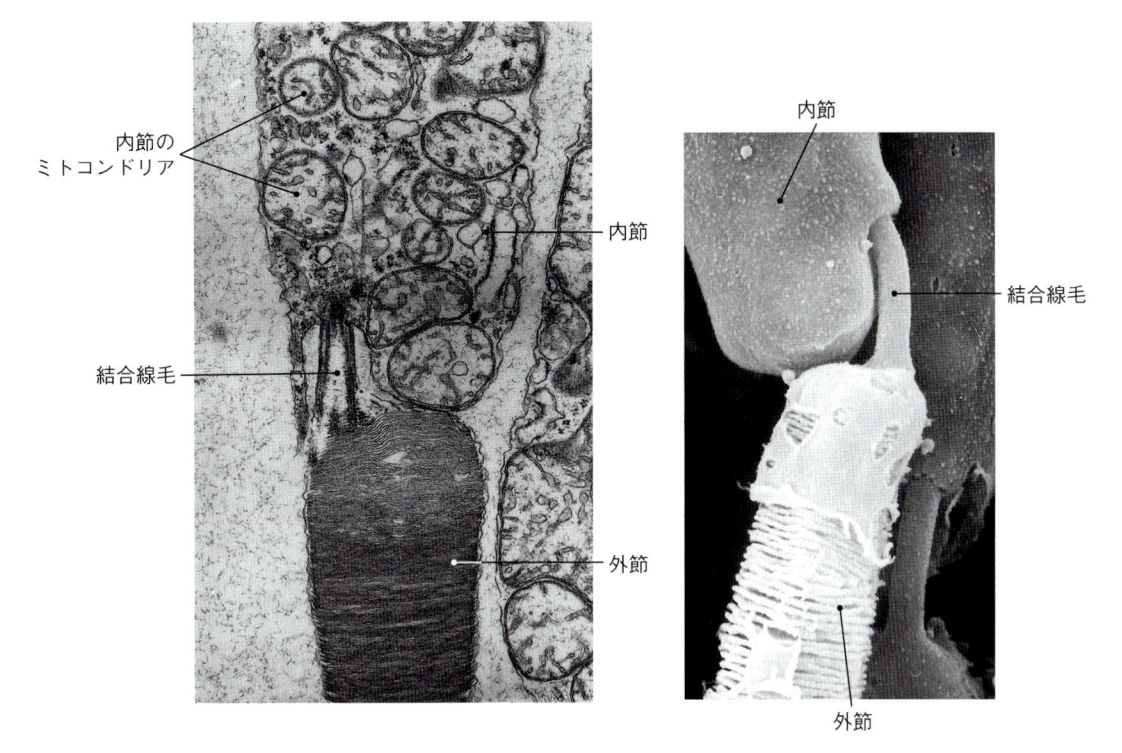

図17-9 杆状体細胞の内節と外節（左：ヒト網膜の透過電子顕微鏡写真，右：ラットの走査電子顕微鏡写真）（左：×14,000，右：×13,000）

の支持細胞の頂上部が，杆状体細胞や錐状体細胞と接着複合体をつくっている部分であることがわかる．

> **ミュラーの支持細胞**は一種の神経膠細胞で，外境界膜から内境界膜にわたって，網膜を垂直に貫いている．核は内果粒層にある．この細胞は網膜の骨格をなすとともに，神経要素の保護や栄養・代謝に関係している．

ミュラーの支持細胞 Müller's supporting cells.

④**外果粒層**は，視細胞，すなわち**杆状体細胞と錐状体細胞の核が存在する層**である．

外果粒層 outer nuclear layer.

⑤**外網状層**は，視細胞（杆状体細胞と錐状体細胞）の突起と，内果粒層から伸びる双極細胞，水平細胞，ミュラー細胞の突起でできている．視細胞の突起はその終末で，双極細胞と水平細胞の突起とシナプスをつくっている．これらのシナプスによって，**視細胞の興奮は双極細胞と水平細胞に伝えられる**．

外網状層 outer plexiform layer.

⑥**内果粒層**は，主に**双極細胞の核が密在する層**である．この細胞は樹状突起と軸索突起を1本ずつもった典型的な双極神経細胞で，その樹状突起は外網状層で視細胞の突起とシナプスをつくり，軸索突起は内網状層で視神経細胞とシ

内果粒層 inner nuclear layer.

ナプスをつくっている．つまり，**双極細胞は視細胞から興奮をうけとって視神経細胞に伝える介在ニューロンにあたる**．

このほか，内果粒層には，水平細胞と無軸索細胞，ミュラーの支持細胞の細胞体も存在する．

　　水平細胞は内果粒層の外層で水平に伸びるニューロンで，視細胞とシナプスをつくることで，視細胞間の横の連絡をおこなっている．一方，**無軸索細胞**は，内果粒層の内層に拡がるニューロンで，双極細胞の軸索突起や視神経細胞の樹状突起とシナプスをつくり内網状層において横の連絡をおこなっている．

⑦**内網状層**は主に双極細胞の軸索突起と視神経細胞の樹状突起からなり，両者はこの層でシナプスをつくっている．このほかに，無軸索細胞の突起やミュラー細胞の突起もみられる．

⑧**神経細胞層**は，大きな多極神経細胞（**視神経細胞**）が1～数層に並んでできている．すでに述べたように，この視神経細胞が内網状層に樹状突起を出して，双極細胞の興奮をうけている．一方，軸索突起は神経線維層に突起を伸ばしている．

⑨**神経線維層**は，視神経細胞の軸索突起からなる層である．これらの神経線維は眼球の後極に向かっており，視神経乳頭という部分に集まったのちに強膜を貫いて**視神経**となる．

⑩**内境界膜**は硝子体とのさかいにみられる薄い膜様の構造である．電子顕微鏡でみると，ミュラーの支持細胞の足が膜状に拡がってできており，基底膜を介して硝子体に接している．

双極細胞 bipolar cells.

水平細胞 horizontal cells.

無軸索細胞 amacrine cells.

内網状層 inner plexiform layer.

神経細胞層 layer of ganglion cells.

神経線維層 layer of nerve fibers.

視神経 optic nerve.

内境界膜 inner limiting membrane.

＜網膜視部の特殊な部位＞

網膜視部には，特殊な構造を示す部位がいくつかある．その1つは，眼球の後極の約1mm外側（耳側）にある**黄斑**とよばれる部分で，生体で黄色くみえるのでこの名がある．この黄斑は，ものを注視したときに焦点が合う部分である．黄斑に近づくにつれて，杆状体細胞が減少し錐状体細胞がふえてくる．

黄斑の中心部は，陥凹して**中心窩**とよばれる．この部分では，錐状体細胞のみが密に配列するようになる．ほかの細胞は中心窩の周囲に押しやられているので，内果粒層，内網状層，神経細胞層，神経線維層の4層は中心窩にみとめられない．

　　このように中心窩では，錐状体が密にあり，しかも入射光が直接に錐状体に達するので，もっとも鋭敏な視覚が生じる．

黄斑 macula lutea. または yellow spot.

中心窩 fovea centralis. または central fovea.

固視点　マリオットの盲点

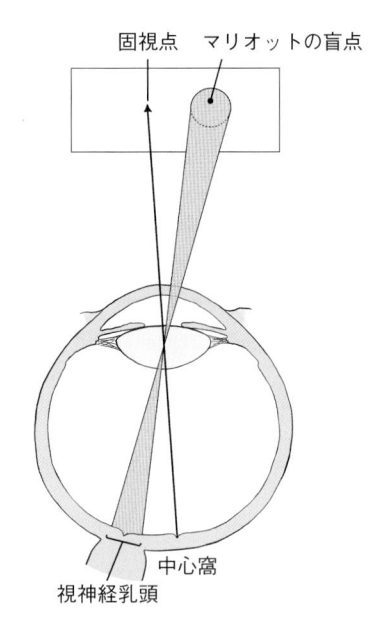

中心窩
視神経乳頭

図 17-10　盲点を示す模型図

　黄斑の約 3 mm 内側（鼻側）にある**視神経乳頭**も特殊な部分である．すでに述べたように，この部分は神経線維束からなり，視細胞がないので光を感受することができない．

　　眼を動かさないでみえる範囲を**視野**という．正常の視野では，固視点（黄斑でみる視点）の耳側 15°の位置に円形の視野欠損部があり，**マリオットの盲点**とよばれる．この部分が視神経乳頭の位置に相当している（図 17-10）．

視神経乳頭 optic papilla．視神経円盤 optic disc ともいう．

B. 眼球の内容物

眼球の中には前から順に眼房水，水晶体，硝子体がはいっている．

1. 眼 房 水

　眼房水は前眼房（虹彩の前方）と後眼房（虹彩の後方）を満たす透明な液体である．その成分の大部分（約 99％）を水が占めている．

　眼房水は毛様体上皮で産生され，後眼房に分泌される．瞳孔を通って前眼房にはいった眼房水は，やがて虹彩角膜角隙から強膜静脈洞（シュレム管）に吸収される．こうして，眼房水は絶えず眼房の中を循環している（図 17-11）．

　眼房水の役割は水晶体と角膜に栄養をあたえることと，眼の内圧（眼圧）を一定に保つことにある．

眼房水 aqueous humor.

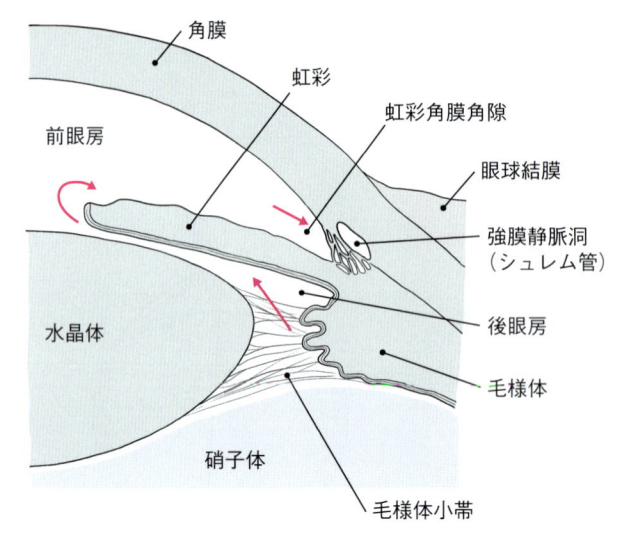

図17-11　眼房水の流れを示す模型図

　眼圧の正常値は10〜21 mmHgである．眼房水の循環や流出が障害されると，眼房水の量がふえ，眼圧が高まる．このような状態が続くと視神経が障害されて，視野欠損や視力低下が起こるが，このような病気を**緑内障**という．

緑内障 glaucoma.

2. 水　晶　体

　虹彩の後ろ，硝子体の前に位置する，透明な両凸のレンズを**水晶体**という．水晶体は，**水晶体上皮**と**水晶体線維**からできている（図17-12）．水晶体上皮は水晶体の前面に1層に並ぶ立方上皮である．この上皮は，水晶体の赤道部に近づくと細胞の背がしだいに高くなって，やがて細長い角柱状の水晶体線維に移行している．この水晶体線維がタマネギの皮のように重なりあって水晶体ができている．水晶体線維の大部分は細胞核を失っている．

　水晶体の表面は，多糖類でできた薄い膜によってつつまれている．この膜を**水晶体包**という．

　水晶体は**毛様体小帯**という放射状に走る微細な線維によって毛様体と結ばれている（図17-4）．

水晶体 lens.
水晶体上皮 lens epithelium.
水晶体線維 lens fibers.

水晶体包 lens capsule.
毛様体小帯 ciliary zonule.

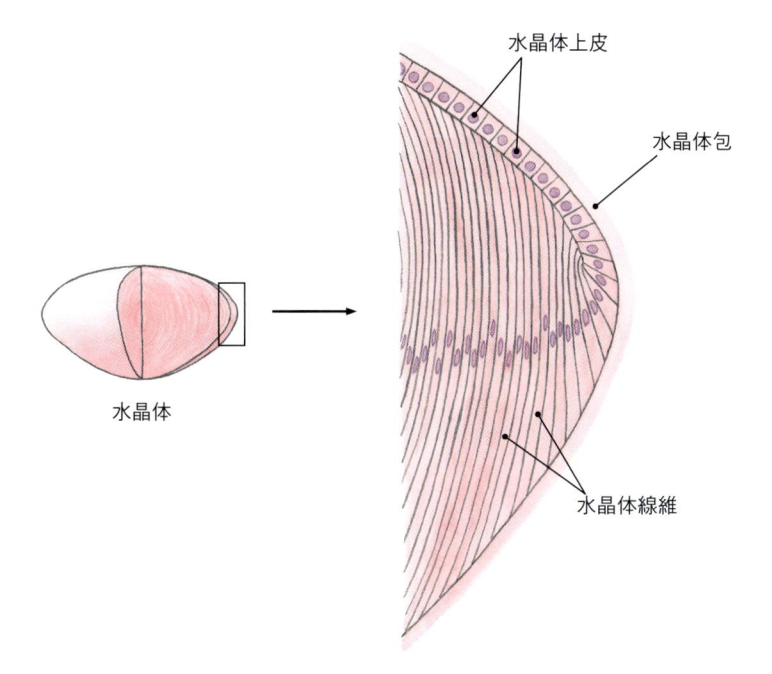

図 17-12　水晶体の構造を示す模型図

　ガラスのレンズと異なり，水晶体には弾力がある．すでに述べたように，毛様体筋が弛緩した状態では水晶体自身は毛様体小帯にひっぱられ，厚みが減った状態になっている．一方，毛様体筋が収縮して毛様体が隆起すると，毛様体小帯がゆるみ，水晶体は自分の弾力で厚みを増すので近くに焦点があうようになる．こうして，水晶体の厚みを調節することで，遠近にかかわらず網膜に鮮明な像を結ぶことができる．
　水晶体のこのような弾性は年齢とともに低下する．硬くなった水晶体は，毛様体筋が収縮して毛様体小帯がゆるんでも厚みを増すことができなくなり，近くをみるときに必要な調節ができなくなってくる．これが**老眼**である．
　水晶体は老化や他の原因で白濁することがある．このような病気は**白内障**とよばれる．

白内障 cataract.

3. 硝子体

　硝子体は水晶体と網膜視部のあいだの腔を満たす，無色透明なゼリー状の物質である．水分（約 99％）とヒアルロン酸が主成分で，その中に微細なコラーゲン細線維が網状に走っている．

硝子体 vitreous body.

C. 眼球の付属器

眼球に付属して，そのはたらきを助ける器官には，眼瞼，結膜，涙器などがある．

1. 眼瞼と結膜

眼瞼（まぶた）は眼球の前面にある板状の器官で，必要に応じて"目を閉じる"ことで眼球を保護し，光を遮断する役割がある．

眼瞼は外面から内面に向かって，皮膚，筋層，瞼板，眼瞼結膜の4層の構造をとっている（図17-13）．

眼瞼の皮膚は薄くて，皮下組織がほとんどない．眼瞼のへりの部分の皮膚には**睫毛**（まつげ）が2～3列に並んで生えている．睫毛の毛包に付随して脂腺（ツァイス腺）と**睫毛腺**（モル腺）がみとめられる．睫毛腺は1種のアポクリン腺である．

皮膚の深層には**眼輪筋**の層がある．眼輪筋は，眼裂（上下の眼瞼のあいだのさけめ）をとりまくように輪状に走っており，収縮すると眼瞼を閉じることができる．

瞼板は密性結合組織でできた硬い板で，眼瞼の芯をなしている．瞼板の中には，**瞼板腺**（マイボーム腺）という腺が埋まっており，導管は眼瞼のへりに開いている．この腺は，脂腺の1種で，分泌物は，角膜表面をうるおす涙の表層に拡がって，その蒸発を防いでいる．

> 瞼板腺は細菌感染して，化膿することがある．これが**麦粒腫**（ものもらい）である．

眼瞼の裏面をおおう**眼瞼結膜**は，眼球の表面をおおう**眼球結膜**とひとつづきの粘膜である．これら結膜は，薄い重層扁平上皮と粘膜固有層からできている．眼瞼結膜が眼球結膜に折れ返る部分を結膜円蓋という．

2. 涙　器

涙の分泌と排出に関係した装置を**涙器**という．涙器は，涙腺と涙路（涙小管，涙嚢，鼻涙管）からなる（図17-14）．

涙腺は眼球の上外側にある小指頭大の腺で，涙の分泌にあずかっている．複合管状胞状腺で，耳下腺とよく似た漿液性の腺である．終末部は円柱状の腺細胞と，その周囲の筋上皮細胞からなる．腺細胞の上部には分泌果粒がみとめられる．涙腺から分泌される涙液は7～10本の導管で上眼瞼の結膜円蓋に開いている．

眼瞼 eyelids.

睫毛 eyelashes.

瞼板 tarsus.
瞼板腺 tarsal glands (of Meibom).

眼瞼結膜と眼球結膜 palpebral and bulbar conjunctiva.

涙器 lacrimal apparatus.
涙腺 lacrimal gland.

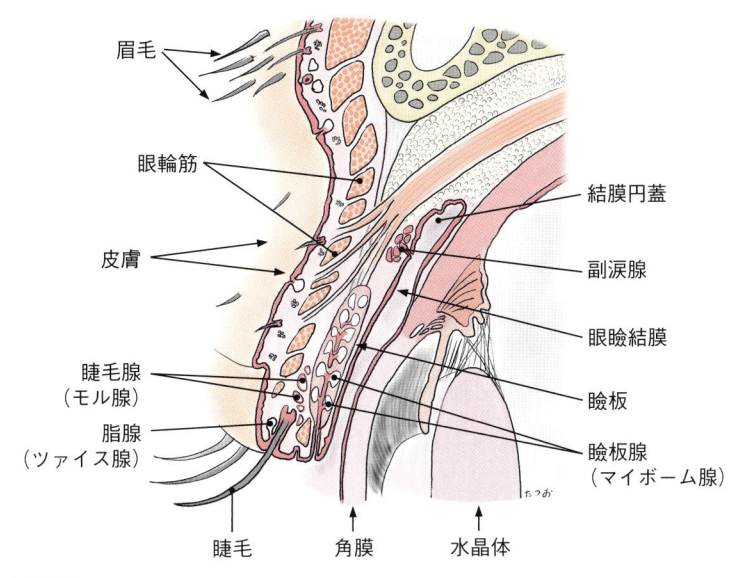

図17-13　眼瞼の模型図

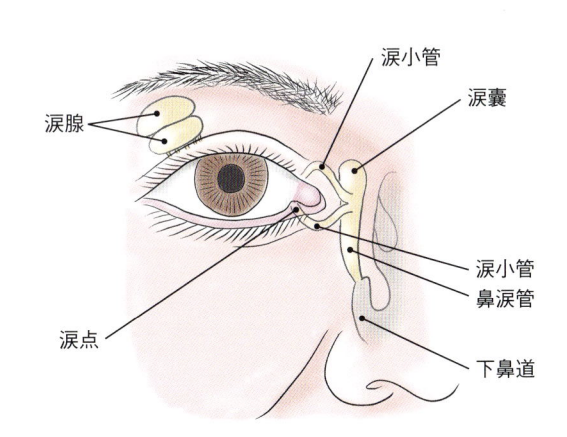

図17-14　涙器の模型図

　涙腺からの分泌物は眼の表面（角膜と結膜の表面）をぬらしたのちに，目がしらの方へ集まって上下の涙点から**涙小管**に流入する．上下の涙小管は合流して**涙嚢**に開いたのちに**鼻涙管**につづいており，これが下鼻道に注いでいる．こうして，涙は鼻腔に流れ込む．

　涙小管は非角化性の重層扁平上皮でおおわれるが，涙嚢と鼻涙管は二列円柱上皮でおおわれている．

2 平衡聴覚器

音を聞く聴覚器（耳）は外耳，中耳，内耳とよばれる部分からできている．内耳は聴覚器であるとともに，平衡感覚をつかさどる器官でもある．したがって，全体で**平衡聴覚器**ということが多い．

A. 外　耳

耳介と外耳道をあわせて**外耳**という（図17-15）．

耳介は耳介軟骨を芯にして，その表面を皮膚がおおってできている．耳介の皮膚には生毛とそれに付随する脂腺があるが，汗腺は少ない．耳介軟骨は**弾性軟骨**でできている．耳介を曲げてもすぐ元にもどるのは，この軟骨の弾性による．ただし，耳たぶの部分には軟骨がない．

外耳 external ear.
耳介 auricle.

> 耳介は本来，音を集める装置である．一般に動物は，音がするとその方向に積極的に耳介を動かすことができる．しかし，ヒトでは耳介が小さく，集音作用もさほど大きくないし，たいていは耳介を動かすこともできない．

外耳道は外耳孔から鼓膜までの長さ約3 cmの細長い管で，内面は皮膚でおおわれている．耳介よりの1/3の皮膚の下には軟骨が，鼓膜よりの2/3では骨

外耳道 external auditory meatus.

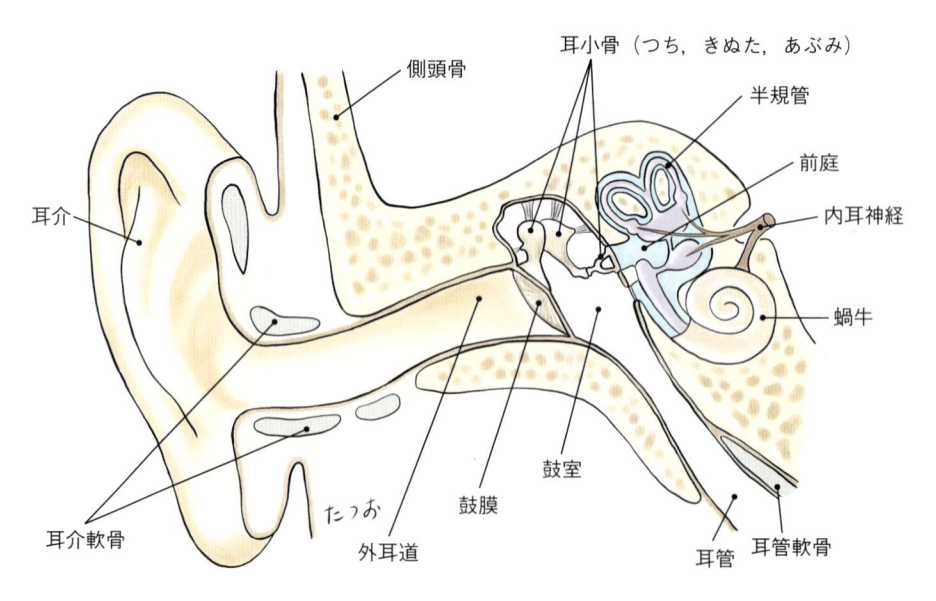

図17-15　平衡聴覚器の構成を示す模型図

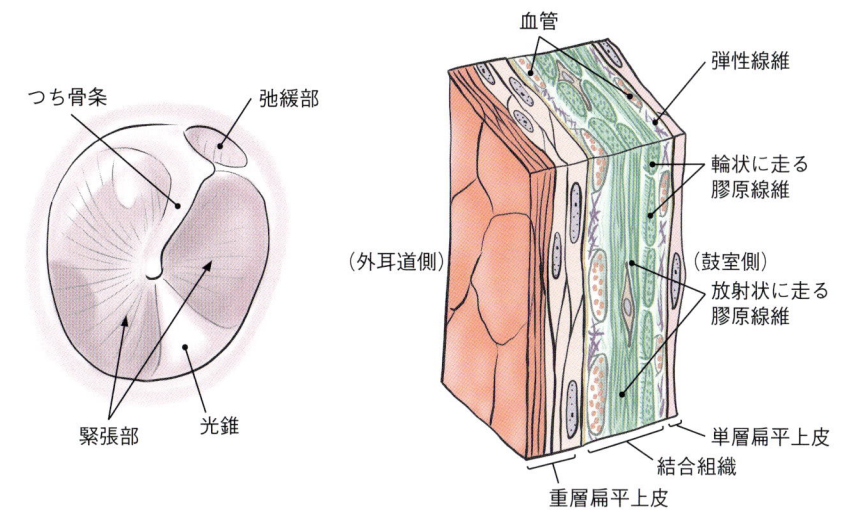

図 17-16　右の鼓膜の外面像とその緊張部の断面像

（側頭骨）が接しているので，それぞれ軟骨部，骨部とよばれる．軟骨部の皮膚には，多数の生毛（耳毛）と脂腺が存在する．また，**耳道腺**という特殊なアポクリン汗腺も発達している．

耳道腺 ceruminous glands.

> 耳道腺からは黄褐色のいわゆる**耳脂**が分泌されている．この耳脂に脂腺の分泌物や皮膚の剝離物が混合したものが**耳垢**（みみあか）である．耳毛や耳垢は異物や虫などが耳にはいるのを防いでいる．

■ B. 中　耳

外耳道の奥には，**鼓膜**をへだてて，空気を含む小部屋があり，**鼓室**とよばれる．鼓室の前方からは**耳管**という細い管が咽頭に向かって伸びている．鼓膜，鼓室，耳管をまとめて**中耳**という（図 17-15）．

中耳 middle ear.

1．鼓　膜

鼓膜は厚さ約 0.1 mm，直径約 1 cm の楕円形の薄い膜である．外面は外耳道の皮膚につづく重層扁平上皮でできており，内面は鼓室の粘膜につづく単層扁平上皮でおおわれている（図 17-16）．両者のあいだには，結合組織の薄い層が挟まっている．

鼓膜 tympanic membrane.

鼓膜は **音波を振動に変える共鳴器**としてはたらく．鼓膜の内面には つち骨が付着しているので，鼓膜の振動はすぐに つち骨に伝えられる．

2. 鼓　　室

　　鼓室は側頭骨の中につくられた小部屋で，前方は耳管とつながり，後方は側頭骨の乳突蜂巣につづいている．外側の壁は鼓膜でできている．内側の壁の奥には内耳がある．

　　鼓室の中には 3 個の小さな骨がある．これを**耳小骨**という．3 個の耳小骨はそれぞれの形から**つち骨**，**きぬた骨**，**あぶみ骨**という．これらの骨は関節によって連結し，鼓膜の振動を内耳に伝えている．

　　鼓室と耳小骨の表面は粘膜におおわれている．この粘膜上皮は大部分が単層扁平上皮でできている．

　　　　耳小骨の関節による連結は，てこの原理によって，鼓膜の振動を約 1.3 倍増加させる．また，あぶみ骨の底の断面積は，鼓膜の面積の約 1/20 であるので，結局，鼓膜の振動は約 25 倍に増強されて内耳の前庭窓に伝えられる．こうした中耳の機能が障害されて起こる難聴は**伝音性難聴**とよばれる．

鼓室 tympanic cavity.

耳小骨 auditory ossicles.
つち骨 malleus.
きぬた骨 incus.
あぶみ骨 stapes.

3. 耳　　管

　　耳管は，鼓室と咽頭を連絡する長さ 3.5 cm ほどの細い管である．鼓室はこの耳管によって外界に通じているので，その内圧を外気圧と同じに保つことができる．

　　　　耳管は通常閉じられており，嚥下運動をするときに開いて，鼓室に空気が出入りする．列車が急にトンネルの中にはいったときには，外の気圧に変化が生じて，耳がおかしくなる．このとき，唾液をのみ込むとなおるのは，耳管が開いて鼓室の気圧が調節されたからである．

　　耳管の内面は粘膜でおおわれている．粘膜上皮は多列ないし単層円柱線毛上皮でできている．耳管の鼓室よりの 1/3 は粘膜の下に骨があるが，下 2/3 では骨の代わりに軟骨がある．

　　　　耳管があるために鼻腔や咽頭から中耳に炎症が波及しやすい．このようにして起きた炎症が**急性中耳炎**である．

耳管 auditory tube.

C. 内　　耳

　　内耳は中耳のさらに奥で，側頭骨の錐体の中にある複雑な管腔系である（図 17-17）．これは，**骨迷路**とよばれる管状の洞窟の中に，膜でできた管，すなわち**膜迷路**がはいってできている．骨迷路と膜迷路のあいだには**外リンパ**，膜迷

内耳 internal ear.
骨迷路 osseous labyrinth.
膜迷路 membranous labyrinth.
外リンパ perilymph.

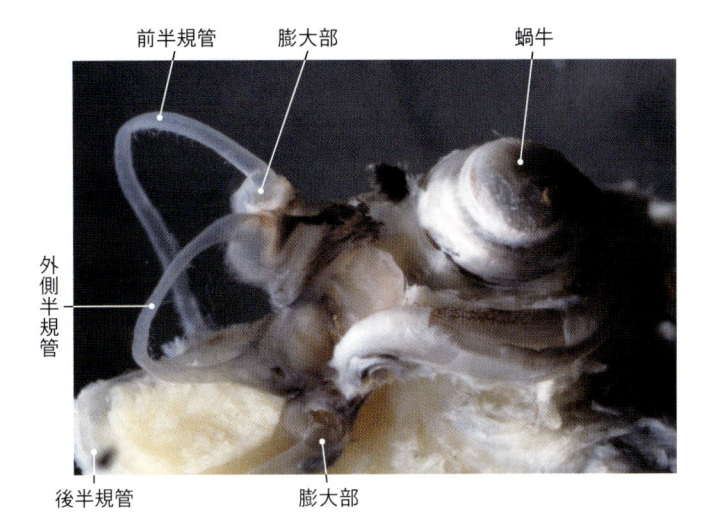

図17-17 ヒトの内耳の実物の写真　　　　　　　　　　（新潟大学 平野茂樹教授提供，2013）

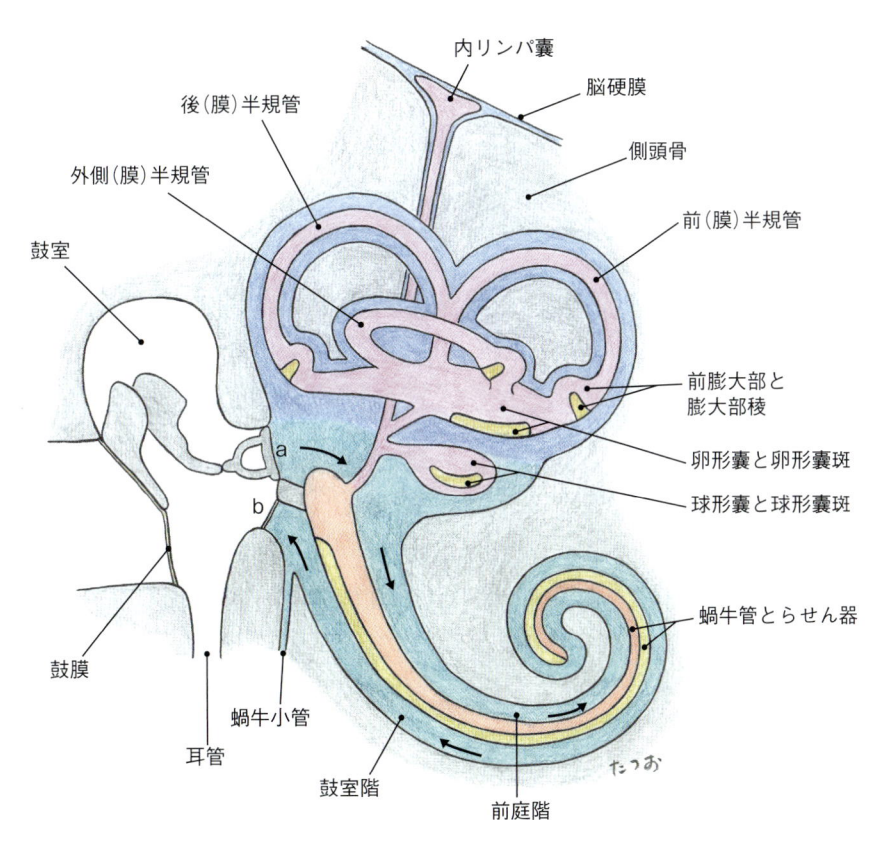

図17-18 内耳の構造を示す模型図
　音が伝わる時の外リンパの振動方向を矢印で示した．
　a：前庭窓（卵円窓），b：蝸牛窓（正円窓）

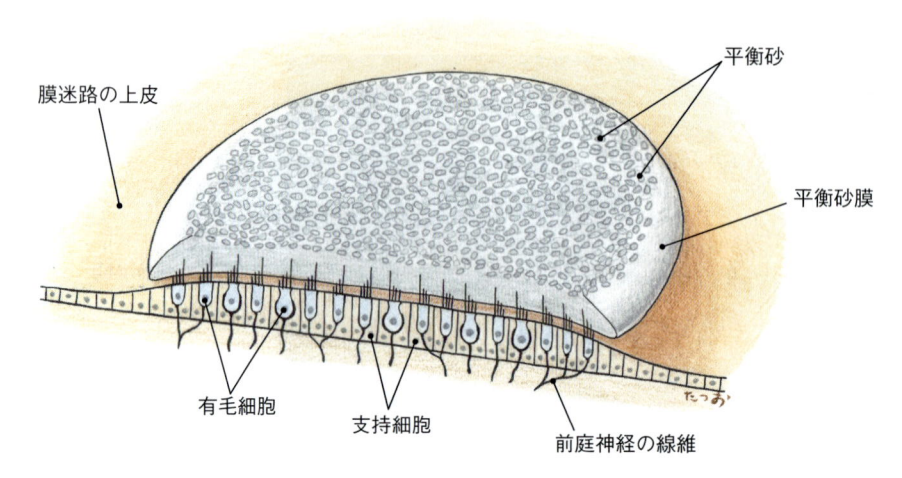

図17-19 平衡斑（卵形嚢斑）の構造を示す模型図

（図中ラベル：膜迷路の上皮、平衡砂、平衡砂膜、有毛細胞、支持細胞、前庭神経の線維）

路の中には**内リンパ**という液体がはいっている．

> 外リンパは一般的な細胞外液の組成に近く，K^+濃度が低くNa^+濃度の高い液になっている．一方，内リンパはK^+濃度が高くNa^+濃度が低いのが特徴である．

内リンパ endolymph.

　骨迷路は前庭，骨半規管および蝸牛の3部にわけられる．前庭の中には膜迷路の卵形嚢と球形嚢が，骨半規管の中には半規管が，蝸牛の中には蝸牛管がはいっている（図17-15，図17-18）．このうち聴覚にあずかるのは蝸牛管で，他の2つは平衡感覚に関係している．

1．前庭と卵形嚢・球形嚢

　前庭は骨迷路の中央部をしめる小部屋で，半規管と蝸牛への玄関口にあたるのでこの名がある．鼓室に面した壁には**前庭窓**（卵円窓）と**蝸牛窓**（正円窓）という2つの窓があいている．このうち，前庭窓には あぶみ骨底が はまり込み，蝸牛窓には結合組織の薄い膜（第二鼓膜）が張られている（図17-18）．

前庭 vestibule.

　前庭の中で，膜迷路は**卵形嚢**と**球形嚢**という2つのふくらみをつくっている．両者は連嚢管という細い管で連なっている．卵形嚢と球形嚢の内面には感覚細胞が集まってできた領域があり，それぞれ**卵形嚢斑**と**球形嚢斑**とよばれる．いずれも**平衡覚を受容する装置**で，その構造もよく似ているので，まとめて**平衡斑**という（図17-19）．

卵形嚢 utricle.
球形嚢 saccule.

　平衡斑の上皮は有毛細胞と支持細胞の2種類の細胞がいりまじった背の高い円柱上皮でできている．**有毛細胞は平衡覚を感受する細胞**で，その名のとおり，多数の**平衡毛**という毛をもつことが特徴である（図17-20）．これは1本

平衡斑 macula. 卵形嚢斑は macula utriculi，球形嚢斑は macula sacculi.
有毛細胞 hair cells.
平衡毛 otolithic hairs.

平衡砂

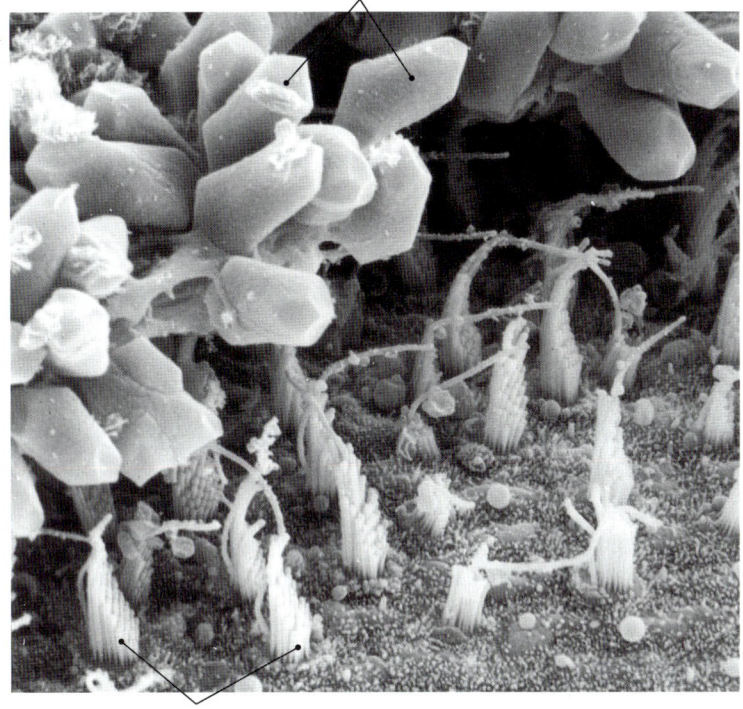

有毛細胞

図17-20　平衡斑（卵形嚢斑）の表面の走査電子顕微鏡写真（マウス）（×3,000）

の動毛（線毛）と40〜110本の不動毛（1種の微絨毛）でできている．

　　有毛細胞は電子顕微鏡的にはＩ型細胞とⅡ型細胞の2型に区別される．Ⅰ型細胞は丸底のフラスコ型をしており，大きな杯状の知覚神経終末がとりまいている．Ⅱ型細胞は円柱形で，知覚神経終末と運動神経終末がシナプスをつくっている．

　平衡斑の上皮の上には，**平衡砂膜**という厚さ20〜25μmのゼリー状の層がおおっており，有毛細胞の平衡毛はこの中に深く侵入している．平衡砂膜の上の層には**平衡砂**（耳石）という六角柱状の結晶が埋まっている．主に炭酸カルシウムでできた結晶である（図17-20）．

　平衡砂は平衡砂膜と一体になって，有毛細胞に おもしのように 一定の圧力を与えており，頭の位置が変わると平衡砂がずれて有毛細胞の平衡毛を刺激する．また私たちが直線運動をおこなうと，加速や減速時に平衡砂（と平衡砂膜）が慣性でずれて，有毛細胞を刺激する．このように，**卵形嚢と球形嚢は重力や直線運動の加速度の受容器としてはたらいている**．

平衡砂膜 otolithic membrane.

平衡砂 otoliths.

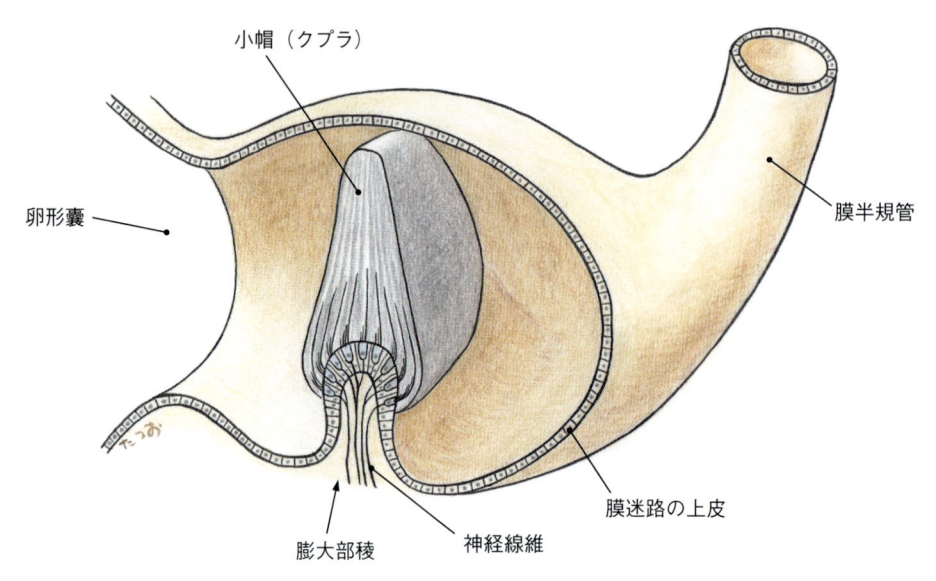

図17-21 膨大部稜の構造を示す模型図
膨大部を切って中がみえるように描いてある．水色に着色したのは有毛細胞．

> 平衡毛の主体をなす不動毛はその芯に多数のアクチンをもつ硬い構造をしている．この不動毛が傾くこと（機械刺激）で，不動毛の先端部にあるイオンチャンネルが開口し，活動電位が発生する．あとで述べる膨大部稜や蝸牛の有毛細胞も基本的に同じような性格をそなえている．

2. 骨半規管と半規管

骨半規管は，前庭の外側後方にある3つの半環状の管である．各骨半規管（前・後・外側骨半規管）は，それぞれ立体的に直交するように配置している．骨半規管が前庭に開く2脚のうち，一方は骨膨大部とよばれるふくらみをつくっている．こうした骨半規管の中を膜迷路の**半規管**がまったく同じように走っており，それぞれ**前半規管**，**後半規管**，**外側半規管**とよばれる．また骨膨大部に対応して，膜迷路も3つの**膨大部**をつくっている．それぞれの膨大部は卵形嚢と連絡している（図17-18）．

半規管の膨大部の中には**膨大部稜**とよばれる隆起がある．膨大部稜は平衡斑と同じように平衡覚の受容器で，**有毛細胞**と**支持細胞**からなる感覚上皮が表面をおおっている．膨大部稜の有毛細胞の構造は平衡斑のものと大差ない．感覚上皮の上には**小帽**（クプラ）というゼリー状の物質がかぶさっている．この中に有毛細胞の感覚毛が深くはいり込んでいる（図17-21）．

私たちの頭に回転運動が加わると，半規管の中の内リンパが慣性によって流

骨半規管 semicircular canals.

半規管 semicircular ducts.

膨大部 ampulla.

膨大部稜 crista ampullaris.

小帽 cupula.

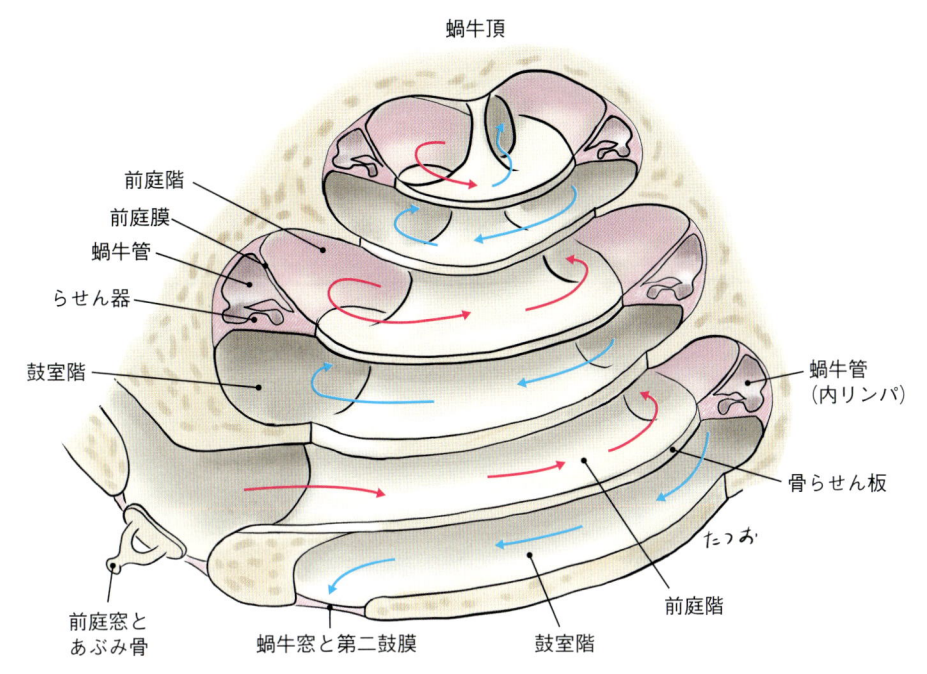

図17-22　蝸牛管の構造を示す模型図

れを生じ，各膨大部の小帽が揺り動かされ，不動毛が傾くので有毛細胞が刺激される．このように，**半規管は回転運動の加速の感覚にあずかっている**．

3. 蝸牛と蝸牛管

　蝸牛は"かたつむり"の殻のような形をした骨迷路なので，その名前がある．ヒトでは蝸牛のうずまきは 2 3/4 回転している．蝸牛の中は二階建になっており，一階にあたる部分は**鼓室階**，二階にあたる部分は**前庭階**とよばれる（図17-22，図17-23）．両者のあいだは**骨らせん板**という板によって仕切られている．ただし，蝸牛の頂上（蝸牛頂）では鼓室階と前庭階はつながっている．鼓室階と前庭階の中には**外リンパ**が満ちている．

　蝸牛の鼓室階と前庭階のあいだに挟まって，中二階のようにあるのが**蝸牛管**である．蝸牛管は，蝸牛の中の膜迷路にあたり，結合管という細い管によって球形嚢につながっている．中には**内リンパ**が満たされている．

　蝸牛管の断面は三角形をしている．前庭階に向かう壁は**前庭膜**（ライスナー膜）からなり，鼓室階に向かう壁は**らせん膜**と**らせん板縁**からなる．外がわの壁は**らせん靱帯**でできている（図17-23）．

蝸牛 cochlea.

鼓室階 scala tympani.
前庭階 scala vestibuli.

蝸牛管 cochlear duct.

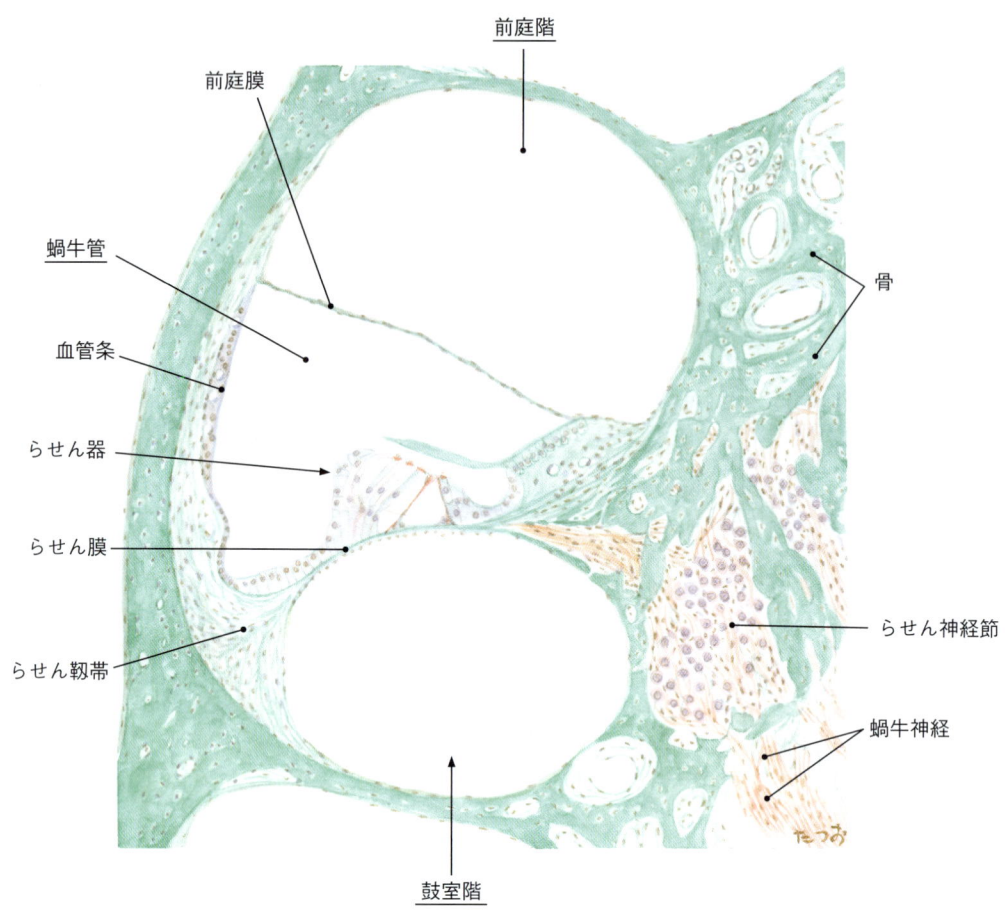

図17-23　蝸牛の回転の横断面（モルモット）（マッソン-ゴールドナー染色）（×100）

　前庭膜は，単層扁平上皮が2枚あわさってできた，きわめて薄い膜である．
　らせん靱帯は蝸牛管の骨膜が肥厚したもので，その表面は上皮がおおっている．この上皮は一部で厚く（重層円柱上皮に）なって，その中に毛細血管がたくさんはいり込んでいる．この部分をとくに**血管条**とよぶ．血管条は，内リンパ液の生産・分泌をおこなっている．

　蝸牛管の下壁をつくる　らせん膜とらせん板縁の上には　**らせん器（コルチ器）**という**音の感覚装置**が存在する．これは蝸牛管の上皮が高度に分化してできたもので，平衡斑や膨大部稜と同様に，有毛細胞と支持細胞でできている．しかし，細胞の構造は平衡器のものとは少し異なっている（図17-24）．

　らせん器の有毛細胞には，内有毛細胞と外有毛細胞という2種類の細胞がある（図17-25）．**内有毛細胞**は，らせん器の内がわ（蝸牛軸に近い方）に1列

血管条 stria vascularis.

らせん器 spiral organ, またはコルチ器 organ of Corti.

内有毛細胞 inner hair cells.

2 平衡聴覚器 345

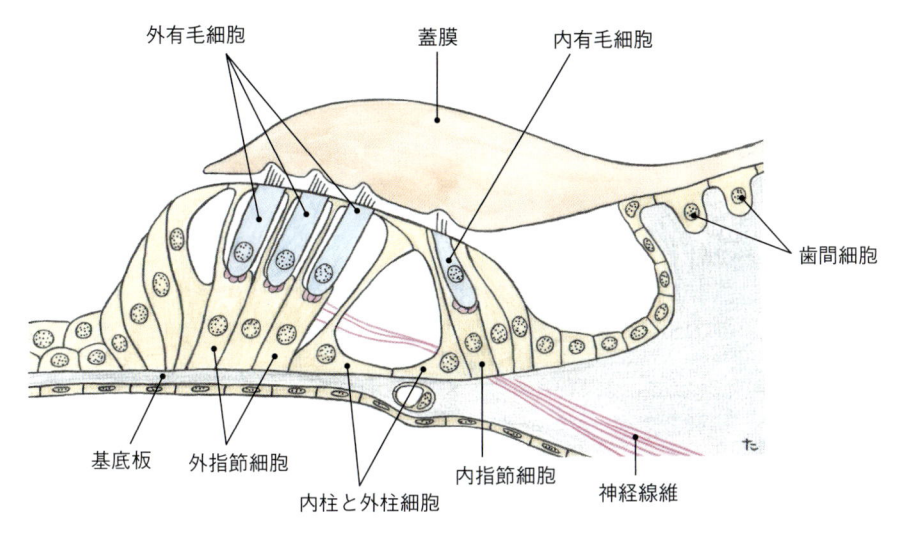

図 17-24 らせん器の構造を示す模型図

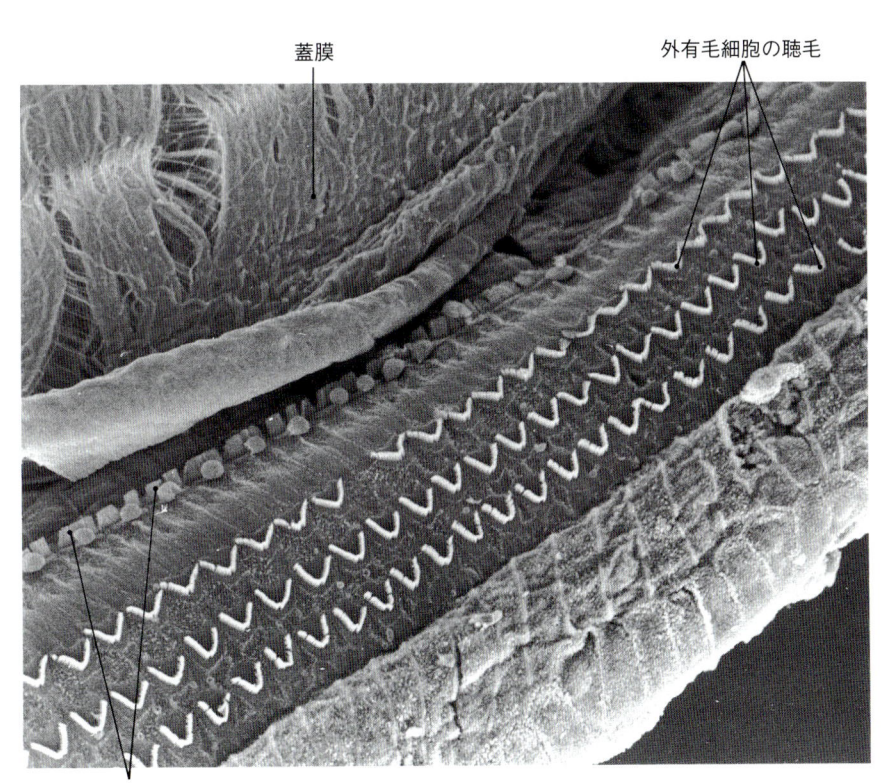

図 17-25 らせん器を斜め上からみた走査電子顕微鏡像（モルモット）（×800）
蓋膜が少しめくられているので，1列に並んだ内有毛細胞と 3 列に並んだ外有毛細胞の聴毛がよくみえる．
（聖マリアンナ医科大学 五十嵐淑晴講師撮影，1989）

346　第17章　感覚器系

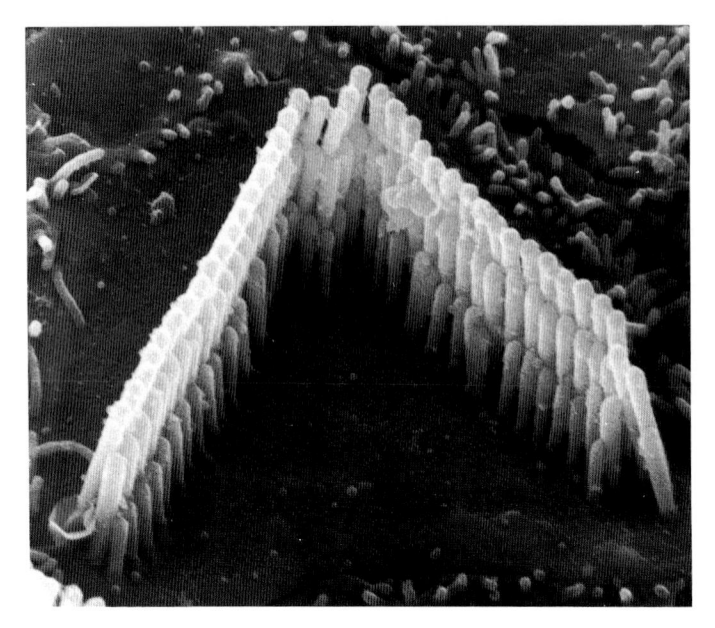

図 17-26　外有毛細胞の聴毛（モルモットの走査電子顕微鏡写真）（×13,000）
(聖マリアンナ医科大学 五十嵐淑晴講師撮影，1989)

に並んでおり，細胞の上部に**聴毛**とよばれる不動毛（特殊な微絨毛）をたくさんもっている．平衡器の有毛細胞にみられたような線毛はもたない．一方，**外有毛細胞**は，内有毛細胞の外がわに，3～5列に並ぶ感覚細胞で，内有毛細胞と同様，たくさんの聴毛を細胞の上部に生やしている．ただし，外有毛細胞の場合，聴毛はV字型ないしW字型をなして3～7列に配列している（図17-26）．内・外有毛細胞のどちらにも，細胞の下部に蝸牛神経の終末がきて，シナプスをつくっている．

　有毛細胞を支えている**支持細胞**は，その存在する場所によって形が異なるので，それぞれ違った名前がつけられている（図17-24）．このうち，内有毛細胞を支える細胞は内指節細胞，外有毛細胞を支える細胞は外指節細胞という．また両者のあいだに柱を2本立てたように位置する細胞は内柱および外柱細胞とよばれる．

　らせん器の上には**蓋膜**というゼリー状の構造物が存在する．これは，らせん板縁の上をおおう上皮細胞（歯間細胞）から分泌された物質で，らせん器の有毛細胞の上におおいかぶさっており，有毛細胞の聴毛の先端はこの蓋膜に陥入して接している．そのため内耳に音の振動が伝わったときに，聴毛と蓋膜のあいだで動きのずれが生じて，聴毛がひずみ有毛細胞の興奮が起こる．

外有毛細胞 outer hair cells.

支持細胞 supporting cells.

蓋膜 tectorial membrane.

最近の研究では内有毛細胞が音を受容し，外有毛細胞はその感度を調節するのに役立っていることがわかっている．

らせん器が障害されると難聴や耳鳴りが起こる．かつて結核の治療に用いたストレプトマイシンやカナマイシンは副作用として難聴をひき起こした（**薬剤性難聴**）．これは，こうした薬剤が有毛細胞を変性させたために起こったものである．

また，激しい騒音に長年さらされると，難聴が生じる（**騒音性難聴**）．この場合は騒音によって有毛細胞が変性，消失している．

■ D. 音の伝達と感受のまとめ

音の伝達と感受のしくみを，ここでもう一度まとめてみよう．

耳介と外耳道によって導かれた音波は，まず鼓膜を振動させる．鼓膜の振動は中耳の3つの耳小骨（つち骨，きぬた骨，あぶみ骨）を伝わるうちに，テコの作用によって増幅される．この耳小骨の振動は，前庭窓（卵円窓）にはまっているあぶみ骨底から前庭窓の中に伝えられ，外リンパを振動させる．この外リンパの振動は，蝸牛の前庭階を上昇し，蝸牛の頂上で鼓室階に移り，下行して，蝸牛窓（正円窓）の第二鼓膜に終わる．外リンパのこのような振動は，同時に蝸牛管の前庭膜とらせん膜（基底板）を振動させるので，有毛細胞の聴毛と蓋膜とのあいだにズレが生じ，有毛細胞が刺激されるのである．

蝸牛管の最大振幅部位は，音の周波数で異なっている．すなわち，低音の場合は蝸牛の頂上近くで，高音では蝸牛の底の近くで，らせん膜がもっともよく振動する．このような振動部位の違いが，音の高低を感じとるのに役立っていると考えられている（進行波説）．

有毛細胞の興奮は，次にシナプスによって求心性神経線維（蝸牛神経）に伝えられる（図17-23）．蝸牛神経を構成する神経線維の神経細胞体は，蝸牛の中の**らせん神経節**にある．この細胞は典型的な双極細胞で，もう一方の突起を脳におくっている．

らせん神経節 spiral ganglion.

こうして音の情報が脳に伝えられる．

3 味覚器

味覚は食べ物や飲み物が舌や口腔の粘膜を化学的に刺激することによって起こる感覚である．味覚の感受には，舌や口腔の粘膜に広く分布する知覚神経も関係しているが，特別な感覚装置も関与する．これが**味蕾**である．すでに述べたように，味蕾は主に舌の有郭乳頭，葉状乳頭に発達している．そのほか，

味蕾 taste bud.

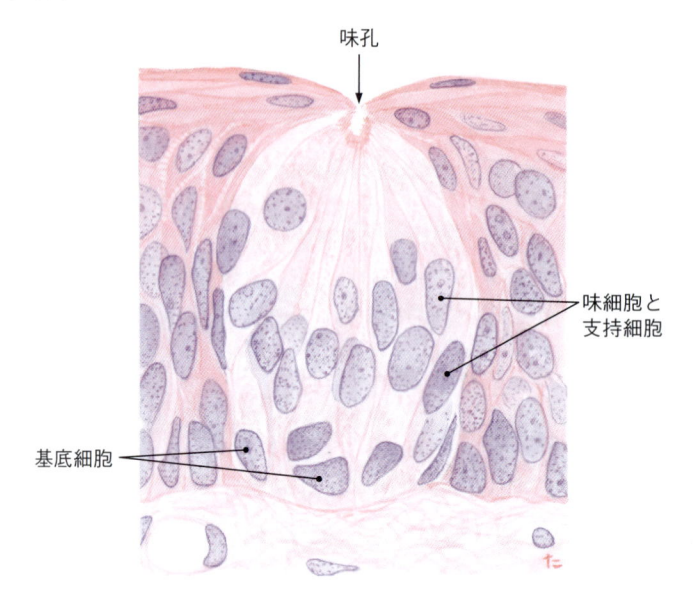

図17-27 有郭乳頭の味蕾（サル）（ヘマトキシリン-エオジン染色）（×900）

茸状乳頭，頰，軟口蓋，咽頭，喉頭蓋などの粘膜にも少数みとめられる．

　味蕾は，粘膜の重層扁平上皮の中にあり，紡錘状の細胞が花のつぼみのような形に集まったものである．味蕾は**味孔**という小さな孔によって粘膜表面と通じている（図17-27）．

　味蕾を構成する細胞は，一般に**味細胞**，**支持細胞**，**基底細胞**の3種があるといわれている．しかし，ふつうの光学顕微鏡の標本でみても，味細胞と支持細胞の区別ははっきりしない．電子顕微鏡で味蕾を観察すると，基底細胞以外に，暗調細胞（第Ⅰ型）と明調細胞（第Ⅱ型と第Ⅲ型）がみとめられる．このうち明調な第Ⅲ型細胞が求心性の神経終末とシナプスをつくっている．味孔からはいった味物質（化学物質）はこの細胞の上面の微絨毛にはたらいて，細胞を刺激し，その興奮が神経へ伝えられる．

味孔 gustatory pore.

> 　味覚は一般に甘味，酸味，苦味，塩味，うま味の5種類に分けられる．辛味は痛覚として受容されるので味覚には含めない．味蕾にはこの5つの基本味に特異的に応答する5種類の味細胞が存在する．
> 　甘味と塩味は，舌尖で，酸味は主に舌の側面で，苦味は主に舌根でよく感じられるといわれてきたが，その根拠はなく，また味蕾の構造には差がない．

4 嗅覚器

においの感覚にあずかる嗅覚器は，鼻腔の上部に存在する嗅部の粘膜（**嗅粘膜**）である（200頁）．

嗅粘膜の上皮は**嗅上皮**とよばれる．嗅上皮は，嗅細胞，支持細胞および基底細胞からなる多列上皮でできている．このうち嗅覚にあずかっているのは嗅細胞である．

嗅細胞は，脳の神経細胞が特別に変化したものである．双極性の細胞で，上皮の表面と基底部に向かって，細長い突起を1本ずつ出している．上皮の表面に向かう突起は樹状突起に相当し，その先端は**嗅小胞**というふくらみをつくっている．嗅小胞からは数本ないし十数本の長い**嗅小毛**がでている（図17-28）．嗅小毛は線毛と同じような構造をしており，嗅上皮表面をおおう粘液層の中に埋まっている．粘液に溶け込んだにおいの物質（嗅物質）が，この嗅小毛の細胞膜に吸着すると，嗅細胞の興奮が起こる．

嗅細胞の基底側から出る突起は神経突起に相当し，きわめて長く，集まって束（嗅神経）をなして脳の嗅球に達し，そこでシナプスをつくっている．

嗅粘膜の粘膜固有層には**嗅腺（ボウマン腺）**が存在する（図17-29）．嗅腺は分岐または不分岐の単一管状胞状腺で，薄い粘液性の分泌物を産生し，粘膜

嗅上皮 olfactory epithelium.

嗅細胞 olfactory cells.

嗅小胞 olfactory vesicles.

嗅腺（ボウマン腺） olfactory glands of Bowman.

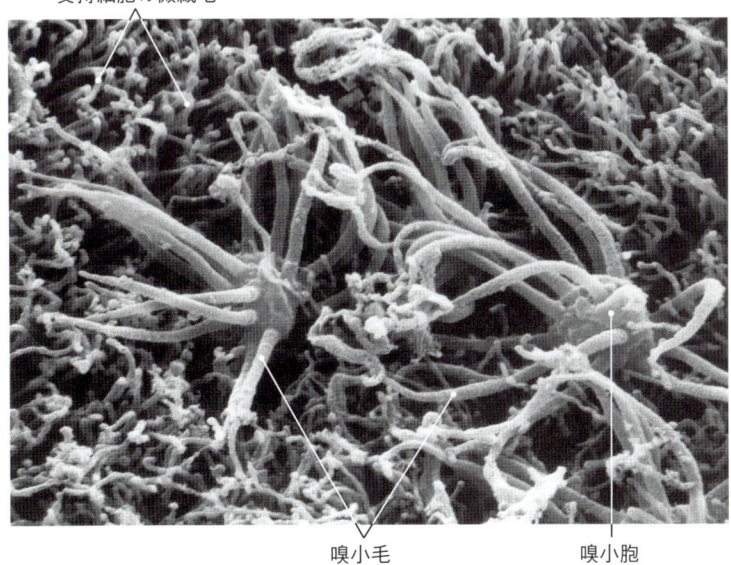

図17-28　ヒトの嗅上皮を上からみた走査電子顕微鏡写真（×13,000）
嗅小胞から何本もの嗅小毛が出ていることに注意．
（新潟大学　藤田恒夫教授提供，1989）

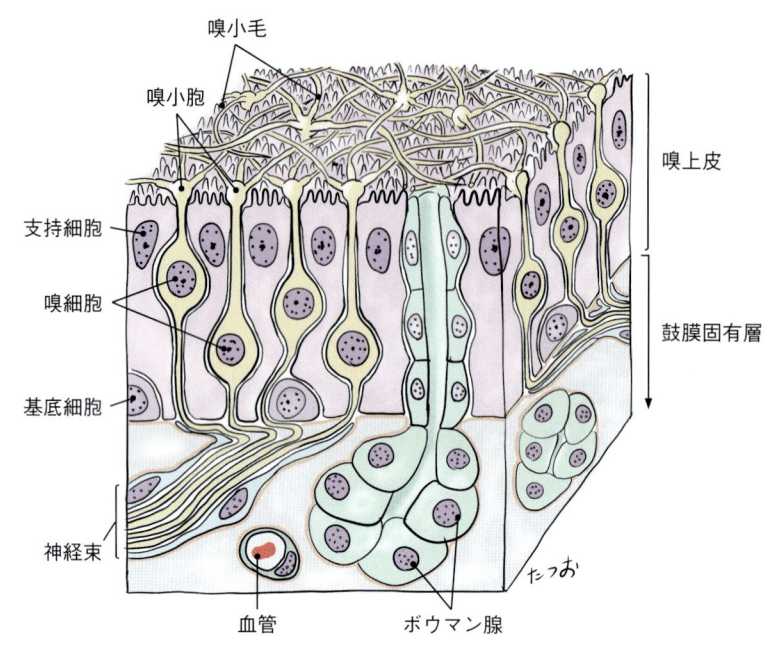

図17-29 嗅粘膜の模型図

表面に分泌している．嗅腺の分泌物は，嗅物質を溶かす溶媒としてはたらくとともに，嗅上皮の表面に1つの嗅物質が長くとどまらないように洗い流すはたらきもある．

> 1個の嗅細胞はその嗅小毛上に数種類から十数種類の受容体蛋白質をもち，ある特定の匂い物質に強く応答することができると考えられている．ヒトの場合，1,000種類以上の匂いの受容体があるので，それぞれの嗅細胞はある特定の匂い物質に強く応答すると考えることができる．

付1　光学顕微鏡のための組織標本の作り方

1　一般染色標本

　組織学において光学顕微鏡で細胞や組織を観察する場合，染色した組織切片標本を用いるのが一般的である．その方法は，一般的には，固定，薄切，染色の三段階に大きく分けることができる．

1．固　　定
　細胞や組織は死んでしまうと形が変化してしまう．そこで，組織の観察には，死後の形態変化を最大限食い止めるための処置が必要となる．このような処置を組織学の分野では**固定**とよんでいる．固定には，組織を凍結したり加熱したりする物理的な方法（物理固定）と，化学薬品で処理する方法（化学固定）が知られている．もっとも一般的に用いられているのは化学固定である．

固定 fixation．

　固定に用いられる化学薬品は固定剤とよばれる．これは，組織の死後変化を停止させ，その後の標本作製の過程で組織の成分が溶け出さないように不溶性の物質に変えるのに役立つ．固定剤としては，ホルマリン，エタノール，重クロム酸カリウム，オスミウム酸（四酸化オスミウム），ピクリン酸，酢酸などがあり，目的に応じてこれらを混合して用いることもある．このうち，もっとも一般的な固定剤は10％ホルマリンである．

　固定剤は液体（固定液）として用いるものが多い．したがって，組織をその固定液に浸漬して固定する（浸漬固定）．その場合，組織片が大きいと浸み込みが悪く固定がうまくいかない場合が多い．したがって，固定のさいには，組織や器官を適当な大きさに切りだす必要がある．また血管内に固定液を注入し，目的の臓器や組織の固定をよくする方法もある（灌流固定）．

2．薄　　切
　光学顕微鏡で標本を観察するためには，光が透過する厚さ（5～10 μm厚）にしなければならない．シャーレに培養した細胞であればそのまま観察することも可能であるが，組織標本の場合は厚みがあるので，通常は薄くスライスし

た切片（薄切標本）にする必要がある．しかし，そのままナイフで削っても水を含んだ軟らかい組織を薄く均一に切ることはできない．そこで，パラフィン（ワックス）やセロイジン，樹脂などに組織を埋めて切りやすくする方法がとられている．このように組織を何かに埋めることを**包埋**というが，このうちもっとも一般的なのは，**パラフィン包埋法**である．ところで，パラフィンは疎水性であるため，組織に水分が少しでも含まれていると，うまく浸み込んでくれない．そのため，包埋前にアルコールによる脱水をおこなう．実際には，70％，80％，90％，95％，100％と段階的に濃度を上昇させたエタノールに組織を浸漬し，水分を除去する．その後，アルコールとパラフィンの両方とよく混ざりあうクロロフォルムやキシレンで置換した後に，パラフィンに包埋する．パラフィンは 50 数℃が融点なので，60℃ぐらいに温めて溶けたものに組織片を漬けて，組織片ごとパラフィンを冷やして固化させることで包埋をおこなう．これを専用の薄切装置（ミクロトーム）を用いて**薄切**する．

包埋 embedding.

薄切 sectioning.

なお最近は，組織を凍結させることで氷に包埋し，これを凍結専用の薄切装置（クライオトーム）により薄切する**凍結包埋・切片法**もよく使われる．これは，免疫組織化学（354 頁）をおこなうさいに抗原性を保ちたいときや，手術時の迅速診断をおこなうときに，とくによく利用される．

3. 染　色

薄切した標本は，スライドガラスに貼りつけて**染色**をおこなう．このときパラフィン切片の場合は，パラフィンを再度キシレンで溶解し，水になじむ状態にしてから染色をおこなう必要がある．

染色 staining.

光学顕微鏡の染色に用いる薬品は色素とよばれ，通常は複数の色素を組み合わせた方法で染色する．もっとも一般的な染色法はヘマトキシリン-エオジン染色であるが，以下に，この染色を含めた代表的な染色法を紹介する．

1) ヘマトキシリン-エオジン染色（HE 染色）

ヘマトキシリンとエオジンという 2 種類の色素で染色する．このうちヘマトキシリンは中南米のマメ属の樹木（*Hematoxylon campechianum*）から採った代表的な塩基性色素である．一方，エオジンはアニリン系の酸性人工色素である．この染色では，ヘマトキシリンで核を青く染め，エオジンで核小体，赤血球，筋線維，膠原線維などを赤く染めることができる．

ヘマトキシリン-エオジン染色 hematoxylin-eosin staining.

2) マッソン-ゴールドナー染色（MG 染色）

酸性フクシン，オレンジ G，ライトグリーンという 3 種類の色素で染色する

マッソン-ゴールドナー染色 Masson-Goldner staining（MG 染色）.

ため，マッソンのトリクローム染色（三重染色）ともよばれる．酸性フクシンやオレンジGなどの色素で細胞質を赤く染め，ライトグリーンで膠原線維を緑色に染めわける方法である（60頁）．この染色法では筋線維は赤く染まり，膠原線維との区別が可能となる．

3) アルデヒドフクシン染色

アルデヒドフクシン液で染色する方法である．このアルデヒドフクシン液は塩基性フクシンとパラアルデヒドと塩酸の混合液で，弾性線維のほか，粘液，肥満細胞の顆粒，下垂体前葉の塩基好性細胞の顆粒，神経分泌物，膵島のB細胞の顆粒などを紫色に染めることができる．アルデヒドフクシン染色はマッソン-ゴールドナー染色と重ね合わせて用いられることが多い（AF-MG染色）（60頁）．

アルデヒドフクシン染色 aldehyde-fuchsin staining.

4) 鍍銀法

硝酸銀などの銀溶液からの還元銀粒子が，特定の細胞や組織のあいだにはまり込むことを利用した特殊な染色方法である．もともと，イタリアの解剖病理学者カミロ・ゴルジ（13頁）が神経細胞を特異的に黒く染める方法として開発した方法（ゴルジ法）である（84頁）．このほか工夫をすると神経細胞以外でも，さまざまな構造物を特異的に染色することができる．たとえば，ビルショウスキー法は細網線維の染色にしばしば用いられる．

鍍銀法 silver impregnation. 鍍銀染色または銀染色ともいう．

> 色素は，大きく**酸性色素**と**塩基性色素**に分けられる．酸性色素には，エオジン，オレンジG，酸性フクシン，ライトグリーンなどが，塩基性色素にはトルイジンブルー，ヘマトキシリン，塩基性フクシンなどが知られている．酸性色素にはスルホン酸（$-SO_3H$）やカルボン酸（$-COOH$）が含まれているため，水溶液中でマイナスに荷電しているのが特徴である．一方，塩基性染料にはアミノ基（$-NH_2$）が含まれており，水溶液中でプラスに荷電している．その結果，それぞれの色素で染色される物質が異なることから，酸性色素に染まる物質は**酸好性**，塩基性色素に染まる物質は**塩基好性**とよんで区別している．ヘマトキシリン-エオジン染色においては，エオジン（酸性色素）に赤く染まる物質は酸好性，ヘマトキシリン（塩基性色素）に紫に染まる物質は塩基好性である．

酸性色素 acidic dyes.
塩基性色素 basic dyes.

4. 永久標本と封入

染色後の標本を長く保存するためには，樹脂のようなものの中に封じてしまう必要がある．これを**封入**という．そのため通常は，染色が終わった切片を再

封入 mounting.

度アルコールで脱水し，キシロールで透明にしてから，封入剤（オイキット，エンテランなど）によって封じて永久標本としている．

2 組織化学と免疫組織化学

　組織や細胞の特徴を調べるさいに，その部位に存在する酵素や物質が何かを調べることはきわめて重要である．その目的で，組織化学や免疫組織化学という手法が用いられている．

1．組織化学

　特定の物質が組織のどの部位に分布するかを，組織内に化学反応を起こし，それを可視化する方法が組織化学である．

組織化学 histochemistry.

1）過ヨウ素酸-シッフ反応（PAS 反応）

　過ヨウ素酸の作用でグリコール基をアルデヒド基に変え，これにシッフの試薬を作用させて発色させる方法である．グリコゲンやグリコサミノグリカン，ムチンなどが紅色から赤紫色に染まるので，これらの物質の検出法として古くから使用されてきている（33，273 頁）．

過ヨウ素酸-シッフ反応 periodic acid-Schiff reaction.

2）酵素組織化学

　細胞や組織内に存在する酵素を，その酵素反応を利用して可視化・検出する方法である．そのためには組織切片における酵素活性を保ったままで固定することが重要である．その状態で，酵素に反応するとその場で沈殿する色素や沈殿物をうまく利用して，反応の局在を可視化する．一般には，アゾ色素を用いた反応や，金属塩を用いた反応が用いられる．たとえば，組織内のアルカリフォスファターゼの局在を調べるのであれば，アルカリ性の基質（酵素が作用する物質）に組織片を浸漬し，この反応物をアゾ色素反応か金属塩反応を用いて可視化する．

酵素組織化学 enzyme histochemistry.

2．免疫組織化学

　細胞や組織の中の物質の局在を，抗原抗体反応を用いて可視化し検出しようとする方法である．

　動物に異種の蛋白質（抗原）を投与すると，免疫系の細胞がこの物質に反応して，この抗原に対して結合能力をもった抗体（免疫グロブリン）が産生される．免疫組織化学では，この抗体を利用して細胞や組織の中にある物質の局在

免疫組織化学 immunohistochemistry.

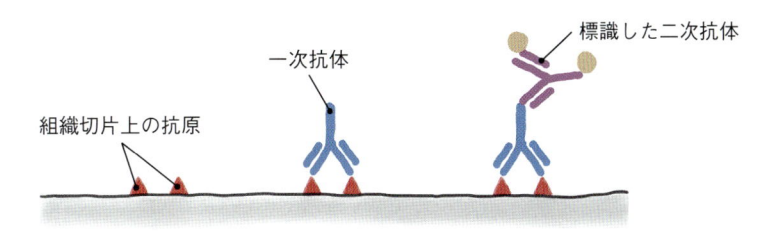

図1　免疫組織化学の原理（間接法）

を可視化する．具体的には，検出したい物質が抗原となる抗体を用いて，組織切片上で抗原抗体反応をおこなわせた後に，抗体を標識してその位置を顕微鏡で検出する（図1）．抗体の標識に蛍光物質を用いる場合は蛍光抗体法，酵素で標識してジアミノベンチジンなどの発色剤で可視化する方法を酵素抗体法とよんでいる．このほか事前に標識しておいた抗体を用いる方法もある（直接法）．

3 in situ ハイブリダイゼーション法

近年は，蛋白質の局在のほかに，遺伝子の位置の同定を顕微鏡でおこなう方法が開発されてきている．ハイブリダイゼーションは，一本鎖のRNAまたはDNA分子が相補的な塩基配列に結合する（ハイブリダイズする）現象のことを指しているが，この反応を組織で起こして，その部位を検出するのが *in situ* ハイブリダイゼーション法である．細胞内のmRNAの局在や，染色体の遺伝子解析などに，この方法が利用されている．

in situ ハイブリダイゼーション法 *in situ* hybridization.

付2　組織学に利用される顕微鏡の種類と特徴

　組織学でもっとも利用される顕微鏡は光学顕微鏡である．また，細胞の構造の基礎知識は電子顕微鏡の出現によって急速に進化した．また，近年はさらに多様な顕微鏡が考案され，それぞれ利用されるようになってきている．

1 光学顕微鏡

　もっとも一般的な顕微鏡は**光学顕微鏡**である．この装置は光をレンズで収束させて対象物を拡大するもので，古典的な光学顕微鏡には，虫眼鏡のように，ただ一枚のレンズでみるものもあった（単式顕微鏡）．しかし，一枚のレンズでは周辺のひずみ（収差）も多く，倍率もそれほど高くすることができないので，2枚のレンズを組み合わせた**複式顕微鏡**が工夫され発達してきている．したがって，現在，光学顕微鏡とよばれるものは，ほぼすべて複式顕微鏡の構造をしていると考えてよい．

　この複式顕微鏡では，筒（鏡筒）の両側に凸レンズが付いており，標本に近いレンズを**対物レンズ**，眼で覗くためのレンズを**接眼レンズ**とよんでいる．現在の光学顕微鏡の多くは，このほかに，標本に光を安定して効率よく照射するための光源とコンデンサーレンズ，標本を載せるステージ，フォーカス（焦点）を調節するネジなどがついている．

　光学顕微鏡には，その用途や方法によってさまざまな種類が存在する．以下に，主な種類とそれぞれの特徴について述べる．

1．試料とレンズの位置による分類（図1）
1）正立顕微鏡
　試料ステージの上に，対物レンズと接眼レンズが配置されている．この顕微鏡では試料ステージに試料を載せて，上から覗き込むように試料を観察する．普通の永久標本などの観察に適している．

光学顕微鏡 light microscope または optical microscope.

正立顕微鏡 upright microscope.

付2 組織学に利用される顕微鏡の種類と特徴

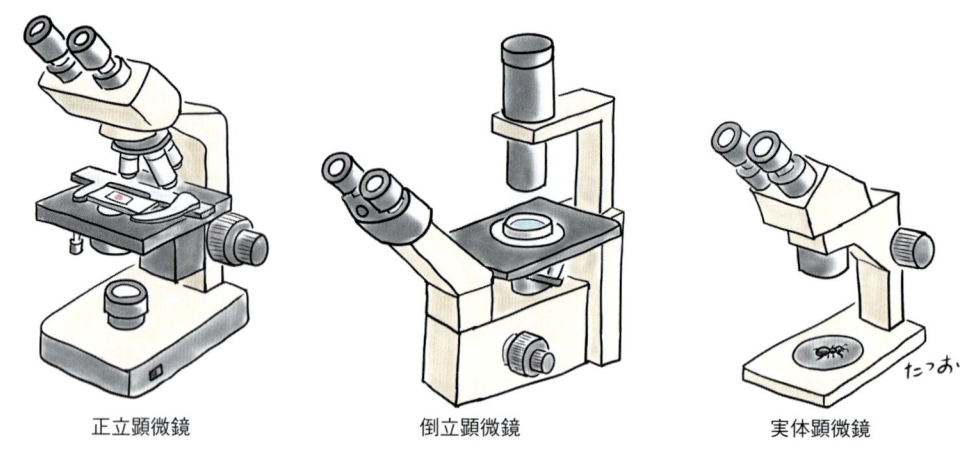

図1 光学顕微鏡の種類

正立顕微鏡　　倒立顕微鏡　　実体顕微鏡

2）倒立顕微鏡

試料ステージの下に対物レンズがあり，標本を底からみるような構造になっている．シャーレに入った培養細胞などの観察に用いられることが多い．

倒立顕微鏡 inverted microscope.

3）実体顕微鏡

試料をある角度をもった2方向から観察できるように，対物レンズと接眼レンズが左右に並行して配置されており，試料を上から両目で覗き込むように観察することで立体視できるようになっている．倍率は5倍から100倍程度で，上記の2つのタイプの顕微鏡に対して倍率や分解能は劣るが，焦点深度が深く立体視できる点が魅力である．したがって，臓器や組織の微解剖や，組織片の切り出しなどの作業に有用である．

実体顕微鏡 stereo microscope.

2. 照明法や光学系の違いによる分類

1）明視野顕微鏡

標本に対して照明光が透過するような照明法を用いる，もっとも一般的な光学顕微鏡である．いわゆる「光学顕微鏡」といった場合は，この顕微鏡をさすことが多い．明視野顕微鏡では，観察する標本が光を透過する必要がある．したがって生体組織を観察する場合は，ふつうは光が透過する程度（5～10μm厚）に薄切した標本（パラフィン切片や凍結切片）を用いる．また，たいていの生体組織は切片にするとほぼ透明になってしまうので，薄切標本を何らかの方法で染色する必要がある．その目的で，一般染色（ヘマトキシリン-エオジン染色など）や酵素抗体法による免疫染色がおこなわれる．

明視野顕微鏡 bright field microscope.

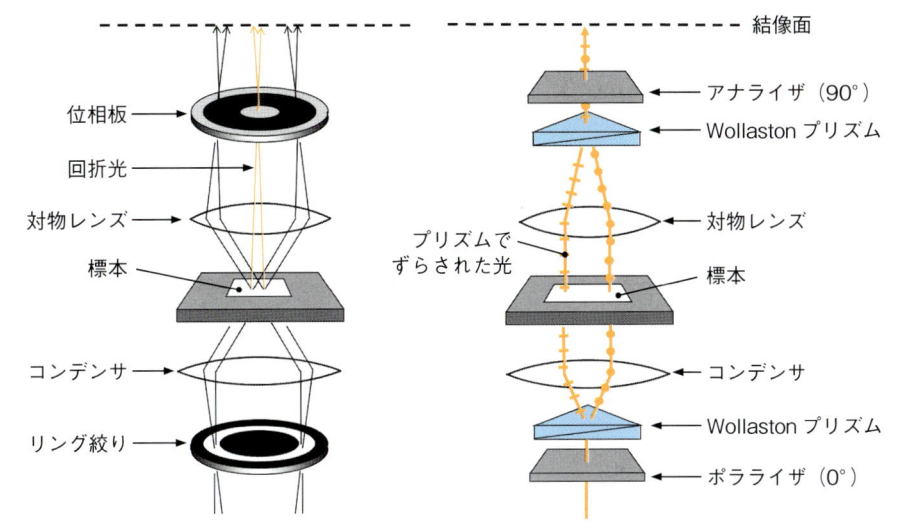

図2 位相差顕微鏡(左)と微分干渉顕微鏡(右)の原理

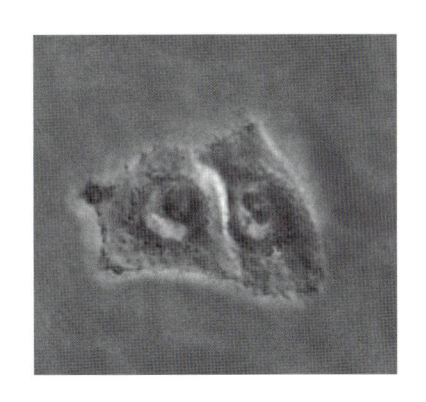

図3 位相差顕微鏡でみた無染色の培養細胞
(新潟大学 中島真人助教撮影,2013)

2) 位相差顕微鏡(図2)

この顕微鏡では,レンズ系の中に位相板が差し込まれている.これにより,屈折率と標本の厚さの違いを陰影として検出することができる.その結果,染色しない透明な培養細胞や細菌でもその輪郭を明瞭に観察することが可能である(図3).シャーレに入った培養細胞の観察によく使われる倒立顕微鏡では,位相差顕微鏡として利用できるようになっているものが多い.

位相差顕微鏡 phase-contrast microscope.

3) 微分干渉顕微鏡(図2)

位相差顕微鏡によく似ているが,微分干渉顕微鏡ではレンズ系の中で専用のプリズムと偏光板を組み込むことで,光の干渉を起こし,標本の屈折率や厚みの差を陰影として観察することができるようになっている.位相差顕微鏡と同

微分干渉顕微鏡 differential interference contrast microscope.

様に，培養細胞など透明な標本の観察に利用されるので，倒立顕微鏡として使われるものも多い．しかし，微分干渉顕微鏡の場合，プラスティックのような合成樹脂の容器はそれ自体が偏光をもっているため，利用できない．そこでこの顕微鏡における観察ではガラス製の容器やスライドガラスを使用する必要がある．

4）暗視野顕微鏡

暗視野顕微鏡 dark field microscope.

正立顕微鏡の普通のコンデンサをはずして，特別な暗視野用のコンデンサを装着した顕微鏡である．このようにすると，観察対象物に側方（ないし斜め）から照明光があたるようになるので，観察対象物があると光が散乱して，対物レンズからその光が観察できる．そのため，浮遊する細菌のような小さい粒子状の標本が，暗い背景にキラキラと光る物体として観察することができる．

5）偏光顕微鏡

偏光顕微鏡 polarizing microscope.

偏光という光学現象を用いて観察する顕微鏡である．おもに岩石学や鉱物学の分野で利用されており，結晶の配列方向により標本を通過する光の量が異なるために，標本がいろいろな色になって観察される．生物分野においては，膠原線維の配列や筋原線維の配列の観察などに利用されることがある．

6）蛍光顕微鏡

蛍光顕微鏡 fluorescence microscope.

物質の中には光をあてると別の光を放出するものがある．これはその物質が，吸収した光エネルギーをまた光として放出するために起こるもので，照射する光を励起光，放出される光を蛍光とよんでいる（図4）．蛍光顕微鏡は，こうした蛍光現象を観察するためにつくられた顕微鏡である．そのため，蛍光顕微鏡においては，専用の水銀ランプから紫外線ないし短波長の可視光線を標

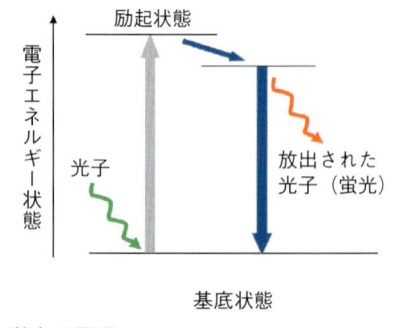

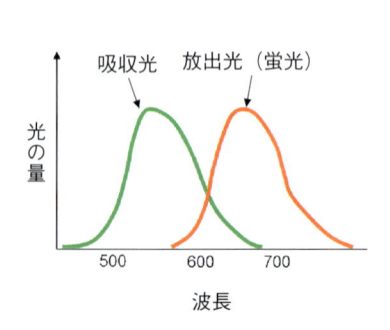

図4　蛍光の原理

本に照射し，そのさいに標本の中の蛍光物質から放出された光（蛍光）を観察する．

組織の中にはポルフィリンやビタミンAのように特徴的な固有の蛍光を発する物質が含まれていることもある．こうした物質の同定に蛍光顕微鏡が利用されることもあるが，現代では，多くの場合，特別の蛍光物質を組織に取り込ませた標本や，あるいはその蛍光物質を生体分子の標識に用いた標本の観察に用いられる．したがって蛍光免疫染色を施した標本は，まさに蛍光顕微鏡の中心的な対象物といえる．また，最近では緑色蛍光蛋白質（GFP）などの遺伝子を導入することで蛍光標識した生きた細胞の観察などにも蛍光顕微鏡が利用されている．

2 共焦点レーザー顕微鏡（図5）

共焦点レーザー顕微鏡
confocal laser scanning microscope.

光学顕微鏡の蛍光法，すなわち蛍光顕微鏡は，標識した蛍光色素や蛍光蛋白質の観察に役立つことはすでに述べた．ところで，蛍光顕微鏡の観察では水銀ランプの光を標本に照射して，そこから発する蛍光を観察している．この場合，観察時には，励起光が当たった標本の部位のすべてから蛍光が発せられることになるので，厚め（10～数十μm）の切片の観察においては，焦点面以外で生じている蛍光も観察視野に重なってきて，蛍光像がぼやけたようにみえる

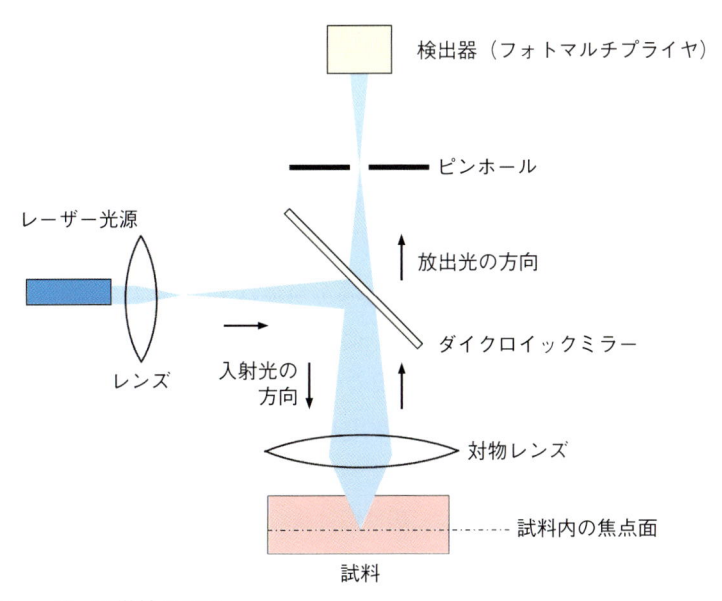

図5　共焦点レーザー顕微鏡の原理

ことが多い．こうした問題を克服するために登場したのが共焦点レーザー顕微鏡である．

　共焦点レーザー顕微鏡では光源にレーザーを用いる．このレーザーをレンズとピンホールを用いて収束させて，その焦点面でレーザーを走査するような仕組みになっている．こうすると，厚めの切片においてもレーザーを走査した焦点面のみの蛍光断層像（1 μm 厚程度）を得ることができる．この点で，蛍光顕微鏡よりシャープな画像が得られるわけである．また，このような仕組みをうまく利用して，厚めの切片において，レーザーの焦点面の位置を一定方向にずらしながら撮影をすることで，深度の異なる蛍光断層像を連続して取得することが可能となる．さらに，この連続画像を用いてコンピュータ上で立体再構築をすることができるのも魅力の1つである．

3 電子顕微鏡

　一般に顕微鏡の解像力は「分解能」という概念であらわされる．これは，近接する2点を2点として識別できる限界の距離で示される．光学顕微鏡の分解能は光の波長と対物レンズの性能（開口数）で決まるので，たとえば波長が550 nm の単色光で標本を観察したとしても分解能はせいぜい200 nm 程度である．そこで考え出されたのが，光線よりもずっと短い波長をもった電子線を用いた顕微鏡，すなわち電子顕微鏡である．

　電子顕微鏡は，その構造の違いから透過電子顕微鏡と走査電子顕微鏡に大別される．

1）透過電子顕微鏡（図6）

　透過電子顕微鏡は明視野法の光学顕微鏡とよく似ており，ごく薄い標本に電子線を透過して，その投影像を観察する．したがって透過電子顕微鏡で得られる画像は，試料内の物質の質量の差や密度の差が電子線の散乱度の差となって現れた白黒画像（陰影像）である．この顕微鏡で得られる分解能は1 nm 以下であるから，光学顕微鏡の分解能が200 nm とすると，その数百から千倍近い解像度が得られることになる．したがって光学顕微鏡の最高倍率がせいぜい1000倍程度であるのに対して，透過電子顕微鏡では数十万倍の観察が可能である点が大きな利点ということになる．しかし，観察においては電子線が透過するようなきわめて薄い標本が必要である．そこで**超薄切片法**がもっとも一般的に用いられる．この方法では，組織をプラスチック樹脂に包埋し，100 nm 程度の厚さに切ったものを観察する．細胞内の小器官の構造はほとん

透過電子顕微鏡 transmission electron microscope（TEM）．

超薄切片法 ultrathin sectioning．

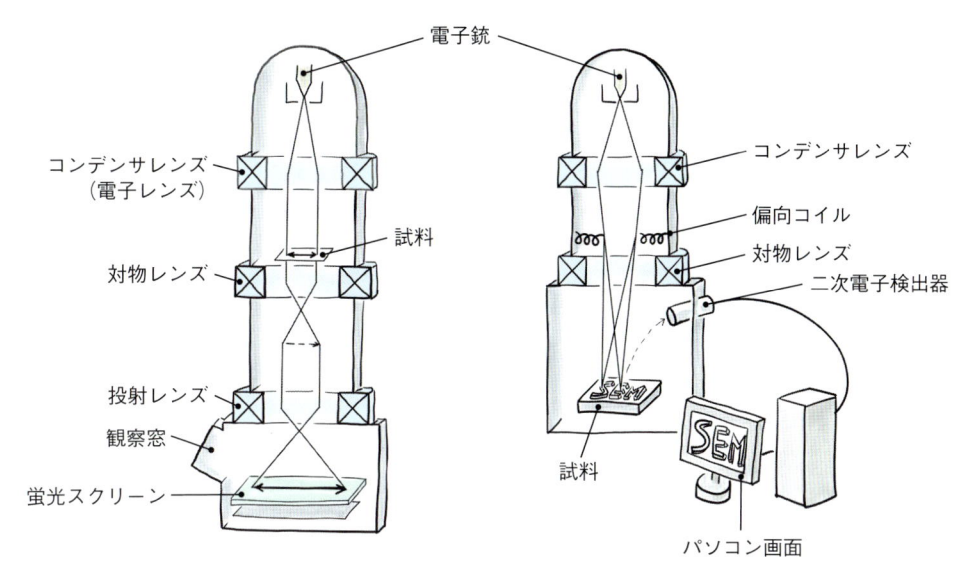

図6 透過電子顕微鏡（左）と走査電子顕微鏡（右）の原理

どこの方法により解明されたものといえる．

　このほか細胞膜の構造，とくに膜内蛋白質の観察には，凍結レプリカ標本を用いた透過電子顕微鏡観察が役立ってきた．さらに，ネガティヴ染色やシャドウイング法によるDNAや生体高分子の構造解析においても透過電子顕微鏡が利用されている．

2) 走査電子顕微鏡（図6）

　走査電子顕微鏡では，標本に電子線を照射したときに，試料から放出される電子（おもに二次電子）を信号として用いる．そのさい，観察時に電子線をxy平面上で走査し，各部位の信号量を白黒の画像として表示する．その結果，走査電子顕微鏡においては，試料の表面形状を三次元的に表示することができる．したがって，この顕微鏡では，細胞や組織の表面微細形態の観察におおいに役立ってきている．

走査電子顕微鏡
scanning electron microscope（SEM）.

索　引

◆**和文索引**（五十音順）

あ

I 帯（筋線維の）　70
間（あいだ）細胞　235
iPS 細胞　28
アウエルバッハの筋間神経叢　148, 149
アクアポリン　220
悪性貧血　172
アクチンフィラメント　19, 71, 73, 81
足（あし）細胞　214
アストログリア　94
厚い皮膚　296
アデノシン三リン酸　9
アドレナリン分泌細胞　288
あぶみ骨　338
アポクリン汗腺　311
アポクリン分泌　44, 311
アポトーシス（枯死）　28
アミラーゼ　155, 195
アルコール脱水酵素　190
アルデヒド脱水酵素　190
アルデヒドフクシン染色　353
アルドステロン　286
アルドステロン症　286
暗視野顕微鏡　360
アンドロゲン　287
アンドロゲン結合蛋白質　230

い

胃　166
　──の粘膜　167
ES 細胞　28
EC 細胞（腸の）　290
移行上皮　39, 226
胃小窩　168
異染色質　21
位相差顕微鏡　359
胃体　166
I 型肺胞上皮細胞　207
一次精母細胞　231
一次卵胞　247

一次卵母細胞　246
胃腸膵内分泌系　290
一般染色標本　351
胃底　166
胃底腺　169
伊東細胞　186
胃粘膜ひだ　166
陰核　260
陰窩（腸の）　174, 177
陰茎　242
陰茎海綿体　242
陰茎深動脈　243
in situ ハイブリダイゼーション法　355
飲作用　21
インスリン　198
咽頭　164

う

齲歯　164
薄い皮膚　296
うぶ毛　304
膿　123
運動終板　75, 76

え

永久歯　158
永久標本　353
A 細胞（膵島の）　197
A 細胞（副腎髄質の）　288
ACTH 細胞　273
衛星細胞　70, 98
A 帯（筋線維の）　70
HE 染色　352
H 帯（筋線維の）　71
栄養の吸収　179
栄養膜　261
腋臭　312
壊死　28
S 細胞（消化管の）　292
エストロゲン　248
エックリン汗腺　310
エックリン分泌　43

エナメル芽細胞　160, 163
エナメル器　163
エナメル質　159, 160
エナメル小柱　160
MG 染色　352
エラスチン　54
エリスロポイエチン　129
LH サージ　249
L 系（骨格筋の）　74
遠位曲尿細管　221
塩基好性細胞（下垂体の）　270
塩基好性白血球　124
塩基性色素　353
遠心性神経終末　99
円柱上皮　38
エンドサイトーシス　21
エンドゾーム　15

お

横行結腸　182
黄色骨髄　127
黄体　249
黄体機能不全症　251
黄体形成ホルモン　274
黄体ホルモン　251
黄疸　192
黄斑　330
横紋（骨格筋の）　70
オートファゴゾーム　16
オキシトシン　276, 314
オステオン　63
オスミウム酸　351
おたふくかぜ　☞流行性耳下腺炎
オリゴデンドログリア　96

か

外陰部　260
外果粒層（網膜の）　329
外基礎板（緻密骨の）　63
外境界膜（網膜の）　328
開口分泌（開口放出）　43
外肛門括約筋　183
外根鞘（毛の）　306

介在層板（骨の）　63
介在板（心筋線維の）　77
介在部（耳下腺の）　155
介在部（腺の）　40
介在部（腺房の）　196
介在部（唾液腺の）　154
外耳　336
概日リズム　278
外耳道　336
外節（視細胞の）　327
外弾性板（筋型動脈の）　106
外套細胞（神経節の）　98
外分泌腺　39, 40
開放血管説（脾臓の）　145
外膜　104
外膜（消化管の）　149
蓋膜（内耳の）　346
海綿骨　62, 63
海綿脱落膜（胎盤の）　265
外網状層（網膜の）　329
外有毛細胞（内耳の）　346
外卵胞膜　247
外リンパ　338
カウパー腺　242
蝸牛　343
蝸牛管　343
蝸牛窓　339
核（細胞の）　4, 19
角化　38, 298
核質　4
角質産生細胞　296
角質層（皮膚の）　298
核小体　20
角膜　319
核膜（細胞の）　20
核膜孔　20
角膜固有質　320
角膜細胞　320
角膜上皮　320
角膜内皮　322
篭（かご）細胞　41
下垂体　269
下垂体門脈系　274
加水分解酵素　15
ガス交換　207
ガストリン　291
ガストリン分泌細胞　291
加生歯　159
カゼイン　314
顎下腺　156
褐色細胞腫　289
褐色脂肪組織　56

滑面小胞体　12
カテコールアミン　288
化膿　123
カベオラ　82
カミロ・ゴルジ　13
過ヨウ素酸-シッフ反応　354
ガラス軟骨　58
果粒球　121
果粒層（皮膚の）　297
果粒層黄体細胞　249
果粒白血球　121
カルシトニン　283
眼圧　332
感覚器　319
肝管　192
眼球　319
　　──の付属器　334
眼球血管膜　322
眼球結膜　334
眼球線維膜　319
眼球内膜　325
眼瞼　334
眼瞼結膜　334
肝硬変　185
幹細胞　28
肝細胞（肝実質細胞）　184, 187, 191
肝細胞板　184
間質（精巣の）　235
間質成長（軟骨の）　58
管状腺　40
杆状体（網膜の）　326, 327
杆状体円板　327
杆状体錐状体層　326
管状胞状腺　40
肝小葉　184
汗腺　310
肝臓　183
眼房水　331
眼輪筋　334

き

キース-フラックの結節　114
キーセルバッハの部位　200
記憶細胞（免疫系の）　137
器官　1
気管　202
器官系　1
気管支　202
気管支腺　205
気管支喘息　205
気管支動脈　210
気管腺　202

気管軟骨　202
起始円錐（神経細胞の）　85
偽小葉（肝の）　185
起始リンパ管　117
偽単極神経細胞　84
基底果粒細胞　172, 177, 289
基底小体　35
基底線条（尿細管の）　219
基底層（表皮の）　296
基底膜　33
亀頭（陰茎の）　242
希突起膠細胞　96
きぬた骨　338
キモトリプシノゲン　195
脚ブロック　115
逆行性の軸索輸送　86
逆行性変性（神経細胞の）　101
ギャップ結合　32, 82
嗅覚器　349
球形嚢　340
球形嚢斑　340
嗅細胞　349
吸収上皮細胞　174
球状帯（副腎皮質の）　286
弓状動脈（腎臓の）　224
嗅上皮　349
嗅小胞　349
嗅小毛　349
求心性神経終末　99
急性糸球体腎炎　218
急性中耳炎　338
嗅腺　349
嗅粘膜　200, 349, 350
嗅部　199
共焦点レーザー顕微鏡　361
胸腺　134
胸腺依存域　141
胸腺上皮細胞　134
胸腺由来リンパ球　124
強膜　322
強膜静脈洞　322
巨核球　131
極性（細胞の）　43
曲精細管　228, 229
巨人症　273
キラー T 細胞　125
近位曲尿細管　218
近位直尿細管　218
近位尿細管　218
筋芽細胞　70
筋型動脈　104, 106
筋原線維　70

筋周膜　75
筋上皮細胞　41, 155, 311
筋小胞体　74
筋上膜　75
筋節　71
筋線維　69
銀染色　☞鍍銀法
筋層（消化管の）　149
筋組織　69
筋内膜　75
筋紡錘　75, 76
筋膜　75

く

区域気管支　203, 204
空腸　175
クッシング症候群　287
クッパー細胞　186
グラーフ卵胞　247
クララ細胞　205
グリア境界膜　95
グリア細胞　94
グリア線維酸性蛋白質　95
グリオフィラメント　95
グリコゲン　188
クリスタ（ミトコンドリアの）　8
グリソン鞘　184
グリソン嚢　184
グルカゴン　197
クレチン病　280
クロマチン　20
クロマチン線維　24
クロム親和細胞　288

け

毛　304
　　――の髄質　306
　　――の成長　306
　　――の皮質　306
蛍光顕微鏡　360
形質細胞　50
形質膜　4
頸部粘液細胞（胃の）　172
係留細線維（基底膜の）　34
血液　119
血液型　121
血液幹細胞　127
血液空気関門　208
血液精巣関門　230
血液尿関門　216, 217
血液脳関門　95
血管　104

血管間膜　217
血管間膜細胞　217
血管極（腎小体の）　214
血管系　103
血管条（内耳の）　344
血管の血管　104
血管板（脈絡膜の）　323
月経　258
月経黄体　251
月経期（月経周期の）　258
月経周期　257
結合線毛（視細胞の）　328
結合組織　45
　　――の種類　54
結合組織性毛包　306
血色素　120
血漿　119, 126
血小板　119, 125
血小板減少性紫斑病　126
血清　126
結腸　180
結腸ひも　180
結腸膨起　180
血島　127
ケラチノサイト　296, 299
ケラチン　298
ケラトヒアリン果粒　297
原形質　4
原始生殖細胞　246
原始卵胞　246
減数分裂　25, 231
原尿　217
瞼板　334
瞼板腺　334
顕微解剖学　2
研磨標本　61

こ

好塩基球　124
光学顕微鏡　357
睾丸　227
後期エンドゾーム　15
後境界板（角膜の）　322
口腔　149
抗原　50
膠原線維　51
後骨髄球　130
交叉（減数分裂の）　26
虹彩　324
虹彩角膜角隙　323
好酸球　123
甲状腺　278

甲状腺機能亢進症　280
甲状腺刺激ホルモン　273
甲状腺刺激ホルモン分泌細胞　273
甲状腺ホルモン　279
口唇　149
口唇腺　150
酵素原果粒（膵外分泌の）　195
酵素組織化学　354
抗体　50
好中球　122
喉頭　201
高内皮細静脈　141
更年期障害　252
合胞体栄養膜　261
硬毛　304
肛門管　183
後葉細胞（下垂体の）　275
膠様組織　57
抗利尿ホルモン　222, 276
絞輪間節（神経線維の）　90
コート小胞（被覆小胞）　22
呼吸　199
呼吸器系　199
呼吸細気管支　204
呼吸部　199
枯死　28
鼓室　338
鼓室階　343
後シナプス側　93
個体　2
骨　61
　　――の改築（リモデリング）　66
骨化　66
骨格筋線維　70
骨格筋組織　69
骨芽細胞　64, 66
骨基質　61
骨細管　64
骨細胞　61, 64
骨小腔　63
骨髄　126
骨髄芽球　130
骨髄球　130
骨髄系幹細胞（CFU-S）　128
骨髄穿刺　128
骨髄由来リンパ球　124
骨層板　63
骨組織　61
骨単位（オステオン）　63
骨内膜　62
骨半規管（内耳の）　342
骨膜　62

368　索　　引

骨迷路　338
骨らせん板　343
固定（組織の）　351
ゴナドトロピン　274
ゴナドトロピン分泌細胞　273, 274
虎斑融解　86, 100
小人症　273
鼓膜　337
固有胃腺　169
コラーゲン細線維　51
ゴルジ装置　13
コルチ器（内耳の）　344
コレシストキニン　196
コレシストキニン-パンクレオザイミン　293
　　──分泌細胞　293
コロイド　279
コロニー形成細胞　128
コロニー形成単位　128
混合腺　42

さ

細気管支　204
細静脈　109
細動脈　106
細胞　1, 3
　　──の一生　22
　　──の大きさ　3
　　──の形　3
　　──の活動　21
　　──の更新　27
　　──の構造　4
　　──の寿命　27
　　──の分裂　23
細胞学　2
細胞間の接着装置　30
細胞骨格　17
細胞死　28
細胞質　4
細胞周期（分裂周期）　23
細胞傷害性T細胞　125
細胞小器官　4, 8
細胞性栄養膜　261
細胞生物学　2
細胞体　4
細胞内の線維成分　17
細胞内分泌細管　170
細胞壁　4
細胞膜　4
細網細胞　57, 137
細網線維　53, 137
細網組織　57

サイロキシン　280
サイログロブリン　281
杯（さかずき）細胞　174
柵状神経終末　317
刷子縁　36, 219
サプレッサーT細胞　125
さや（莢）動脈　145
酸化的リン酸化　8
酸好性細胞（下垂体の）　270
酸好性細胞（上皮小体の）　283
酸好性白血球　123
残渣小体　16
酸性色素　353

し

GH細胞　271
G細胞（胃の）　172, 291
GTH細胞　273
CD抗体　124
耳介　336
痔核　183
視覚器　319
自家食作用　16
耳下腺　155
自家ファゴゾーム　16
歯冠　159
耳管　338
色素嫌性細胞　270
色素上皮層　325
子宮　255
子宮外妊娠　255
子宮筋腫　256
子宮筋層　256
子宮頸　255, 258
子宮頸癌　259
子宮頸腺　258
子宮腺　255
子宮体　255
糸球体　214
糸球体外メサンギウム細胞　224
糸球体上皮細胞　214
糸球体傍細胞　222, 223
糸球体傍装置　224
糸球体濾過膜　217
子宮腟部　259
子宮内膜　255
子宮内膜症　256
軸索　83
軸索小丘　85
軸索輸送　86
　　逆行性の──　86
　　順行性の──　86

歯頸　159
刺激伝導系　113
耳垢　337
歯根　159
歯根膜　159
耳脂　337
支持細胞（らせん器）　346
支持組織　45
歯周組織　158, 159
歯周病　164
視床下部　274
耳小骨　338
糸状乳頭　151
茸状乳頭　152
視神経　330
視神経円盤　331
視神経乳頭　331
歯髄　159
歯髄腔　159
シス面（ゴルジ装置の）　15
耳石　341
脂腺　308, 309
歯槽　159
歯槽膿漏　164
実体顕微鏡　358
歯堤　161
耳道腺　337
シナプス　92
シナプス小胞　93
歯肉　159
歯乳頭　163
歯胚　163
脂肪細胞　47
脂肪組織　47, 56
視野　331
シャーピーの線維　161
車軸核　50
集合管　222
自由終末（皮膚の）　315
重層扁平上皮　37
終足　214
十二指腸　178
十二指腸腺　177
周皮細胞　107
終末細気管支　204
終末部（腺の）　40, 41
終末部（唾液腺の）　154
絨毛間腔（胎盤の）　261
絨毛膜　261
絨毛膜絨毛　261
絨毛膜板　261
自由リボゾーム　10

和文索引 369

主細胞（胃底腺の）　170
主細胞（上皮小体の）　283
樹状細胞　49, 140
樹状突起　83
手掌型の皮膚　296
主膵管　196
受精卵　249
シュミット-ランターマンの切痕　90
主要塩基性蛋白質　123
シュレム管　322
シュワン細胞　98
シュワン鞘　90
順行性の軸索輸送　86
順行性変性（神経細胞の）　101
上衣細胞　97
小陰唇　260
漿液細胞　41
漿液腺　42, 155
漿液半月　157
消化管ホルモン　290
消化器系　147
松果体　277
松果体細胞　277
小膠細胞　97
硝子体　333
常染色体　25
小唾液腺　154
小腸　172
上皮　29
小皮縁　36, 174
上皮小体　283
上皮性細網細胞　134
上皮性毛包　306
上皮組織　29
　　──の分類　36
小胞体　12
小帽（半規管の）　342
漿膜　149
静脈　109
　　──の弁　109
静脈瘤　110
睫（しょう）毛　334
睫毛腺　334
小葉（精巣の）　228
小葉（肺の）　203
小葉間結合組織（肝臓の）　184
小葉間胆管　185
小葉間動脈　224
初期エンドゾーム　15
食作用　21
食道　164

食道静脈瘤　165
食道腺　165
食道噴門腺　164
女性生殖器系　245
仁（細胞の）　20
塵埃（じんあい）細胞　209
腎盂　225
心外膜　113
真核細胞　3
心筋　77
心筋線維　77
心筋層　112
心筋組織　77
神経幹細胞　101
神経膠細胞　94
神経細管　86
神経細胞　83
　　──の分類　83
　　──の変性　100
神経細胞層（網膜の）　330
神経周膜　99
神経上膜　99
神経性下垂体　269, 274
神経線維　88
神経線維層（網膜の）　330
神経組織　83
神経伝達物質　92
神経突起　83
神経内膜　98
神経分泌　277
人工多能性幹細胞　28
尋常性痤瘡　310
腎小体　213
浸漬固定　351
心臓　103, 111
腎臓　211
腎単位　213
腎動脈　224
心内膜　111
腎杯　225
腎盤（腎盂）　225
真皮　295, 302
真皮乳頭　303
心房性ナトリウム利尿ペプチド　112, 224
心膜　115
心膜炎　116
腎門　211

す

膵液　193
髄液脳関門　95

髄質（胸腺の）　134
髄質（毛の）　306
髄質（腎の）　213
髄質（副腎の）　284
髄質（卵巣の）　245
髄質（リンパ節の）　139
髄鞘　88
　　──の形成　96
髄鞘節　90
水晶体　332
錐状体　326, 327
錐状体円板　327
水晶体上皮　332
水晶体線維　332
水晶体包　332
膵臓　192
水平細胞（網膜の）　330
髄放線（腎臓の）　213
ステロイド分泌系　269
ストレス　287
スリット膜　214

せ

精液　242
正円窓　339
精管　239
精索　239
精子　231, 234
精子形成　232, 233
精子細胞　231
精子発生　231
　　──の周期　235
　　──のステージ　235
精子発生細胞　231
性周期　258
成熟分裂　25
成熟卵胞　247
星状膠細胞　94
精娘細胞　231
精上皮　229
　　──の周期的変化　235
生殖器系　227
性腺刺激ホルモン　236
正染色質　21
性染色質　21
性染色体　25
精巣　227
精巣縦隔　228
精巣上体　237
精巣上体管　238
精巣鞘膜　228
精巣網　228

精巣輸出管　237
精祖細胞　231
声帯靱帯　201
声帯ひだ　201
成長ホルモン　271
成長ホルモン分泌細胞　271
精嚢　240
正立顕微鏡　357
赤芽球　129
赤色骨髄　127
赤唇縁　151
赤脾髄　143
セクレチン　196, 292
セクレチン分泌細胞　292
舌　151
舌下腺　157
赤筋　74
赤筋線維　74
セックスクロマチン　21
赤血球　119, 120
　——の生成　129
接合子　249
接触皮膚炎　302
接着装置（細胞間の）　30
接着帯　31
接着斑　32
接着複合体　30, 33
Z線（筋線維の）　70
舌乳頭　151
舌扁桃　154
舌盲孔　279
セメント細胞　161
セメント質　159, 161
セルトリ細胞　230
セロトニン　290
腺　39
線維芽細胞　46
線維性結合組織　55
線維軟骨　59
線維網状層（基底膜の）　33
前境界板　320
前骨髄球　130
腺細胞　22, 39
　——の構造　42
前シナプス側　93
線条部（耳下腺の）　155
線条部（腺の）　40
線条部（唾液腺の）　154
染色　352
染色質　20
染色体　23, 24
腺性下垂体　269, 270

前赤芽球　129
先体　232, 234
先体果粒（精子細胞の）　232
先体空胞（精子細胞の）　232
前庭（内耳の）　340
前庭階　343
前庭窓　339
前庭膜　343, 344
全分泌　43, 44, 310
腺房　40, 194
腺房中心細胞　196
線毛　19, 34
線毛上皮　38
前葉（腺性下垂体の）　270
前葉ホルモン　270
前立腺　241
前立腺石　241

そ

騒音性難聴　347
総肝管　192
双極細胞（網膜の）　330
双極神経細胞　83
象牙芽細胞　159, 163
象牙芽細胞突起　160
象牙細管　159
象牙質　159
造血　127
爪根　308
走査電子顕微鏡　363
爪床　308
増殖期（月経周期の）　257
爪体　308
総胆管　192
相同染色体　25
層板小体　208
爪母基　308
束状帯（副腎皮質の）　286
組織　1
組織液　54, 103, 117
組織化学　354
組織学　2
疎性結合組織　55
ソマトスタチン　198, 292
ソマトスタチン分泌細胞　292
粗面小胞体　12

た

第一極体　249
大陰唇　260
代謝　21
大食細胞　☞マクロファージ

代生歯　159
大前庭腺　260
大唾液腺　154
大腸　179
タイト結合　30
第二極体　249
大肺胞細胞　208
胎盤　261
胎盤関門　263, 264
胎盤中隔　261
唾液　154
唾液腺　154
多極神経細胞　84
タコ足細胞　214
多胎妊娠　249
脱灰標本　61
脱核（赤血球の）　129
脱果粒（肥満細胞の）　50
脱落膜　255, 261
脱落膜細胞　265
多能性幹細胞　128
たべこみ　21
多列円柱上皮　38
田原（たわら）の結節　115
単一腺　40
単位膜　5
単芽球　131
単核食細胞系　125
単球　125
単極神経細胞　83
胆汁　189, 190
胆汁酸　189
弾性型動脈　104
男性生殖器系　227
弾性線維　53
弾性組織　57
弾性軟骨　61
男性不妊症　242
男性ホルモン　287
胆石　192
単層円柱上皮　38
単層扁平上皮　36
胆道系　192
胆嚢　192
淡明層（皮膚の）　297
短ループネフロン　221

ち

小さい動脈　106
知覚装置（皮膚の）　315
置換骨　67
蓄膿症　200

和文索引　371

腟　259
腟前庭　260
緻密骨　62, 63
緻密層（基底板）　33
緻密脱落膜　265
緻密斑（腎臓の）　222
着床　255
チャンネル（イオンチャンネル）　8
中間径フィラメント　19, 81
中間結合（接着装置の）　31
中間尿細管　220
中ぐらいの動脈　104
中耳　337
中心窩（網膜の）　330
中心子　18
中心小体　17
中心動脈（脾臓の）　145
中心乳糜腔　174
中心リンパ管　174
虫垂　183
中枢リンパ性器官　133, 134
中性好性白血球　122
中皮　37
中膜（血管の）　104
腸陰窩　177
腸絨毛　174, 176
腸腺　174, 177
超薄切片法　362
張フィラメント　297
聴毛　346
跳躍伝導　90
長ループネフロン　221
直細静脈（腎臓の）　224
直腸　180
チロシナーゼ　300

つ

つち骨　338
爪　308
蔓（つる）状静脈叢　239

て

TSH 細胞　273
T 細管（筋線維の）　74
D 細胞（膵島の）　198
D 細胞（腸管の）　292
T リンパ球（T 細胞）　124
ディジョージ症候群　137
ディッセ腔　186
停留精巣　227
テストステロン　236
デスメ膜　322

デスモゾーム　32
伝音性難聴　338
電解質コルチコイド　286
電子顕微鏡　362
電子伝達系　8

と

糖衣　8
透過電子顕微鏡　362
導管（腺の）　40
導管（唾液腺の）　154
凍結割断レプリカ法　6, 7
瞳孔　324
瞳孔括約筋　325
瞳孔散大筋　325
糖質コルチコイド　287
透出分泌　43
動静脈吻合　110, 243
糖尿病　198
洞房結節　114
動脈　104
動脈周囲リンパ鞘　145
透明層（基底膜の）　33
洞様毛細血管　107, 184, 186
倒立顕微鏡　358
DOPA 反応　300
トームスの線維　160
鍍銀法　84, 353
特殊果粒（好中球の）　122
特殊心筋線維　80
特発性呼吸窮迫症候群　208
独立脂腺　309
トノフィラメント　297
とびこえ変性（神経細胞の）　101
塗抹標本（血液の）　119
トランス面（ゴルジ装置の）　15
取り込み（細胞の）　21
トリプシノゲン　195
トリヨードサイロニン　280

な

内因子　170
内エナメル上皮　163
内果粒層（網膜の）　329
内基礎層板（緻密骨の）　63
内境界膜（網膜の）　330
内肛門括約筋　183
内根鞘　306
内耳　338
内節（視細胞の）　328
内弾性板（筋型動脈の）　106
内皮　37

内皮細胞　107
内分泌腺　39, 44, 267
内膜（血管の）　104
内網状層（網膜の）　330
内有毛細胞（内耳の）　344
内卵胞膜　247
内リンパ　340
ナチュラルキラー細胞　125
軟骨　58
軟骨小腔　58
軟骨性骨化（軟骨内骨化）　67
軟骨組織　58
軟骨膜　58
軟毛　304

に

II 型肺胞上皮細胞　208
肉眼解剖学　2
二次精母細胞　231
二次卵胞　247
二次卵母細胞　249
日内リズム　278
ニッスル小体　85
2 倍体細胞　25
乳歯　158
乳腺　312
乳腺刺激ホルモン　273
乳頭　312
乳頭管　222
乳糜（にゅうび）　174
ニューロチューブル　86
ニューロフィラメント　86
ニューロン　83
尿管　225
尿細管　218
尿細管極　214
尿道　226
尿道海綿体　242
尿道球腺　242
尿道腺　226
尿崩症　276
妊娠黄体　251

ぬ

ヌードマウス　137

ね

ネクサス　32
ネクローシス（壊死）　28
ネフロン　212, 213
粘液細胞（外分泌腺の）　41
粘液水腫　280

粘液腺　42
粘膜（消化管の）　148
粘膜（小腸の）　173
粘膜下組織（消化管の）　149
粘膜筋板（消化管の）　148
粘膜固有層（消化管の）　148
粘膜上皮（消化管の）　148

の

脳砂　277
のみこみ（細胞の）　21
のみこみ小胞　22
ノルアドレナリン分泌細胞　288

は

歯　158
　　――の三大硬組織　159
　　――の発生　161
バー小体　21
バーベック顆粒　301
肺　203
　　――の血管系　210
パイエル板　138, 177
肺区域　204
肺静脈　210
胚性幹細胞　28
胚中心（リンパ小節の）　137
肺動脈　210
肺胞　204, 207
　　――の構造　207
肺胞管　204
肺胞嚢　204
肺胞マクロファージ　209
排卵　249
ハヴァース管　63
ハヴァース系　63
白色脂肪組織　56
薄切（包埋した組織の）　351, 352
薄切標本　352
白体　251
白内障　333
白斑症　301
白皮症　301
白脾髄　143
白膜（精巣の）　228
麦粒（ばくりゅう）腫　334
破骨細胞　65, 66
PAS 反応　354
バセドウ病　280
バゾプレッシン　222, 276
パチニ小体　315
白筋　74

白筋線維　74
白血球　50, 119, 121
白血病　131
ハッサル小体　135, 136
パネート細胞　177
パパニコロウ染色　259
パラトルモン　283
パラフィン包埋法　352
半規管　342
半月ひだ　180

ひ

PRL 細胞　273
B 細胞（膵島の）　198
B リンパ球（B 細胞）　124
皮下脂肪組織　304
皮下組織　295, 304
鼻腔　199
微細管　17
微細線維　54
脾索　143
皮脂　310
皮脂腺　309
皮質（胸腺の）　134
皮質（毛の）　306
皮質（腎の）　213
皮質（副腎の）　284
皮質（卵巣の）　245
皮質（リンパ節の）　139
微絨毛　35
脾小節　143
脾静脈　146
ヒス束　115
ヒスタミン　50
鼻腺　200
脾臓　142
ビタミン A の貯蔵（伊東細胞における）　187
脾柱　143
脾柱動脈　145
ピット細胞　187
筆毛動脈　145
脾洞　144
ヒト絨毛性ゴナドトロピン　262
ヒトパピローマウイルス　259
泌尿器系　211
皮膚　295
被覆小胞　22
皮膚腺　309
微分干渉顕微鏡　359
肥満細胞　49
日焼け　301

表層粘液細胞　167
表皮　295, 296
表面活性物質　208
鼻涙管　335
ビルロート索　143
非連続性毛細血管　107
ピロリ菌　167
貧血　120

ふ

ファーター-パチニの層板小体　315
ファゴゾーム　15, 48
ファゴライソゾーム　15, 48
封入（染色後の標本の）　353
フォンタナ腔　323
付加成長（軟骨の）　58
複合腺　40
副細胞（胃の）　172
副腎　284
副腎髄質　287
副腎皮質　284
副腎皮質刺激ホルモン　273
副腎皮質刺激ホルモン分泌細胞　273
副鼻腔　200
副鼻腔炎　200
腹膜垂　180
浮腫（むくみ）　54
付着リボソーム　10
太い動脈　104
ぶどう膜　322
不動毛　238
不分枝腺　40
プルキンエ線維　115
ブルック膜　323
ブルンネル腺　177
プロゲステロン　251
プロスタグランジン　240
プロラクチン　273, 314
プロラクチン分泌細胞　273
分化（細胞の）　23
分枝腺　40
分泌　22
　　――の様式　43
分泌顆粒　43
分泌期（月経周期の）　258
分泌細胞　☞腺細胞
噴門　166
噴門腺　169, 172
分裂（細胞の）　22
分裂間期（細胞の）　23
分裂期（細胞の）　23

へ

分裂後期（有糸分裂の） 24
分裂周期（細胞の） 23
分裂終期（有糸分裂の） 24
分裂前期（有糸分裂の） 24
分裂中期（有糸分裂の） 24

へ

平滑筋線維 80
平滑筋組織 80
平衡砂 341
平衡砂膜 341
平衡聴覚器 336
平衡斑（内耳の） 340
平衡毛（内耳の） 340
閉鎖血管説（脾臓の） 145
閉鎖帯 30
ペースメーカー 114, 115
壁細胞（胃の） 170, 171
ヘテロクロマチン 21
ヘパリン 50
ペプシノゲン 170
ペプシン 170
ペプチド-アミン分泌系 268
ヘマトキシリン-エオジン染色 352
ヘミデスモゾーム 34
ヘモグロビン 120
ペルオキシゾーム 16
ヘルパー T 細胞 125
偏光顕微鏡 360
変性（神経細胞の） 100
扁桃 142
扁平上皮 36
扁平肺胞細胞 207
弁膜症 112
鞭毛 19, 35
鞭毛（精子の） 232
ヘンレのループ 220

ほ

ホイヤー-グローサー器官 304
膀胱 226
膀胱炎 226
房室結節 115
房室束 115
房室ブロック 115
放出ホルモン（前葉ホルモンの） 274
胞状腺 40
紡錘糸（分裂細胞の） 24
膨大部（半規管の） 342
膨大部稜（半規管の） 342
包皮 243

包皮腺 243
包埋 352
ボウマン腺 349
ボウマン嚢 214
ボウマン膜 320
傍濾胞細胞 279
星細胞（肝臓の） 186
歩調とり（心臓の） 114
勃起 242
ホルマリン 351
ホルモン 44, 267
ホロクリン分泌 43, 44
ポンプ（細胞膜の） 8

ま

マイクロフィラメント 19
マイスナーの触覚小体 315
マイスナーの粘膜下神経叢 148, 149
マイボーム腺 334
膜性骨 66
膜性骨化 66
膜迷路（内耳の） 338
マクロファージ 16, 48, 139
マスト細胞 ☞肥満細胞
末梢リンパ性器官 133, 137
マッソン-ゴールドナー染色 352
窓あき毛細血管 107
マリオットの盲点 331
マルピギー小体 143
マルピギー層 297

み

ミオグロビン 74
ミオシンフィラメント 71, 73, 81
味覚 347
味覚器 347
ミクログリア 97
味孔 348
味細胞 348
水チャンネル 220
三つ組（肝小葉の） 185
三つ組（骨格筋細胞の） 74
密性結合組織 55
ミトコンドリア 8
脈管系 103
脈絡膜 322
脈絡毛細血管板 323
ミュラーの支持細胞 329
味蕾 152, 347

む

無果粒白血球 121
無形基質 54
無軸索細胞（網膜の） 330
むし歯 164
無髄神経線維 90, 91

め

明視野顕微鏡 358
メサンギウム 217
メサンギウム細胞 217
メタクロマジー 49
メラトニン 277
メラニン 299
メラノサイト 299
メラノゾーム 300
メラン A 300
メルケル細胞 302, 316
メルケル触盤 317
免疫組織化学 354

も

毛幹 304
毛球 304
毛根 304
毛細血管 104, 106
毛細血管後細静脈 109
毛細胆管 184, 188
毛細リンパ管 117
毛周期 307
網状赤血球 130
網状帯（副腎皮質の） 287
毛小皮 306
盲腸 180
毛乳頭 304
毛包 304, 306
毛母基 306
網膜 325
網膜視部 325
網膜剥離 326
網膜盲部 325
網膜毛様体部 324
毛様体 323
毛様体筋 323
毛様体小帯 332
モーター蛋白質 35
門脈域（肝の） 184

や

薬剤性難聴 347
夜盲症 326

374　索　引

ゆ

有郭乳頭　152
有棘層（表皮の）　296
ユークロマチン　21
有糸分裂　23
有髄神経線維　88, 90
有窓性毛細血管　107
有毛細胞（内耳の）　340
幽門　166
幽門腺　169, 172
幽門部　166
遊離リボゾーム　10
輸出細動脈（腎臓の）　214, 224
輸入細動脈（腎臓の）　214, 224

よ

葉間動脈（腎臓の）　224
葉気管支　203, 204
葉状乳頭　154
羊膜　261
ヨード化アミノ酸分泌系　282
ヨードプシン　327
抑制ホルモン（前葉ホルモンの）　274

ら

ライソゾーム　15, 48
ライディッヒ細胞　235
らせん器（内耳の）　344, 345
らせん神経節　347
らせん靱帯（内耳の）　343, 344
らせん動脈（陰茎の）　243
らせん動脈（子宮内膜の）　258
らせん板縁（内耳の）　343
らせん膜（内耳の）　343
ランヴィエの絞輪　88
卵円窓　339
卵管　252, 253
卵管峡部　253

卵管采　252
卵管妊娠　255
卵管膨大部　253
卵管漏斗　252
卵丘　247
ラングハンス細胞　262
卵形嚢　340
卵形嚢斑　340
ランゲルハンス果粒　301
ランゲルハンス細胞　301
ランゲルハンス島　193, 196, 292
卵子の輸送　254
卵娘細胞　249
卵巣　245
卵巣周期　252
卵祖細胞　246
卵胞　246
　　──の閉鎖　252
卵胞刺激ホルモン　273
卵胞上皮細胞　246
卵胞ホルモン　248
卵胞膜　247
卵胞膜黄体細胞　249

り

リーベルキューンの腺　177
離出分泌　44
立方上皮　38
立毛筋　308
リパーゼ　195
リボゾーム　10
リモデリング（骨の）　66
流行性耳下腺炎（おたふくかぜ）　156
流動モザイクモデル（細胞膜の）　5
緑内障　332
リンカー蛋白質（細胞膜の）　8
輪状ひだ（小腸の）　173
リンパ芽球　131
リンパ管　118

リンパ管系　103, 117
リンパ球　124
リンパ系幹細胞　128
リンパ小節　137
リンパ小節（小腸の）　177
リンパ性器官　133
リンパ性組織　133
リンパ節　138
リンパ洞　139

る

涙器　334
涙小管　335
涙腺　334
類洞（肝の）　184
涙嚢　335

れ

レセプター蛋白質（細胞膜の）　8
レチナール　325
レニン　222, 223
レニン-アンギオテンシン-アルドステロン系　224
レプチン　47
連続性毛細血管　107

ろ

老眼　333
漏出分泌　43
ロドプシン　327
濾胞（甲状腺の）　279
濾胞上皮　279
濾胞上皮細胞　279
濾胞星状細胞　271
濾胞傍細胞　282

わ

ワーラー変性　101
ワルダイエルの咽頭輪　142

◆欧文索引

A

A band (muscle cell) 70
A cells (adrenal medulla) 288
A cells (pancreas) 197
ABP ☞ androgen binding protein
absorptive cells (intestine) 174
accessional teeth 159
acidic dyes 353
acidophilic cells (anterior pituitary) 270
acinus 40, 194
acne vulgaris 310
acrosome 232
actin filaments 19, 73
adenohypophysis 270
ADH, alchol dehydrogenase 190
ADH, antidiuretic hormone 276
adipocytes 47
adipose tissue 47, 56
adrenal cortex 284
adrenal gland 284
adrenal medulla 287
adrenaline-secreting cells 288
adrenocorticotrophic hormone 273
adventitia (vessel) 104
adventitia (digestive tract) 149
afferent arteriole (kidney) 214
afferent nerve ending 99
agranulocytes 121
albinism 301
aldehyde-fuchsin staining 353
ALDH, aldehyde dehydrogenase 190
aldosterone 286
alveolar ducts 204
alveolar macrophages 209
alveolar sacs 204
alveoli 207
amacrine cells (retina) 330
ameloblasts 160
amnion 261
ampulla (semicircular ducts) 342
ampulla (oviduct) 253
anaphase (of mitosis) 24
androgen binding protein (ABP) 230
androgens 287

anemia 120
anterior limiting layer (retina) 320
anterior lobe (hypophysis) 270
anterograde degeneration 101
antibody 50
antidiuretic hormone (ADH) 276
antigen 50
apocrine secretion 44, 311
apocrine sweat gland 311
apoptosis 28
appendix vermiformis 183
aqueous humor 331
arcuate arteries (kidney) 224
arrector pili muscle 308
arteriole 106
arteriovenous anastomosis 110
arteriovenous anastomosis (penis) 243
artery 104
astrocytes 94
ATP, adenosine triphosphate 9
atresia of follicles (ovary) 252
atrial natriuretic peptide (ANP) 112, 224
atrioventricular node 115
attached ribosomes 10
auditory ossicles 338
auditory tube 338
Auerbach's myenteric plexus 149
auricle 336
autosome 25
axon 83
axon hillock 85
axonal transport 86

B

B cells (pancreas) 198
B lymphocytes 124
basal body 35
basal-granulated cells 289
basal lamina 33
basal layer 296
basal striation (renal tubule) 219
basement membrane 33
basic dyes 353
basophilic cells (anterior pituitary) 270
basophils 124
bile capillaries 184
bile 189
bipolar cells (retina) 330

bipolar nerve cells 83
blood 119
blood capillary 106
blood island 127
blood plasma 126
blood platelets 125
blood serum 126
blood type 121
blood vascular system 103
blood-air barrier 208
blood-brain barrier 95
blood-testis barrier 230
blood-urine barrier 217
body of the stomach 166
bone canaliculi 64
bone cavities 63
bone lamellae 63
bone marrow 126
bone marrow puncture 128
bone marrow-derived lymphocytes 124
bone remodeling 66
bone tissue 61
Bowman, olfactory glands of 349
Bowman's capsule (kidney) 214
Bowman's membrane (cornea) 320
brain sand 277
bright field microscope 358
bronchial artery 210
bronchial asthma 205
bronchial glands 205
bronchioles 204
bronchus 202
brown adipose tissue 56
Brunner's glands 177
brush border 36
bulbar conjunctiva 334
bulbourethral gland 242
bundle of His 115

C

C cells (thyroid gland) 282
calcitonin 283
Camillo Golgi 13
canal of Schlemm 322
cardia (stomach) 166
cardiac glands 172
cardiac muscle fibers 77
cardiac muscle tissue 77
cartilage 58
cartilage cavity 58

cartwheel nucleus 50
cataract 333
caveola 82
CCK-PZ 293
CD antibodies 124
cecum 180
cell 1, 3
cell biology 2
cell body 4
cell cycle 23
cell division 22
cell membrane 4
cell organelles 4
cell wall 4
cementocytes 161
cementum 161
central artery 145
central fovea 330
central lacteal (intestine) 174
central lymphatic 174
central lymphoid organ 134
centriole 18
centroacinar cells 196
centrosome 17
ceruminous glands 337
cervical glands 258
cervix uteri 255, 258
chief cells (gastric glands) 170
chief cells (prathroid gland) 283
cholecystokinin-pancreozymin (CCK-PZ) 293
chondral ossification 67
chorion (placenta) 261
chorionic villi 261
choroid (eye) 322
chromaffin cells 288
chromatin 20
chromophobic cells (anterior pituitary) 270
chromosomes 23
cilia 19
ciliary body 323
ciliary muscle 323
ciliary zonule 332
ciliated epithelium 38
circadian rhythm 278
circular folds (intestine) 173
circumvallate papillae 152
cis face (Golgi apparatus) 15
Clara cells 205
clitoris 260
coated vesicle 22

cochlea 343
cochlear duct 343
coiled arteries 258
collagen fibers 51
collagen fibrils 51
collecting duct 222
colloid (thyroid gland) 279
colon 180
colony forming unit (CFU) 128
columnar epithelium 38
common bile duct 192
compact bone 62
cone discs (retina) 327
cones (retina) 326
confocal laser scanning microscope 361
connective tissue 45
connective tissue sheath 306
continuous capillary 107
cornea 319
corneal endothelium 322
corneal epithelium 320
corpus albicans (placenta) 251
corpus cavernosum penis 242
corpus luteum 249
corpus luteum of menstruation 251
corpus luteum of pregnancy 251
corpus spongiosum urethrae 242
corpus uteri 255
corpuscle of Vater-Pacini 315
cortex (hair) 306
cortex (kidney) 213
cortex (lymph node) 139
cortex (thymus) 134
Corti, organ of 344
Cowper's gland 242
cretinism 280
crista (mitochondria) 8
crista ampullaris (semicircular ducts) 342
crown of the tooth 159
cryptorchidism 227
crypts (intestine) 177
cuboidal epithelium 38
cupula (ear) 342
cuticle (hair) 306
cuticular layer 36
cytology 2
cytoplasm 4
cytoskeleton 17
cytotrophoblast 261

D

D cells (pancreas) 198
D cells (gut) 292
dark field microscope 360
decidua (placenta) 255, 261
decidual cells 265
deferent duct 239
degeneration 100
degranulation (mast cell) 50
dendrites (neuron) 83
dendritic cells 49, 140
dense connective tissue 55
dental alveolus 159
dental caries 164
dental lamina 161
dental papilla 163
dental pulp 159
dentin 159
dentinal tubules 159
dermal papillae 303
dermis 302
Descemet's membrane 322
desmosome 32
diabetes mellitus 198
diacrine secretion 43
differential interference contrast microscope 359
differentiation 23
DiGeorge's syndrome 137
digestive system 147
dilator of the pupil 325
discontinuous capillary 107
Disse's space 186
distal tubule (kidney) 221
duodenal glands 177
dust cells 209
dwarfism 273

E

EC cells (gut) 290
eccrine secretion 43
eccrine sweat gland 310
edema 54
efferent arteriole (kidney) 214
efferent duct of testis 237
efferent nerve ending 99
elastic artery 104
elastic cartilage 61
elastic fibers 53
elastic tissue 57
elastin 54

欧文索引

embedding 352
embryonic stem cell 28
enamel 160
enamel organ 163
enamel rods 160
enchondral ossification 67
end-foot 214
endocardium 111
endocrine glands 39, 267
endocytosis 21
endolymph 340
endometrium (uterus) 255
endomysium 75
endoneurium 98
endoplasmic reticulum 12
endosome 15
endosteum 62
endothelium 37
enterochromaffin cells (EC cells) 290
enzyme histochemistry 354
eosinophils 123
ependymal cells 97
epicardium 113
epidermis 296
epididymal duct 238
epididymis 237
epimysium 75
epineurium 99
epithelial reticular cells 134
epithelial root sheath 306
epithelial tissue 29
epithelium 29
erection 242
erythroblasts 129
erythrocytes 120
ES cell, embryonic stem cell 28
esophageal cardiac gland 164
esophageal gland 165
esophagus 164
estrogen 248
euchromatin 21
eukaryote 3
excretory duct 40
exocrine glands 39
exocytosis 43
external auditory meatus 336
external ear 336
extraglomerular mesangial cells 224
eyeball 319
eyelashes 334

eyelids 334

F

fat cells 47
female reproductive system 245
fenestrated capillary 107
fertilized egg 249
fibroblasts 46
fibrocartilage 59
fibrous coat (eye) 319
fibrous connective tissue 55
filiform papillae 151
fimbria (ovary) 252
fixation 351
flagellum 19, 35
fluid mosaic model 5
fluorescence microscope 360
foliate papillae 154
follicle (thyroid gland) 279
follicle epithelial cells 279
follicle epithelium (ovary) 279
follicle-stimulating hormone 273
follicular epithelial cells (ovary) 246
folliculostellate cells (anterior pituitary) 271
fovea centralis (retina) 330
free nerve ending 315
free ribosomes 10
fundic glands 169
fundus (stomach) 166
fungiform papillae 152

G

G cells, gastric cells 172, 291
gallbladder 192
gallstone 192
gap junction 32
gastric glands proper 169
gastric pits 168
gastrin 291
gastro-entero-pancreatic (GEP) endocrine system 290
gelatinous tissue 57
germinal center (lymph nodule) 137
GFAP, glial fibrillary acidic protein 95
gigantism 273
gingiva 159
glands (penis) 39
glandular cell 22

glans 242
glaucoma 332
glial cells 94
Glisson's sheath 184
glomerular epithelial cells 214
glomerular filtration membrane 217
glomerulus (kidney) 214
glucagon 197
glucocorticoids 287
goblet cells 174
Golgi apparatus 13
gonadotroph 274
gonadotropin 274
graafian follicle 247
granular layer (skin) 297
granulocytes 121
granulosa lutein cells 249
great alveolar cells 208
gross anatomy 2
ground substance 54
growth hormone (GH) 271
GTH, gonadotropin 274
gustatory pore 348
gut hormone 290

H

hair 304
hair bulb 304
hair cells (internal ear) 340
hair cycle 307
hair follicle 304, 306
hair matrix 306
hair papilla 304
hair root 304
hair shaft 304
Hassall's corpuscles 136
Haversian canal 63
Haversian system 63
hCG, human chorionic gonadotropin 262
heart 111
Helicobacter pylori 167
hematopoiesis 127
hematopoietic stem cells 127
hematoxylin-eosin staining 352
hemidesmosome 34
hemoglobin 120
Henle's loop 220
heparin 50
hepatic cirrhosis 185
hepatic lobule 184

hepatocytes 184
heterochromatin 21
high-endothelial venule 141
His, bundle of 115
histamine 50
histochemistry 354
histology 2
holocrine secretion 44
homologous chromosome 25
horizontal cells (retina) 330
hormone 267
horny layer (skin) 298
Hoyer-Grosser's organ 304
HPV, human papillomavirus 259
human chorionic gonadotropin (hCG) 262
hyaline cartilage 58
hyperthyroidism 280
hypodermis 304
hypophyseal portal system 274
hypophysis 269
hypothalamus 274

I

I band (muscle cell) 70
immunohistochemistry 354
implantation 255
impulseconducting system 113
in situ hybridization 355
incisure of Schmidt-Lanterman 90
incus (ear) 338
induced pluripotent stem cell (iPS cell) 28
infundibulum (pituitary) 252
inhibitory hormone (pituitary) 274
initial lymphatics 117
inner enamel epithelium 163
inner hair cells (internal ear) 344
inner limiting membrane (retina) 330
inner nuclear layer (retina) 329
inner plexiform layer (retina) 330
inner root sheath 306
inner segment (visual cells) 328
insulin 198
intercalated disks (cardiocyte) 77
intercalated portion (acinus) 196
interlobar arteries (kidney) 224
interlobular arteries (kidney) 224
interlobular bile ducts 185
interlobular connective tissue (liver) 184

intermediate filaments 19
intermediate junction 31
intermediate tubule (kidney) 220
internal coat (eye) 325
internal ear 338
internodal segment (nerve fiber) 90
interphase (of cell cycle) 23
interstitial cells (of Leydig) 235
interstitial lamellae (bone) 63
interstitium (testis) 235
intervillous space (placenta) 261
intestinal glands 177
intestinal villi 174
intracellular secretory canaliculi (parietal cell) 170
intrinsic factor 170
inverted microscope 358
iodopsin 327
iPS cell 28
iris 324
islet of Langerhans 196
isthmus (oviduct) 253
Ito's cells 186

J

jaundice 192
junctional complex 33
juxtaglomerular apparatus 224
juxtaglomerular cells 222

K

karyoplasm 4
Keith and Flack, node of 114
keratin 298
keratinization 298
keratinocytes 296, 299
keratohyalin granules 297
kidney 211
Kiesselbach's area 200
Kupffer's cells 186

L

labia majora 260
labia minora 260
labial gland 150
lacrimal apparatus 334
lacrimal gland 334
lactotrophic hormone 273
lamina muscularis mucosae (gut) 148
Langerhans cells 301

Langerhans, islet of 196
Langhans cell 262
large intestine 179
larynx 201
layer of ganglion cells (retina) 330
layer of nerve fibers (retina) 330
layer of pigment epithelium 325
layer of rods and cones 326
lens 332
lens capsule 332
lens epithelium 332
lens fibers 332
leptin 47
leukemia 131
leukocytes 50, 121
Leydig cells 235
LH surge 249
Lieberkühn's glands 177
light microscope 357
lingual papillae 151
lingual tonsil 154
lip 149
liver 183
lobar bronchi 203
lobules (lung) 203
lobules (testis) 228
loose connective tissue 55
lucid layer (skin) 297
lung 203
luteinizing hormone 274
lymph node 138
lymph nodules 137
lymphatic capillaries 117
lymphatic sinus 139
lymphatic vascular system 103
lymphatic vessels 118
lymphatics 118
lymphoblasts 131
lymphocytes 124
lymphoid organ 133
lymphoid tissue 133
lysosome 15

M

macrophage 48
macroscopic anatomy 2
macula (ear) 340
macula adherens 32
macula densa (kidney) 222
macula lutea (eye) 330
macula sacculi 340

macula utriculi　340
main pancreatic duct　196
major basic protein（MBP）　123
major vestibular glands（of Bartholin）　260
male infertility　242
male reproductive system　227
malleus　338
Malpighian corpuscle　143
Malpighian layer（skin）　297
mammary gland　312
mammotroph　273
Mantelzellen　98
Masson-Goldner staining　352
mast cells　49
maturation division　25
mature follicle（ovary）　247
medulla（hair）　306
medulla（kidney）　213
medulla（lymph node）　139
medulla（thymus）　134
megakaryocytes　131
meiosis　25
Meissner's submucosal plexus　149
Meissner's tactile corpuscle　315
melanin　299
melanocytes　299
melanosome　300
melatonin　277
membranous labyrinth　338
membranous ossification　66
menstrual cycle　257
menstrual stage（menstrual cycle）　258
menstruation　258
Merkel cells　302, 316
Merkel's tactile disk　317
mesangial cells　217
mesangium　217
mesothelium　37
metabolism　21
metachromasia　49
metamyelocytes　130
metaphase（of mitosis）　24
microfibrils　54
microfilaments　19
microglia　97
microscopic anatomy　2
microtubules　17
microvilli　35
middle ear　337

milk teeth　158
mineralocorticoids　286
mitochondria　8
mitosis　23
mitotic stage　23
mixed glands　42
monoblasts　131
monocytes　125
mononuclear phagocyte system　125
motor endplate　75
mounting（preparation）　353
mucous epithelium　148
mucous glands　42
mucous membrane（gut）　148
mucous neck cells　172
Müller's supporting cells　329
multipolar nerve cells　84
muscle fibers　69
muscle layer（gut）　149
muscle spindle　75
muscular artery　106
muscular tissue　69
myelin sheath　88
myelinated nerve fibers　88
myeloblasts　130
myelocytes　130
myocardium　112
myoepithelial cells　41, 155, 311
myofibrils　70
myometrium　256
myosin filaments　73
myxedema　280

N

nail　308
nail matrix　308
nasal cavity　199
natural killer cells（NK cells）　125
Nebenzellen　172
neck of the tooth　159
necrosis　28
nephron　213
nerve cells　83
nerve fibers　88
nervous tissue　83
neural stem cell　101
neurite　83
neurofilaments　86
neurohypophysis　274
neuron　83
neurosecretion　277

neurotransmitter　92
neurotubules　86
neutrophils　122
nexus　32
nipple　312
Nissl bodies　85
NK cells　125
node of Keith and Flack　114
node of Ranvier　88
noradrenaline-secreting cells　288
nuclear membrane　20
nuclear pores　20
nucleolus　20
nucleus　4, 19

O

odontoblast processes　160
odontoblasts　159
olfactory area　199
olfactory cells　349
olfactory epithelium　349
olfactory glands of Bowman　349
olfactory vesicles　349
oligodendroglia　96
oogonia　246
optic disk　331
optic nerve　330
optic papilla　331
optical microscope　357
oral cavity　149
organ　1
organ of Corti　344
organ system　1
osseous labyrinth　338
ossification　66
osteoblasts　64
osteoclasts　65
osteocytes　61, 64
osteon　63
otolithic hairs　340
otolithic membrane　341
otoliths　341
outer hair cells（internal ear）　346
outer limiting membrane（retina）　328
outer nuclear layer（retina）　329
outer plexiform layer（retina）　329
outer root sheath　306
outer segment（retina）　327
ovarian cycle　252
ovarian follicles　246

ovary 245
oviduct 252
ovulation 249
oxyphilic cells 283
oxytocin 276

P

palisade nerve ending 317
palpebral conjunctiva 334
pancreas 192
pancreatic juice 193
Paneth cells 177
parafollicular cells (thyroid gland) 282
paranasal sinuses 200
parathormone 283
parathyroid glands 283
parietal cells (gastric glands) 170
parotid gland 155
penicillar artery (spleen) 145
penis 242
pepsinogen 170
peptide-amine secreting system 268
periarterial lymphoid sheath 145
pericardium 115
perichondrium 58
pericytes 107
perilymph 338
perimysium 75
perineurium 99
periodic acid-Schiff reaction 354
periodontal disease 164
periodontium 159
periosteum 62
peripheral lymphoid organ 137
permanent teeth 158
peroxisome 16
Peyer's patch 138, 177
phagocytosis 21
phagosome 15
pharynx 164
phase-contrast microscope 359
pheochromocytoma 289
pineal gland 277
pinealocytes 277
pinocytosis 21
pinocytotic vesicle 22
pituicytes 275
pituitary gland 269
placenta 261
placental barrier 263

plasma cells 50
plasma membrane 4
pluripotent stem cells 128
podocytes 214
polarizing microscope 360
postcapillary venule 109
posterior limiting layer 322
preputial gland 243
preputium 243
primary follicle 247
primary oocytes 246
primary polar body 249
primary spermatocytes 231
primordial follicle (ovary) 246
primordial germ cells 246
proerythroblasts 129
progesterone 251
prolactin 273
proliferative stage (menstrual cycle) 257
promyelocytes 130
prophase (of mitosis) 24
prostate 241
prostatic concretion 241
protoplasm 4
proximal tubule (kidney) 218
pseudostratified columnar epithelium 38
pseudounipolar nerve cells 84
pulmonary artery 210
pulmonary segment 204
pulp cavity 159
pupil 324
Purkinje fibers 115
pus 123
pyloric glands 172
pyloric region (stomach) 166
pylorus (stomach) 166

R

Ranvier, node of 88
rectum 180
red blood cells 120
red muscle fibers 74
red pulp 143
releasing hormone (pituitary) 274
renal calyces 225
renal corpuscle 213
renal pelvis 225
renin 222
residual body 16

respiratory area 199
respiratory bronchioles 204
respiratory system 199
reticular cells 57
reticular fibers 53
reticular tissue 57
reticulocytes 130
retina 325
retrograde degeneration 101
rhodopsin 327
ribosomes 10
rod discs 327
rods (retina) 326
root of the tooth 159
rough-surfaced endoplasmic reticulum 12

S

S cells (gut) 292
saccule (ear) 340
saliva 154
salivary gland 154
saltatory conduction (nerve) 90
sarcomere 71
sarcoplasmic reticulum 74
satellite cells 98
scala tympani 343
scala vestibuli 343
scanning electron microscope (SEM) 363
Schlemm, canal of 322
Schmidt-Lanterman, incisure of 90
Schwann cells 98
sclera 322
scleral venous sinus 322
sebaceous gland 308, 309
sebum 310
secondary follicle 247
secondary oocytes 249
secondary polar body 249
secondary spermatocytes 231
secretin 196, 292
secretion 22
secretory granules 43
secretory stage (menstrual cycle) 258
sectioning 352
segmental bronchi 203
SEM 362
semen 242
semicircular canals 342

semicircular ducts   342
seminal vesicle   240
seminiferous epithelium   229
seminiferous tubules   228
sense organs   319
sensory apparatus   315
serosa   149
serotonin   290
serous demilune   157
serous glands   42
Sertoli cells   230
sex chromatin   21
sex chromosome   25
sheathed artery (spleen)   145
silver impregnation   353
simple columnar epithelium   38
simple squamous epithelium   36
sinoatrial node   114
sinusoidal capillaries   107, 184
sinusoids   184
skeletal muscle fibers   70
skeletal muscle tissue   69
skin   295
small intestine   172
smear preparation   119
smooth muscle fibers   80
smooth muscle tissue   80
smooth-surfaced endoplasmic reticulum   12
somatostatin   198, 292
somatotroph   271
specific granules (neutrophil)   122
spermatic cord   239
spermatids   231
spermatogenesis   231
spermatogonia   231
spermatozoa   234
spermiogenesis   232
sperms   234
sphincter of the pupil   325
spindle fibers   24
spinous layer (skin)   296
spiral ganglion   347
spiral organ   344
spleen   142
splenic cords   143
splenic nodule   143
splenic sinuses   144
spongy bone   62
squamous alveolar cells   207
squamous epithelium   36
staining   352

stapes   338
stellate cells   186
stem cell   28
stereo microscope   358
stereocilia   238
steroid secreting system   269
stomach   166
stratified squamous epithelium   37
stratum basale (skin)   296
stratum corneum   298
stratum granulosum   297
stratum lucidum   297
stratum spinosum   296
stria vascularis (ear)   344
subcutaneous adipose tissue   304
subcutaneous tissue   304
sublingual gland   157
submandibular gland   156
substantia propria   320
successional teeth   159
suntan   301
supporting cells (spiral organ)   346
supporting tissue   45
surface mucous cells   167
sweat gland   310
synapse   92
synaptic vesicles   93
syncytiotrophoblast   261

T

T lymphocytes   124
T tubule (muscle cell)   74
tarsal glands (of Meibom)   334
tarsus   334
taste buds   152, 347
Tawara's node   115
tectorial membrane   346
tela submucosa (gut)   149
telophase (of mitosis)   24
TEM, transmission electron microscope   362
terminal bronchioles   204
terminal portion (of gland)   40
testis   227
testosterone   236
theca externa (ovary)   247
theca folliculi (ovary)   247
theca interna (ovary)   247
theca lutein cells (ovary)   249
thymic epithelial cells   134
thymus   134

thymus-dependent area   141
thymus-derived lymphocytes   124
thyrogloblin   281
thyroid gland   278
thyroid hormone   279
thyroid-stimulating hormone   273
thyroxine   280
tight junction   30
tissue   1
tissue fluid   54, 117
Tomes' fibers   160
tongue   151
tonofilaments   297
tonsils   142
tooth   158
tooth germ   163
touch dome   317
trabecular artery (spleen)   145
trachea   202
tracheal glands   202
trans face (Golgi apparatus)   15
transitional epithelium   39
transmission electron microscope (TEM)   362
transneuronal degeneration   101
triad (muscle cell)   74
triiodothyronine   280
tunica albuginea (testis)   228
tunica externa (vessel)   104
tunica intima (vessel)   104
tunica media (vessel)   104
tunica propria (gut)   148
tympanic cavity   338
tympanic membrane   337
type I alveolar epithelial cells   207
type II alveolar epithelial cells   208

U

ultrathin sectioning   362
unipolar nerve cells   83
unit membrane   5
unmyelinated nerve fibers   91
upright microscope   357
ureter   225
urethra   226
urinary bladder   226
urinary pole   214
urinary system   211
urinary tubule   218
uterine glands   255

uterus 255
utricle 340
uvea 322

V

vagina 259
vascular coat 322
vascular pole (renal corpuscle) 214
vascular system 103
vasopressin 222, 276
Vater-Pacini, corpuscle of 315
vein 109
venule 109
vermillion border 151
vestibule (internal ear) 340
vestibule (ear) 260
visual organ 319
vitreous body 333
vocal ligament 201

W

Wallarian degeneration 101
white adipose tissue 56
white blood cells 121
white muscle fibers 74
white pulp 143

Y

yellow spot 330

Z

Z line (muscle cell) 70
zona fasciculata (adrenal cortex) 286
zona glomerulosa (adrenal cortex) 286
zona reticularis (adrenal cortex) 287
zonula adherens 31
zonula occludens 30
zygote 249
zymogen granules 195

うし き たつ お
牛 木 辰 男

1957 年 7 月	新潟県に生まれる
1982 年 3 月	新潟大学医学部医学科卒
1986 年 3 月	新潟大学大学院医学研究科卒
1986 年 3 月	新潟大学医学博士
1988 年 11 月	岩手医科大学講師
1990 年 1 月	北海道大学医学部助教授
1995 年 9 月	新潟大学医学部教授
2018 年 2 月	新潟大学理事・副学長
2020 年 2 月	新潟大学長

入門組織学（改訂第2版）

1989 年 5 月 1 日	第 1 版第 1 刷発行
2011 年 12 月 20 日	第 1 版第30刷発行
2013 年 3 月 20 日	第 2 版第 1 刷発行
2025 年 1 月 30 日	第 2 版第12刷発行

著　者　牛木辰男
発行者　小立健太
発行所　株式会社　南　江　堂
〒113-8410 東京都文京区本郷三丁目42番6号
☎（出版）03-3811-7236　（営業）03-3811-7239
ホームページ　https://www.nankodo.co.jp/
振替口座　00120-1-149

印刷・製本　横山印刷

Introduction to Histology
© Tatsuo Ushiki, 2013

定価は表紙に表示してあります．
落丁・乱丁の場合はお取り替えいたします．
ご意見・お問い合わせはホームページまでお寄せください．

Printed and Bound in Japan
ISBN978-4-524-21617-8

本書の無断複製を禁じます．

JCOPY〈出版者著作権管理機構 委託出版物〉

本書の無断複製は，著作権法上での例外を除き禁じられています．複製される場合は，そのつど事前に，出版者著作権管理機構（TEL 03-5244-5088，FAX 03-5244-5089，e-mail: info@jcopy.or.jp）の許諾を得てください．

本書の複製（複写，スキャン，デジタルデータ化等）を無許諾で行う行為は，著作権法上の限られた例外（「私的使用のための複製」等）を除き禁じられています．大学，病院，企業等の内部において，業務上使用する目的で上記の行為を行うことは私的使用には該当せず違法です．また私的使用であっても，代行業者等の第三者に依頼して上記の行為を行うことは違法です．